Internationales Archiv für Arbeitsmedizin

International Archives of Occupational Health

Band / Vol. 27 · 1970 / 71

Springer-Verlag Berlin Heidelberg GmbH

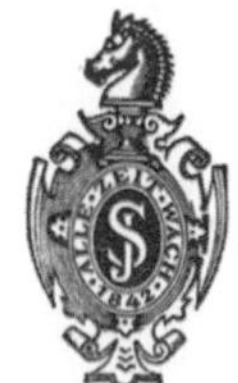

ISBN 978-3-662-37289-0 ISBN 978-3-662-38021-5 (eBook)
DOI 10.1007/978-3-662-38021-5

Ursprünglich erschienen bei Springer-Verlag Berlin Heidelberg New York 1970.
Softcover reprint of the hardcover 1st edition 1970

Inhalt / Contents

Indexed in Current Contents

Luftverschmutzung und unspezifische Atemwegserkrankungen

Ergebnisse epidemiologischer Untersuchungen

G. Reichel und W. T. Ulmer

Duisburger Projekt
des Vereins zur Untersuchung von Einwirkungen der
Luftverschmutzung auf die Volksgesundheit e.V.

Springer-Verlag
Berlin Heidelberg New York
1970

Professor Dr. G. Reichel und Professor Dr. W. T. Ulmer
Institut für Lungenfunktionsforschung, 4630 Bochum, Hunscheidtstraße 12

Int. Arch. Arbeitsmed. 27, 1—26 (1970)

Der Untersuchungsort, seine atmosphärische Belastung, die Kollektivauswahl und -beschreibung, Methodik der Untersuchung

I. Mitteilung

G. Reichel und W. T. Ulmer

Place of Research, its Atmospheric Pollution, Selection and Description of Collectives Mothodology of Investigation

I. Communication

Summary. In the years 1965 to 1968 we examined in Duisburg, Bocholt and in the rural district of Borken a total of 8,162 men and women, of these 3,670 in Duisburg, 2,780 in Bocholt and 1,712 in the rural district of Borken. The population examined shows a different atmospheric and occupational burden which is discussed in detail. The comparison of the test populations allows to investigate the importance of the emissions occuring in our towns on the frequency of chronic non-specific airway diseases taking into consideration further influencing factors like age, weight, body-size and smoking habits. In a certain way contrarily to English, French and Netherlandish authors, who were engaged already some time ago in the epidemiology of chronic non-specific airway diseases, we made efforts to take up as many measuring data as possible in our examination programme which could be objectively evaluated as the evaluation of subjective data is difficult within the range of such an investigation. Results and descriptions of qualitative examination characteristics are extremely dependent on the person examined and the investigator in spite of thorough standardisation of questions and course of examination. They may lead again and again to false conclusions.

Zusammenfassung. In den Jahren 1965—1968 haben wir in Duisburg, Bocholt und im Landkreis Borken insgesamt 8162 Männer und Frauen untersucht, davon in Duisburg 3670, in Bocholt 2780 und im Landkreis Borken 1712. Die Untersuchungskollektive zeigen eine im einzelnen besprochene, voneinander abweichende atmosphärische und berufliche Belastung. Der Vergleich der Untersuchungskollektive ergibt unter Berücksichtigung weiterer Einflußgrößen wie Alter, Gewicht, Größe und Rauchergewohnheiten die Möglichkeit, die Bedeutung der in unseren Städten vorkommenden Immission auf die Häufigkeit chronisch unspezifischer Atemwegserkrankungen zu untersuchen. Im gewissen Gegensatz zu englischen, französischen und niederländischen Autoren, die sich schon früher mit der Epidemiologie chronisch unspezifischer Atemwegserkrankungen beschäftigt haben, bemühten wir uns, möglichst viele objektiv zu beurteilende Meßdaten in unser Untersuchungsprogramm aufzunehmen, da die Bewertung subjektiver Angaben im Rahmen einer solchen Untersuchung schwierig ist. Die Ergebnisse und Beschreibungen qualitativer Untersuchungsmerkmale sind trotz eingehender Standardisierung der Fragen und des Untersuchungsganges von der Person des Untersuchten und Untersuchers außerordentlich abhängig. Sie können immer wieder zu Fehlschlüssen führen.

Die klinische Forschung hat in den letzten Jahren dazu beigetragen, das Krankheitsbild der chronisch unspezifischen Bronchialerkrankung besser zu verstehen. Die Medizinforschung kann sich jedoch nicht allein auf die Beurteilung und Therapie manifester Krankheiten beschränken. Dies gilt besonders für die über Jahre und Jahrzehnte hinlaufenden chronischen Leiden, unter denen die chronisch unspezifischen Atemwegserkrankungen eine besondere Aktualität besitzen. Diese ergibt sich aus dem Anteil dieses Syndroms am Krankenstand, an den Heilbehandlungen und an der Berufs- und Erwerbsunfähigkeit.

Im Jahre 1964 z.B. wurden 1629050 Arbeitsunfähigkeitsfälle wegen Krankheiten der Atmungsorgane gemeldet [67]. Im Jahre 1965 wurden von den Rentenversicherungen der Arbeiter, der Angestellten und der knappschaftlichen Rentenversicherungen insgesamt 602024 stationäre Heilbehandlungen wegen dieser Erkrankung durchgeführt [67]. Dieses Leiden stellt auch in der Rentenversicherung der Arbeiter die erste bzw. zweithäufigste Ursache der Frühinvalidität dar [30, 54, 67].

In der Diskussion über die Ätiologie der chronisch unspezifischen Atemwegserkrankungen spielen neben einer Reihe endogener Ursachen exogene Einflüsse eine große Rolle. Es sei an die Smogkatastrophen in London erinnert [4, 34, 49—51], bei der die durchschnittliche Sterberate sich wesentlich erhöhte. Ähnliches berichteten Steiger und Brockhaus aus dem Ruhrgebiet 1966 [56]. Diese Autoren konnten mit Hilfe des Statistischen Landesamtes nachweisen, daß sich die Mortalität vom 4.—15.12.62 im Ruhrgebiet deutlich erhöhte, in einem Zeitraum, in dem die durchschnittliche SO_2-Konzentration auf 5 mg/m^3 und die Staubverunreinigung auf 2,4 mg/m^3 anstieg [56, 68, 53]. Durch diese und ähnliche andere Vorkommnisse [6, 20, 35] wurde die Öffentlichkeit auf den Zusammenhang zwischen Luftverunreinigung und einer Zunahme von Krankheiten aufmerksam [13, 14, 31, 32].

Um jedoch einen näheren Einblick in die Entwicklung dieser Erkrankung und ihrer exogenen Ursachen zu gewinnen, sind epidemiologische Feldstudien in verschiedenen Bevölkerungsgruppen notwendig. Nur von solch großangelegten Untersuchungen sind Rückschlüsse auf die Häufigkeit chronisch unspezifischer Atemwegserkrankungen in der Bevölkerung zu erwarten. Darüber hinaus kann durch Gruppenbildungen, die sich durch ihre exogene und endogene Belastung unterscheiden, die Bedeutung einzelner Faktoren für die Entstehung und Entwicklung von Atemwegserkrankungen abgeleitet werden.

Wir haben im Auftrag und mit Unterstützung des Landes Nordrhein-Westfalen in den Jahren 1962—1968 an 8162 Männern und Frauen das Vorkommen chronisch unspezifischer Bronchialerkrankungen untersucht. Unser besonderes Interesse galt dabei der Frage, inwieweit der durch Industrie, Verkehr und Verbrennungsabgase bedingte hohe atmosphärische Verschmutzungsgrad in den Bevölkerungszentren des Ruhrgebietes an der Entstehung und Entwicklung dieser Erkrankung beteiligt ist. Die Untersuchungen wurden in Duisburg, Bocholt und dem Landkreis Borken durchgeführt. Der Vergleich der Erhebungdaten in diesen durch ihre atmosphärische und berufliche Belastung außerordentlich verschiedenen Untersuchungskollektiven gibt uns die Möglichkeit, die Bedeutung verschiedener sozial-medizinisch wichtiger exogener Einflüsse auf die Bronchitisentstehung aufzuklären. Die Methodik der Kollektivauswahl, die Standardisierung des Untersuchungsganges und die Erfassung der voneinander häufig abweichenden soziologischen und beruflichen Struktur der verschiedenen Kollektive ergibt eine Reihe von Problemen, die im folgenden erörtert werden sollen.

Untersuchungsort

Die Untersuchungen wurden in zwei Untersuchungsstellen in Duisburg und Bocholt durchgeführt. Die Probanden waren im Stadtgebiet von Duisburg und Bocholt sowie im Landkreis Borken (in den Gemeinden Musum, Biemenhorst, Liedern, Werth, Borkhenden, Holtwick, Steenern, Barlo, Varwinkholt und Büngern) beheimatet. Die Untersuchung des Landkreises Borken erfolgte von der Untersuchungsstelle Bocholt aus. Die räumliche Zuordnung der verschiedenen Gebiete geht aus der Übersichtsskizze hervor (Abb. 1).

Duisburg ist eine Großstadt des Rheinisch-Westfälischen Industriegebietes mit 477770 Einwohnern und einer Ausdehnung von 144 km². Die Immission wurde im Stadtgebiet durch Messungen des Staubniederschlages und des Schwefeldioxyd sowie durch biologische Untersuchungen in den Jahren 1961/62 im Rahmen eines lufthygienischen Gutachtens ausführlich untersucht [21]. Die ermittelten Schwefelniederschläge sowie den Gesamt-Staubniederschlag enthält die Tabelle 1. Zusätzlich wurden von uns während der Untersuchung an der Untersuchungsstelle fortlaufende Messungen der SO_2-Konzentration im Wösthoff-Gerät und der Schwebestaubkonzentration mit dem BAT I-Gerät durchgeführt. Die umfangreichen Messungen des Gesamtstaubniederschlages und des Schwefelniederschlages machten es uns möglich, die von uns untersuchten Wohngebiete in Duisburg in drei Belastungszonen A, B und C aufzuteilen [47]. Bei der Beurteilung der Immission folgten wir der im lufthygienischen Gutachten aus dem Jahre 1962 niedergelegten Bewer-

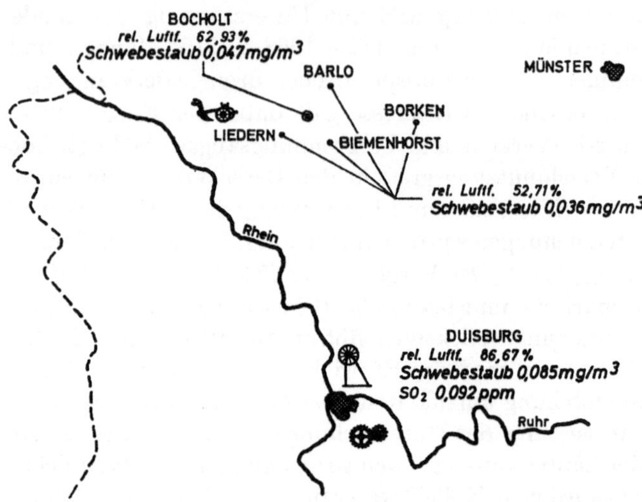

Abb. 1. Lageskizze der Untersuchungsorte mit Angabe der mittleren Schwebestaub- und SO_2-Konzentration sowie der relativen Luftfeuchte

Tabelle 1. *SO_2- und Schwebestaubkonzentration*[a] *sowie Schwefel- und Gesamt-Staubniederschlag*[b] *in Duisburg, Bocholt und im Landkreis Borken*

	SO_2 (ppm)[a]	Schwebestaub (Feinstaub) (mg/m³)[a]	Schwefelniederschlag (g SO_4/100 m² Monat)[b]	Gesamt-Staubniederschlag (g/100 m² Monat)[b]
Duisburg	0,092 max. 0,30 min. 0,03	0,085 max. 0,39 min. 0,01	220 max. 400	2,780 max. 9,754 min. 430
Bocholt	—	0,047 max. 0,068 min. 0,01	66,8 max. 157,99 min. 28,98	390,4 max. 811,3 min. 112,85
Landkreis Borken	—	0,035 min. 0,02	—	—
Methode	Wösthoff	BAT I	Löbner-Liesegang	Löbner-Liesegang

[a] Jahresmittelwerte an der Untersuchungsstelle (1965—1968) (eigene Meßwerte).

[b] Nach Werten des Technischen Überwachungsvereins Essen [3] aus den Jahren 1964/65 (Bocholt) und des Gutachtens über das Ausmaß der Luftverschmutzung 1961/62 (Duisburg) [21].

tung unter Berücksichtigung von Staubniederschlag, Schwefeldioxyd und Fluorblattanalysen [21]. Der zum damaligen Zeitpunkt gemessene mittlere Staubniederschlag und die dabei herrschende SO_2-Konzentration ergibt sich aus der Tabelle 2. Die Zone C zeigt mit einem Staubniederschlag von 1565 mg/m²/Tag eine Verschmutzung, die weit den Richtwert von 650 mg/m²/Tag überschreitet. Um diesen Verschmutzungskern befindet sich die Zone B mit einem Staubniederschlag, der ebenfalls zeitweise den Richtwert erreicht. Lediglich die äußere Zone A weist niedrigere Staub- und SO_2-Werte auf.

Tabelle 2. *Mittlerer Staubniederschlag und Schwefeldioxyd-Konzentration in den Duisburger Wohnbezirken A, B und C* (s. auch [48])

Duisburg, Wohnbezirke	Staubniederschlag (mg/m^2 Tag) (Diemsche Haftfolie)	SO_2 (mg/m^3)	Errechnete Werte aus den Meßergebnissen
A	374	0,215	des Meteorologischen Institutes der Technischen Hochschule Karlsruhe, des Bundesgesundheitsamtes und des Forschungsinstituts für Luftreinhaltung, Essen [21]
B	690	0,270	
C	1565	0,300	

Die mittlere Temperatur während des Untersuchungszeitraumes betrug 7,57° C, der Barometerstand 747,02 mmHg, die relative Luftfeuchtigkeit 86,67%. Die Angaben über Temperatur, Luftdruck und Luftfeuchtigkeit beziehen sich auf den täglich um 8.00 Uhr herrschenden Wert.

Bocholt ist eine Kreisstadt in Westfalen mit einer Einwohnerzahl von 48119 (Stand: 31.12.67) [55]. Das Stadtgebiet umfaßt eine bebaute Fläche von 18,94 km². Der mittlere Schwefelniederschlag und der Gesamt-Staubniederschlag, so wie er aus dem Gutachten des Technischen Überwachungsvereins Essen aus den Jahren 1964/65 hervorgeht, ist in der Tabelle 1 niedergelegt. Gleichzeitig enthält die Tabelle 1 die von uns während der Untersuchung ermittelte Schwebestaubkonzentration. Aus den Werten ergibt sich, daß die Staub- und Schwefelimmission in Bocholt weit unter der des Stadtgebietes von Duisburg liegt. Während der Untersuchungszeit herrschten in Bocholt eine mittlere Temperatur von 10,7° C, ein mittlerer Luftdruck von 759,33 mmHg und eine mittlere relative Luftfeuchtigkeit von 62,93%. Die Angaben über Temperatur, Luftdruck und Luftfeuchtigkeit beziehen sich auf den täglich um 8.00 Uhr herrschenden Meßwert. Die in der Tabelle 1 und Abb. 1 angegebene Feinstaub-Konzentration entspricht dem Jahresmittel aus den täglichen 24 Std-Werten.

Die Untersuchungen im Landkreis *Borken* wurden in einem Landbezirk um Bocholt, der eine Ausdehnung von 130 km^2 hatte, durchgeführt. Die Einwohnerzahl in diesem Gebiet beträgt nach der Volkszählung im Jahre 1961 13281 Personen [55]. Der Grad der Luftverschmutzung liegt, soweit es sich an der Schwebestaub-Konzentration beurteilen läßt, unter der des Stadtgebietes von Bocholt. Zur Zeit der im Landkreis Borken durchgeführten Untersuchung betrug an der Untersuchungsstelle in Bocholt die mittlere Temperatur 16,51° C, der mittlere Barometerstand 759,5 mm Hg und die durchschnittliche relative Luftfeuchtigkeit 56,11%. Die Werte beziehen sich auf die tägliche 8.00 Uhr-Messung.

Kollektivauswahl und -beschreibung

Die Art der Kollektivauswahl unterschied sich in allen 3 Orten je nach den örtlichen Gegebenheiten.

Tabelle 3. *Die Auswahl der Betriebsangehörigen erfolgte blind aus den Werkskarteien (Stichtag 28. 12. 64). Es wurde jede n-te Person von der Personalabteilung namhaft gemacht*

Werk		
ATH	jeder	325.
Niederrheinische	jeder	282.
Mannesmann	jeder	232.
Kupferhütte	jeder	130.
Zeche Lohberg	jeder	182.

In *Duisburg*[1] wurden vorwiegend Arbeiter und Angestellte der kohle-, stahl- und eisenschaffenden Industrie mit ihren Angehörigen untersucht. Die Haushaltsvorstände ermittelten wir aus den Betriebskarteien der Duisburger Kupferhütte, der August-Thyssen-Hütte, der Niederrheinischen Hütte, der Mannesmann AG und der Zeche Lohberg. Die Auswahl aus den Betriebskarteien erfolgte in der Weise, daß jede n-te Person (Tabelle 3) namhaft gemacht wurde. Der Haushaltsvorstand wurde mehrfach direkt angeschrieben und, wenn nötig, vom Werksarzt[1] persönlich aufgefordert, sich mit seinen im Haushalt wohnenden Familienangehörigen zur Verfügung zu stellen.

1 Für Unterstützung und Mitarbeit haben wir Frau Medizinaldirektor Dr. Gromzig vom Gesundheitsamt der Stadt Duisburg und den Werksärzten Dr. R. Lichtenberg (Mannesmann AG, Duisburg), Dr. A. Hammer (Duisburger Kupferhütte, Duisburg), Dr. H. Gummersbach (Niederrheinische Hütte AG, Duisburg), Dr. H. G. Heidemann (Hamborner Bergbau AG, Schachtanlage Lohberg), Dr. Z. Niemann (August-Tyssen-Hütte AG, Duisburg) und Dr. Dr. O. Keller (Phoenix-Rheinrohr AG., Duisburg-Ruhrort) zu danken.

Tabelle 4. *Beteiligung der zur Untersuchung aufgeforderten Personen in Duisburg*

	Stammadressen (Werksangehörige)			Ehefrauen und Angehörige			Untersuchte Gesamtzahl
	aufgefordert	erschienen	Teilnahme (%)	ermittelt	erschienen	Teilnahme (%)	
Duisburg							
ATH	983	866	88,1	885	570	64,4	1436
Niederrh.	454	430	94,7	418	288	68,9	718
Mannesmann	689	598	86,8	620	239	38,5	837
Kupferhütte	273	198	72,5	259	41	15,8	239
Lohberg	364	319	87,6	335	121	36,0	440
Gesamt	2763	2411	87,3	2517	1259	50,0	3670

Die durchschnittliche Beteiligung der männlichen Haushaltsvorstände lag bei 87,3% (Tabelle 4). Die Familienangehörigen, insbesondere die Ehefrauen, folgten der Aufforderung nur in durchschnittlich 50% der Fälle (Tabelle 4). Die Gründe für das Fernbleiben sind, soweit sie durch Befragung in 100 Haushalten festgestellt wurden, in Tabelle 6 angegeben. Erkrankungen der Atmungsorgane waren danach in 3% Ursache des Fernbleibens.

In *Bocholt*[2] ermittelten wir die Adressen der Haushalte in Zusammenarbeit mit den sogenannten Nachbarschaften. Dabei handelt es sich um einen in Westfalen und am Niederrhein vorkommenden freiwilligen Zusammenschluß der Einwohner von Straßenzügen oder kleineren Stadtbezirken. Die Gemeinschaft erfüllte ursprünglich caritative und gemeinnützige Aufgaben. Insgesamt wurden von uns 22 Nachbarschaften, die über das ganze Stadtgebiet Bocholts verbreitet waren, erfaßt. Die Haushalte wurden direkt angeschrieben oder, wenn nötig, von uns besucht. Die Teilnahme lag bei 81,1%, wobei Männer und Frauen gleichhäufig zur Untersuchung erschienen (Tabelle 5).

Die Gründe für das Fernbleiben von der Untersuchung, soweit sie aus den Antworten in je 100 Haushalten hervorgehen, sind in der Tabelle 6 niedergelegt. 5% der Befragten gaben an, wegen einer Erkrankung der Lunge bzw. der Bronchien an der Untersuchung nicht teilnehmen zu können (Tabelle 6).

---

2 Dem Oberstadtdirektor Gillen, der Stadtverwaltung und der Presse danken wir für die gewährten Unterstützungen unserer Arbeit.

Besonderer Dank gilt Herrn Medizinaldirektor Dr. Erpelt, der durch seinen persönlichen Einsatz unsere Arbeit wesentlich erleichterte.

Tabelle 5. *Beteiligung der zur Untersuchung aufgeforderten Personen in Bocholt und im Landkreis Borken*

	Auf-geforderte Personen	Erschienen			Teilnahme (%)
		Männer	Frauen	Gesamt	
Bocholt	3428	1398	1382	2780	81,1
Landkreis Borken	2753	906	806	1712	62,2

Tabelle 6. *Gründe für das Fernbleiben von der Untersuchung (aus Antworten in je 100 Haushalten)*

Gründe	Duisburg (%)	Bocholt (%)	Borken (%)
Erkrankung der Lunge bzw. Bronchien	3	5	6
Andere Krankheitsursachen	23,4	11,9	14,0
Aus familiären Gründen	23,7	42,4	20,0
Aus beruflichen Gründen	34,4	33,9	40,0
Grundsätzlich nicht bereit	15,6	6,8	20,0

Die Ermittlung der Haushaltsvorstände und Haushalte im *Landkreis Borken*[3] erfolgte über die Einwohnermeldeämter. Aus den Gemeinden Mussum, Biemenhorst, Liedern, Werth, Spork, Hemden, Holtwick, Steenern, Barlo, Vardingholt und Büngern wurde jeder fünfte Haushalt namhaft gemacht. Die durchschnittliche Erscheinungsquote lag bei 62,2%, wobei sich wiederum Männer und Frauen in ihrer Erscheinungshäufigkeit nicht unterschieden (Tabelle 5). Die Gründe für das Fernbleiben, soweit sie sich aus den Antworten von je 100 Haushalten ergeben, enthält Tabelle 6. Erkrankungen der Lunge bzw. der Bronchien waren in 6% der Fälle Grund des Fernbleibens. Insgesamt wurden in Duisburg 3670, in Bocholt 2780 und im Landkreis Borken 1712 Personen untersucht. Von diesen Personen wurden nach der Untersuchung wegen Herzerkrankung, Lungentuberkulose oder Pneumokoniose 3,18% Männer und 3,9% Frauen ausgeschlossen (s. auch Untersuchungsgang).

Hinsichtlich des Alters, der Größe und des auf die Körperlänge bezogenen Körpergewichtes (relatives Körpergewicht nach Broca) ergaben sich zwischen den drei Teilkollektiven keine größeren Unterschiede (Tabelle 7). Immerhin lag das mittlere Lebensalter der Bocholter Männer und Frauen um 2 Jahre höher als das der übrigen Teilgruppen. Die Kör-

3 Den Amtsdirektoren Arping und Schwabberg, der Amtsverwaltung und der Presse danken wir für die gewährten Unterstützungen unserer Arbeit.

Besonderer Dank gilt Herrn Obermedizinalrat Dr. Fingerhut, der durch seinen persönlichen Einsatz unsere Arbeit wesentlich erleichterte.

Tabelle 7. *Mittleres Lebensalter, mittlere Größe, relatives Körpergewicht und Wohnraumindex der in Duisburg, Bocholt und im Landkreise Borken untersuchten Männer und Frauen*

		Männer			Frauen		
		Duisburg	Bocholt	Landkreis Borken	Duisburg	Bocholt	Landkreis Borken
Alter (Jahre)	$\bar{x}$	40,19	42,16***	40,22	40,28	42,66***	40,57
	s	15,13	15,07	17,36	13,55	14,32	16,31
	n	2506	1385	839	1164	1382	806
Größe (cm)	$\bar{x}$	172,72	174,92***	174,67***	160,8	163,11***	164,08***
	s	7,85	6,46	6,48	8,06	19,78	5,46
	n	2506	1385	833	1164	1382	806
Relatives Körpergewicht	$\bar{x}$	105,68	106,28	103,98	111,62	110,76	108,65**
	s	14,92	14,36	14,68	20,85	19,78	20,46
$\frac{\text{Gewicht kg}}{\text{Größe} - 100} \cdot 100$ (Broca)	n	2506	1385	833	1164	1382	806
Wohnindex	$\bar{x}$	9,87	9,71	9,48*	Der angegebene Wohnindex bezieht sich auf die untersuchten Haushalte.		
$\frac{\text{Zimmerzahl}}{\text{Personenzahl}} \cdot 10$	s	4,13	3,76	1,43			
	n	2506	1385	838			

$\bar{x}$ = Mittelwert, s = quadratische Abweichung, n = Anzahl. Werte, die vom Duisburger Mittel gesichert abweichen, sind für ein $p > 0{,}05$ mit *, $p > 0{,}01$ mit **. $p > 0{,}001$ mit *** gekennzeichnet.

pergröße in Bocholt und im Landkreis Borken war nur um einige Zentimeter höher als in Duisburg. Darüber hinaus ergaben sich zwischen Frauen und Männern geschlechts-spezifische Unterschiede. Die mittlere Körpergröße der Frauen unterschritt die der Männer. Während das relative Körpergewicht der Frauen über dem der Männer lag (Tabelle 7).

Erwartungsgemäß ergaben sich in der Berufsausübung zwischen den 3 Untersuchungskollektiven erhebliche Unterschiede (Tabelle 8 und 9). So waren in Duisburg 68,51% der Männer in der metallerzeugenden und verarbeitenden Industrie sowie im Bergbau beschäftigt. Die Schwerpunkte in Bocholt lagen in der Textilindustrie (23,25%), in handwerklichen Kleinbetrieben (14,23%) und in der Verwaltung (13,33%). Demgegenüber waren im Landkreis Borken 48,26% in der Forst-, Land- und Holzwirtschaft beschäftigt, 11,41% in kleineren Handwerksbetrieben und 10,32% in der Verwaltung. Wesentlich homogener ist das Berufsbild von Frauen. Hier ergab sich nach der Tabelle 9 eine Häufung in den hausfraulichen Berufen. Als Besonderheit im Stadtgebiet Bocholt sind

Tabelle 8. *Anteil in Prozent der in Duisburg, Borken und Bocholt vertretenen Berufsgruppen (Männer)*

	Duisburg (%)	Bocholt (%)	Landkreis Borken (%)
Verwaltungs- und Bürokräfte	3,5	13,33	10,32
Pflege-, Erziehungs- und geistige Berufe	1,72	5,6	4,20
Kaufmännische Berufe	3,15	5,80	0,96
Technische Berufe mit qualifizierter Ausbildung: Ingeneur, Monteur usw.	5,91	4,26	3,60
Gaststättenberufe, Nahrungsmittelhersteller	0,56	4,26	1,44
Handwerker in Kleinbetrieben	6,54	14,23	11,41
Dienst- u. Wachberufe: Pförtner usw.	2,00	1,81	0
Verkehrsberufe: Fahrer, Schaffner	1,20	4,48	3,84
Metallerzeugende und verarbeitende Industrie	45,13	9,90	3,36
Bergmann	23,38	0,07	0
Chemiearbeiter	1,24	0,36	0,24
Textilarbeiter	0	23,25	6,60
Forst- und Landwirtschaft, Holzwirtschaft	1,20	3,32	48,26
Ungelernte Hilfsarbeiter	1,72	1,81	1,80
Bauarbeiter	1,36	5,99	2,88
Sonstige	1,40	1,95	1,08

Tabelle 9. *Anteil in Prozent der in Duisburg, Bocholt und Borken vertretenen Berufsgruppen (Frauen)*

Frauen	Duisburg (%)	Bocholt (%)	Landkreis Borken (%)
Verwaltungs- und Bürokräfte	3,79	3,96	5,53
Pflege-, Erziehungs- und geistige Berufe	2,70	2,13	4,40
Hausfrauen	79,51	67,69	35,72
Kaufmännische Berufe	4,64	6,61	3,77
Gaststättenberufe, Nahrungsmittelhersteller	2,70	2,50	2,52
Ungelernte Hilfsarbeiterinnen	2,36	1,69	0
Textilarbeiterinnen	0,17	12,48	3,90
Forst- und Landwirtschaft Bäuerin	0,08	0,07	42,39
Sonstige	4,05	2,86	1,76

Textilarbeiterinnen (12,48%) und im Landkreis Borken Bäuerinnen (42,39%) zu erwähnen.

Die monatlichen Einkommensverhältnisse für die Haushaltsvorstände sind in der Tabelle 10 niedergelegt. Die Angaben der ländlichen Bevölkerung im Landkreis Borken über ihr monatliches Einkommen waren

Tabelle 10. *Verteilung der Einkommen des Haushaltsvorstandes in Duisburg, Bocholt und Borken (in Prozent)*

	Einkommen in DM						Keine Auskunft
	bis 400	400 bis 600	600 bis 900	900 bis 1400	1400 bis 2000	über 2000	
Duisburg	2,43	6,83	61,98***	25,66*	2,56	0,54	0
Bocholt	3,73	12,75***	40,67***	27,76**	5,91***	0,39	8,79
Borken	4,41	7,86	26,90	12,83	0,83	0	47,17***

In den mit ** ($p < 0{,}01$) und *** ($p < 0{,}001$) gekennzeichneten Werten ergab sich eine überdurchschnittliche Häufung.

Tabelle 11. *Rauchergewohnheiten der Männer und Frauen*

	Duisburg (%)	Bocholt (%)	Landkreis Borken (%)
Männer			
Nichtraucher	17,8	22,0	46,1
schwache Raucher*	32,2	40,7	36,9
mittelstarke Raucher*	37,7	30,5	13,1
starke Raucher*	12,3	6,8	3,9
Frauen			
Nichraucherinnen	71,6	85,8	97,3
schwache Raucherinnen*	21,3	12,6	2,7
mittelstarke Raucherinnen*	6,8	1,5	0
starke Raucherinnen	0,3	0,14	0

* Einteilung der Rauchergrade s. Fragebogen.

sehr unsicher. Die Auskunft wurde in 47,17% verweigert, so daß für die Betrachtung nur Werte aus Duisburg und Bocholt vorliegen. Der Vergleich ergibt, daß eine Häufung in den Einkommensklassen zwischen 600,— und 1400,—DM in beiden Kollektiven vorliegt. Über 65% der Untersuchten lagen in dieser Gruppe. Die Einkommensgruppe zwischen 400,— und 600,—DM war mit 12,75% in Bocholt etwas häufiger vertreten als in Duisburg. Im übrigen kann die Einkommensverteilung in beiden Gruppen als weitgehend homogen angesehen werden.

Einen Eindruck von den Wohnverhältnissen ermöglicht die letzte Spalte der Tabelle 7, in der der Wohnraumindex (Zimmerzahl/Personenzahl $\cdot$ 10) eingetragen ist. Im Landkreis Borken stand nach diesen Werten den untersuchten Personen der kleinste Wohnraum zur Verfügung, soweit sich das am Wohnraumindex beurteilen ließ. Zwischen Bocholt und

Duisburg bestanden in dieser Hinsicht keine Differenzen. Aber auch die Unterschiede zwischen Bocholt und Duisburg einerseits und dem Landbezirk andererseits sind so minimal, daß sie für unsere Erörterungen außer Betracht bleiben können (Tabelle 7).

In den Rauchergewohnheiten zeigten sich zwischen den Untersuchungsorten erhebliche Differenzen. Der Anteil der Nichtraucher in ländlichen Bezirken ist wesentlich höher als in der Stadt. Männer rauchen stärker als Frauen (Tabelle 11).

Apparative Methodik

Luftfeuchtigkeit, Barometerstand, Temperatur

Die Messung erfolgte in einem kontinuierlich registrierenden Barohygrometer Type 253a der Firma Wilhelm Lamprecht KG, Göttingen, mit 24stündiger Trommelregistrierung auf Schreibstreifen.

Messung des Feinstaubes

Die Messung der Feinstaubkonzentration erfolgte mit einem Staubmeßgerät Type BAT I. Die angesaugte Luftmenge betrug 11 m^3/Std, die Ansaugegeschwindigkeit an der Eintrittsstelle 1,5 m/sec. Die Staubmessungen wurden an jedem Arbeitstag (Montag bis Freitag), an dem ein kontrollierter 24-Stundenbetrieb und eine Wartung der Meßapparatur möglich war, durchgeführt. Die Feinstaubmenge wurde in einem Membranfilter aufgefangen und durch Herrn Dr. K. H. Friedrichs vom Med. Institut für Lufthygiene und Silikoseforschung an der Universität Düsseldorf gravimetrisch ausgewertet[4] [15, 18]. Die Meßstellen befanden sich in Duisburg am Wertacker und in Bocholt in der Hohenstaufenstraße in der Nähe der Untersuchungsstelle.

Die Feinstaubkonzentration im Landkreis Borken wurde in Barlo, Liedern und Biemenhorst in einer Relativmessung ermittelt. Die angegebene Feinstaubkonzentration wurde anschließend anhand einer Eichkurve auf absolute Werte in mg/m^3 umgewandelt, um den Vergleich mit Borken, Bocholt zu gewährleisten. Auch diese Meßstellen wurden durch Herrn Dr. K. H. Friedrichs vom Med. Institut für Lufthygiene und Silikoseforschung an der Universität Düsseldorf betreut.

Schwefeldioxyd-Messung

Die Gasanalyse auf Schwefeldioxyd wurde mit dem Ultragas-3-Gerät der Firma Wösthoff oHG, Bochum, durchgeführt, das mit einer Schreibstreifenregistrierung und einem Integratorzählgerät ausgerüstet war. Die

4 Dem Institut für Lufthygiene und Silikoseforschung an der Univ. Düsseldorf (Direktor Prof. Dr. Schlipköter) sind wir für die hilfsbereite Zusammenarbeit dankbar.

angegebenen SO_2-Werte stellen 24-Stunden Mittelwerte dar. Die Auswertung und Messung erfolgte entsprechend den Angaben von [22].

Lungenfunktionsprüfungen

Die Bestimmungen des intrabronchialen Strömungswiderstandes und des intrathorakalen Gasvolumens erfolgte mit Hilfe eines Bodyplethysmographen in der von Ulmer angegebenen Modifikation, die eine Registrierung bei Spontanatmung zuläßt [62, 63, 65].

Die Blutgase wurden aus dem mit Finalgon hyperämisierten Ohrläppchen blutig bestimmt [1, 60, 61]. Zur Messung des arteriellen Sauerstoffdruckes fand ein Mikroanalyseverfahren (Kombianalysator Eschweiler) mit einer Platinelektrode Verwendung [19, 60, 61]. Die Messung des pH-Wertes, des pCO_2 und des Standardbicarbonates nahmen wir mit dem Micro-Astrup (Radiometer Hillerkus) vor [1].

Die angegebenen alveolären Kohlensäuredrucke wurden aus der mit einem Uras (Hartmann und Braun) aufgenommenen exspiratorischen Kohlensäurekonzentrationskurve endexspiratorisch gewonnen. Die Registrierung erfolgte auf einem direkt schreibenden Hellige Einkanalschreiber.

Die zur Eichung der Blut- und Alveolargasmessungen notwendigen Eichgemische wurden nach Scholander auf ihren Sauerstoff-, Kohlensäure- und Stickstoffgehalt geprüft.

Die Belastung der Probanden erfolgte an einem Fahrradergometer (Jaeger) in liegender Stellung. Die Belastungshöhe betrug 80 Watt, die Belastungsdauer 5 min. Die angegebenen Belastungsmeßwerte beruhen auf einer Blutentnahme zum Ende der 5. Belastungsminute.

Verwendete Symbole

PaO_2 = arterieller Sauerstoffdruck (mm Hg).

$PaCO_2$ = arterieller Kohlensäuredruck (mm Hg).

$aADCO_2$ = Differenz zwischen alveolär und arteriellem Kohlensäuredruck (mm Hg).

IGV = intrathorakales Gasvolumen.

R_t = intrabronchialer Strömungswiderstand cm $H_2O\ l^{-1}$ sec bzw. mm $H_2O sec\ l^{-1}$.

$$\text{Brocascher Index} = \frac{\text{Körpergewicht (kg)}}{\text{Größe (cm)} - 100} \cdot 100.$$

$$\text{Wohnindex} = \frac{\text{Zimmerzahl}}{\text{Personenzahl}} \cdot 10.$$

b = Regressionskoeffizient

r = Korrelationskoeffizient

Signifikanzniveau: $* = p < 0{,}05$, $** = p < 0{,}01$, $*** = p < 0{,}001$.

Untersuchungsgang

Um vergleichbare Resultate zu erhalten, wurde der Untersuchungsgang mit Hilfe eines Fragebogens normiert. Dieser wurde in Anlehnung an bereits im Ausland gewonnene Erfahrungen [39, 40, 36] und die Richtlinien für arbeitsmedizinische Untersuchungen über chronische Bronchitis und chronisches Lungenemphysem, herausgegeben vom Bundesminister für Arbeits- und Sozialordnung 1964, entworfen. Er diente dem untersuchenden Arzt lediglich als Untersuchungsprotokoll. Die Fragen nach der Vorgeschichte und den subjektiven Bronchitissymptomen wurden vom untersuchenden Arzt so kurz und einfach formuliert wie möglich, um Interpretationsschwierigkeiten von seiten des Untersuchten zu vermeiden. Wir gingen dabei von den Erfahrungen Cochranes u. Mitarb. [7, 8] aus, die wir selber bestätigt fanden, daß die Fragen vom explorierenden Arzt so formuliert werden müssen, daß sie mit ja oder nein beantwortet werden können. Die Anwendung eines Fragebogens mit standardisierten, feststehenden Fragen, wie sie z. B. der Fragebogen der CECA [36] enthält, hat sich dagegen bei uns nicht bewährt, da die gestellten Fragen häufig vom Untersuchten nicht ganz verstanden werden und meistens einer Interpretation bedürfen. Dies trifft im besonderen Maße bei Fragen nach der Berufsanamnese zu. Die Graduierung der körperlichen Arbeit und die Beurteilung von beruflichen Belastungen wurde daher vom Frager und Untersuchten gemeinsam erarbeitet. Voraussetzung für eine objektive Aufnahme der Berufsanamnese war dabei, daß der untersuchende Arzt durch Betriebsbegehungen und Rücksprache mit der Betriebsleitung und dem Werksarzt einen möglichst genauen Einblick in die betrieblichen Verhältnisse hatte.

Die Befragung wurde von drei Ärzten durchgeführt. Durch gelegentlich von zwei Ärzten gleichzeitig vorgenommenen Doppelbefragungen an verschiedenen Tagen überzeugten wir uns davon, daß die Antworten auf die Fragen der verschiedenen Untersucher nicht allzusehr schwankten. Ganz allgemein mußten wir jedoch die Erfahrung machen, daß Antworten auf Husten, Auswurf und Atemnot nicht unbeträchtlich von persönlichen Verhältnissen des Untersuchten abhängig sind. So sind Arbeiter der Staubberufe möglicherweise in besonderem Maße auf Beschwerden wie Husten, Auswurf und Atemnot fixiert. Hier ergeben sich häufig erhebliche Differenzen zwischen dem objektiven Befund und den subjektiven Angaben [66].

Die Objektivierung der Erhebungsdaten bei den chronisch unspezifischen Atemwegserkrankungen werden dadurch erleichtert, daß eine Reihe sehr empfindlicher quantitativer Meßdaten zur Verfügung stehen, die eine ausgezeichnete Beurteilung der chronischen Bronchialerkrankungen erlauben. Wir haben uns deshalb in gewissem Gegensatz zu den bereits vorliegenden englischen, französischen und niederländischen epi-

Verein zur Untersuchung
von Einwirkungen der Luftverschmutzung auf die Volksgesundheit e. V.

Fragebogen

Berufsbezeichnung:

Geburtsdatum:

(für den Schlüsselbogen entfallen diese Angaben)

I. Allgemeines — **Lochkarte 1**

KA — [1] 1

1. Laufende Nr. mit Haushalts-Nr.
siehe Anweisung — [ ] 2 [ ] 3 [ ] 4 [ ] 5 [ ] 6 [ ] 7

2. Untersuchungsdatum: — [ ] 8 [ ] 9 (Tag) [ ] 10 [ ] 11 (Monat) [ ] 12 [ ] 13 (Jahr)

3. Alter: — [ ] 14 [ ] 15

4. Geschlecht:
1 = männlich, 3 = weiblich — [ ] 16

5. Familienstand:
1 = verheiratet, 3 = ledig, 5 = verwitwet, 7 = geschieden — [ ] 17

Lochkarte 1

6. Wohnbezirk:
21 Bezirke — [ ] 18 [ ] 19

7. Wohndauer in Duisburg:
1 = bis 5 Jahre, 3 = 5 bis 10 Jahre, 5 = länger als 10 Jahre — [ ] 20

8. Beruf vorwiegend im Berufsleben:
siehe Anweisung — [ ] 21 [ ] 22

9. Rauchen, früher:
1 = nein, 3 = schwach, bis 10 Zigaretten oder 3 Zigarren tägl., bis 50 g Tabak wöchentlich, 5 = mittelstark, 11 bis 20 Zigaretten täglich oder 100 g Tabak wöchentlich, 7 = stark, mehr als 5 — [ ] 23

10. Rauchen jetzt:
Schlüssel wie 9 — [ ] 24

11. Dauer des Rauchens:
1 = nicht, 3 = bis 5 Jahre, 5 = 6 bis 10 Jahre, 7 = über 10 Jahre — [ ] 25

Lochkarte 1

II. Arbeitsvorgeschichte

A. Art der beruflichen Tätigkeit in den letzten 5 Jahren:

12. Schwere der körperlichen Arbeit: [26]
1 = schwer, 3 = mittelschwer, 5 = leicht, 7 = keine

13. Ort der körperlichen Arbeit: [27]
0 = keine, 1 = im Freien, 3 = in geschlossenen Räumen, 5 = in geheizten Räumen, 7 = unter Tage (nur bei Bergleuten), 9 = über Tage (nur bei Bergleuten)

14. Belastung vorwiegend durch:
a) 0 = keine, 1 = Nässe, 2 = Zugluft, 3 = Kälte, 4 = Kombination von Nässe, Kälte und Zugluft, 5 = Rauch, 6 = Kombinationen [28]
b) 1 = trockene Hitze (über 38 °), 2 = feuchte Hitze (über 32 °), 3 = Kombination trockene u. feuchte Hitze, 4 = chemisch reizende Gase, 5 = Hitze und reizende Gase, 6 = Staub, 7 = Kombination Staub und Hitze, 8 = Kombination Staub und chemisch reizende Gase [29]

B. Art der beruflichen Tätigkeit vorwiegend im Berufsleben:

15. Schwere der körperlichen Arbeit: [30]
wie zu 12.

16. Ort der körperlichen Arbeit: [31]
wie zu 13.

17. Belastung vorwiegend durch:
a) wie 14. a) [32]
b) wie 14. b) [33]

18. Wieviel Jahre übten Sie diese Tätigkeit aus: [34]
1 = bis 5 Jahre, 3 = bis 10 Jahre
5 = bis 20 Jahre, 7 = bis 30 Jahre
9 = über 30 Jahre

III. Eigene Vorgeschichte:

19. Lungen- oder Rippenfellentzündung: [35]
0 = nein, 3 = ja, 5 = wiederholt

20. Bronchitis: [36]
0 = nein, 3 = ja, 5 = wiederholt

21. Bronchialasthma: [37]
0 = nein, 3 = ja, 5 = wiederholt

22. Lungentuberkulose: [38]
0 = nein, 3 = ja

Lochkarte 1

23. Pneumokoniosen: [39]
0 = nein, 3 = ja

24. gehäufte und chronische Erkrankungen des Nasen-Rachenraumes (Nebenhöhle, Mandel, Stirnhöhle, Rachen, Kehlkopf): [40]
0 = nein, 3 = ja

25. Herzerkrankungen: [41]
0 = nein, 3 = ja

26. Allergische Erkrankungen außer allergischem Bronchialasthma: [42]
0 = nein, 3 = ja

27. Kreislauferkrankungen: [43]
0 = nein, 3 = ja

28. Außergewöhnliche Umwelteinflüsse: [44]
0 = nein, 3 = ja

IV. Jetzige Beschwerden:

29. Haben Sie zur Zeit eine Erkältung der Atemwege (nur akute): [45]
0 = nein, 3 = ja

30. Husten: [46]
0 = kein, 3 = nur morgens, 5 = tagsüber

31. Auswurf: [47]
0 = kein, 3 = nur morgens, 5 = tagsüber, 7 = besonders reichlich

32. Wie lange Auswurf oder Husten: [48]
0 = kein, 3 = bis 5 Monate, 7 = bis 1 Jahr, 9 = mehr als 1 Jahr

33. Atemnot in Ruhe: [49]
0 = nein, 3 = ja

34. Atemnot bei Anstrengungen: [50]
0 = nein, 3 = ja

V. Klinischer Befund

35. Lippencyanose: [51]
0 = nein, 3 = ja

36. Ruhe-Dyspnoe: [52]
0 = nein, 3 = ja

37. Unterschenkelödeme bds.: [53]
0 = nein, 3 = ja

Lochkarte 1

38. Brustkorb: [54]
0 = unauffällig, 1 = schmal, 3 = faßförmig, 5 = geringe Deformierung, 7 = grobe Deformierung, 9 = Kombination

39. Wirbelsäule: [55]
0 = kein krankhafter Befund, 1 = Rundrücken, 3 = deutliche Kyphose, 5 = deutliche Skoliose, 7 = deutliche Kyphoskoliose

Lungen:

40. Perkussion: [56]
0 = unauffällig, 1 = verkürzt, 3 = hypersonor, 5 = Dämpfung, 7 = Kombination von 1, 3 und 5

41. Grenzen: [57]
0 = unauffällig, 1 = tief, 3 = hoch

42. Atemgeräusch: [58]
0 = unauffällig, 1 = verschärftes Inspirium, 3 = verlängertes Exspirium, 5 = Kombinationen von 1 und 3, 7 = Bronchialatmen, 9 = abgeschwächtes Atmen

43. Nebengeräusche: [59]
0 = keine, 1 = Giemen und Brummen, 3 = diffuses Giemen und Brummen, 5 = vereinzelt feuchte, 7 = massenhaft feuchte, 9 = Kombinationen von feuchten und trockenen Nebengeräuschen

46. Sputum: [60]
0 = wird bei der Untersuchung nicht abgegeben, 1 = schleimig, 3 = eitrig, 5 = geballt, 7 = blutig, 9 = Kombinationen von 1 bis 7

Herz

47. Auskultation: [61]
0 = unauffällig, 1 = systolisches Geräusch, 3 = diastolisches Geräusch, 5 = Kombinationen von 1 und 3

Lochkarte 1

48. Herz-Basistöne: [62]
0 = unauffällig, 1 = P_2-betont, 3 = A_2-betont

49. Herzfrequenz je Minute: [63] [64] [65]

50. Blutdruck im Liegen: [66] [67] [68] systol. [69] [70] [71] diast.

51. Bemerkenswerte krankhafte Befunde: [72]
0 = keine, 1 = schon erfaßt, 3 = noch nicht erfaßt

52. Als Normalwert geeignet: [73]
0 = nein, 3 = ja

VI. **Sozialer Stand und Wohnraum:**

53. Sozialer Stand (Familienvorstand): [74]
1 = bis 200 DM, 2 = von 200 bis 400 DM, 3 = von 400 bis 600 DM, 4 = von 600 bis 900 DM, 5 = von 900 bis 1400 DM, 6 = von 1400 bis 2000 DM, 7 = über 2000 DM, 8 = keine Auskunft, 9 = keine eigenen Einnahmen

54. Wohnraum pro Person: [75] [76]
$\frac{\text{Zimmerzahl}}{\text{Personenzahl}}$

55. Rentner/Pensionär: [77]
0 = nein, 3 = ja

56. länger als 5 Jahre: [78]
0 = nein, 3 = ja

Lochkarte 2

Feld	Spalten	Einheit
KA	1: **2**	
Laufende Nr.:	2 3 4 5 6 7	
Größe:	8 9 10	cm
Gewicht:	11 12 13	kg
Körperoberfläche:	14 15 16	m^2
funktionelles Residualvolumen: spontan	17 18 19	l
funktionelles Residualvolumen: hecheln	20 21 22	l
Resistance:		
inspiratorisch: total	23 24 25	
exspiratorisch: total	26 27 28	
total:	29 30 31	
Strömungsgeschwindigkeit:		
max. inspiratorisch:	32 33 34	l sec^{-1}
max. exspiratorisch:	35 36 37	l sec^{-1}
PAt:	38 39	cm H_2O
PAO:	40 41	cm H_2O
Ruhe:		
$AaDCO_2$:	42 43	mm Hg
PaO_2:	44 45 46	mm Hg

Lochkarte 2

Feld	Spalten	Einheit
$PaCO_2$:	47 48	mm Hg
pH:	49 50 51	
Standard-Bicarbonat:	52 53 54	mequ/l
Uraskurve: 0 = normal, 1 = fraglich path., 3 = pathol.	55	
Belastung (keine Frauen):		
Zeit:	56	min
Watt:	57 58	Watt
$AaDCO_2$:	59 60	mm Hg
PaO_2:	61 62 63	mm Hg
$PaCO_2$:	64 65	mm Hg
pH:	66 67 68	
Standard-Bicarbonat:	69 70 71	mequ/l
Temperatur:	72 73	°C
Luftdruck:	74 75 76	mm Hg
Luftfeuchtigkeit:	77 78	
SO_2: Mittelwert über 24 Std. von 3 Meßpunkten	79 80	PP m
Feinstaub:	81 82 83	mg/m^3
Grobstaub:	84 85 86	mg/m^3

demiologischen Studien [12, 15—17, 24—29, 31, 37, 38, 41, 43—47, 57—58] bemüht, möglichst viele objektiv zu beurteilende Meßdaten in den Untersuchungsgang aufzunehmen.

Nach Aufnahme der im vorstehenden Fragebogen im einzelnen beschriebenen Berufsanamnese und persönlichen Vorgeschichte erfolgte eine klinische Untersuchung der Brustorgane. Danach wurde eine Lungenfunktionsprüfung unter Einschluß einer bodyplethysmographischen Untersuchung und einer Überprüfung der Blutgase in Ruhe und nur bei Männern auch während der Belastung vorgenommen. Die von uns im einzelnen gemessenen Funktionsparameter sind auf der letzten Seite des anliegenden Fragebogens enthalten. Alle Werte, einschließlich des klinischen Befundes und der Angaben zur Vorgeschichte, wurden auf eine Lochkarte und später auf ein Magnetband übernommen. Die endgültige Auswertung der verschiedenen Daten erfolgte im Rechenzentrum Stuttgart, der Remington Rand GmbH, Geschäftsbereich UNIVAC.

Tabelle 12. *Dauer von Husten oder Auswurf bei 4613 Männern und 3278 Frauen in Prozent des männlichen bzw. weiblichen Gesamtkollektivs*

	Weniger als 3 Monate	3—5 Monate	7—12 Monate	Mehr als 1 Jahr
Männer				
Husten oder Auswurf	11,64%	4,1%	2,02%	28,87%
Frauen				
Husten oder Auswurf	7,20%	3,75%	0,47%	5,09%

Außer den auf der letzten Seite des Fragebogens aufgezeichneten Lungenfunktionsparametern wurden verschiedene Angaben zur individuellen Krankheitsvorgeschichte aufgezeichnet. Die für unsere Fragestellungen wichtigsten Symptome sind unter den Nr. 30, 31, 33 und 34 aufgetragen. Die Dauer von Husten oder Auswurf ist aus der Nummer 32 zu ersehen. Bei der Auswertung wurde in vielen Fällen auf eine zeitliche Aufschlüsselung der Bronchitissymptome „Husten und Auswurf" verzichtet, da nach unseren Erfahrungen (Tabelle 12) die angegebenen Klagen über Husten und Auswurf in der überwiegenden Mehrzahl der Fälle länger als 3 Monate bestanden. Von 4613 Männern klagten 2152 Personen über Husten oder Auswurf, davon hatten lediglich 24,95% diese Symptome weniger als 3 Monate.

Bei den verschiedenen statistischen Vergleichen wurden Herzklappenfehler oder Herzinsuffizienzen lfd. Nr. 25 in Verbindung mit lfd. Nr. 47

und Lungentuberkulose lfd. Nr. 22, Pneumokoniosen lfd. Nr. 23 ausgeschlossen. Patienten mit einem erhöhten Blutdruck lfd. Nr. 51 sind in den Kollektiven verblieben, sofern sie nicht Zeichen einer manifesten Linksherzinsuffizienz aufwiesen. Wegen Herzerkrankungen, Lungentuberkulose oder Pneumokoniose wurden von den Männern insgesamt 3,18% und von den Frauen 3,9% ausgeschlossen. Die statistische Bearbeitung und die von Fragestellung zu Fragestellung schwankende Kollektivzusammenstellung ist in den einzelnen Arbeiten für jeden Fall getrennt besprochen worden.

Diskussion

In den Jahren 1965—1968 haben wir in Duisburg, Bocholt und im Landkreis Borken 8162 Männer und Frauen untersucht. Davon in Duisburg 3670, in Bocholt 2780 und im Landkreis Borken 1712. Das entspricht etwa jedem 130. Einwohner Duisburgs, jedem 17. Einwohner Bocholts und jedem 8. Einwohner des Landbezirkes Borken. Von den Männern wurden 3,18% und den Frauen 3,9% von der Auswertung wegen Herzinsuffizienz, Lungentuberkulose und Pneumokoniosen ausgeschlossen.

Von den zur Untersuchung aufgeforderten Personen nahmen 87,3% der Duisburger Männer und 81,1% der Bocholter Männer und Frauen an der Erhebung teil. Die Beteiligung der Ehefrauen und Familienangehörigen lag aber in Duisburg mit 50% sehr niedrig und erreichte nicht einmal die Teilnahmehäufigkeit im Borkener Landbezirk, die bei 62,2% lag.

Für das Gelingen einer epidemiologischen Untersuchung ist neben der unselektierten Auswahl des Kollektivs eine möglichst vollständige Erfassung von außerordentlicher Bedeutung. Anderson u. Mitarb. [2] und Chochrane [7, 8] fanden bei ähnlichen Erhebungen unter den Nichterschienenen eine besonders hohe Erkrankungsfrequenz. 12, 17, 33, 38 vertraten daher die Ansicht, daß lediglich ein Fernbleiben von 5 allenfalls 10% der Untersuchten bei Feldstudien toleriert werden kann. Der Erfüllung dieser Forderung stehen allerdings im Rahmen größerer epidemiologischer Studien erhebliche Schwierigkeiten entgegen. Trotz größter Anstrengungen gelang es uns nicht, einzelne Gruppen von der Notwendigkeit solcher Untersuchungen zu überzeugen, die ja für jeden mit einer gewissen Unannehmlichkeit verbunden sind. Um jedoch davor sicher zu sein, daß sich unter den nicht Untersuchungswilligen eine große Anzahl von Bronchialerkrankungen verbergen, führten wir an jedem Ort durch einen Arzt eine gezielte Befragung von 100 Haushalten durch, die sich trotz wiederholter Aufforderung nicht bereit fanden, an der Untersuchung teilzunehmen. Aus den in der Tabelle 6 niedergelegten Ergebnissen ist ersichtlich, daß in etwa 80% der Fälle das Fernbleiben mit familiären, beruflichen oder nicht näher zu umschreibenden grundsätzlichen Erwägungen begründet wurde. Erkrankungen der Lunge und des Bronchialsystems, nach deren Häufigkeit wir im besonderen Maße fahndeten, waren lediglich in 3—6% Ursache für das Nichterscheinen. Dieser Prozentsatz liegt niedriger als die von uns gefundene durchschnittliche Häufigkeit an Bronchialerkrankungen [64]. Es spricht daher in unserer Untersuchung nichts dafür, daß die Häufigkeit chronisch unspezifischer Atemwegserkrankungen zu niedrig eingeschätzt wurde, weil eine nennenswerte Anzahl dieser Personen nicht zur Untersuchung erschien. Auf der anderen Seite kann bei den Duisburger Frauen und den Borkener Versuchspersonen die niedrige Erscheinungsquote zu einer leichten Überschätzung der Häufigkeit von Bronchialerkrankungen führen, da die Erkrankungsfrequenz bei den nicht zur Untersuchung erschienenen mit 3—6% sehr niedrig lag. Diese Gegebenheit wird bei der Beurteilung der Erhebungsdaten berücksichtigt werden müssen.

Bei der Auswahl der Kollektive ergeben sich naturgemäß zwischen den einzelnen Gruppen Verschiedenheiten der soziologischen Struktur, der beruflichen Belastungen sowie Differenzen im Körperbau, im Alter und bei den Rauchergewohnheiten. Zum Teil können die Unterschiede auf eine ungewollte Selektion [28, 37] zurückzuführen sein. So berichteten z.B. Symanski und Beckenkamp [59], daß physische Besonderheiten und der Intelligenzgrad die Berufswahl und damit in unserem Fall den Wohnort beeinflussen kann. Aber auch der höhere körperliche Leistungsfähigkeit erfordernde Beruf kann eine Auswahl herbeiführen [52]. Nicht zuletzt ist an eine unterschiedliche Verhaltensweise in der Stadt- und Landbevölkerung zu denken, wie sie sich etwa bei den Rauchergewohnheiten aufzeigen läßt (Tabelle 11). Die Kenntnis dieser wichtigen Einflußgrößen ist aber für die Beurteilung statistischer Zusammenhänge zwischen Schädigung einerseits und Atemwegserkrankungen andererseits von großer Bedeutung. Es soll deshalb auf die für unsere Untersuchungen wichtigen Einflußmöglichkeiten kurz eingegangen werden.

Die wichtigsten Unterschiede zwischen unseren Kollektiven bestehen, abgesehen von der atmosphärischen Belastung, darin, daß die Duisburger Männer vorwiegend Berufszweigen der Montanindustrie mit starker beruflicher Exposition entstammen. Bei der männlichen und weiblichen Landbevölkerung sind dagegen erwartungsgemäß die Beschäftigten in der Forst- und Landwirtschaft besonders hoch. Die Schwerpunkte in Bocholt lagen in der Textilindustrie, in handwerklichen Kleinbetrieben und in der Verwaltung. Wesentlich homogener ist dagegen das Berufsbild von Frauen. Hier ergibt sich in fast allen drei Kollektiven eine starke Häufung hausfraulicher Berufe. Hinsichtlich des Alters, der Größe, der Körperlänge und des Gewichtes ergaben sich dagegen zwischen den drei

Teilkollektiven keine wesentlichen Unterschiede. Auf den Einfluß von Alter, Größe, Gewicht, Rauchergewohnheiten und beruflichen Belastungen soll jedoch im Rahmen einer besonderen Untersuchung noch einmal im einzelnen eingegangen werden.

Die in den 3 Untersuchungsgebieten stark voneinander abweichenden Immissionsbelastungen ergeben sich aus den Tabellen. Verschiedene der darin enthaltenen Werte gehen auf das Jahr 1962 bzw. 1964 zurück. In der Zwischenzeit hat sich zweifellos der Verschmutzungsgrad im Stadtgebiet von Duisburg durch die einsetzenden Verhütungsmaßnahmen gebessert. An den prinzipiellen Unterschieden, wie sie aus den damaligen Meßwerten hervorgehen, hat sich jedoch nichts entscheidendes geändert. Nach den z. Z. der Untersuchung von uns durchgeführten Schwebestaubmessungen im BAT-Gerät und nach der Bestimmung der SO_2-Immission überschreitet auch heute noch im Duisburger Stadtgebiet die Luftverschmutzung in manchen Fällen, im Gegensatz zu Bocholt und dem Landbezirk Borken, die von der VDI-Kommission empfohlenen Richtsätze. Gegenüber den Landbezirken bestehen erhebliche Unterschiede, nicht nur hinsichtlich des Staubniederschlages, sondern auch der Schwebestaubkonzentration und der SO_2-Immission (Tabelle 1 und 2) (Abb. 1).

Besondere Bedeutung kommt bei den Reihenuntersuchungen einer ausreichenden Standardisierung der Erhebungsdaten zu [7, 8, 10, 11, 14—17, 27—29, 36, 33, 39—41, 44, 57, 58]. Soweit quantifizierbare Krankheits- oder Schädigungsmerkmale vorliegen, wie z. B. die Staubbelastung, die SO_2-Immission, der Bronchialwiderstand und die Blutgase, bietet die Standardisierung keine großen Schwierigkeiten. Eine übereinstimmende apparative Ausstattung, ausreichende Eichkontrollen und ein in seiner Zusammensetzung nicht wechselndes technisches Personal ermöglicht es, die methodischen Differenzen zu vermeiden. Schwierigkeiten bietet dagegen die Erfassung qualitativer Krankheitsmerkmale wie z. B. Husten, Atemnot und Auswurf. Diese Angaben unterliegen nach den Erfahrungen der verschiedenen Autoren einer erheblichen Subjektivität und sind je nach Ausbildung, Beruf und Intelligenz des Untersuchten sehr verschieden. Aber auch die Ergebnisse verschiedener Untersucher zeigen Abweichungen [8]. Um diese Fehler zu vermeiden, hat man in den vergangenen Jahren den Versuch gemacht, Fragebogen zu entwickeln, in denen die Fragestellung weitgehend fixiert ist. Fragebogen dieser Art wurden von der Hohen Behörde der Montanunion [36] und dem Medical Research Council [39, 40] entwickelt. Wir mußten jedoch immer wieder die Erfahrung machen, daß die standardisierten und aus den Fragebogen verlesenen Fragen von einem Teil der Untersuchten ohne Interpretation nicht verstanden wurden. Wir haben deshalb die Fragestellung für den untersuchenden Arzt lediglich skizziert und in der Formulierung der Frage dem Arzt eine gewisse, den jeweiligen Bedürfnissen entsprechende

Freiheit gestattet. In einem gemeinsamen Training haben wir uns aber um möglichst einfache, übereinstimmende Fragestellungen bemüht, wobei wir davon ausgingen, daß jede Frage so gestellt werden muß, daß sie mit ja oder nein beantwortet werden kann. Nach unseren Erfahrungen ist dies die beste Möglichkeit, die Unterschiede zwischen den einzelnen Untersuchern auf ein Minimum zu reduzieren.

Literatur

1. Andersen, O. S., Engel, K., Jörgensen, K., Astrup, P.: A micro method for determination of pH, arbon dioxide tension, base excess and standard bicarbonate in capillary blood. Scand. J. clin. Lab. Invest. **12**, 172 (1960).
2. Anderson, D. O., Zickmantel, R., Ferris, B. G., Jr.: Response to a respiratory survey. Canad. med. Ass. J. **88**, 596 (1963).
3. Bericht über die Auswertung der Immissionsmessungen des Hygiene-Institutes des Ruhrgebietes, Gelsenkirchen, im Stadtgebiet von Bocholt. Hrsg.: Technischer Überwachungsverein Essen e.V. Ber.-Nr. D6/1143/66, 5. 12. 1968.
4. Bradley, W. H., Logan, W. P. D., Martin, A. E.: The London fog of december 2nd—5th, 1957. Mth. Bull. Minist. Hlth (Lond.) **17**, 156 (1958).
5. Brockhaus, A., Friedrichs, K. H.: Methoden der Messung staubförmiger Luftverunreinigungen. Staub **9**, 356 (1965).
6. Ciocco, A., Thompson, D. J.: A follow-up of donora ten years after: Methodology and findings. Amer. J. Publ. Hlth **51**, 155 (1961).
7. Cochrane, A. L.: The application of scientific method to industrial and service medicine. London: H.M.S.O. 1951.
8. — Chapman, P. J., Oldham, P. D.: Observers errors in taking medical histories. Lancet **1951 I**, 1007.
9. — Miall, W. E., Clarke, W. G.: Results of a chest X-ray survey in the Vale of Glamorgan. Tubercle (Edinb.) **37**, 417 (1956).
10. McCaroll, J.: Measurement of morbidity and mortality related to air pollution. J. Air Pollut. Contr. Assoc. **17**, 203 (1967).
11. College of general practitioners: Chronic bronchitis in Great Britain. Brit. med. J. **1961 II**, 973.
12. Doll, R.: The application of scientific method to industrial and service medicine. London: H.M.S.O. 1951.
13. Faerber, K.-P., Hoffmann, A., Schmitz, G.: Untersuchungen zum Nachweis schädigender Einflüsse von Luftverunreinigungen auf die Gesundheit des Menschen an größeren Bevölkerungsgruppen. Öff. Gesundh.-Dienst **20**, 12, 493 (1959).
14. — — Weitere Untersuchungen über Einflüsse von Luftverunreinigungen auf die menschliche Gesundheit. Öff.-Gesundh.-Dienst **23**, 1, 17 (1961).
15. Fletcher, C. M., Elmes, P. C., Fairbairn, A. S., Wood, C. H.: The significance of respiratory symptoms and the diagnosis of chronic bronchitis in a working population. Brit. med. J. **1959 II**, 157.
16. — Tinker, C. M.: Chronic bronchitis: a further study of simple diagnostic methods in a working population. Brit. med. **1961 I**, 1491.
17. — Oldham, P. D.: Prevalence surveys. In: Witts, L. J. (ed.), Medical surveys and clinical trials, 2nd ed., p. 50. London: Oxford University Press 1964.
18. Friedrichs, K.-H., Brockhaus, A.: Konzentrationsbestimmungen teilchenförmiger Luftverunreinigungen im Ruhrgebiet. Meßtechnische Erfahrungen und Vergleiche mit Meßwerten anderer Länder. Int. Clean Air Congr., London, Oktober 1966.

19. Gleichmann, U., Lübbers, D. W.: Die Messung des Sauerstoffdruckes in Gasen und Flüssigkeiten mit der Platin-Elektrode unter besonderer Berücksichtigung der Messung im Blut. Pflügers Arch. ges. Physiol. **271**, 431 (1960).
20. Greenburg, L., Jacob, M. B., Drolette, B. M., Field, F.: Report of an air pollution incident in New York City, November 1953. Publ. Hlth Rep. (Wash.) **77**, 7 (1962).
21. Gutachten über das Ausmaß der Luftverunreinigung im Stadtgebiet Duisburg. Erstattung vom Bundesgesundheitsamt, Institut für Wasser-, Boden- und Lufthygiene in Berlin-Dahlem, von der Landesanstalt für Bodennutzungsschutz des Landes Nordrhein-Westfalen in Bochum in Verbindung mit dem Forschungsinstitut für Luftreinhaltung (Dr. Stratmann) in Essen und von Prof. Dr. Diem, Leiter des Meteorologischen Instituts der Technischen Hochschule Karlsruhe, im Auftrage der Stadt Duisburg (Gesundheitsamt) vom 24.10.1960.
22. Grupinski, L.: Gas-Immissionsmessungen nach dem Leitfähigkeitsverfahren. Wasser, Luft u. Betrieb **9**, (1) (1965).
23. Heady, J. A., Morris, J. N., Kagan, A., Raffle, P. A. B.: Coronary heart disease in London busmen. Brit. J. prev. soc. Med. **15**, 143 (1961).
24. Higgins, I. T. T.: Respiratory symptoms, bronchitis and ventilatory capacity in a random sample of an agriculture population. Brit. med. J. **1957 II**, 1198.
25. — Tobacco smoking, respiratory symptoms, and ventilatory capacity: studies in random samples of the population. Brit. med. J. **1959 I**, 325.
26. — Oldham, P. D., Cochrane, A. L., Gilson, J. C.: Respiratory symptoms and pulmonary disability in an industrial town. Brit. med. J. **1956 II**, 904.
27. — Cochran, J. B.: Respiratory symptoms, bronchitis and disability in a random sample of an agricultural community in Dumfriesshire. Tubercle (Edinb.) **39**, 296 (1958).
28. Holland, W. W.: A respiratory disease study of industrial groups. Design and conduct. Arch. environm. Hlth **6**, 9 (1963).
29. — The natural history of chronic bronchitis. J. Coll. of General Practitioners 11, Suppl. No. 2 (1966).
30. Kinkel, H.: Die Häufigkeit der chronischen Bronchitis in der Rentenversicherung. Dtsch. med. Wschr. **88**, 1991 (1963).
31. Kourilsky, R., Brille, D., Hatte, H., Carton, J., Hinglais, J. C.: Enquête sur l'étiologie et la prophylaxie de la bronchite chronique et de l'emphyséme pulmonaire. Achevé d'imprimer par la Caisse Régionale de Sécurité Sociale de Paris le lo Mars 1966.
32. Langmann, R.: Die Reinhaltung der Luft als Aufgabe des Gesundheitsamtes. Öff. Gesundh.-Wes. **29**, 3, 126 (1967).
33. Lende R. van der,: Epidemiology of chronic non-specific lung disease (chronic bronchitis). Assen: Van Gorcum & Comp. N. V. 1969.
34. Logan, W. P. D.: Fog and mortality. Lancet **1949 I**, 78.
35. Martin, A. E., Bradley, W. H.: Mortality, fog and atmospheric pollution. Mth. Bull., Minist. Hlth (Lond.) **19**, 56 (1960).
36. Minette, A.: Présentation d'un questionnaire pur l'étude de la bronchite chronique et de l'emphysème pulmonaire édité par La Haute Autorité de la CECA en vue d'études épidémiologiques chez les travailleurs du charbon et de l'acier. Acta tuberc. pneumol. belg. **53**, 413 (1962).
37. Morris, J. N., Heady, J. A., Raffle, P. A. B.: Physique of London busmen. Epidemiology of uniforms. Lancet **1956 II**, 569.
38. — Uses of epidemiology. Edinburgh and London: E. & S. Livingstone Ltd. 1964.

39. Medical Research Council's Committee on the Aetiology of Chronic Bronchitis: Standardized questionnaire on respiratory symptoms. Brit. med. J. **1960 II**, 1665.
40. Medical Research Council's Committee on the Aetiology of Chronic Bronchitis: Instructions for the use of the questionnaire on respiratory symptoms. London: Medical Research Council 1960.
41. Ogilvie, A. G., Newell, D. J.: Chronic bronchitis in New Castle-Upon-Tyne. Edinburgh and London: E. & S. Livingstone Ltd. 1957.
42. Prindle, R. A., Landau, E.: Gesundheitsschädliche Folgen wiederholter Einwirkungen niedriger Konzentrationen von Luftverunreinigungen. Staub **22**, 10, 392 (1962).
43. Reid, D. D.: Environmental factors in respiratory disease. Lancet **1958 I**, 1289.
44. — Diagnostic standardization in geographic comparisons of morbidity. Amer. Rev. resp. Dis. **86**, 850 (1962).
45. — Air pollution as a cause of chronic bronchitis. Proc. roy. Soc. Med. **57**, 965 (1964).
46. Reichel, G., Ulmer, W. T.: Luftverschmutzung und unspezifische Atemwegserkrankungen. Ergebnisse epidemiologischer Untersuchungen. VI. Mitteilung: Einfluß des jahreszeitlichen Wechsels der Luftverunreinigung und der Wetterfaktoren auf die Häufigkeit chronisch unspezifischer Atemwegserkrankungen. Int. Arch. Arbeitsmed. **27**, 130—154 (1970).
47. — — Luftverschmutzung und unspezifische Atemwegserkrankungen. Ergebnisse epidemiologischer Untersuchungen. V. Mitteilung: Einfluß des örtlich unterschiedlichen Verschmutzungsgrades im Stadtgebiet von Duisburg auf die Häufigkeit unspezifischer Atemwegserkrankungen. Int. Arch. Arbeitsmed. **27**, 110—129 (1970).
48. — — Ikonomides, S. Z.: Luftverschmutzung und unspezifische Atemwegserkrankungen. Ergebnisse epidemiologischer Untersuchungen. III. Mitteilung: Einflüsse der Rauchergewohnheiten auf die Häufigkeit unspezifischer Atemwegserkrankungen. Int. Arch. Arbeitsmed. **27**, 49—72 (1970).
49. Scott, J. A.: The London fog of December 1957. Med. Offr **99**, 367 (1958).
50. — Fog and atmospheric pollution in London, winter 1958/59. Med. Offr. **102**, 191 (1959).
51. — The London fog of December 1962. Med. Offr **109**, 250 (1963).
52. Schilling, R. S. F.: Byssinosic in cotton and other textile workers. Lancet **1956 II**, 261.
53. Schlipköter, N.-W.: Gefahren der Großstadtluft. Öff. Gesundh.-Wes. **29**, 3, 117 (1967).
54. Schmidt, O. P., Günthner, W., Bottke, H.: Das bronchitische Syndrom. München: J. F. Lehmanns Verlag 1965.
55. Statistische Rundschau für den Landkreis Borken und die Stadt Bocholt. Hrsg.: Statistisches Landesamt Nordrhein-Westfalen, Düsseldorf (1967).
56. Steiger, H., Brockhaus, A.: Untersuchungen über den Zusammenhang zwischen Luftverunreinigungen und Mortalität im Ruhrgebiet. Die Naturwissenschaft. **19**, 498 (1966).
57. Stuart-Harris, C. H.: The epidemiology and evolution of chronic bronchitis. Brit. J. Tuberc. **48**, 169 (1954).
58. — Hanley, T.: Chronic bronchitis, emphysema and cor pulmonale. Bristol: John Wrigth 1957.
59. Symanski, H. J., Beckenkamp, H. W., Razenghi, H.: Körperverfassung, Schulleistung und Berufseinmündung bei Volksschulentlassenen. Arbeitsmed. Socialmed. Arbeitshyg. **1**, 397 (1966).

60. Thews, G.: Ein Mikroanalyse-Verfahren zur Bestimmung der Sauerstoffdrucke in kleinen Blutproben. Pflügers Arch. ges. Physiol. **276**, 89 (1962).
61. Ulmer, W. T., Berta, G., Reichel, G.: Sauerstoff- und Kohlensäurepartialdruckmessung im arteriellen und Ohrläppchenkapillarblut mit stabilisierten Mikroelektroden. Med. thorac. **20**, 235 (1963).
62. — Reif, E.: Die obstruktiven Erkrankungen der Atemwege. (Klinische Bedeutung und obstruktiver Nachweis mit der Ganzkörperplethysmographie.) Dtsch. med. Wschr. **90**, 1803 (1965).
63. — — Weller, W.: Die obstruktiven Atemwegserkrankungen. Pathophysiologie des Kreislaufes, der Ventilation und des Gasaustausches. Stuttgart: Georg Thieme 1966.
64. — Reichel, G., Czeike, A., Leuschner, A.: Luftverschmutzung und unspezifische Atemwegserkrankungen. Ergebnisse epidemiologischer Untersuchungen. IV. Mitteilung: Regionale Häufigkeit unspezifischer Atemwegserkrankungen. Int. Arch. Arbeitsmed. **27**, 73—109 (1970).
65. — — Nolte, D.: Die Lungenfunktion. Stuttgart: Georg Thieme 1970.
66. — — Werner, U.: Die chronisch obstruktive Bronchitis der Bergmannes. Untersuchungen zur Häufigkeit bei der Normalbevölkerung und bei Bergleuten, die Bedeutung der Staubbelastung und der Einfluß des Rauchens. Int. Arch. Gewerbepath. Gewerbehyg. **25**, 75 (1968).
67. Valentin, H.: Sozial- und arbeitsmedizinische Aspekte des chronischen unspezifischen respiratorischen Syndroms. Med. Klin. **63**, 1281 (1968).
68. Wüstenberg, J.: Die Einwirkungen der Luftverunreinigung auf die Gesundheit der Menschen. Dtsch. Wohnungswirtsch. **15**, 37 (1963).

Int. Arch. Arbeitsmed. 27, 27—48 (1970)

Der Einfluß von Alter, Geschlecht und Gewicht auf die Häufigkeit unspezifischer Atemwegserkrankungen

2. Mitteilung

W. T. ULMER und G. REICHEL

Influence of Age, Sex and Weight on the Incidence of Non Specific Respiratory Diseases

II. Communication

Summary. These findings confirmed many clinical and epidemiological investigations which described an increase of coughing, sputum production and dyspnoea with advancing age. Although women complained less about bronchitic symptoms, the incidence of dyspnoea with effort was higher than in men.

Together with the subjective bronchitic symptoms the objective measured values showed an age and sex related change. The difference in the incidence of obstructive airways diseases in men and women was not significant.

Both men and women having bronchitis and obstructive ventilation showed similar tendencies to high intrabronchial resistance and lowering of arterial oxygen tension. In general the investigation has shown, as has been shown by many authors, the close relationship between obesity and cardio-pulmonary disturbances. These changes were also observed in a milder form in slightly obese subjects.

The arterial oxygen tension fell with increasing bodyweight; conversely intrabronchial resistance increased. The intrathoracic gas volume showed a marked bodyweight related change, diminishing with increasing weight. This reduction was greater than expected even when the normal increase related to age and weight was allowed for. The incidence of caughing and sputum production in contrast, was not related to bodyweight. The bronchial resistance which rose with bodyweight appeared to be less related to an intrabronchial process but more to extrapulmonary related factors.

Zusammenfassung. Die Untersuchungsergebnisse bestätigen den Befund zahlreicher klinischer und epidemiologischer Untersuchungen, in denen eine Zunahme von Husten, Auswurf und Atemnot mit zunehmendem Lebensalter beschrieben wurde. Dabei weisen die Frauen im allgemeinen weniger Klagen über bronchitische Symptome auf. Nur Atemnot bei Anstrengungen wird von ihnen häufiger angegeben als von den Männern.

Ebenso wie die subjektiven Bronchitissymptome zeigen auch die objektiven Meßwerte eine vom Alter und Geschlecht abhängige Veränderung. Differenzen in der Häufigkeit obstruktiver Atemwegserkrankungen lassen sich jedoch zwischen Männern und Frauen nicht feststellen. Obstruktive Ventilationsstörungen mit erhöhtem intrabronchialem Strömungswiderstand und auffallenden Erniedrigungen des arteriellen Sauerstoffdruckes sind bei Männern und Frauen fast gleichhäufig vertreten.

Im übrigen zeigt die Untersuchung, daß die im Zusammenhang mit der extremen Fettsucht von vielen Autoren beschriebenen cardiopulmonalen Störungen in abgemilderter Form auch bei dem mäßigen Übergewicht nachzuweisen sind. Der arterielle Sauerstoffdruck fällt mit zunehmendem relativen Körpergewicht ab. Der intrabronchiale Strömungswiderstand zeigt dagegen in Abhängigkeit vom Körpergewicht einen Anstieg. Besonders ausgeprägt sind die Veränderungen am intrathorakalen Gasvolumen. Hier ergibt sich eine Abnahme mit zunehmendem Körpergewicht, die wesentlich größer ist als die mit dem Alter und der Körpergröße korrelierte Zunahme. Die Häufigkeiten von Husten und Auswurf sind dagegen vom Körpergewicht unabhängig. Der mit zunehmendem Körpergewicht steigende bronchiale Strömungswiderstand scheint weniger durch einen intrabronchialen Entzündungsprozess als durch mit der Fettsucht zusammenhängende extrapulmonale Faktoren bedingt zu sein.

Für die Ätiologie der chronisch unspezifischen Atemwegserkrankungen werden neben exogenen Schädigungen endogene Faktoren verantwortlich gemacht, die mit dem Lebensalter, dem Geschlecht und dem Körperbau in engem Zusammenhang stehen. Orie [34] definierte diese Einflüsse als Basisfaktoren der chronischen Bronchitis und verstand darunter individuelle, hormonelle, stoffwechselbedingte alters- und geschlechtsspezifische Vorgänge, die die Entstehung und den Verlauf der Erkrankung prägen. Letztlich sind diese endogenen Faktoren aber unbekannt.

Nach den bisher vorliegenden eigenen Befunden und den übereinstimmenden Ergebnissen anderer Faktoren zählt das Lebensalter und das Geschlecht zu den Faktoren, welche für die chronischen Atemwegserkrankungen von entscheidender Bedeutung sind [2—7, 9—11, 17—19, 21—28, 31, 37—40, 41—43, 47, 49—50, 54—57].

Anhand der Befundanalyse von 8162 Männern und Frauen soll daher über die Beziehung zwischen chronisch unspezifischen Atemwegserkrankungen einerseits sowie dem Alter, dem Geschlecht, der Größe und dem Gewicht andererseits berichtet werden.

Methodik

Die Untersuchung erfolgte an einem unbeeinflußt ausgewählten Kollektiv von 8162 Männern und Frauen. Das Auswahlverfahren und die Methodik der Untersuchung sind im einzelnen bei [38] beschrieben. Vor Durchführung einer Lungenfunktionsprüfung wurden die Versuchspersonen klinisch untersucht, wobei ein bei [38] beschriebener Fragebogen Verwendung fand. Die arterielle Blutgasanalyse erfolgte aus dem Blutstropfen des hyperämisierten Ohrläppchens [51, 53, 58]. Die Messung des Bronchialwiderstandes wurde im Bodyplethysmographen nach der modifizierten Methode von Ulmer vorgenommen [54, 58].

Die statistische Berechnung erfolgte nach den bei [12, 32, 35] angegebenen Methoden. Die Auswertung und Vorbereitung der Daten wurde auf einer Rechenanlage der Remington Rand GmbH, Geschäftsbereich UNIVAC in Stuttgart durchgeführt. Der Vergleich von Mittelwerten erfolgte im T-Test. Die Beurteilung von Häufigkeiten, qualitativer Krankheitsmerkmale und anamnestischer Angaben wurde nach Linder 3,33 [32] im χ^2-Verfahren vorgenommen. Für die Varianzanalyse und die Mittelwertsbestimmung fand das Programm BMDO1V Verwendung [12]. Die Untersuchung der Beziehung zwischen quantitativen Meßwerten einerseits und dem Lebensalter, dem Brocaschen Index und der Größe andererseits erfolgte mit Hilfe von multiplen Regressionsgleichungen, die nach BMDO2R ausgerechnet wurden [12]. Das mathematische Verfahren liefert gleichzeitig eine Korrelationsmatrix zwischen den einzelnen Größen [12].

Das Signifikanzniveau ist für $* = p < 0{,}05$, $** = p < 0{,}01$, $*** = p < 0{,}001$ angegeben. In den Tabellen und Abbildungen sind die χ^2- bzw. F-Werte angegeben, soweit sie den Tabellenwert für $p - 0{,}05$, 0,01 oder 0,001 überschreiten. Die Angabe des relativen Körpergewichts (Brocascher Index) bezieht sich auf den Quotienten

$$\frac{\text{Gewicht kg} \cdot 100}{\text{Größe cm} - 100}.$$

Die in den Tabellen und Abbildungen verwendeten Symbole entsprechen den in der Methodik [38] angegebenen Bezeichnungen.

Ergebnisse

a) Husten, Auswurf, Atemnot, katarrhalische Nebengeräusche und anamnestische Angaben in Abhängigkeit vom Lebensalter und Geschlecht

In den Abb. 1—5 sind die Abhängigkeiten von Husten (Abb. 1), Auswurf (Abb. 2), Atemnot bei Anstrengungen (Abb. 3), katarrhalischen Nebengeräuschen (Abb. 4) und akuten Infekten der oberen Luftwege (Abb. 5) aufgetragen. Die Häufigkeiten sind in Prozent des Erwartungswertes bei gleicher Verteilung über das Alter angegeben. Soweit sich eine über- oder unterdurchschnittliche Besetzung ergab, ist dies durch Kreuze (×) gekennzeichnet. Unter den Kolonnen ist die Häufigkeit in Prozent des jeweiligen Alterskollektivs aufgetragen.

Für die Angaben über akute Infekte der oberen Luftwege (Abb. 5) ergab sich keine sichere Abhängigkeit vom Lebensalter. Frauen klagten im allgemeinen etwas weniger über einen akuten Infekt als Männer. Die Abhängigkeit von Husten, Atemnot, Auswurf und katarrhalischen Nebengeräuschen vom Lebensalter ist nach den Abb. 1—4 evident. Männer klagten wesentlich häufiger über Husten und Auswurf als Frauen (Abb. 1 u. 2). Auch katarrhalische Nebengeräusche waren bei Männern mehr anzutreffen als bei Frauen (Abb. 4). Nur die Angaben über Atemnot bei Anstrengungen lagen bei den Frauen höher als bei den Männern (Abb. 3).

In der Abb. 6 ist die Häufigkeit bronchitischer Symptome bei Männern und bei Frauen aufgetragen, wobei als bronchitisches Symptom das Bestehen eines folgender Merkmale definiert wurde: Husten, Auswurf, katarrhalische Nebengeräusche oder ein intrabronchialer Strömungswiderstand über 3,5 cm $H_2O\,l^{-1}$ sec. Die Zunahme der Symptomatik mit steigendem Lebensalter ist sowohl für Männer als auch

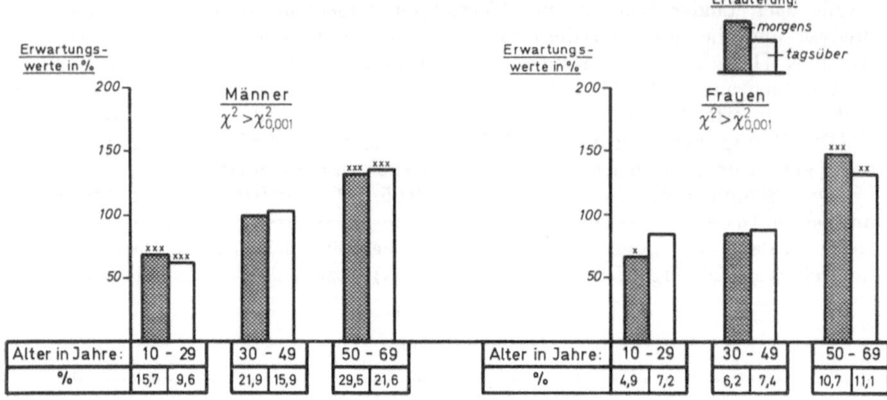

Abb. 1

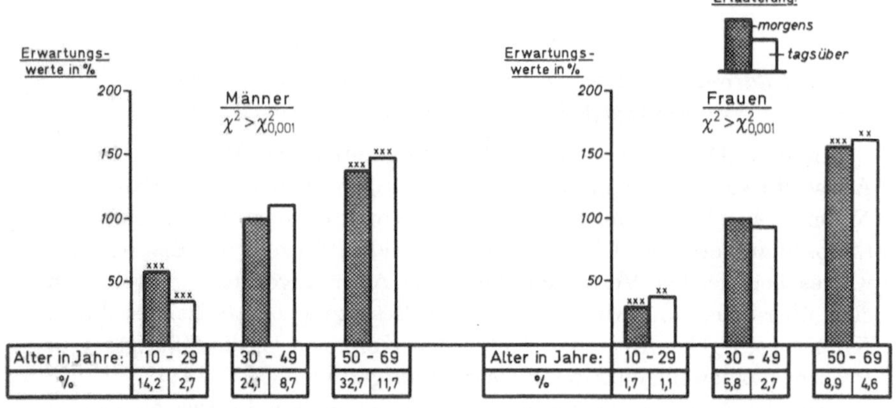

Abb. 2

Abb. 1 u. 2. Häufigkeit von Husten (Abb. 1) und Auswurf (Abb. 2) in Abhängigkeit vom Lebensalter und Geschlecht. Die Häufigkeit ist in Prozent des Erwartungswertes bei vom Alter unabhängiger Verteilung aufgetragen. Die Abbildungen enthalten unter den Kolonnen die Beobachtungshäufigkeit in Prozent des jeweiligen Alterskollektivs. Soweit sich eine überdurchschnittliche bzw. unterdurchschnittliche Häufung der Beobachtungen ergab, ist dies für die verschiedenen Signifikanzniveaus mit Kreuzchen gekennzeichnet

Frauen signifikant. Bei den Männern stieg sie in Abhängigkeit vom Lebensalter von 33 auf 69,2%, bei den Frauen von 17,7 auf 48,2% an.

b) Lungenfunktionswerte

Die von uns gemessenen Strömungswiderstände in den Atemwegen, die intrathorakalen Gasvolumina, die blutgasanalytischen Werte, der systolische und diastolische Blutdruck sowie die Herzfrequenz, geordnet

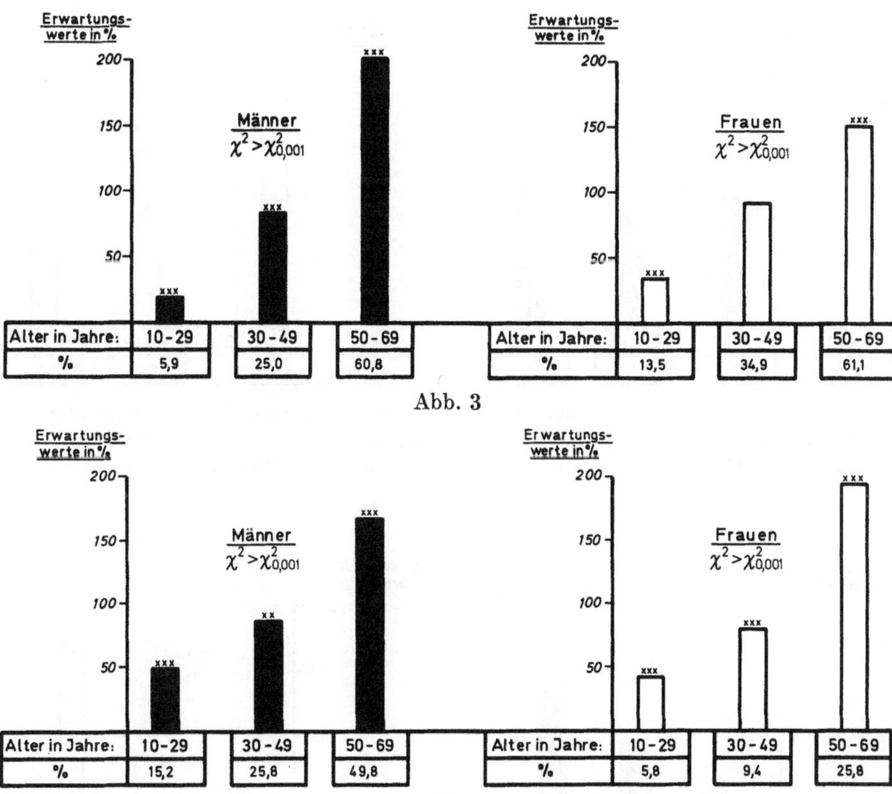

Abb. 3

Abb. 4

Abb. 3 u. 4. Abhängigkeit der Atemnot bei Anstrengungen (Abb. 3) und der katarrhalischen Nebengeräusche (Abb. 4) vom Lebensalter und Geschlecht. Die Häufigkeit ist in Prozent des Erwartungswertes bei vom Lebensalter unabhängiger Verteilung angegeben. Unter der jeweiligen Kolonne ist die Häufigkeit in Prozent des Alterskollektivs angegeben. Soweit sich eine über- oder unterdurchschnittliche Häufung ergab, ist dies für die verschiedenen Signifikanzniveaus mit Kreuzchen angegeben

nach 3 Altersgruppen, sind in den Tabellen 1 und 2 aufgetragen. Bei der statistischen Prüfung ergeben sich für die meisten der gemessenen Parameter zwischen den einzelnen Altersklassen Unterschiede. Die Rangfolge vom niedrigsten zum höchsten Mittelwert ist durch a, b und c gekennzeichnet, wobei nur der Mittelwert einen höheren Rang erhielt, der sich vom niedrigsten Wert der Gruppe auf einem Signifikanzniveau von $p < 0{,}05$ trennen ließ.

Der *intrabronchiale Strömungswiderstand* und das *intrathorakale Gasvolumen* steigen mit zunehmendem Lebensalter sowohl bei den Männern (Tabelle 1) als auch bei den Frauen (Tabelle 2) an, wobei die Werte

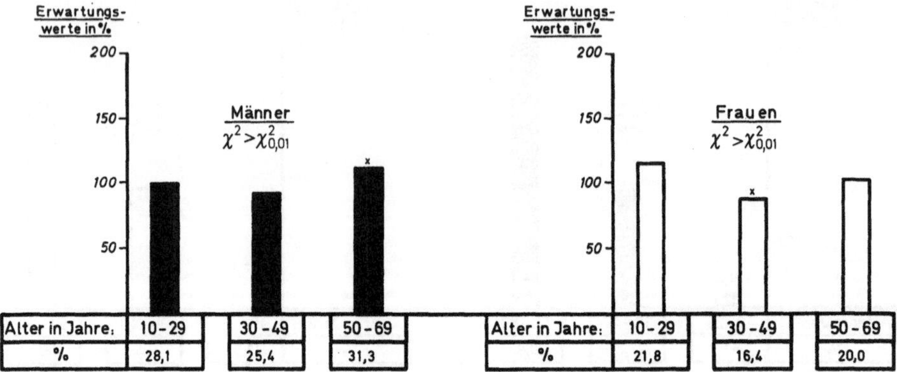

Abb. 5. Akute Infekte in Abhängigkeit vom Alter und Geschlecht. Die Häufigkeitsangaben erfolgen in Prozent des Erwartungswertes bei vom Alter unabhängiger Verteilung. Unter den Kolonnen ist die Frequenz in Prozent des jeweiligen Alterskollektivs angegeben

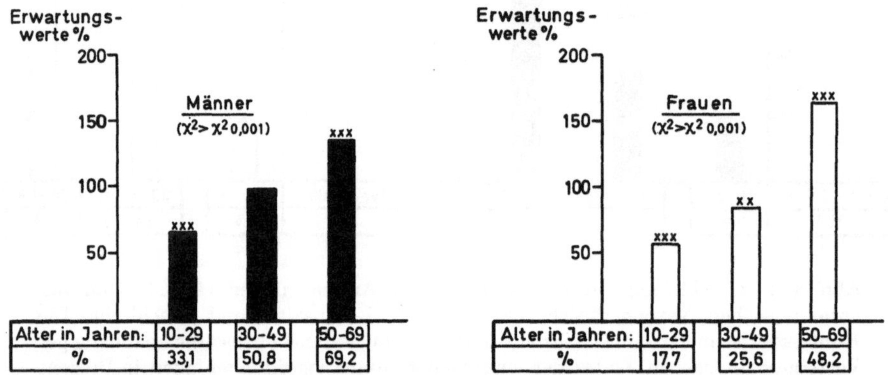

Abb. 6. Häufigkeit bronchitischer Symptome bei Männern und Frauen in Abhängigkeit vom Lebensalter. Gewertet wurden alle Personen, die Husten, Auswurf oder einen erhöhten intrabronchialen Strömungswiderstand ($R_t > 3{,}5$ cm $H_2O\ l^{-1}$ sec) aufwiesen. Die Häufigkeit ist in Prozent des Erwartungswertes bei vom Lebensalter unabhängiger Verteilung angegeben. Unter den Kolonnen findet sich die Angabe der Häufigkeit in Prozent des jeweiligen Alterskollektivs

der Männer für das intrathorakale Gasvolumen höher und für den intrabronchialen Strömungswiderstand niedriger liegen (Tabelle 3). Die Abhängigkeit des intrabronchialen Strömungswiderstandes und des intrathorakalen Gasvolumens läßt sich auch mit Hilfe einer multiplen Regressionsrechnung zeigen, in der das Alter, der Brocasche Index und die Körpergröße Berücksichtigung finden. Die entsprechenden Regressions- und Korrelationskoeffizienten sind aus der Tabelle 4 zu entnehmen.

Tabelle 1. *Mittelwert in Abhängigkeit vom Lebensalter der Männer des Gesamtkollektivs*

Meßwert		Lebensjahre			Varianz-analyse F-Wert
		10—29	30—49	50—69	
R_t (cm H_2O l^{-1} sec)	$\bar{x}$	1,88 (a)	2,19 (b)	3,18 (b)	> 0,001
	s	0,9	1,48	2,69	
	n	1048	1763	1107	
IGV (ml)	$\bar{x}$	3128,3 (a)	3158,2 (a)	3560,3 (b)	> 0,001
	s	595	653	831	
	n	1032	1730	1077	
PaO_2, Ruhe (mm Hg)	$\bar{x}$	94,45 (c)	88,38 (b)	82,75 (a)	> 0,001
	s	6,1	7,07	7,81	
	n	1006	1681	1057	
$PaCO_2$, Ruhe (mm Hg)	$\bar{x}$	37,5 (a)	37,99 (b)	39,18 (c)	> 0,001
	s	2,1	2,3	2,5	
	n	1040	1748	1098	
pH, Ruhe (mm Hg)	$\bar{x}$	7,397 (c)	7,392 (b)	7,387 (a)	> 0,001
	s	± 0,01	± 0,016	± 0,017	
	n	1039	1748	1101	
StBK, Ruhe (mÄq/l)	$\bar{x}$	22,75	22,71	22,81	kein
	s	0,8	0,84	0,85	Unter-
	n	1038	1752	1100	schied
Blutdruck,	$\bar{x}$	129,11 (a)	138,08 (b)	151,08 (c)	> 0,001
systolisch (mm Hg)	s	13,56	16,55	20,88	
	n	1044	1760	1107	
Blutdruck,	$\bar{x}$	81,56 (a)	87,40 (b)	92,35 (c)	> 0,001
diastolisch (mm Hg)	s	8,06	10,24	11,27	
	n	1044	1760	1107	
Herzfrequenz,	$\bar{x}$	71,61 (a)	72,95 (b)	74,0 (b)	> 0,001
Ruhe (min^{-1})	s	8,8	8,4	9,9	
	n	1044	1760	1107	
PaO_2, 80 W (mm Hg)	$\bar{x}$	92,63 (c)	88,91 (b)	84,29 (a)	> 0,001
	s	5,6	6,5	7,3	
	n	954	1385	421	
$PaCO_2$, 80 W (mm Hg)	$\bar{x}$	38,57 (a)	38,90 (b)	39,40 (c)	> 0,001
	s	2,2	2,4	2,2	
	n	974	1419	428	
pH, 80 W	$\bar{x}$	7,381 (c)	7,377 (b)	7,374 (a)	> 0,001
	s	0,01	0,01	0,01	
	n	428	1429	431	

Bei der Überprüfung ergab sich, daß der intrabronchiale Strömungswiderstand und das intrathorakale Gasvolumen nicht nur zum Lebensalter, sondern auch zum relativen Körpergewicht (Brocascher Index)

Tabelle 2. *Mittelwert in Abhängigkeit vom Lebensalter der Frauen des Gesamtkollektivs*

Meßwert		Lebensalter			Varianzanalyse F-Wert
		10—29	30—49	50—69	
R_t (cm H_2O l^{-1}sec)	$\bar{x}$	2,03 (a)	2,29 (b)	3,39 (c)	> 0,001
	s	0,945	1,5	2,77	
	n	758	1429	896	
IGV (ml)	$\bar{x}$	2500,0 (a)	2505,9 (a)	2619,2 (b)	> 0,05
	s	488	523	598	
	n	743	1382	869	
PaO_2, Ruhe (mm Hg)	$\bar{x}$	95,50 (c)	90,94 (b)	84,63 (a)	> 0,001
	s	5,63	6,48	6,8	
	n	714	1374	851	
$PaCO_2$, Ruhe (mm Hg)	$\bar{x}$	36,29	36,96	37,1	kein Unterschied
	s	2,2	2,2	2,0	
	n	750	1420	888	
pH Ruhe, (mm Hg)	$\bar{x}$	7,39	7,39	7,39	kein Unterschied
	s	0,014	0,015	0,012	
	n	750	1420	890	
StBK, Ruhe (mÄq/l)	$\bar{x}$	22,5	22,58	22,67	kein Unterschied
	s	0,73	0,89	0,68	
	n	750	1415	888	
Blutdruck, systolisch (mm Hg)	$\bar{x}$	125,44 (a)	138,57 (b)	163,07 (c)	> 0,001
	s	13,27	18,46	23,85	
	n	757	1418	893	
Blutdruck, diastolisch (mm Hg)	$\bar{x}$	80,76 (a)	87,46 (b)	96,51 (c)	> 0,001
	s	7,0	10,53	12,36	
	n	755	1417	894	
Herzfrequenz, Ruhe (min)	$\bar{x}$	74,87 (a)	76,15 (b)	76,05 (b)	> 0,05
	s	9,8	9,3	10,44	
	n	754	1421	893	

eine statistisch zu sichernde Beziehung haben in dem Sinne, daß der intrabronchiale Strömungswiderstand mit steigendem relativen Körpergewicht etwas zunimmt, während das intrathorakale Gasvolumen abnimmt. Für das intrathorakale Gasvolumen besteht außerdem eine starke Abhängigkeit von der Körpergröße. In der Abb. 7 sind die mit dem Brocaschen Index, dem Lebensalter und der Körpergröße verbundenen quantitativen Veränderungen noch einmal graphisch dargestellt. Besonders ausgeprägt sind die Veränderungen des intrathorakalen Gasvolumens in Abhängigkeit von der Körpergröße und dem Körper-

Tabelle 3. *Differenz der Mittelwerte zwischen Männern und Frauen für verschiedene Lebensalter*

	10—29 Jahre	30—49 Jahre	50—69 Jahre
R_t	− 0,152***	− 0,1**	−0,21**
IGV	+ 628,3***	+ 652,3***	+ 941,1***
PaO_2	− 1,05***	− 2,56***	− 1,88***
$PaCO_2$	+ 1,21***	+ 1,03***	+ 2,08***
pH	+ 0,007***	+ 0,002***	− 0,003***
StBK	+ 0,25**	− 0,13**	+ 0,14**
Blutdruck, syst.	+ 3,67***	− 0,49	− 11,99***
Blutdruck, diast.	+ 0,80**	− 0,06	− 4,16***
Herzfrequenz	− 3,26***	− 3,20***	− 2,05***

(− Frauen > Männer, + Männer > Frauen).
Differenz der Mittelwerte für * ($p < 0,05$), ** ($p < 0,01$), *** ($p < 0,001$) signifikant verschieden.

gewicht, wobei sich der Einfluß der Körpergröße und des relativen Körpergewichts wesentlich stärker als der des Alters erweist.

In der Abb. 8 wurde die Größenverteilung der intrabronchialen Strömungswiderstände bei Männern und Frauen für verschiedene Lebensalter geprüft. Dabei ergab sich, daß die Häufigkeit von Bronchialwiderständen über 3,5 cm H_2O l^{-1} sec mit zunehmendem Lebensalter zunimmt, während die Häufigkeit in den niedrigen Bronchialwiderstandsklassen eine altersabhängige Abnahme erfährt.

Die in den höheren Mittelwerten der Frauen (Tabellen 1—3) zum Ausdruck kommende geschlechts-spezifische Abhängigkeit des intrabronchialen Strömungswiderstandes wurde noch einmal in Tabelle 5 für die verschiedenen Größenklassen der Bronchialwiderstände untersucht. Dabei ergibt sich, daß der Befund eines erhöhten intrabronchialen Strömungswiderstandes bei Frauen (Tabelle 3) im wesentlichen auf eine Häufung von Beobachtungen in den Bronchialwiderstandsklassen 3,1—3,5 zurückzuführen ist. Höhere Bronchialwiderstände (über 3,6 cm H_2O l^{-1} sec) sind dagegen bei Frauen nicht häufiger anzutreffen als bei Männern. Der von dieser Regel abweichende Befund der 10—29jährigen Frauen in der höchsten Bronchialwiderstandklasse ist wegen der geringen Fallzahl nicht statistisch signifikant (Tabelle 5).

Für den *arteriellen Sauerstoffdruck* ergibt sich in den Tabellen 1 u. 2 eine Abhängigkeit in dem Sinne, daß der arterielle Sauerstoffdruck mit zunehmendem Lebensalter abnimmt. Diese Beziehung läßt sich auch unter Berücksichtigung des relativen Körpergewichts mit Hilfe einer multiplen Regressionsrechnung (Tabelle 4) sichern, wobei der Einfluß des Lebensalters auf den arteriellen Sauerstoffdruck stärker ist als der

Tabelle 4. *Partielle Korrelations- (r) und Regressionskoeffizienten (b) bei 4037 Männer (Ruhe), 2758 Männer (Belastung) und 3120 Frauen (Ruhe)*

	Ruhe						Belastung		R_t (cm H_2O l^{-1} sec)		IGV (ml)	
	PaO_2 (mm Hg)		$PaCO_2$ (mm Hg)		$AaDCO_2$ (mm Hg)		PaO_2 (mm Hg)					
	♂	♀	♂	♀	♂	♀	♂	♀	♂	♀	♂	♀
Alter (Jahre)												
b	−0,28	−0,26	0,046	0,06	0,13	0,05	−0,23	kein Wert	0,36	0,29	22,5	13,16
r	−0,51	−0,48	0,15	0,34	0,40	0,15	−0,39	kein Wert	0,26	0,19	0,43	0,33
Broca-Index												
b	−0,07	−0,06	+	+	+0,05	+	+	+	0,09	0,20	−15,1	−9,5
r	−0,13	−0,18	+	+	+0,6	+	+	+	0,066	0,18	−0,29	−0,32
Größe (cm)												
b	+	+	+	+	−0,05	+	+	+	+	+	35,92	23,4
r	+	+	+	+	−0,07	+	+	+	+	+	0,32	0,26

+ = nicht von 0 verschieden ($p < 0,05$). ♂ = Männer, ♀ = Frauen.

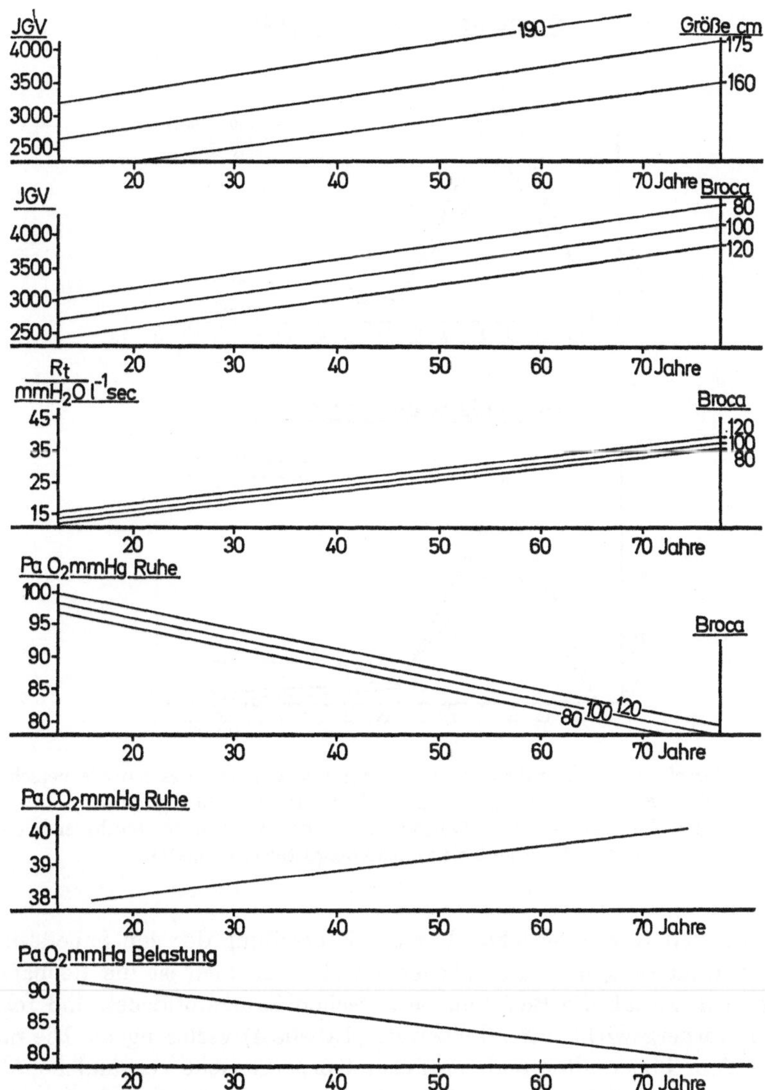

Abb. 7. Abhängigkeit des intrathorakalen Gasvolumens, des intrabronchialen Strömungswiderstandes, des arteriellen Sauerstoffdruckes in Ruhe und während Belastung sowie des arteriellen Kohlensäuredruckes vom Lebensalter, vom relativen Körpergewicht und der Größe, soweit sich für die letzteren ein statistisch zu sichernder Einfluß ergab. Die Diagramme beruhen auf einer multiplen Regressionsrechnung an 4037 Männern

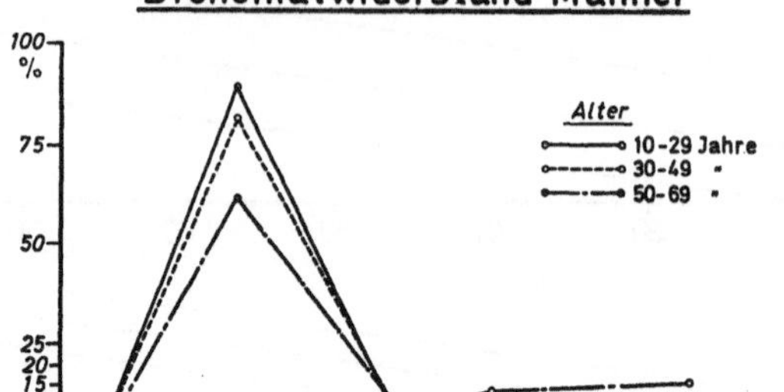

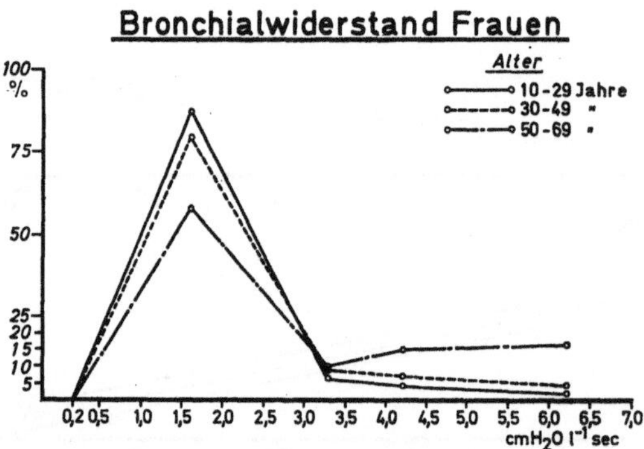

Abb. 8. Verteilung des intrabronchialen Strömungswiderstandes auf die verschiedenen Größenklassen in Abhängigkeit zum Lebensalter. Die Häufigkeit ist in Prozent des jeweiligen Alterskollektivs aufgetragen. Bei der χ^2-Prüfung ergibt sich eine starke Abhängigkeit vom Lebensalter ($p < 0{,}001$)

des relativen Körpergewichts. Für die Beurteilung der den Sauerstoffdruckveränderungen zugrundeliegenden Mechanismen ist die Beobachtung wichtig, daß die Beziehungen zwischen Sauerstoffdruck und relativem Körpergewicht unter Belastung (Tabelle 4) verlorengeht. Die mit steigendem Lebensalter und relativem Körpergewicht verbundene Abnahme des arteriellen Sauerstoffdrucks ist mit einer Vergrößerung der alveolär-arteriellen Kohlensäuredruckdifferenz verbunden. Zwischen arteriellem Sauerstoffdruck und alveolär-arterieller Kohlensäuredruckdifferenz besteht für die Ruhewerte eine enge Beziehung ($r = -0{,}3$).

In der Abb. 9 ist die Verteilung verschiedener Sauerstoffdruckgrößen in Abhängigkeit vom Lebensalter geprüft. Auch bei diesen statistischen Verfahren ergibt sich, daß die Häufigkeit erniedrigter arterieller Sauerstoffdrucke mit zunehmendem Lebensalter erheblich zunimmt, während Sauerstoffdrucke über 85 mm Hg in höheren Lebensaltern immer seltener

Tabelle 5. *Unterschied zwischen Männern und Frauen in den verschiedenen Größenklassen des intrabronchialen Strömungswiderstandes (R_t) und des arteriellen Sauerstoffdruckes in Ruhe (PaO_2)*

	10—29 Jahre		30—49 Jahre		50—69 Jahre		Unterschiede in den Altersgruppen zwischen Männern und Frauen
	Männer (%)	Frauen (%)	Männer (%)	Frauen (%)	Männer (%)	Frauen (%)	
R_t (cm H_2O l^{-1} sec)							
2—3	101,0	98,5	101,3	98,2	102,1	97,2	10—29 Jahre $\chi^2 > \chi^2$ 0,05
3,1—3,5	90,9	114,4	84,0*	122,4*	92,9	109,5	30—49 Jahre $\chi^2 > \chi^2$ 0,01
3,6—5,0	99,3	101,1	101,5	97,8	97,4	103,5	
$>$ 5,0	70,1	147,0	101,6	97,8	98,5	102,0	50—69 Jahre kein Unterschied
PaO_2 (mm Hg)							
unter 70	120,5	80,2	124,4	66,2	129,7	60,8	10—29 Jahre $\chi^2 > \chi^2$ 0,001
71—80	113,7	78,0	134,1***	52,8***	112,6	83,4	30—49 Jahre $\chi^2 > \chi^2$ 0,001
81—90	115,0	76,0*	109,6*	86,7*	92,1	110,4	
91—115	96,1	106,3	83,4***	123,4***	94,7	107,0	50—69 Jahre $\chi^2 > \chi^2$ 0,001

Häufigkeit in Prozent des Erwartungswertes bei Gleichverteilung zwischen Männern und Frauen der jeweiligen Altersgruppe, gesichert für * $p < 0,05$, ** $p < 0,01$, *** $p < 0,001$.

werden. In der Tabelle 5 ist die Größenverteilung der Sauerstoffdrucke unter Berücksichtigung des Lebensalters zwischen Männern und Frauen geprüft worden. Dabei ergibt sich für verschiedene Altersklassen, daß die Männer eine überdurchschnittliche Häufung in der Klasse 70—80 mm Hg aufweisen, ein Befund, der dafür verantwortlich ist, daß der mittlere arterielle Sauerstoffdruck der Männer etwas unter dem der Frauen liegt (Tabelle 3). In der Größenklasse unter 70 mm Hg läßt sich dagegen zwischen Männern und Frauen kein statistisch zu sicherndes unterschiedliches Verhalten feststellen (Tabelle 5), obwohl es den Anschein hat, daß Männer etwas häufiger vertreten sind als Frauen.

Der *arterielle Kohlensäuredruck* der Männer zeigt mit dem Lebensalter eine geringfügige Erhöhung (Tabelle 1). Für die Frauen (Tabelle 2) ist eine derartige Beziehung statistisch nicht zu sichern. Bei einer Regressionsrechnung ergibt sich jedoch sowohl für die Männer als auch für die Frauen eine schwache positive Korrelation. Die Zunahme des arte-

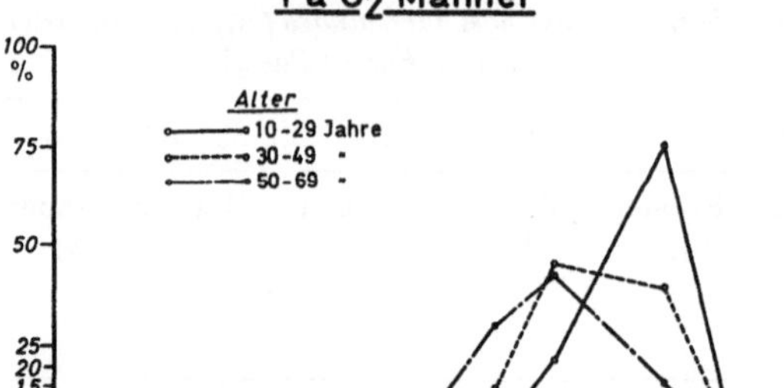

Pa O2 Frauen
100 %
75
50
25
20
15
10
5
Alter
10-29 Jahre
30-49 "
50-69 "
10 20 30 40 50 60 70 80 90 100 110 120
mmHg

Abb. 9. Verteilung des arteriellen Sauerstoffdrucks für die verschiedenen Größenklassen bei Männern und Frauen. Die Häufigkeit ist in Prozent des jeweiligen Alterskollektivs angegeben. Bei der statistischen Prüfung im χ^2-Verfahren ergibt sich sowohl für Männer als auch für Frauen eine starke Abhängigkeit vom Lebensalter ($p < 0{,}001$)

riellen Kohlensäuredrucks in dem Beobachtungsraum von 10—69 Jahren lag jedoch unter 1 mm Hg. Entsprechend dem arteriellen Kohlensäuredruck fand sich am pH-Wert der Männer (Tabelle 1) ein geringfügiger Abfall mit zunehmendem Lebensalter, während das Standardbicarbonat sowohl bei Männern als auch bei Frauen keine Unterschiede aufwies. Der arterielle Kohlensäuredruck der Frauen (Tabelle 3) lag in der Regel um einige mm Hg unter denen der Männer, während der pH-Wert etwas niedrigere Werte aufwies und das Standardbicarbonat sich in den verschiedenen Altersklassen uneinheitlich verhielt (Tabelle 3).

Die *systolischen* und *diastolischen Blutdruckwerte* zeigten mit zunehmendem Lebensalter einen Anstieg (Tabellen 1, 2). Die Ruheherzfrequenz nahm ebenfalls zu. Männer zeigten in den höheren Altersklassen niedrigere diastolische und systolische Blutdruckwerte als die

Tabelle 6. *Häufigkeit von Husten, Auswurf, Atemnot, erhöhten intrabronchialen Strömungswiderständen ($R_t > 3{,}5$ cm $H_2O\ l^{-1}$ sec) und erniedrigten Sauerstoffdrucken ($PaO_2 < 70$ mm Hg) für Männer (50—69 Jahre) in Abhängigkeit vom relativen Körpergewicht (Broca) (n = 1225)*

Broca-Index	70—99	100—119	120—150	χ^2
Husten	49,67 *100,1*	49,93 *100,6*	48,80 *98,3*	kein Unterschied
Husten (morgens)	30,39 *110,2*	27,06 *98,0*	25,60 *92,8*	kein Unterschied
Husten (tagsüber)	19,28 *87,5*	22,87 *103,8*	23,20 *105,3*	kein Unterschied
Auswurf	44,44 *100,8*	43,80 *99,4*	44,40 *100,7*	kein Unterschied
Auswurf (morgens)	33,66 *104,9*	31,99 *99,70*	30,40 *94,70*	kein Unterschied
Auswurf (tagsüber)	10,79 *89,8*	11,81 *98,4*	14,00 *116,7*	kein Unterschied
Atemnot bei Anstrengungen	58,82 *96,1*	59,01 *96,4*	70,00 *114,4**	$> 0{,}05$
R_t ($> 3{,}5$ cm $H_2O\ l^{-1}$ sec)	29,77 *92,7*	28,38 *88,4*	45,08 *140,4****	$> 0{,}001$
PaO_2 (R) (< 70 mm Hg)	10,00 *129,8*	8,82 *97,3*	6,4 *70,6*	kein Unterschied

Normalsatz = Prozent der durch den Broca'schen Index begrenzten Gruppe
Kursiv = Prozent des Erwartungswertes bei vom relativen Körpergewicht unabhängiger Verteilung.

Frauen. Die Herzfrequenz der Frauen lag im allgemeinen über derjenigen der Männer (Tabelle 3).

c) Einfluß des relativen Körpergewichts

Der Einfluß des relativen Körpergewichts auf die subjektiven Bronchitissymptome Husten, Auswurf und Atemnot sowie den intrabronchialen Strömungswiderstand und den arteriellen Sauerstoffdruck geht, soweit sich für die verschiedenen Größen bei der Korrelationsberechnung (Tabelle 4) eine Abhängigkeit ergab, aus den Tabellen 6 und 7 hervor. Dabei zeigt sich, daß das relative Körpergewicht der Männer und Frauen auf die Klagen von Husten und Auswurf keinen Einfluß hat. Nur das Symptom der Atemnot bei Anstrengungen wird bei übergewichtigen Männern und Frauen mit einem Brocaschen Index größer als 120 häufiger angegeben als bei den normalgewichtigen.

Ähnlich wie die Atemnot verhält sich der intrabronchiale Strömungswiderstand. Die Klassen mit einem über 3,5 cm $H_2O\ l^{-1}$ sec er-

Tabelle 7. *Häufigkeit von Husten, Auswurf, Atemnot, erhöhten intrabronchialen Strömungswiderständen ($R_t > 3{,}5$ cm H_2O l^{-1} sec) und erniedrigten Sauerstoffdrucken ($PaO_2 < 70$ mm Hg) für Frauen (50—69 Jahre) in Abhängigkeit vom relativen Körpergewicht (Broca) (n = 874)*

Broca-Index	70—99	100—119	120—150	χ^2
Husten	23,58 *111,4*	21,62 *102,4*	20,09 *94,9*	kein Unterschied
Husten (morgens)	11,38 *107,0*	12,91 *121,4*	8,61 *80,9*	kein Unterschied
Husten (tagsüber)	12,2 *115,9*	8,70 *82,7*	11,48 *109,1*	kein Unterschied
Auswurf	15,45 *119,5*	13,21 *102,2*	11,96 *92,52*	kein Unterschied
Auswurf (morgens)	8,94 *102,9*	10,21 *117,4*	7,42 *85,29*	kein Unterschied
Auswurf (tagsüber)	6,50 *153,6*	3,00 *70,9*	4,55 *107,4*	kein Unterschied
Atemnot bei Anstrengungen	51,22 *85,6*	50,3 *84,1**	69,95 *117,0***	> 0,001
R_t (> 3,5 cm H_2O l^{-1} sec)	16,67 *62,9**	26,77 *85,6*	38,37 *122,8**	> 0,001
PaO_2 (R) (< 70 mm Hg)	6,5 *91,7*	7,8 *110,1*	6,7 *94,4*	kein Unterschied

Normalsatz = Prozent der durch den Brocaschen Index begrenzten Gruppe. Kursiv = Prozent des Erwartungswertes bei vom relativen Körpergewicht unabhängiger Verteilung.

Tabelle 8. *Korrelationskoeffizienten für Alter, Broca-Index und Größe*

	Alter	Broca	Größe
Alter	1 *1*	0,33 *0,45*	—0,28 *—0,24*
Broca	0,33 *0,45*	1 *1*	—0,1 *—0,21*
Größe	—0,28 *—0,24*	—0,1 *—0,21*	1 *1*

Normalsatz = Männer, Kursivsatz = Frauen.

höhten intrabronchialen Strömungswiderstand sind bei Übergewichtigen (Brocascher Index über 120) häufiger vertreten. Für den unter 70 mm Hg erniedrigten arteriellen Sauerstoffdruck lassen sich keine statistisch relevanten Beziehungen feststellen.

Die Tabelle 8 enthält eine Korrelationsmatrix zwischen Alter, Brocaschen Index und Größe. Dabei zeigt sich eine positive Korrelation zwischen Körpergewicht und Alter und eine negative Korrelation zwischen Größe und Alter.

Diskussion

Zahlreiche klinische und epidemiologische Untersuchungen haben die Abhängigkeit unspezifischer Atemwegserkrankungen vom Lebensalter aufgezeigt. Verschiedene Autoren [10, 11, 19, 21, 23—28, 31, 34, 37, 57] beschrieben eine Zunahme von Husten, Auswurf oder Atemnot mit zunehmendem Lebensalter. Auch in den Abb. 1—6 kommt der starke Einfluß des Alters zum Ausdruck. Dabei weisen die Frauen im allgemeinen weniger Klagen über bronchitische Symptome auf, worauf schon [3—7, 10, 21, 23, 24, 31, 62] hingewiesen haben. Nur Atemnot bei Anstrengungen wird von Frauen häufiger angegeben als von den Männern (Abb. 3). Diese Beobachtung findet auch in den Mitteilungen von [9, 21, 23—25, 29, 36] eine Bestätigung.

Die von van der Lende [31] geteilte Meinung des College of general practitioners [10], daß der geschlechts-spezifische Unterschied zu wesentlichen Teilen Folge des starken Tabakkonsums der Männer ist, ließ sich durch die Untersuchung allerdings [38a] nicht bestätigen. Die Unterschiede sind sowohl bei rauchenden als auch bei nichtrauchenden Männern und Frauen vorhanden [38a], wobei rauchende Personen häufiger über Husten und Auswurf klagen als nichtrauchende [38a].

Ebenso wie die subjektiven Bronchitissymptome zeigen auch die objektiven Meßwerte eine vom Alter und Geschlecht abhängige Veränderung. Verschiedene Autoren [5—7, 9, 17, 18, 26, 27, 31, 36] beschrieben eine Abnahme der Vitalkapazität, der 1-sec-Kapazität und der peak flow rate mit zunehmendem Alter. Die Ansicht dieser Untersucher wird auch durch die vorliegenden Meßwerte vollauf bestätigt (Tabellen 1, 2 und 4). Der intrabronchiale Strömungswiderstand, das intrathorakale Gasvolumen und der arterielle Sauerstoffdruck erwiesen sich sowohl bei Männern als auch bei Frauen als eine stark vom Alter abhängige Größe. Der pH-Wert, der arterielle Kohlensäuredruck und das Standardbicarbonat zeigten dagegen nur geringe und z.T. statistisch nicht zu sichernde Beziehungen.

Über den Mechanismus der Alterswirkung ist bisher nur sehr wenig bekannt. Hinter dem Lebensalter können sich natürlich eine Fülle exogener Schädigungsmöglichkeiten verbergen wie berufliche und atmosphärische Belastungen, interkurrente Erkrankungen, altersbedingte Verschleißerscheinungen und nicht zuletzt vom Alter abhängige, auf den Tabak zurückgehende Schädigungen. Es wird daher in den weiteren

Auswertungsstudien notwendig sein, den verschiedenen möglichen Schädigungsfaktoren weiter nachzugehen.

Die Altersabhängigkeit ist im allgemeinen bei Männern stärker wirksam als bei Frauen. Es liegt nahe, den bei Männern häufiger vorkommenden Husten und Auswurf als Ausdruck einer solchen mit dem Lebensalter zusammenhängenden vielschichtigen exogenen Schädigung anzusehen.

Mit dem Problem, inwieweit die geschlechts-spezifischen Unterschiede in der Häufigkeit von Husten und Auswurf auch Funktionsstörungen der Atmung zur Folge haben, beschäftigen sich nur wenige Arbeiten. Aus diesen [28, 31, 36] geht hervor, daß Männer im allgemeinen häufiger an Lungenfunktionsstörungen leiden sollen als Frauen. Diese Beobachtung findet jedoch in unseren Untersuchungsbefunden keine Bestätigung. Soweit an den Mittelwerten zu beurteilen ist (Tabellen 1—3), liegt der intrabronchiale Strömungswiderstand und der arterielle Sauerstoffdruck bei den Frauen höher als bei den Männern, während das intrathorakale Gasvolumen, der arterielle Kohlensäuredruck, der pH-Wert und das Standardbicarbonat bei den Männern im allgemeinen etwas über den Werten der Frauen liegt. Die Differenzen zwischen Männern und Frauen sind jedoch relativ gering und sind für den intrabronchialen Strömungswiderstand und den arteriellen Sauerstoffdruck darauf zurückzuführen, daß die Häufigkeit der Beobachtungen in den subnormalen Klassen des intrabronchialen Strömungswiderstandes (3—3,5 cm H_2O l^{-1} sec) und des arteriellen Sauerstoffdruckes (80—70 mm Hg) unterschiedlich verteilt ist. Die Häufigkeiten obstruierender Bronchialerkrankungen mit einer Erhöhung des intrabronchialen Strömungswiderstandes über 3,5 cm H_2O l^{-1} sec und auffallende Veränderungen an den arteriellen Blutgasen sind jedoch bei Männern und Frauen gleich (Abb. 8 und 9).

Aus diesen Beobachtungen ergibt sich natürlich eine Diskrepanz zwischen den subjektiven Befunden (Husten und Auswurf), die bei Männern häufiger vorkommen, und den objektiv feststellbaren Ausfallserscheinungen. Auch anderen Autoren fielen bei epidemiologischen Untersuchungen diese Unterschiede ins Auge. So berichtet van der Lende [31], daß Frauen gehäuft über Atemnot klagen, ohne daß sich ein äquivalenter Funktionsbefund findet. Higgins [21, 23—25] führt diese vermehrten Klagen über Atemnot z.T. auf relative Übergewichtigkeit der Frauen zurück. Die geschlechts-spezifischen Unterschiede im relativen Körpergewicht der Frauen und Männer [38] scheinen diese Ansicht zu bestätigen. Bei der Gegenüberstellung von Männern und Frauen gleichen Körpergewichts und gleichen Lebensalters zeigte sich jedoch wiederum für alle Gewichtsklassen, daß die Häufigkeit erhöhter intrabronchialer Strömungswiderstände und erniedrigter arterieller Sauerstoffdrucke bei Männern und Frauen gleich häufig verteilt ist, während der Husten und Auswurf einen vom Körpergewicht unabhängigen geschlechts-spezifischen Unterschied aufwies.

Im übrigen zeigt die Untersuchung, daß die im Zusammenhang mit dem sog. Pickwick-Syndrom von vielen Autoren beschriebenen kardiopulmonalen Störungen bei der extremen Fettsucht [1, 8, 13—16, 20, 30, 33, 44—46, 48, 59, 60, 61] in abgemilderter Form auch bei dem mäßigen Übergewicht nachzuweisen ist. Aus dem Diagramm (Abb. 7) und dem partiellen Korrelationskoeffizienten (Tabelle 4) geht hervor, daß der arterielle Sauerstoffdruck mit zunehmendem relativen Körpergewicht abfällt. Eine Zunahme des Brocaschen Index um 10% ist dabei gleichbedeutend mit einer Erniedrigung des arteriellen Sauerstoffdrucks um ca. 0,7 mm Hg. Auch der intrabronchiale Strömungswiderstand zeigt mit zunehmendem relativen Körpergewicht einen deutlichen Anstieg. Besonders ausgeprägt sind die Veränderungen am intrathorakalen Gasvolumen. Hier ergibt sich eine Abnahme mit zunehmendem Körpergewicht, die wesentlich größer ist als die vom Alter und Körpergröße abhängige Zunahme.

Mit der Abnahme des arteriellen Sauerstoffdrucks sind gleichsinnige Veränderungen der alveolär-arteriellen Kohlensäuredruckdifferenz verbunden. Sie sind, wie die Messungen von [13, 15, 16, 58, 61] zeigten, auf eine vom Körpergewicht abhängige Zunahme des Inhomogenitätsgrades von Ventilation-Perfusion und Diffusion in der Lunge zurückzuführen, wobei möglicherweise eine Unterbelüftung und Atelektasenbildung der Zwerchfell-nahen Alveolargebiete eine entscheidende Rolle spielen.

Neigen Übergewichtige häufiger zu obstruktiven Bronchitiden als Normalgewichtige? Die zunehmende Häufigkeit obstruierender Bronchialerkrankungen bei stark Übergewichtigen (Abb. 7 u. 8) und die statistischen Beziehungen zwischen Brocaschen Index und intrabronchialem Strömungswiderstand lassen eine solche Vermutung aufkommen. Die Aufschlüsselung der Bronchitissymptome Husten und Auswurf zeigt jedoch bei den von uns untersuchten Gewichtsklassen keine in diese Richtung weisenden Verdachtsmomente (Tabellen 6 und 7). Der mit zunehmendem Körpergewicht steigende bronchiale Strömungswiderstand scheint weniger durch einen intrabronchialen Entzündungsprozeß, als durch mit der Fettsucht zusammenhängende extrapulmonale Faktoren bedingt zu sein. Das überhöhte Körpergewicht führt zu einer Verschiebung der Atemmittellage zur Exstirpation hin. Damit ist eine Verkleinerung des intrathorakalen Luftvolumens verbunden, was naturgemäß eine verminderte Spannung des Lungengewebes mit einer Abnahme des Bronchialkalibers zur Folge hat [58]. Schon durch diesen Einfluß wäre die von dem Körpergewicht abhängige Zunahme des intrabronchialen Strömungswiderstands erklärt.

Literatur

1. Alexander, J. K., Amad, K. H., Cole, V. W.: Observations on some clinical features of extreme obesity, with particular reference to cardiorespiratory effects. Amer. J. Med. **32**, 512 (1962).
2. Andersen, O. S., Engel, K., Jörgensen, K., Astrup, P.: A micro method for determination of pH, carbon dioxide tension, base excess and standard bicarbonate in capillary blood. Scand. J. clin. Lab. Invest. **12**, 172 (1960).
3. Anderson, D. O., Ferris, B. G., Zickmantel, R.: Levels of air pollution and respiratory disease in Berlin, New Hampshire. Amer. Rev. resp. Dis. **90**, 877 (1964).
4. — — Air pollution levels and chronic respiratory disease. Arch. environm. Hlth **16**, 307 (1965).
5. — — Davis, T. W.: The Chilliwack respiratory survey 1963. I. Methodology. Canad. med. Ass. J. **92**, 899 (1965).
6. — Williams, I. H., Ferris, B. G.: The Chilliwack respiratory survey 1963. II. Aerometric study. Canad. med. Ass. J. **92**, 954 (1965).
7. — Ferris, B. G., Zickmantel, R.: The Chilliwack respiratory survey 1963. III: The prevalence of respiratory disease in a rural Canadian town. Canad. med. Ass. J. **92**, 1007 (1965).
8. Burwell, C. S., Robin, E. E., Whaley, R. D., Bickelmann, A. G.: Extreme obesity associated with alveolar hypoventilation — a Pickwickian syndrome. Amer. J. Med. **21**, 811 (1956).
9. Coates, E. O., Bower, G. C., Reinstein, N.: Chronic respiratory disease in postal employees. J. Amer. med. Ass. **191**, 616 (1965).
10. College of general practitioners: Chronic bronchitis in Great Britain. Brit. med. J. **1961 II**, 973.
11. Collins, S. D.: Age incidence of specific causes of illness. Publ. Hlth Rep. (Wash.) **50**, 1404 (1935).
12. Dixon, W. J.: BMD biomedical computer programs. Berkeley and Los Angeles: University of California Press 1967.
13. Doll, E., Steim, H.: Über die Ursachen der arteriellen O_2-Untersättigung beim Pickwick-Syndrom. Klin. Wschr. **41**, 423 (1963).
14. Estes, E. H., Sieker, H. O., McIntosh, H. D., Kelser, G. A.: Reversible cardiopulmonary syndrome with extreme obesity. Circulation **16**, 179 (1957).
15. Fabel, H., Hamm, J.: Lungenfunktion und Fettsucht: Untersuchungen zum Pickwick-Syndrom. Verh. dtsch. Ges. inn. Med. **71**, 467 (1965).
16. — — Atemmechanik und arterielle Blutgase bei Fettsucht. Verh. Ges. f. Lungen- u. Atmungsforsch., S. 298. Berlin-Heidelberg-New York: Springer 1967.
17. Ferris, B. G., Anderson, D. O.: The prevalence of chronic respiratory disease in a New Hampshire town. Amer. Rev. resp. Dis. **86**, 165 (1962).
18. — — Epidemiological studies related to air pollution. A comparison of Berlin, New Hampshire and Chilliwack, Brit. Columbia. Proc. roy. Soc. Med. **57**, 979 (1964).
19. Fuhrmann, G.: Exogene und endogene Faktoren in der Ätiologie chronisch-unspezifischer Atemwegserkrankungen. Med. Klin. **63**, 1288 (1968).
20. Gøtsche, H., Petersen, V. P.: Obesity associated with cardiopulmonary failure — the Pickwickian syndrome. Acta med. scand. **161**, 383 (1958).
21. Higgins, I. T. T.: Respiratory symptoms, bronchitis and ventilatory capacity in a random sample of an agriculture population. Brit. med. J. **1967 II**, 1198.
22. — Tobacco smoking, respiratory symptoms, and ventilatory capacity: studies in random samples of the population. Brit. med. J. **1959 I**, 325.

23. Higgins, I. T. T., Oldham, P. D., Cochrane, A. L., Gilson, J. C.: Respiratory symptoms and pulmonary disability in an industrial town. Brit. med. J. **1956 II**, 904.
24. — Cochran, J. B.: Respiratory symptoms, bronchitis and disability in a random sample of an agricultural community in Dumfriesshire. Tubercle (Edinb.) **39**, 296 (1958).
25. — Cochrane, A. L., Gilson, J. C., Wood, C. H.: Population studies of chronic respiratory disease. A comparison of miners, foundryworkers and others in Staveley, Derbyshire. Brit. J. industr. Med. **16**, 255 (1959).
26. Holland, W. W., Reid, D. D.: The urban factor in chronic bronchitis. Lancet **1965 I**, 445.
27. — — Seltser, R., Stone, R. W.: Respiratory disease in England and the United States. Arch. environm. Hlth **10**, 338 (1965).
28. Huhti, E.: Prevalence of respiratory symptoms, chronic bronchitis and pulmonary emphysema in a Finnish rural population. Acta tuberc. at pneum. scand. **61**, Suppl. (1965).
29. Julin, A., Wilhelmsen, L.: Bronchial asthma and chronic bronchitis in a random population sample. Scand. J. resp. Dis. **48**, 330 (1967).
30. Kaufmann, B. J., Ferguson, M. H., Cherniack, R. M.: Hypoventilation in obesity. J. clin. Invest. **38**, 500 (1959).
31. Lende, R. van der: Epidemiology of chronic non-specific lung disease (chronic bronchitis). Assen: Van Gorcum & Comp. N. V. 1969.
32. Linder, A.: Statistische Methoden für Naturwissenschaftler, Mediziner und Ingenieure. Basel u. Stuttgart: Birkhäuser 1960.
33. Naimark, A., Cherniack, R. M.: Compliance of the respiratory system and its components in health and obesity. J. appl. Physiol. **15**, 377 (1960).
34. Orie, N. G. B., Sluiter, H. J.: Bronchitis I. Assen: Royal van Gorcum 1961.
35. Ostle, B.: Statistic in research. The Iowa State University Press 1963.
36. Payne, M., Kjelsberg, M.: Respiratory symptoms, lung function, and smoking habits in an adult population. Amer. J. publ. Hlth **54**, 261 (1964).
37. Reichel, G., Ulmer, W. T., Buckup, H., Stempel, G., Werner, U.: Die chronisch obstruktiven Atemwegserkrankungen des Bergmannes. Dtsch. med. Wschr. **94**, 2375 (1969).
38. — — Luftverschmutzung und unspezifische Atemwegserkrankungen. Ergebnisse epidemiologischer Untersuchungen. I. Mitteilung: Der Untersuchungsort, seine atmosphärische Belastung, die Kollektivauswahl und -beschreibung. Methodik der Untersuchung. Int. Arch. Arbeitsmed. **27**, 1—26 (1970).
38a. — — Luftverschmutzung und unspezifische Atemwegserkrankungen. Ergebnisse epidemiologischer Untersuchungen. III. Mitteilung: Einfluß der Rauchergewohnheiten auf die Häufigkeit unspezifischer Atemwegserkrankungen. Int. Arch. Arbeitsmed. **27**, 49—72 (1970).
39. — — Luftverschmutzung und unspezifische Atemwegserkrankungen. Ergebnisse epidemiologischer Untersuchungen. VI. Mitteilung. Einfluß des jahreszeitlichen Wechsels der Luftverunreinigung und der Wetterfaktoren auf die Häufigkeit chronisch unspezifischer Atemwegserkrankungen. Int. Arch. Arbeitsmed. **27**, 130—154 (1970).
40. — — Gary, K., Leuschner, A., Röske, G.: Luftverschmutzung und unspezifische Atemwegserkrankungen. Ergebnisse epidemiologischer Untersuchungen. V. Mitteilung: Einfluß des örtlich unterschiedlichen Verschmutzungsgrades im Stadtgebiet von Duisburg auf die Häufigkeit unspezifischer Atemwegserkrankungen. Int. Arch. Arbeitsmed. **27**, 110—129 (1970).

41. Reid, D. D.: Environmental factors in respiratory disease. Lancet **1958 I**, 1289.
42. — Diagnostic standardization in geographic comparisons of morbidity. Amer. Rev. resp. Dis. **86**, 850 (1962).
43. — Fairbairn, A. S.: The natural history of chronic bronchitis. Lancet **1958 I**, 1147.
44. Said S. J.: Abnormalities of pulmonary gas exchange in obesity. Ann. intern. Med. **53**, 1121 (1960).
45. — Banerjee, Ch. M.: Venous admixture to the pulmonary circulation in human subjects breathing 100 per cent oxygen. J. clin. Invest. **42**, 507 (1963).
46. Sharp, J. T., Henry, J. P., Sweany, S. K., Meadows, W. R., Pietras, R. J.: The total work of breathing in normal and obese man. J. clin. Invest. **43**, 728 (1964).
47. Schmidt, O. P., Günther, W., Bottke, H.: Das bronchitische Syndrom. München: J. F. Lehmanns 1965.
48. Schürmeyer, E.: Über die klinische Bedeutung von Lungenfunktionsstörungen. Beitr. Silikose-Forsch. H. 79 (1963).
49. Stuart-Harris, C. H.: The epidemiology and evolution of chronic bronchitis. Brit. J. Tuberc. **48**, 169 (1954).
50. — Hanley, T.: Chronic bronchitis, emphysema and cor pulmonale. Bristol: John Wrigth 1957.
51. Thews, G.: Ein Mikroanalyse-Verfahren zur Bestimmung der Sauerstoffdrucke in kleinen Blutproben. Pflügers Arch. ges. Physiol. **276**, 89 (1962).
52. Ulmer, W. T.: Atemmechanik, Bd. 1. Verh. Ges. Lungen- u. Atmungsforsch. Berlin-Heidelberg-New York: Springer 1967.
53. — Berta, G., Reichel, G.: Sauerstoff- und Kohlensäurepartialdruckmessung im arteriellen und Ohrläppchenkapillarblut mit stabilisierten Mikroelektroden. Med. thorac. **20**, 235 (1963).
54. — Reif, E.: Die obstruktiven Erkrankungen der Atemwege. Dtsch. med. Wschr. **90**, 1803 (1965).
55. — — Epidemiologische Untersuchung zur klinischen Bedeutung des chronisch obstruktiven Lungenemphysem. Beitr. Klin. Tuberk. **133**, 180 (1966).
56. — — Weller, W.: Die obstruktiven Atemwegserkrankungen. Pathophysiologie des Kreislaufs, der Ventilation und des Gasaustausches. Stuttgart: Thieme 1966.
57. — Reichel, G., Werner, U.: Die chronisch obstruktive Bronchitis des Bergmannes. Int. Arch. Gewerbepath. Gewerbehyg. **25**, 75 (1968).
58. — — Nolte, D.: Die Lungenfunktion. Stuttgart: Thieme 1970.
59. White, R. I., Alexander, J. K.: Body oxygen consumption and pulmonary ventilation in obese subjects. J. appl. Physiol. **20**, 197 (1965).
60. Wyss, F.: Atemnot und Lungenfunktionsbild bei Fettsucht. Dtsch. med. J. **10**, 392 (1959).
61. Zeilhofer, R.: Arterieller Sauerstoffdruck und Kurzschlußdurchblutung bei Adipositas. Kongr. Physiol. Clin. Pragae 1966.
62. Zuiderweg, A.: Over het vòòrkomen van asthma (chronische aspecifieke respiriatoire aandoeningen) in een huisartsenpraktijk, in: Z. O. Groningen. Groningen: Thesis 1962.

Int. Arch. Arbeitsmed. 27, 49—72 (1970)

Einflüsse der Rauchergewohnheiten auf die Häufigkeit unspezifischer Atemwegserkrankungen

III. Mitteilung

G. Reichel, W. T. Ulmer und S. Z. Ikonomides

Influence of Smoking Habits on the Incidence of Non Specific Respiratory Diseases

III. Communication

Summary. Close relations, statistically still to be secured, have been found between duration and severity of smoking and frequency of cough and expectoration in 8,162 men and women examined by us. Strong smokers, men and women, generally complained two to three times more often about cough and expectoration in the daytime or in the morning than non-smokers. The influence of smoking habits on frequency of cough or expectoration showed to be as strong as that of age. Functional changes developing in dependence on smoking habits are characterized by a slight reduction of the arterial oxygen-pressure and arise of the alveoloarterial carbon-dioxide pressure difference. The findings suggest that severe smoking leads to an increased inhomogeneity of the ventilation-perfusion and ventilation-diffusion relationship in the lungs.

Considering the frequency of obstructive bronchial diseases, severity and duration of smoking do not seem to have the assumed importance. This results among other things from the fact that the generally less smoking women show just as often obstructive bronchial diseases as the more strongly smoking men.

Zusammenfassung. Bei den 8162 untersuchten Männern und Frauen fand sich zwischen der Dauer und Schwere des Rauchens einerseits und der Häufigkeit von Husten und Auswurf andererseits eine enge statistisch zu sichernde Beziehung. Stark rauchende Männer und Frauen klagten im allgemeinen 2—3mal häufiger über ganztägigen oder morgendlichen Husten und Auswurf als Nichtraucher. Der Einfluß der Rauchergewohnheiten auf die Frequenz von Husten oder Auswurf erwies sich dabei ebenso stark wie die des Lebensalters. Die sich in Abhängigkeit der Rauchergewohnheiten entwickelnden funktionellen Veränderungen sind gekennzeichnet durch eine leichte Erniedrigung des arteriellen Sauerstoffdruckes und durch eine Erhöhung der alveolär-arteriellen Kohlensäuredruckdifferenz. Die Befunde deuten darauf hin, daß das starke Rauchen zu einer erhöhten Inhomogenität des Ventilations-Perfusions- und Diffusions-Verhältnisses in der Lunge führt.

Für die Häufigkeit obstruktiver Bronchialerkrankungen scheint die Schwere und Dauer des Rauchens nicht die vermutete Bedeutung zu haben. Das geht u. a. auch daraus hervor, daß die im allgemeinen schwächer rauchenden Frauen genauso häufig obstruktive Bronchialerkrankungen aufwiesen wie die stärker rauchenden Männer.

Nach Meinung fast aller Autoren stellt die Menge und die Dauer des Rauchens einen Schädigungsfaktor dar, der die Entstehung und den Verlauf chronisch unspezifischer Atemwegserkrankungen in entscheidender Weise beeinflußt. Holland [17—19], der die Bedeutung des Rauchens mit der industriellen Luftverschmutzung verglich, schätzte anhand seiner Befunde die schädigende Wirkung des Rauchens mit dem Faktor 5—6 ein, während die berufliche Belastung und die allgemeine Luftverschmutzung lediglich mit 1,2 bewertet wurde. Die Bedeutung des Rauchens geht schon daraus hervor, daß die Teilchenbelastung der Lunge und des Bronchialsystems zwischen mehreren Millionen bis Billionen pro Milliliter eingeatmeten Rauches liegt [24] und damit weit eine beruflich vorkommende Belastung übersteigt. Außerdem enthält der Rauch eine ganze Reihe von Gasen, Aldehyden, aromatischen Kohlenwasserstoffen und organischen Säuren, die nicht nur eine carcinogene Wirkung haben, sondern auch zu einer Schädigung des Flimmerepithels mit vermehrter Schleimbildung führen [4, 7]. Es überrascht daher nicht, daß das Zigarettenrauchen nach den Ergebnissen zahlreicher epidemiologischer Studien mit langanhaltendem Husten und vermehrtem Auswurf verbunden ist [1, 4, 10—20, 23, 25, 26, 29, 32, 36].

Obwohl im akuten Versuch die bronchoconstrictorische Wirkung des Zigarettenrauches nachgewiesen wurde [2, 3, 8, 30], konnte van der Lende [24] eine eindeutige Abhängigkeit der 1 sec-Kapazität von der Dauer und Schwere des Rauchens nicht feststellen. Dem stehen allerdings Beobachtungen von Higgins [16], Fletcher [13—15] Joosting und Visser [22], Holland [17—19], Anderson [1], Ferris [11—13] und Huhti [20] entgegen, die eine gewisse, wenn auch nicht sehr ausgeprägte Abhängigkeit der 1 sec-Kapazität, der Helium-Einwaschzeit, des Atemgrenzwertes und der maximalen Ausatemstromstärke fanden, in dem Sinne, daß Raucher eine etwas eingeschränkte Lungenfunktion aufweisen. Unser besonderes Interesse galt deshalb der Frage, inwieweit sich mit den verfeinerten blutgasanalytischen und atemmechanischen Untersuchungsverfahren beginnende pulmonale Ausfallserscheinungen in Abhängigkeit von der Dauer und Schwere des Rauchens feststellen lassen.

Methodik

Die Untersuchung erfolgte an einem unbeeinflußt ausgewählten Kollektiv von 8162 Männern und Frauen. Das Auswahlverfahren und die Methodik der Untersuchung sind im einzelnen bei [34] beschrieben. Vor Durchführung einer Lungenfunktionsprüfung wurde die Versuchsperson klinisch untersucht, wobei ein bei [34] beschriebener Fragebogen Verwendung fand.

Die arterielle Blutgasanalyse erfolgte aus dem Blutstropfen des hyperämisierten Ohrläppchens [37, 40]. Die Messung des Bronchialwiderstandes wurde im Bodyplethysmographen nach der modifizierten Methode von [38] vorgenommen [40].

Die statistische Berechnung erfolgte nach bei den von [9, 27, 31] angegebenen Methoden. Die Auswertung und Vorbereitung der Daten wurde auf einer Rechenanlage der Remington Rand GmbH, Geschäftsbereich Univac, in Stuttgart durchgeführt. Der Vergleich von Mittelwerten erfolgte im T-Test. Die Beurteilung von Häufigkeiten qualitativer Krankheitsmerkmale und anamnestischer Angaben wurde nach Linder 3,33 [27] im χ^2-Verfahren vorgenommen. Für die Varianzanalyse und die Mittelwertsbestimmung fand das Programm BMDO 1V Verwendung [9]. Die Untersuchung der Beziehungen zwischen quantitativen Meßwerten einerseits und dem Lebensalter, dem Brocaschen Index und der Größe andererseits erfolgte mit Hilfe von multiplen Regressionsgleichungen, die nach BMDO 2R ausgerechnet wurden [9]. Die Verschiedenheiten der bei bestimmten Rauchergewohnheiten ermittelten multiplen Regressionsgleichungen wurde beurteilt an der Differenz, um die sich die Summe der Quadrate um die Regression vermindert, wenn man von der Einzelregression für die verschiedenen Rauchergruppen auf eine gemeinsame Regression übergeht [27]. Das Verhältnis dieser Differenz zur Summe der durchschnittlichen Abweichungsquadrate der Einzelwerte wurde an der F-Verteilung auf Signifikanz geprüft.

Die Rauchergewohnheiten wurden mit einer Rauchsummenzahl für jede Person quantifiziert. Der Rauchsummenwert ergibt sich dabei aus dem Produkt der Menge des jetzigen Tabakkonsums mit der Dauer des Rauchens. Die Menge des Tabakverbrauches ist wie folgt verschlüsselt worden:

0 = kein Rauchen,
1 = bis 10 Zigaretten oder 3 Zigarren täglich,
2 = 11—20 Zigaretten oder 6 Zigarren täglich,
3 = mehr als 2.

Für die Dauer des Rauchens verwendeten wir folgenden Schlüssel:

1 = 3— 5 Jahre,
2 = 6—10 Jahre,
3 = über 10 Jahre.

Aus den möglichen 9 Stufen bildeten wir 3 Gruppen: 0 = Nichtraucher, 1—4 leichte Raucher und Personen mit kurzfristigem mittleren Tabakkonsum, 5—9 = starke Raucher und Raucher mit langfristigem mittleren Tabakkonsum.

Das Signifikanzniveau ist mit * = $p < 0{,}05$, ** = $p < 0{,}01$ und *** = $p < 0{,}001$ angegeben.

Die in den Abbildungen und Tabellen verwendeten Symbole entsprechen denen in der Methodik [34] angegebenen. In den Tabellen und Abbildungen sind die χ^2- bzw. F-Werte aufgeführt, soweit sie den Tabellenwert für $p = 0{,}05$, 0,01 oder 0,001 überschreiten. In den Abbildungen wurde für χ^2 die Bezeichnung X^2 verwendet.

Ergebnisse

a) Husten, Auswurf, Atemnot, katarrhalische Nebengeräusche und anamnestische Angaben

In den Abb. 1—4 sind die Abhängigkeiten von Husten (Abb. 1), Auswurf (Abb. 2), Atemnot bei Anstrengungen (Abb. 3) und katarrhalische Nebengeräusche (Abb. 4) aufgetragen. Die Häufigkeiten sind in Prozent des Erwartungswertes bei gleicher Verteilung in den Raucher- bzw. Nichtrauchergruppen für verschiedene Lebensalter-Bereiche angegeben. Soweit sich eine über- bzw. unterdurchschnittliche Besetzung

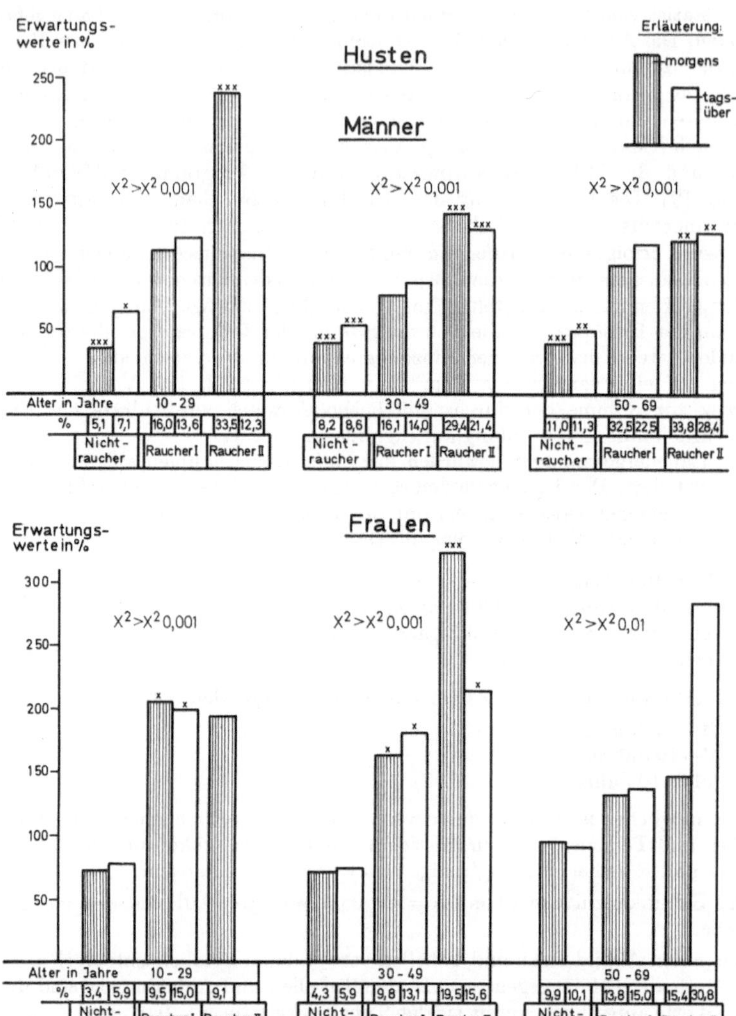

Abb. 1. Häufigkeit von morgendlichem und ganztägigem Husten bei Männern und Frauen in Abhängigkeit von der Dauer und Schwere des Rauchens. Die Häufigkeit ist in Prozent des Erwartungswertes bei von den Rauchergewohnheiten unabhängiger Verteilung für verschiedene Altersklassen aufgetragen. Die Abbildungen enthalten unter den Kolonnen die Beobachtungshäufigkeit in Prozent des jeweiligen Alterskollektivs. Soweit sich eine überdurchschnittliche bzw. unterdurchschnittliche Häufung der Beobachtungen ergab, ist dies für die verschiedenen Signifikanzniveaus mit Kreuzchen gekennzeichnet

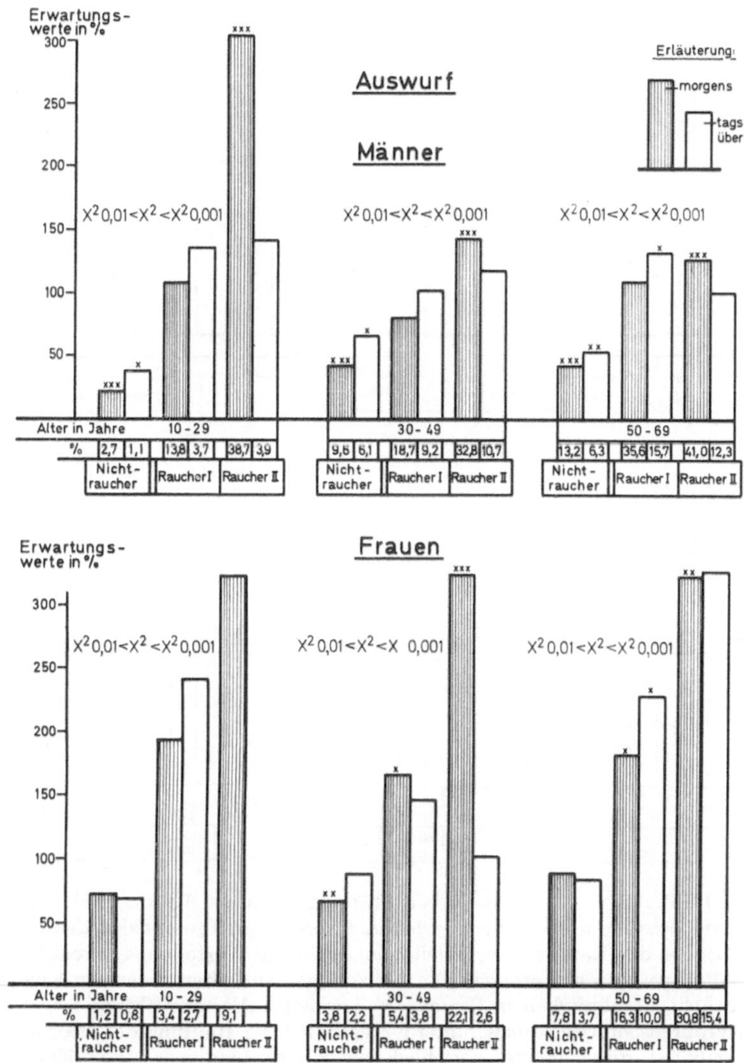

Abb. 2. Häufigkeit von Auswurf in Abhängigkeit von der Dauer und Schwere des Rauchens bei Männern und Frauen. Die Häufigkeit ist in Prozent des Erwartungswertes bei von den Rauchergewohnheiten unabhängier Verteilung für verschiedene Lebensaltersgruppen aufgetragen. Die Abbildungen enthalten unter der Kolonne die Beobachtungshäufigkeit in Prozent des jeweiligen Alterskollektivs. Soweit sich eine überdurchschnittliche bzw. unterdurchschnittliche Häufung der Beobachtungen ergab, ist dies für die verschiedenen Signifikanzniveaus mit Kreuzchen gekennzeichnet

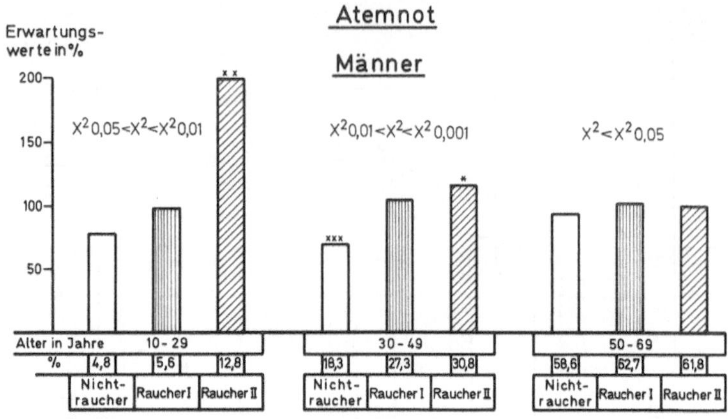

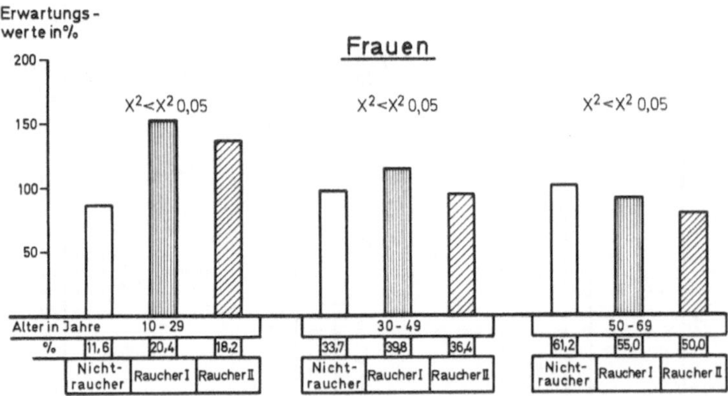

Abb. 3. Häufigkeit von Atemnot bei Anstrengungen in Abhängigkeit von der Dauer und Schwere des Rauchens. Die Häufigkeit ist in Prozent des Erwartungswertes bei von den Rauchergewohnheiten unabhängiger Verteilung für verschiedene Lebensaltersgruppen aufgetragen. Die Abbildungen enthalten unter den Kolonnen die Beobachtungshäufigkeit in Prozent des jeweiligen Alterskollektivs. Soweit sich eine überdurchschnittliche bzw. unterdurchschnittliche Häufung der Beobachtungen ergab, ist dies für die verschiedenen Signifikanzniveaus mit Kreuzchen gekennzeichnet

ergab, ist dies durch Kreuze gekennzeichnet. Unter den Kolonnen ist die Häufigkeit in Prozent des jeweiligen Alterskollektivs aufgetragen. Für die Symptome morgendlicher oder ganztäger Husten oder Auswurf ergab sich bei den Männern und Frauen in allen Altersklassen eine ausgeprägte Abhängigkeit von der Menge und Dauer des Rauchens. Dabei sind die Veränderungen bei Klagen über morgendlichen Husten und

Katarrh. - Nebengeräusche

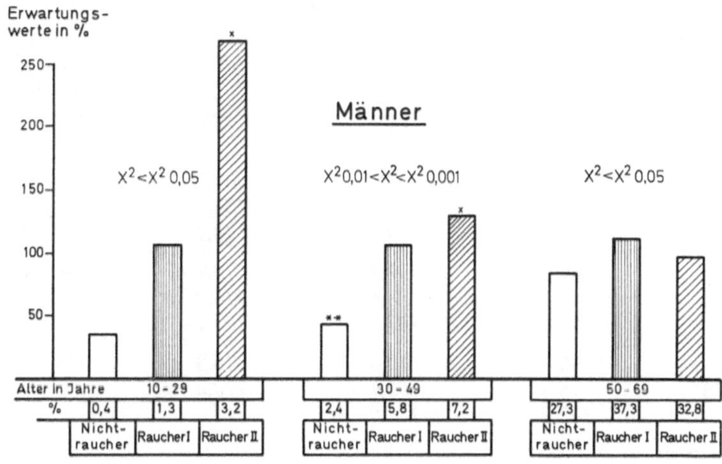

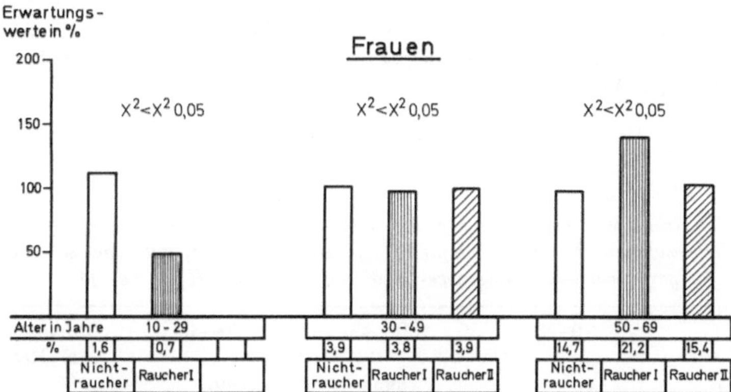

Abb. 4. Häufigkeit von katarrhalischen Nebengeräuschen bei Männern und Frauen in Abhängigkeit von der Dauer und Schwere des Rauchens. Die Häufigkeit ist in Prozent des Erwartungswertes bei vom Rauchen unabhängiger Verteilung für verschiedene Altersgruppen aufgetragen. Die Abbildungen enthalten unter den Kolonnen die Beobachtungshäufigkeit in Prozent des jeweiligen Alterskollektivs. Soweit sich eine überdurchschnittliche bzw. unterdurchschnittliche Häufung der Beobachtungen ergab, ist dies für die verschiedenen Signifikanzniveaus mit Kreuzchen gekennzeichnet

Auswurf etwas ausgeprägter als bei dem ganztägigen Symptom. Darüber hinaus fällt auf, daß die Häufigkeitsunterschiede zwischen Nichtrauchern und Rauchern in der niedrigsten Altersgruppe 10—29 Jahre am ausgeprägtesten ist. Im allgemeinen klagen stark rauchende Männer

Tabelle 1. *Häufigkeit bronchitischer Symptome bei Männern in Abhängigkeit vom Lebensalter und den Rauchergewohnheiten [Husten, Auswurf, katarrhalische Nebengeräusche oder Resistance-Erhöhung (> 3,5 cm $H_2O\ l^{-1}$ sec)]*

Alter (Jahre)	10—29	30—49	50—69	Abhängigkeit vom Rauchen
n gesamt	1254	2131	1235	χ^2
Nichtraucher	26,6	43,6	62,5	> 0,001
n = 1407	*59,2* →	*98,1* →	*164,3* →	
	↓ *57,1*	↓ *59,7*	↓ *73,4*	
Raucher I	37,7	51,7	73,7	> 0,001
n = 1535	*78,9* →	*88,0* →	*146,2* →	
	↓ *122,0*	↓ *85,7*	↓ *104,7*	
Raucher II	55,4	72,3	76,3	> 0,01
n = 1678	*78,6* →	*96,7* →	*113,3* →	
	↓ *142,9*	↓ *131,2*	↓ *113,0*	
Abhängigkeit vom Alter χ^2	> 0,001	> 0,001	> 0,001	

Normalsatz in Prozent des jeweiligen Alterskollektives. Kursiv in Prozent des Erwartungswertes bei altersunabhängiger (→) oder von den Rauchergewohnheiten (↓) unabhängiger Verteilung.

Tabelle 2. *Häufigkeit bronchitischer Symptome bei Frauen in Abhängigkeit vom Lebensalter und den Rauchergewohnheiten [Husten, Auswurf, katarrhalische Nebengeräusche oder Resistance-Erhöhung (> 3,5 cm $H_2O\ l^{-1}$ sec)]*

Alter (Jahre)	10—29	30—49	50—69	Abhängigkeit vom Rauchen
n gesamt	802	1538	939	χ^2
Nichtraucher	16,0	22,4	47,7	> 0,001
n = 2685	*55,4* →	*77,7* →	*165,5* →	
	↓ *90,3*	↓ *87,6*	↓ *99,0*	
Raucher	24,7	36,7	52,7	> 0,001
n = 594	*68,5* →	*102,0* →	*146,3* →	
	↓ *139,4*	↓ *143,1*	↓ *109,2*	
Abhängigkeit vom Alter χ^2	> 0,001	> 0,001	kein Unterschied	

Normalsatz in Prozent des jeweiligen Alterskollektives. Kursiv in Prozent des Erwartungswertes bei altersunabhängiger (→) oder von den Rauchergewohnheiten (↓) unabhängiger Verteilung.

Tabelle 3. *Mittelwerte in Abhängigkeit von den Rauchergewohnheiten. Altersgruppen 10—29 Jahre, Männer*

Meßwerte		Nichtraucher	Raucher I	Raucher II	Varianz-analyse F-Werte
PaO_2	$\bar{x}$	95,193	94,161	91,881	> 0,001
Ruhe (mm Hg)	n	455	604	151	
	s	5,579 (a)	6,373 (b)	7,463 (c)	
$PaCO_2$	$\bar{x}$	37,44	37,899	38,181	> 0,01
Ruhe (mm Hg)	n	468	622	155	
	s	2,631 (a)	2,704 (b)	2,632 (b)	
PaO_2	$\bar{x}$	92,611	92,322	91,114	> 0,01
Belastung	n	429	581	140	
(mm Hg)	s	5,271 (a)	5,547 (a)	6,89 (b)	
$PaCO_2$	$\bar{x}$	38,384	38,89	39,069	> 0,05
Belastung	n	437	593	145	
(mm Hg)	s	3,031 (a)	3,051 (b)	3,057 (b)	
R_t	$\bar{x}$	1,861	1,7981	2,080	> 0,01
(cm H_2O l^{-1} sec)	n	470	619	150	
	s	0,8775 (a)	0,8851 (a)	1,1845 (b)	
IGV	$\bar{x}$	2681,5	2745,5	2589,5	kein
(ml)	n	469	620	148	Unterschied
	s	1608,4	1580,4	1935,0	
Blutdruck	$\bar{x}$	128,37	128,47	116,12	> 0,001
systolisch	n	473	622	155	
(mm Hg)	s	14,06 (a)	13,77 (a)	66,26 (b)	
Blutdruck	$\bar{x}$	81,361	80,585	83,742	> 0,001
diastolisch	n	471	622	155	
(mm Hg)	s	7,725 (a)	7,899 (a)	7,949 (b)	
Herzfrequenz	$\bar{x}$	71,446	72,395	72,265	kein
Ruhe (min^{-1})	n	473	622	155	Unterschied
	s	10,519	9,665	9,35	

und Frauen 2—3mal häufiger über Husten und Auswurf als nichtrauchende.

Das Verhalten des Symptoms Atemnot bei Anstrengungen sowie die Häufigkeit katarrhalischer Nebengeräusche in den verschiedenen Raucherklassen ist dagegen unterschiedlich. Für Frauen läßt sich weder für das Symptom Atemnot bei Anstrengungen noch für den Befund katarrhalischer Nebengeräusche eine Abhängigkeit von den Rauchergewohnheiten feststellen. Dagegen ergaben sich bei Männern bis zum 49. Lebensjahr zwischen der Häufigkeit von Atemnot bei Anstrengungen und der

Tabelle 4. *Mittelwerte in Abhängigkeit von den Rauchergewohnheiten. Altersgruppe 30—49 Jahre, Männer*

Meßwerte		Nichtraucher	Raucher I	Raucher II	Varianz-analyse F-Werte
R_t	$\bar{x}$	2,1631	2,1354	2,281	kein
(cm H_2O l^{-1} sec)	n	602	492	1003	Unterschied
	s	1,5898	1,4782	1,6044	
IGV	$\bar{x}$	2693,3	2838,4	24,53,0	> 0,001
(ml)	n	599	493	1004	
	s	1549,2 (a)	1576,1 (a)	2134,0 (b)	
Blutdruck	$\bar{x}$	138,8	137,02	123,63	> 0,001
systolisch	n	612	498	1018	
(mm Hg)	s	16,7 (a)	16,2 (a)	61,63 (b)	
Blutdruck	$\bar{x}$	87,287	86,286	86,321	kein
diastolisch	n	609	497	1017	Unterschied
(mm Hg)	s	9,766	9,643	9,818	
Herzfrequenz	$\bar{x}$	71,315	71,956	74,505	> 0,001
Ruhe (min^{-1})	n	610	497	1020	
	s	9,071 (a)	8,312 (a)	9,304 (b)	
PaO_2	$\bar{x}$	89,437	88,356	87,002	> 0,001
Ruhe (mm Hg)	n	590	483	977	
	s	6,818 (a)	7,044 (b)	7,393 (c)	
$PaCO_2$	$\bar{x}$	37,954	38,101	38,266	> 0,05
Ruhe (mm Hg)	n	609	493	1015	
	s	2,411 (a)	2,604 (a)	2,459 (b)	
PaO_2	$\bar{x}$	89,533	89,12	87,957	> 0,001
Belastung	n	488	416	800	
(mm Hg)	s	6,098 (a)	6,284 (a)	6,966 (b)	
$PaCO_2$	$\bar{x}$	38,654	39,090	39,152	> 0,01
Belastung	n	497	424	824	
(mm Hg)	s	2,632 (a)	3,045 (b)	2,98 (b)	

Frequenz katarrhalischer Nebengeräusche einerseits und der Dauer und Schwere des Rauchens andererseits statistisch zu sichernde Beziehungen (Abb. 3 und 4). In den höheren Altersklassen 50—69 Jahren waren Unterschiede nicht mehr festzustellen.

In den Tabellen 1 und 2 ist die Häufigkeit bronchitischer Symptome bei Männern und Frauen aufgetragen, wobei als bronchitisches Symptom das Bestehen einiger folgender Merkmale definiert wurde:

Husten, Auswurf, katarrhalische Nebengeräusche oder ein intrabronchialer Strömungswiderstand über 3,5 cm, H_2O l^{-1} sec. Die Zu-

Tabelle 5. *Mittelwerte in Abhängigkeit von den Rauchergewohnheiten. Altersgruppe 50—69 Jahre, Männer*

Meßwerte		Nichtraucher	Raucher I	Raucher II	Varianzanalyse F-Werte
R_t	$\bar{x}$	2,8436	3,3725	3,3785	> 0,01
(cm H_2O l^{-1} sec)	n	314	400	494	
	s	2,149 (a)	2,7632 (b)	2,7963 (b)	
IGV	$\bar{x}$	3068,4	3202,5	3082,1	kein
(ml)	n	313	398	494	Unterschied
	s	1498,4	1956,9	1991,1	
Blutdruck	$\bar{x}$	150,49	134,42	129,78	> 0,001
systolisch	n	319	412	503	
(mm Hg)	s	20,08 (a)	72,04 (b)	77,28 (b)	
Blutdruck	$\bar{x}$	91,64	91,703	89,442	kein
diastolisch	n	317	411	502	Unterschied
(mm Hg)	s	10,357	11,148	24,329	
Herzfrequenz	$\bar{x}$	71,865	74,726	74,863	> 0,001
Ruhe (min^{-1})	n	319	412	503	
	s	8,798 (a)	11,017 (b)	10,609 (b)	
PaO_2	$\bar{x}$	84,305	82,264	81,761	> 0,001
Ruhe (mm Hg)	n	305	398	482	
	s	7,033 (a)	7,9 (b)	8,186 (b)	
$PaCO_2$	$\bar{x}$	38,991	39,263	39,128	kein
Ruhe	n	317	411	500	Unterschied
(mm Hg)	s	2,327	2,392	2,768	
PaO_2	$\bar{x}$	85,223	84,248	83,178	> 0,05
Belastung	n	121	145	208	
(mm Hg)	s	7,315 (a)	6,912 (a)	7,389 (b)	
$PaCO_2$	$\bar{x}$	39,468	39,49	39,462	kein
Belastung	n	124	147	212	Unterschied
(mm Hg)	s	2,542	2,265	2,644	

nahme der Symptomatik mit steigendem Lebensalter für alle Rauchergruppen ist, wie schon aus früheren Untersuchungen hervorgeht, sowohl für Männer als auch Frauen signifikant. Interessant ist, daß die von der Schwere und Dauer des Rauchens abhängige Zunahme innerhalb der Altersgruppe 10—29 Jahren am deutlichsten ausgeprägt ist. Die Zunahme der Symptomatik zwischen nicht rauchenden und stark rauchenden beträgt in der Altersgruppe 10—29 Jahre 28,8%, in der Altersklasse 50—69 Jahre lediglich 13,8%.

Tabelle 6. *Mittelwerte in Abhängigkeit von den Rauchergewohnheiten. Altersgruppe 10—29 Jahre, Frauen*

Meßwerte		Nichtraucher	Raucher I	Varianzanalyse F-Werte
R_t	$\bar{x}$	2,1083	1,7796	> 0,001
(cm H_2O l^{-1} sec)	n	630	147	
	s	0,9781 (a)	0,7914 (b)	
IGV (ml)	$\bar{x}$	2491,4	2500,1	kein Unterschied
	n	629	147	
	s	491,7	478,5	
Blutdruck	$\bar{x}$	124,91	124,97	kein Unterschied
systolisch	n	642	147	
(mm Hg)	s	11,50	12,2	
Blutdruck	$\bar{x}$	80,331	81,014	kein Unterschied
diastolisch	n	641	147	
(mm Hg)	s	6,111	7,054	
Herzfrequenz	$\bar{x}$	74,473	77,435	> 0,05
Ruhe (min^{-1})	n	640	147	
	s	10,978 (a)	10,259 (b)	
PaO_2	$\bar{x}$	95,533	95,372	kein Unterschied
Ruhe (mm Hg)	n	610	137	
	s	5,468	6,731	
$PaCO_2$	$\bar{x}$	36,307	36,736	kein Unterschied
Ruhe (mm Hg)	n	638	144	
	s	2,19	2,332	

b) Lungenfunktionswerte

Die von uns gemessenen Mittelwerte des Strömungswiderstandes in den Atemwegen, des intrathorakalen Gasvolumens, der blutgasanalytischen Werte, des systolischen und diastolischen Blutdrucks sowie der Herzfrequenz, geordnet nach 3 Altersgruppen, sind für die verschiedenen Raucher- bzw. Nichtrauchergruppen in den Tabellen 3—8 aufgetragen. Bei der statistischen Prüfung ergeben sich für die meisten der gemessenen Parameter zwischen den einzelnen Rauchergruppen Unterschiede. Die Rangfolge ist durch a und b gekennzeichnet, wobei nur der Mittelwert einen höheren Rang erhielt, der sich vom niedrigsten Wert der Gruppe auf ein Signifikanzniveau von $p < 0{,}05$ trennen ließ.

Die Tabellen 9 und 10 enthalten die Lungenfunktionswerte für die verschiedenen Raucherklassen, welche mit Hilfe einer multiplen Regressionsrechnung auf ein gemeinsames Alter, eine gemeinsame mittlere Größe und einen mittleren Brocaschen Index bezogen sind. Die in der Tabelle angegebene Streuung entspricht dem Vertrauensbereich des Regressionswertes für $p = 0{,}05$.

Tabelle 7. *Mittelwerte in Abhängigkeit von den Rauchergewohnheiten. Altersgruppe 30—49 Jahre, Frauen*

Meßwerte		Nichtraucher	Raucher I	Varianzanalyse F-Werte
R_t	$\bar{x}$	2,3752	2,321	kein Unterschied
(cm H_2O l^{-1} sec)	n	1157	262	
	s	1,5437	1,637	
IGV	$\bar{x}$	2484,6	2550,3	kein Unterschied
(ml)	n	1155	262	
	s	525,4	498,1	
Blutdruck	$\bar{x}$	138,71	135,59	$> 0{,}001$
systolisch	n	1184	265	
(mm Hg)	s	18,59 (a)	17,39 (b)	
Blutdruck	$\bar{x}$	87,338	86,611	kein Unterschied
diastolisch	n	1183	265	
(mm Hg)	s	10,704	9,921	
Herzfrequenz	$\bar{x}$	75,858	77,611	$> 0{,}01$
Ruhe (min^{-1})	n	1188	265	
	s	10,247 (a)	8,672 (b)	
PaO_2	$\bar{x}$	91,195	90,298	$> 0{,}01$
(mm Hg)	n	1154	252	
	s	6,476 (a)	6,728 (b)	
$PaCO_2$	$\bar{x}$	37,012	37,208	kein Unterschied
(mm Hg)	n	1187	265	
	s	2,030	2,416	

In der Tabelle 11 sind die partiellen Regressions- bzw. Korrelationskoeffizienten für die Abhängigkeit vom Lebensalter, dem Brocaschen Index und der Körpergröße für Nichtraucher und Raucher aufgezeichnet, soweit sie sich für $p < 0{,}05$ von O als verschieden erwiesen haben.

Für den Mittelwert des *intrabronchialen Strömungswiderstandes* ergeben sich bei den 10—29jährigen und 50—69jährigen Männern Unterschiede in dem Sinne, daß starke Raucher einen etwas höheren intrabronchialen Strömungswiderstand aufweisen als Nichtraucher (Tabellen 3 und 5). Frauen (Tabellen 6 und 7) sowie Männer im Alter von 30—49 Jahren zeigen dagegen keine derartigen Unterschiede. Wird der intrabronchiale Strömungswiderstand mit Hilfe einer multiplen Regressionsrechnung auf ein gemeinsames Alter, auf eine gemeinsame Größe und einen gemeinsamen Brocaschen Index umgerechnet, so zeigen sich zwischen den Nichtrauchern und Rauchern in diesem Altersbereich am Verhalten des intrabronchialen Strömungswiderstandes ebenfalls (Tabellen 9 und 10) keine verwertbaren Unterschiede. Das

Tabelle 8. *Mittelwerte in Abhängigkeit von den Rauchergewohnheiten. Altersgruppe 50—69 Jahre, Frauen*

Meßwerte		Nichtraucher	Raucher I	Varianzanalyse F-Werte
R_t	$\bar{x}$	3,5567	2,9481	kein Unterschied
(cm H_2O l^{-1} sec)	n	820	77	
	s	2,8138	2,326	
IGV	$\bar{x}$	2601,1	2133,7	> 0,001
(ml)	n	822	78	
	s	580,3 (a)	1645,7 (b)	
Blutdruck	$\bar{x}$	163,55	139,94	> 0,001
systolisch	n	842	80	
(mm Hg)	s	23,44 (a)	70,14 (b)	
Blutdruck	$\bar{x}$	96,577	92,875	> 0,05
diastolisch	n	840	80	
(mm Hg)	s	11,841 (a)	12,573 (b)	
Herzfrequenz	$\bar{x}$	75,732	79,087	> 0,05
Ruhe (min^{-1})	n	843	80	
	s	10,849 (a)	11,562 (b)	
PaO_2	$\bar{x}$	84,43	84,744	kein Unterschied
(mm Hg)	n	802	78	
	s	7,028	7,015	
$PaCO_2$	$\bar{x}$	38,501	38,397	kein Unterschied
(mm Hg)	n	839	78	
	s	1,91	2,61	

gleiche gilt für die Häufigkeit erhöhter intrabronchialer Strömungswiderstände bei Männern und Frauen. Die in Abb. 5 aufgetragene Häufigkeit von intrabronchialen Strömungswiderständen in den Klassen 3—3,5 und über 3,5 cm H_2O l^{-1} sec ist, abgesehen von einem abweichenden Befund bei den Männern in dem Lebensalter von 10 bis 29 Jahren, zwischen Rauchern und Nichtrauchern gleich verteilt. Dagegen zeigt die Gegenüberstellung der partiellen Korrelationskoeffizienten (Tabelle 11) besonders bei Männern einen zunehmenden Einfluß des Lebensalters auf den intrabronchialen Strömungswiderstand in Abhängigkeit von der Dauer und Schwere des Rauchens. Dieser Befund bestätigt das Ergebnis des Mittelwertvergleiches bei den 10 bis 29jährigen (Tabelle 3) und 50—69jährigen (Tabelle 5) Männern, bei dem sich zwischen Rauchern und Nichtrauchern eine leichte Differenz des intrabronchialen Strömungswiderstandes ergab in dem Sinne, daß der mittlere intrabronchiale Strömungswiderstand bei starken Rauchern etwas höher lag als bei Nichtrauchern.

Tabelle 9. *Regressionswert $\bar{y}$ bezogen auf ein gemeinsames mittleres Alter, eine mittlere Größe und einen mittleren Brocaschen Index (Männer)*

Meßwerte		Nicht-raucher	Raucher I	Raucher II	Bezogen auf ($\bar{x}$)	
IGV	$\bar{y}$	3121	3238	3186	Alter	36,80 Jahre
(ml)	s	0,05 = 32	0,05 = 32	0,05 = 32	Größe	174,37 cm
$n = 4520$					Broca	105,27
R_t	$\bar{y}$	2,24	2,31	2,25	Alter	36,79 Jahre
(cm H_2O l^{-1} sec)	s	0,05 = 0,08	0,05 = 0,08	0,05 = 0,09	Größe	174,36 cm
$n = 4526$					Broca	105,29
$AaDCO_2$	$\bar{y}$	0,41	1,28	1,75	Alter	36,80 Jahre
(mm Hg)	s	0,05 = 0,25	0,05 = 0,22	0,05 = 0,21	Größe	174,34 cm
$n = 4593$					Broca	105,35
PaO_2	$\bar{y}$	90,20	89,06	87,86	Alter	36,86 Jahre
(mm Hg)	s	0,05 = 0,3	0,05 = 0,3	0,05 = 0,3	Größe	174,27 cm
$n = 4419$					Broca	105,33
$PaCO_2$	$\bar{y}$	38,02	38,28	38,25	Alter	36,85 Jahre
(mm Hg)	s	0,05 = 0,1	0,05 = 0,1	0,05 = 0,1	Größe	174,34 cm
$n = 4564$					Broca	105,40
PaO_2	$\bar{y}$	89,75	89,96	89,45	Alter	32,90 Jahre
(mm Hg)	s	0,05 = 0,3	0,05 = 0,3	0,05 = 0,4	Größe	175,01 cm
Belastung					Broca	103,43
$n = 3310$						

s 0,05 = Vertrauensbereich des Regressionswertes für $p = 0,05$.

Tabelle 10. *Regressionswert ($\bar{y}$) bezogen auf ein gemeinsames Alter, eine mittlere Größe und einen mittleren Brocaschen Index (Frauen)*

Meßwerte		Nichtraucher	Raucher	Bezogen auf ($\bar{x}$)	
IGV	$\bar{y}$	2532	2579	Alter	40,77 Jahre
(ml)	s	0,05 = 18	0,05 = 40	Größe	162,91 cm
$n = 3075$				Broca	108,46
R_t	$\bar{y}$	2,59	2,39	Alter	40,74 Jahre
(cm H_2O l^{-1} sec)	s	0,05 = 0,07	0,05 = 0,1	Größe	162,84 cm
$n = 3075$				Broca	108,43
$AaDCO_2$	$\bar{y}$	2,15	2,41	Alter	40,80 Jahre
(mm Hg)	s	0,05 = 0,16	0,05 = 0,80	Größe	162,86 cm
$n = 3144$				Broca	108,62
PaO_2	$\bar{y}$	90,28	89,75	Alter	40,79 Jahre
(mm Hg)	s	0,05 = 0,265	0,05 = 0,59	Größe	162,89 cm
$n = 3002$				Broca	108,71
$PaCO_2$	$\bar{x}$	37,26	37,36	Alter	40,80 Jahre
(mm Hg)	s	0,05 = 0,07	0,05 = 0,21	Größe	162,90 cm
$n = 3117$				Broca	108,57

s 0,05 = Vertrauensbereich des Regressionswertes für $p = 0,05$.

Tabelle 11. *Partieller Regressions- und Korrelationskoeffizient für das Alter, den Brocaschen Index und die Größe bei Rauchern und Nichtrauchern*

		Nichtraucher		Raucher I		Raucher II		Unterschied zwischen den Regressionen
		Männer	Frauen	Männer	Frauen	Männer	Frauen	
PaO_2 Ruhe (mm Hg)	Alter	−0,25 *−0,45*	−0,26 *−0,45*	−0,29 *−0,50*	−0,27 *−0,42*	−0,30 *−0,40*	kein Wert	Männer $F > F$ 0,001
	Broca	−0,08 *−0,16*	−0,08 *−0,19*	−0,06 *−0,11*	−0,10 *−0,22*	−0,08 *−0,15*	kein Wert	Frauen $F > F$ 0,001
	Größe	+ +	0,05 *−0,05*	0,1 0,09	+ +	+ +	kein Wert	
$PaCO_2$ Ruhe (mm Hg)	Alter	0,04 *0,14*	0,06 *0,35*	0,03 *0,18*	0,04 *0,17*	0,04 *0,18*	kein Wert	Männer $F > F$ 0,001
	Broca	0,01 *0,06*	+ +	+ +	+ +	+ +	kein Wert	Frauen kein Unterschied
	Größe	+ +	+ +	+ +	+ +	+ +	kein Wert	
R_t (mm H_2O l^{-1} sec)	Alter	0,22 *0,18*	0,23 *0,15*	0,38 *0,29*	0,33 *0,22*	0,48 *0,25*	kein Wert	Männer $F > F$ 0,001
	Broca	+ +	0,21 *0,17*	+ +	0,11 *0,10*	0,17 *0,11*	kein Wert	Frauen kein Unterschied
IGV (ml)	Alter	16,43 *0,33*	13,3 *0,31*	26,07 *0,49*	14,61 *0,33*	22,17 *0,34*	kein Wert	Männer $F > F$ 0,001
	Broca	−12,30 *−0,26*	−11,07 *−0,82*	−18,65 *−0,36*	−10,94 *−0,34*	−13,93 *−0,27*	kein Wert	Frauen kein Unterschied
	Größe	38,76 *0,38*	21,84 *0,25*	39,86 *0,36*	24,80 *0,31*	29,23 *0,27*	kein Wert	

Normalsatz = partieller Regressions-, kursiv = partieller Korrelationskoeffizient soweit er von 0 verschieden war ($p < 0{,}05$) (+ = nicht von 0 verschieden).

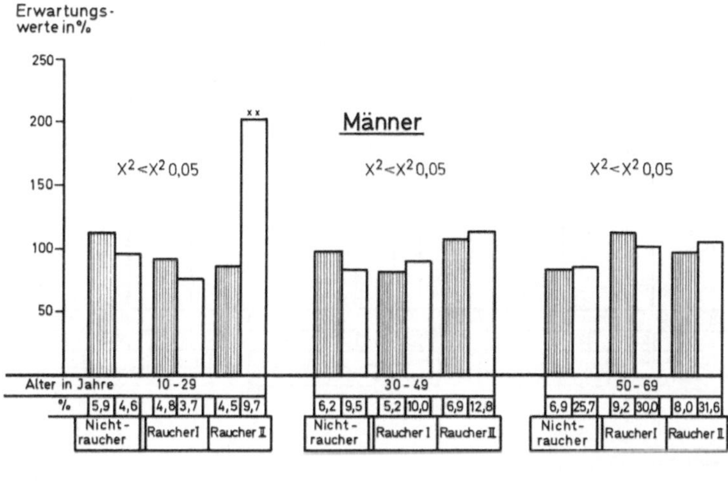

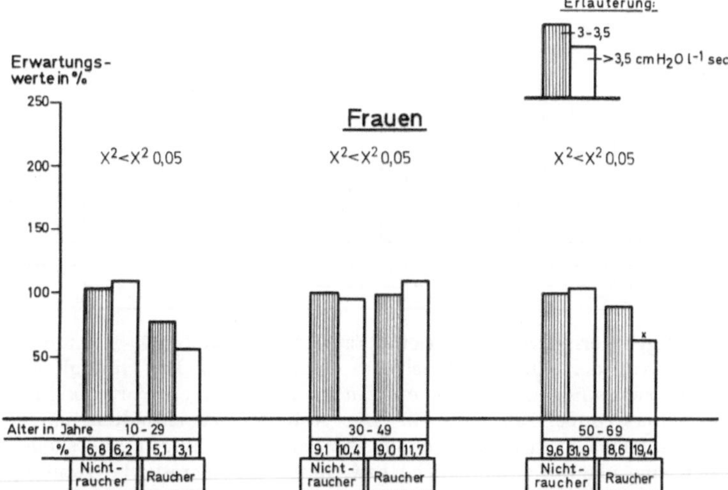

Abb. 5. Häufigkeit erhöhter intrabronchialer Strömungswiderstände in Abhängigkeit von der Dauer und Schwere des Rauchens. Die Häufigkeit ist in Prozent des Erwartungswertes bei vom Rauchen unabhängiger Verteilung für verschiedene Altersgruppen aufgetragen. Die Abbildung enthält unter den Kolonnen die Beobachtungshäufigkeit in Prozent des jeweiligen Alterskollektivs. Soweit sich eine überdurchschnittliche bzw. unterdurchschnittliche Häufung der Beobachtungen ergab, ist dies für die verschiedenen Signifikanzniveaus mit Kreuzchen gekennzeichnet

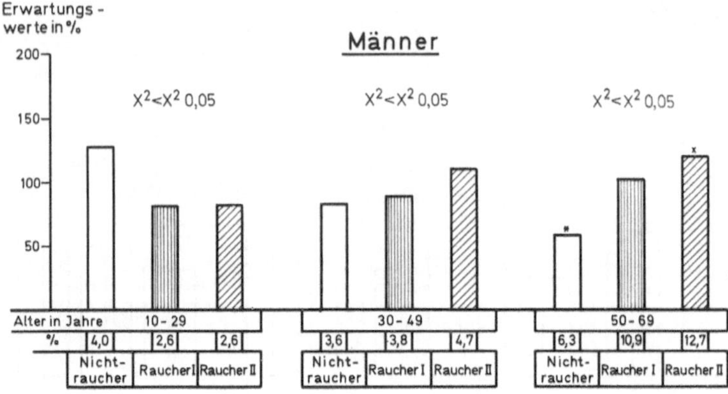

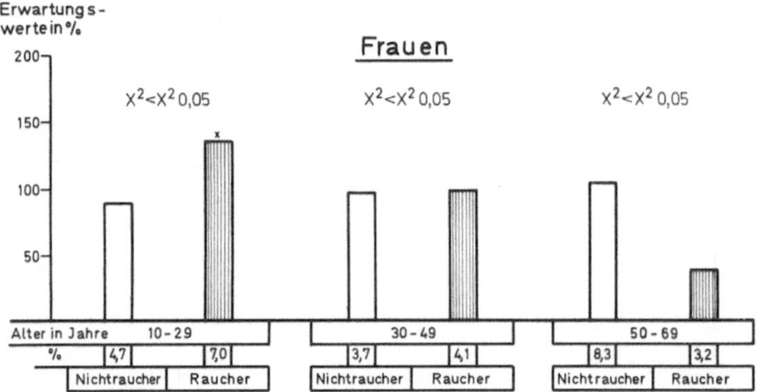

Abb. 6. Häufigkeit erniedrigter arterieller Sauerstoffdrucke ($PaO_2 < 70$ mm Hg) in Abhängigkeit von der Dauer und Schwere des Rauchens. Die Häufigkeit ist in Prozent des Erwartungswertes bei vom Rauchen unabhängiger Verteilung für verschiedene Altersgruppen aufgetragen. Die Abbildungen enthalten unter den Kolonnen die Beobachtungshäufigkeit in Prozent des jeweiligen Alterskollektivs. Soweit sich eine überdurchschnittliche bzw. unterdurchschnittliche Häufung der Beobachtungen ergab, ist dies für die verschiedenen Signifikanzniveaus mit Kreuzchen gekennzeichnet

Das Verhalten der Mittelwerte für das *intrathorakale Gasvolumen* läßt dagegen keine für unsere Betrachtung verwertbaren Differenzen erkennen. Das ergibt sich auch aus den auf ein gemeinsames mittleres Alter, eine gemeinsame mittlere Größe und einen gemeinsamen Brocaschen Index bezogenen Werte (Tabellen 9 und 10). Die partiellen Regressionskoeffizienten lassen jedoch bei den männlichen Rauchern einen etwas stärkeren Einfluß des Alters erkennen, ohne daß dieser sich jedoch an den Mittelwerten wiederfindet.

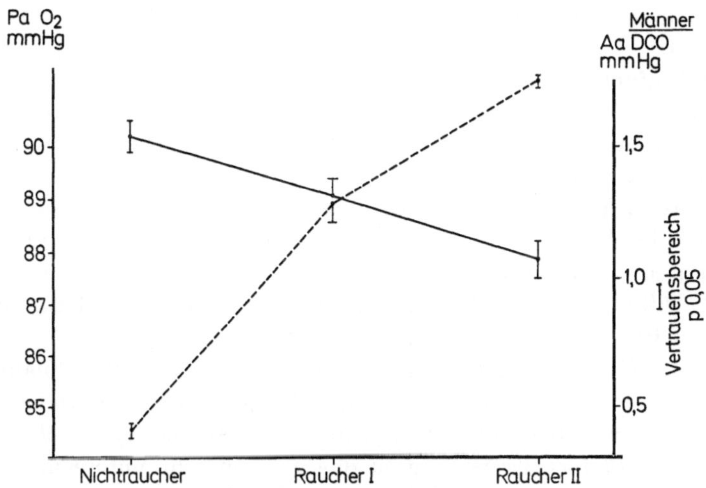

Abb. 7. Abhängigkeit des arteriellen Sauerstoffdruckes (PaO_2) und der Größe der alveolär-arteriellen Kohlensäuredruckdifferenz ($AaDCO_2$) bei 30—60jährigen Männern von der Dauer und Schwere des Rauchens. Die eingezeichneten Werte sind Mittelwerte. Die Streuung entspricht dem Fehler des Mittelwertes für ein Signifikanzniveau von $p = 0{,}05$

Der *arterielle Sauerstoffdruck* zeigt bei den Männern in allen Altersgruppen (Tabellen 3—5) eine mit zunehmender Dauer und Schwere des Rauchens verbundene Abnahme um etwa 2—3 mm Hg. Bei den Frauen findet sich dieser Befund nur im Lebensalter zwischen 10—49 Jahren, wobei sich dieser Befund nur bei den 30—49jährigen Frauen statistisch sichern ließ. Die Umrechnung des arteriellen Sauerstoffdruckes auf ein gemeinsames mittleres Alter, eine gemeinsame mittlere Größe und einen mittleren Brocaschen Index läßt für die Männer (Tabelle 9) und für die Frauen (Tabelle 10) ebenfalls eine Differenz zwischen dem arteriellen Sauerstoffdruck der Nichtraucher und Raucher erkennen. Die Veränderungen am arteriellen Sauerstoffdruck sind bei den Männern auch unter Belastung nachweisbar (Tabellen 3—5), wobei jedoch die Veränderungen wesentlich geringer sind als in Ruhe. Aus der Abb. 6 ergibt sich, daß die Häufigkeit erniedrigter arterieller Sauerstoffdrucke bei Männern in den Altersgruppen 30—69 Jahre mit zunehmender Dauer und Schwere des Rauchens zunimmt, wobei sich allerdings diese Zunahme nur für die Altersgruppe von 50—69 Jahren statistisch sichern ließ.

Mit der Abnahme des arteriellen Sauerstoffdruckes in Abhängigkeit von den Rauchergewohnheiten ist ein Anstieg der alveolär-arteriellen

Kohlensäuredruckdifferenz bei den Männern verbunden (Abb. 7) (Tabelle 9).

Der Einfluß des Lebensalters auf den PaO_2, soweit er an der Höhe des multiplen Regressionskoeffizienten zu erkennen ist (Tabelle 11), nimmt mit zunehmender Schwere und Dauer des Rauchens bei den Männern und Frauen etwas zu.

Am *arteriellen Kohlensäuredruck* ergeben sich im Gegensatz zum Sauerstoffdruck dagegen keine verwertbaren Beziehungen zwischen Rauchern und Nichtrauchern (Tabellen 9 und 5—7), wenn man von kleinen Differenzen zwischen den Mittelwerten bei den Männern im Alter von 10—49 Jahren (Tabellen 3 und 4) absieht.

Für die *Herzfrequenz* läßt sich, abgesehen von den 10—29jährigen Männern (Tabelle 3), eine geringfügige Zunahme mit der Dauer und Schwere des Rauchens erkennen (Tabellen 4—8). Die *systolischen* und *diastolischen Blutdruckwerte* zeigten dagegen ein sehr unterschiedliches Verhalten. Sie weisen mit zunehmendem Tabakkonsum eine leicht abfallende Tendenz auf.

Diskussion

Bei den 8162 untersuchten Männern und Frauen fand sich eine eindeutige Abhängigkeit der Klagen über Husten und Auswurf von der Dauer und Schwere des Rauchens. Im allgemeinen gaben stark rauchende Männer und Frauen 2—3mal häufiger derartige Symptome an als Nichtraucher (Abb. 1, 2). Der Einfluß der Rauchergewohnheiten auf die Frequenz von Husten oder Auswurf erwies sich dabei ebenso stark wie die des Lebensalters. Die von van der Lende [24] geteilte Meinung des College of general prectitioners [6], daß der geschlechtsspezifische Unterschied der Symptomhäufigkeit Folge des unterschiedlichen starken Tabakkonsums sei, ließ sich allerdings nicht bestätigen (Tabellen 1 und 2) [41]. Auch bei Berücksichtigung der Rauchergewohnheiten findet sich zwischen Männern und Frauen eine deutliche Differenz in dem Sinne, daß Frauen weniger unter Husten und Auswurf leiden als Männer [41]. Der Altersgang der Bronchitissymptome ist von der Dauer und Schwere des Rauchens unabhängig. Er läßt sich bei den Nichtrauchern ebenso wie bei den Rauchern feststellen.

Hinsichtlich der Auskultationsbefunde ergaben sich zu den von van der Lende [25] mitgeteilten Ergebnissen gewisse Differenzen. Eine raucherbedingte Zunahme der katarrhalischen Auskultationsphänomene wie Rasselgeräusche und Giemen und Brummen ließ sich nur bei Männern bis zum 49. Lebensjahr feststellen. Frauen zeigten eine derartige Beziehung nicht, wobei allerdings Berücksichtigung finden muß, daß sich unter den Frauen starke Raucher selten fanden (Abb. 4).

Dagegen stimmen wir auch mit der von van der Lende [25] gemachten Beobachtung überein, daß die Dyspnoe und Klagen über Atemnot keine auffällige Korrelation zur Schwere und Dauer des Rauchens haben (Abb. 3).

Besonderes Interesse beansprucht die Frage, inwieweit Messungen der Lungenfunktion den schädigenden Einfluß des Rauchens objektivieren können. Gerade die Untersuchung dieses Problems hat zu unterschiedlichen Ergebnissen geführt [1, 10—13, 16—19, 23, 25]. Am deutlichsten sind in unserer Untersuchungsreihe die Veränderungen am arteriellen Sauerstoffdruck und an der Differenz zwischen alveolär-arteriellen Kohlensäuredruck (Tabellen 3—5, Abb. 7), wobei während körperlicher Belastung die Differenz am arteriellen Sauerstoffdruck zwischen den einzelnen Rauchergruppen weitgehend verschwindet. Im Zusammenhang mit den Ergebnissen von Joosting und Visser [22], die bei Rauchern abnorme Helium-Einwaschkurven registrierten, sind die Befunde ein Ausdruck dafür, daß der Tabakrauch zu einer Störung des Verhältnisses von Ventilation zur Perfusion in der Lunge führt, die im Einzelfall zu belanglosen, in Kollektiven aber zu deutlich nachweisbaren Abfällen des arteriellen Sauerstoffdruckes führen. Am Zustandekommen dieser Funktionsanomalie dürfte u. a. die im Tierversuch [4, 7] nachgewiesene Reizwirkung des Tabaks auf die Bronchialschleimhaut von Bedeutung sein. Funktionelle Veränderungen dieser Art sind auch von den Staubberufen bekannt [33, 39, 42].

Umstritten ist allerdings, ob Raucher ohne besondere berufliche Belastung häufiger an obstruktiven Bronchitiden leiden als Nichtraucher. Fletcher und Higgins [14, 16] wiesen zwar bei Rauchern einen verminderten Atemgrenzwert, andere Autoren [1, 10, 15, 20, 29, 32] eine verminderte 1 sec-Kapazität und eine reduzierte maximale Strömungsgeschwindigkeit nach, die auf eine gewisse Häufung von obstruktiven Bronchitiden hindeuten. Nach der großen Erhebung von van der Lende [25] sind jedoch die Unterschiede zwischen Rauchern und Nichtrauchern hinsichtlich ihrer ventilatorischen Funktion nur sehr gering. Eine eindeutige Verminderung der 1 sec-Kapazität konnte van der Lende [25] bei Rauchern nicht objektivieren, wenn auch ein gewisser Einfluß auf die Vitalkapazität und die 1 sec-Kapazität festzustellen war.

Auch nach unserer Erhebung ist die Bedeutung des Rauchens für die Höhe des intrabronchialen Strömungswiderstandes, der als Maß für die Schwere der obstruktiven Ventilationsstörung anzusehen ist, relativ gering (Abb. 5). Es fanden sich lediglich bei den 10—29jährigen und 50—69jährigen Männern Unterschiede in dem Sinne, daß Raucher einen etwas höheren intrabronchialen Strömungswiderstand aufwiesen als Nichtraucher. Die Gegenüberstellung der partiellen Korrelationskoeffizienten in der Tabelle 11 zeigte, daß bei Männern ein zunehmender

Einfluß des Lebensalters auf den intrabronchialen Strömungswiderstand in Abhängigkeit von der Dauer und Schwere des Rauchens festzustellen war. Für die Häufigkeit obstruktiver Bronchialerkrankungen scheint jedoch die Schwere und Dauer des Rauchens nicht die vermutete Bedeutung zu haben, was auch daraus hervorgeht, daß in unserem Material die schwächer rauchenden Frauen im allgemeinen genauso häufige obstruktive Ventilationsstörungen aufwiesen wie die stärker rauchenden Männer. Nur in Kombination mit extremer beruflicher Belastung [13, 26, 39] wurde bei Rauchern eine erhöhte Häufigkeit von obstruktiven Bronchitiden gefunden. Auch aus den Untersuchungen von Joosting und Visser [22] geht die ungünstige Wirkung von erhöhtem Tabakkonsum in Kombination mit einer beruflichen Staubbelastung hervor.

Literatur

1. Anderson, D. O., Ferris, B. G.: Air pollution levels and chronic respiratory disease. Arch. environm. Hlth **16**, 307 (1965).
2. Attinger, E. O., Goldstein, M. M., Segal, M.: Effects of smoking upon the mechanics of breathing. In normal subjects. Amer. Rev. Tuberc. **77**, 1 (1958).
3. — — — Effects of smoking upon the mechanics of breathing. In patients with cardiopulmonary disease. Amer. Rev. Tuberc. **77**, 10 (1958).
4. Ballenger, J. J.: Experimental effect of cigarette smoke on human respiratory cilia. New Engl. J. Med. **263**, 832 (1960).
5. Bierstecker, K.: Air pollution and smoking as cause of bronchitis. Arch. environm. Hlth **18**, 531 (1969).
6. College of general practitioners Chronic: bronchitis in Great Britain. Brit. med. J. **1961 II**, 973.
7. Dalhamn, T.: The effect of cigarette smoke on ciliary activity in the upper respiratory tract. Arch. Otolaryng. **70**, 166 (1969).
8. Damoiseau, J., Petit, J. M., Troquet, J., Pirnay, F.: Influence de la fumée de tabac sur les résistances dynamiques pulmonaires chez l'homme sain. Arch. int. Physiol. **70**, 431 (1962).
9. Dixon, W. J.: BMD Biomedical computer programs. Berkeley and Los Angeles: University of California Press 1967.
10. Ferris, B. G.: Chronic low-level air pollution. Use of general mortality, and chronic disease morbidity and mortality to estimate effects. Environ. Res. **2**, 79 (1969).
11. — Anderson, D. O.: The prevalence of chronic respiratory disease in a New Hampshire town. Amer. Rev. resp. Dis. **86**, 165 (1962).
12. — — Epidemiological studies related to air pollution. A comparison of Berlin, New Hampshire and Chilliwack, Brit. Columbia. Proc. roy. Soc. Med. **57**, 979 (1964).
13. — Burgess, W. A., Worcester, J.: Prevalence of chronic respiratory disease in a pulp and a paper mill in the United States. Brit. J. industr. Med. **24**, 26 (1967).
14. Fletcher, C. M., Elmes, P. C., Fairbairn, A. S., Wood, C. H.: The significance of respiratory symptoms and the diagnosis of chronic bronchitis in a working population. Brit. med. J. **1959 II**, 257.
15. — Tinker, C. M.: Chronic bronchitis: a further study of simple diagnostic methods in a working population. Brit. med. J. **1961 I**, 1491.

16. Higgins, I. T. T.: Tobacco smoking, respiratory symptoms, and ventilatory capacity: studies in random samples of the population. Brit. med. J. **1959 I**, 325.
17. Holland, W. W.: The natural history of chronic bronchitis. J. Coll. gen. Practit. **11**, Suppl. 2 (1966).
18. — Reid, D. D.: The urban factor in chronic bronchitis. Lancet **1965 I**, 445.
19. — — Seltser, R., Stone, R. W.: Respiratory disease in England and the United States. Arch. environm. Hlth **10**, 338 (1965).
20. Huhti, E.: Prevalence of respiratory symptoms, chronic bronchitis and pulmonary emphysema in a Finnish rural population. Acta tuberc. pneumol. scand., Suppl. 61 (1965).
21. Ikonomides, S. Z.: Atemmechanische Untersuchungen über die Einwirkungen der langzeitigen Zigarettenrauchinhalation auf die Lungenmechanik. Inaug.-Diss., Münster (1968).
22. Joosting, P. E., Visser, B. F.: Spirogramm and wash-out curve: do these methods discriminate between the effects of dust inhalation and smoking upon lung ventilation? Internat. Kongr. für Arbeitsmedizin, Wien 1966 (Proceeding S. 623).
23. Kourilsky, R., Brille, D., Hatte, H., Carton, J., Hinglais, J. C.: Enquête sur l'étiologie et la prophylaxie de la bronchite chronique et de l'emphyséme pulmonaire. Achevé d'imprimer par la Caisse Régionale de Sêcurité Sociale, de Paris le 10 Mars 1966.
24. Langer, G., Fisher, M. A.: Concentration and particle size of cigarette smoke particles. Arch. industr. Hlth **13**, 372 (1956).
25. Lende, R. van der: Epidemiology of chronic non-specific lung disease (chronic bronchitis). Assen: Van Gorcum & Comp. N. V. 1969.
26. Leuschner, A., Ulmer, W. T.: Bronchitishäufigkeit bei stärkerer Staubbelastung. Int. Arch. Gewerbepath. Gewerbehyg. **23**, 251 (1967).
27. Linder, A.: Statistische Methoden für Naturwissenschaftler, Mediziner und Ingenieure. Basel u. Stuttgart: Birkhäuser 1960.
28. Miller, D., Bondurant, S.: Effects of cigarette smoke in the surface characteristics of lung extracts. Amer. Rev. resp. Dis. **85**, 692 (1962).
29. Mork, T.: A comparative study of respiratory disease in England, Wales and Norway. Acta med. scand. **172**, Suppl. 384 (1962).
30. Nadel, J. A., Comroe, J. H.: Acute effects of inhalation of cigarette smoke on airway conductance. J. appl. Physiol. **16**, 713 (1961).
31. Ostle, B.: Statictic in research. The Iowa State University Press 1963.
32. Payne, M., Kjelsberg, M.: Respiratory symptoms, lung function, and smoking habits in an adult population. Amer. J. publ. Hlth **54**, 261 (1964).
33. Reichel, G., Ulmer, W. T., Buckup, H., Stempel, G., Werner, U.: Die chronisch obstruktiven Atemwegserkrankungen des Bergmannes. Dtsch. med. Wschr. **94**, 2375 (1969).
34. — — Luftverschmutzung und unspezifische Atemwegserkrankungen. Ergebnisse epidemiologischer Untersuchungen. I. Mitteilung: Der Untersuchungsort, seine atmosphärische Belastung, die Kollektivauswahl und -beschreibung, Methodik der Untersuchung. Int. Arch. Arbeitsmed. **27**, 1—26 (1970).
35. — — Luftverschmutzung und unspezifische Atemwegserkrankungen. Ergebnisse epidemiologischer Untersuchungen. VII. Mitteilung: Berufliche Belastung und Häufigkeit unspezifischer Atemwegserkrankungen. Int. Arch. Arbeitsmed. **27**, 155—184 (1970).

36. Reid, D. D.: Environmental factors in respiratory disease. Lancet **1958 I**, 1289.
37. Thews, G.: Ein Mikroanalyse-Verfahren zur Bestimmung der Sauerstoffdrucke in kleinen Blutproben. Pflügers Arch. ges. Physiol. **276**, 89 (1962).
38. Ulmer, W. T., Reif, E.: Die obstruktiven Erkrankungen der Atemwege. Dtsch. med. Wschr. **90**, 1803 (1965).
39. — Reichel, G., Werner, U.: Die chronisch obstruktive Bronchitis des Bergmannes. Int. Arch. Gewerbepath. Gewerbehyg. **25**, 75 (1968).
40. — — Nolte, D.: Die Lungenfunktion. Stuttgart: Thieme 1970.
41. — — Luftverschmutzung und unspezifische Atemwegserkrankungen. Ergebnisse epidemiologischer Untersuchungen. II. Mitteilung: Der Einfluß vom Alter, Geschlecht und Gewicht auf die Häufigkeit unspezifischer Atemwegserkrankungen. Int. Arch. Arbeitsmed. **27**, 27—48 (1970).
42. Worth, G., Muysers, K., Smidt, U.: Lung Function in Iron-workers 2nd Int. Symp. Tuberc. Climate, Asthma, Chronic Bronchitis, Davos 1967 Resp. 26, Suppl. 225. Basel-New York: S. Karger 1969.

Int. Arch. Arbeitsmed. 27, 73—109 (1970)

Regionale Häufigkeit unspezifischer Atemwegserkrankungen

IV. Mitteilung

W. T. Ulmer, G. Reichel, A. Czeike und A. Leuschner

Regional Incidence of Non Specific Respiratory Diseases

IV. Communication

Summary. In an epidemiological study conducted between the years 1962—1968 8,162 men and women were investigated of which 3,670, 2,780 and 1,712 came from Duisburg, Bocholt and district Borken respectively.

The subjective symptoms of bronchitis such as coughing, sputum production, dyspnoea and other catarrhal related symptoms were compared.

When considering the age and smoking habits of these people, there is no support for the statement that air pollution in the Ruhr area is the cause of a group of non specific airways diseases.

With our method of studying lung mechanics we have been able to confirm the findings of van der Lende showing that obstructive airways disease has no known relationship to air pollution. The airways resistance in fact is lower in the industrial areas than in the rural areas.

The incidence of bronchitic symptoms in our study is exceptionally high at 25—81%. The difference in incidence of bronchitic symptoms reported by other authors can be explained by the variation in definition of bronchitis and the differences in the methods of investigation.

The foregoing statements once again confirm the findings of earlier investigations showing the known strong influence of age and smoking habit, irrespective of sex, on the incidence of non-specific airways diseases.

Zusammenfassung. Bei einer epidemiologischen Feldstudie wurden in den Jahren 1962—1968 8162 Männer und Frauen untersucht, davon 3670 in Duisburg, 2780 in Bocholt und 1712 im Landkreis Borken. Der Vergleich subjektiver Bronchitissymptome wie Husten, Auswurf, Atemnot und katarrhalische Nebenbefunde ergibt unter Berücksichtigung des Alters und der Rauchergewohnheiten keinen Anhalt dafür, daß in den Industriezentren des Ruhrgebietes — verursacht durch die Luftverschmutzung — eine Häufung unspezifischer Atemwegserkrankungen vorhanden ist. Mit den von uns angewendeten atemmechanischen Methoden konnten darüber hinaus die von van der Lende erhobenen Befunde bestätigt werden, daß obstruktive Bronchialerkrankungen keine erkennbare Beziehung zur atmosphärischen Belastung des Wohnortes zeigen. Die intrabronchialen Strömungswiderstände lagen sogar im Industriegebiet niedriger als auf dem Lande.

Der Anteil der Häufigkeit bronchitischer Symptome liegt in unserer Studie mit 25—81% auffallend hoch. Die Differenz zu den Ergebnissen anderer Autoren wird durch die voneinander abweichende Definition der Bronchitissymptome und die Art der Befunderhebung erklärt.

Die vorliegende Erhebung bestätigt wiederum den von früheren Untersuchungen her bekannten starken Einfluß des Lebensalters und der Rauchergewohnheiten sowie des Geschlechtes auf die Häufigkeit von unspezifischen Atemwegserkrankungen [56].

Pemberton und Goldberg [34] wiesen 1954 darauf hin, daß bei Männern über 45 Jahren in England und Wales die Todesrate an chronischer Bronchitis von den weniger besiedelten, ländlichen Gebieten zu den Städten zunimmt. Sie stellten zwischen der Menge des SO_3-Niederschlages und der Mortalität an chronischer Bronchitis und Emphysem Zusammenhänge fest. Ähnliche Unterschiede zwischen der Sterblichkeit an Bronchitis auf dem Lande und in der Stadt und zwischen der Emphysemhäufigkeit verschiedener Verschmutzungsgebiete fanden [24, 29]. Seemann [47, 48], der 1950/51 und 1960/61 für unser Gebiet die Häufigkeit bestimmter Todesursachen in industriellen Ballungszentren und in ländlichen Gebieten überprüfte, fand dagegen keine Zusammenhänge zwischen Mortalität und Luftverschmutzung.

Anknüpfend an die Erfahrungen von [24, 29] wies Reid auf die höhere Frequenz von Bronchialerkrankungen und auf eine höhere Infektionsgefährdung der Kinder in den Städten, verglichen mit den Landbezirken, hin [45]. Er berichtete zusammen mit Holland und Stone [22, 23, 41, 44] über das Ergebnis einer epidemiologischen Studie an Post- und Telegrafenarbeitern in den Vereinigten Staaten, in London und in einigen englischen Landstädten. Die Autoren zeigten, daß die Häufigkeit von länger anhaltendem Husten und Auswurf in Abhängigkeit vom jährlichen mittleren SO_2-Spiegel des Wohnbezirkes zunimmt, wobei die größte Frequenz von anhaltendem Husten und Auswurf sich in London mit 39,2 bzw. 40% und die niedrigste in den Vereinigten Staaten mit 30,9 bzw. 31,8% fand. Die Befunde wurden noch ergänzt durch Messungen des FEV_1 und der peak flow rate, die ebenfalls in den Verschmutzungszonen eine leichte Reduzierung zeigten.

Aus den Ergebnissen der Arbeitsgruppe von Higgins und Mitarb. [17—21] sind dagegen keine überzeugenden Differenzen zwischen den ländlichen Bezirken und englischen Industriestädten zu erkennen. Auch Mork [30] konnte bei einem 1962 durchgeführten Vergleich zwischen London und Bergen (Norwegen) keine Unterschiede von Husten und Auswurf feststellen, nachdem die Gruppen in ihren Rauchergewohnheiten standardisiert worden waren.

Anderson und Ferris [2—6], die eine Erhebung in Berlin (New Hampshire) und Chilliwack durchführten, fanden zunächst ebenfalls wie Reid, Holland und Stone Unterschiede in der Bronchitishäufigkeit zwischen den geographischen Zonen mit hohem Verschmutzungsgrad und solche mit relativ sauberer Luft. Diese verschwanden jedoch weitgehend, nachdem in ihren Erhebungsdaten das Alter und die Rauchergewohnheiten standardisiert worden waren [3]. Schließlich lassen auch die Befunde von van der Lende [27] nur einen relativ geringen Einfluß des Stadtfaktors auf das Vorkommen von anhaltendem Husten und Auswurf erkennen. Die Bedeutung des Wohnortes ist nach seinen Ergebnissen weit geringer als der Einfluß von Rauchergewohnheiten und Lebensalter. Seine Untersuchung ist für die vorliegende Studie besonders interessant, weil er mit spirographischen Meßverfahren keine Beziehungen zwischen der obstruktiven Bronchitis und geographischen Verschmutzungszonen feststellen konnte. Die Untersuchungen sind darüber hinaus für unsere europäischen, speziell unsere deutschen Probleme, sehr aufschlußreich, da sich wichtige rassische, klimatische und soziologische Faktoren mit den unseren weitgehend decken. Es galt daher für uns zu prüfen, wieweit die von ihm erhobenen Befunde für die Industrizentren des Ruhrgebietes mit ihrem hohen Verschmutzungsgrad zutreffen, wobei wir uns bemüht haben, durch Aufnahme sehr empfindlicher atemmechanischer Methoden in das Untersuchungsprogramm, schon beginnende pulmonale Ausfallserscheinungen zu erfassen.

Methodik

Die Untersuchung erfolgte an einem unbeeinflußt ausgewählten Kollektiv von 8162 Männern und Frauen. Davon wurden 3670 in Duisburg, 2780 in Bocholt und 1712 im Landkreis Borken untersucht. Das Auswahlverfahren, die Methodik und die Kollektivbeschreibung sind bei [39] beschrieben.

Vor Durchführung einer Lungenfunktionsprüfung wurden die Versuchspersonen klinisch untersucht, wobei ein bei [39] beschriebener Fragebogen Anwendung fand. Die arterielle Blutgasanalyse erfolgte aus dem Blutstropfen des hyperämisierten Ohrläppchens [49, 51, 55]. Die Messung des intrabronchialen Strömungswiderstandes wurde im Bodyplethysmographen nach der modifizierten Methode von Ulmer vorgenommen [52, 53, 55].

Die statistische Berechnung erfolgte nach den bei [11a, 28, 29] angegebenen Methoden. Die Auswertung und Vorbereitung der Daten wurde auf einer Rechenanlage der Remington Rand GmbH, Geschäftsbereich UNIVAC, in Stuttgart durchgeführt. Der Vergleich von Mittelwerten erfolgte im T-Test. Die Beurteilung von Häufigkeiten qualitativer und quantitativer Krankheitsmerkmale und anamnestischer Angaben wurde nach Linder 3,33 [28] im χ^2-Verfahren vorgenommen. Für die Varianz-Analyse und die Mittelwertsbestimmung fand das Programm BMDO1V Verwendung [11a]. Die Umrechnung der Meßwerte auf ein gemeinsames Lebensalter, einen gemeinsamen Brocaschen Index und eine gemeinsame Größe erfolgte mit Hilfe einer multiplen Regressionsrechnung, die nach BMDO2R ausgerechnet wurde [11a]. Die Verschiedenheiten der in den geographischen Zonen ermittelten multiplen Regressionsgleichungen wurde beurteilt an der Differenz, um die sich die Summe der Quadrate um die Regression vermindert, wenn man von der Einzelregression für Duisburg, Bocholt und Borken auf eine gemeinsame Regression übergeht, Linder 661,5 [28]. Das Verhältnis dieser Differenz zur Summe der durchschnittlichen Abweichungsquadrate der Einzelwerte wurde an der F-Verteilung auf Signifikanz geprüft.

Die in den drei Untersuchungsgebieten stark voneinander abweichenden Immissionsbelastungen ergeben sich aus den Angaben von [7, 16, 39]. In den Landbezirken bestehen erhebliche Unterschiede nicht nur hinsichtlich des Staubniederschlages, sondern auch der Schwebestaubkonzentration und der SO_2-Immission [39].

Die Rauchergewohnheiten wurden mit einer Rauchsummenzahl für jede Person quantifiziert. Der Rauchsummenwert ergibt sich dabei aus dem Produkt der Menge des jetzigen Tabakkonsums mit der Dauer des Rauchens. Die Menge des Tabakverbrauches ist wie folgt verschlüsselt worden: 0 = kein Rauchen, 1 = bis 10 Zigaretten oder 3 Zigarren täglich, 2 = 11—20 Zigaretten oder 6 Zigarren täglich, 3 = mehr als 2. Für die Dauer des Rauchens verwendeten wir folgenden Schlüssel: 1 = 3—5 Jahre, 2 = 6—10 Jahre, 3 = über 10 Jahre. Aus den möglichen 9 Stufen bildeten wir 3 Gruppen. 0 = Nichtraucher, 1—4 = leichte Raucher und Personen mit kurzfristigem, mittlerem Tabakkonsum, 5—9 = starke Raucher und Raucher mit langfristigem, mittlerem Tabakkonsum. Die in den Tabellen und Abbildungen verwendeten Symbole entsprechen denen in der Methodik [39] angegebenen Bezeichnungen. In verschiedenen Abbildungen wurde für χ^2 die Bezeichnung X^2 verwendet. In den Tabellen und Abbildungen sind die χ^2- bzw. F-Werte angegeben,soweit sie den Tabellenwert für $p = 0{,}05$, 0,01 oder 0,001 überschreiten.

Ergebnisse

a) Husten, Auswurf, Atemnot, katarrhalische Nebengeräusche und anamnestische Angaben

Die Tabellen 1 und 2 geben die Häufigkeit anamnestischer Angaben über wiederholte bronchitische Schübe und anfallsweise auftretende Atemnot wieder. Die Klagen über in der Vergangenheit durchgemachte wiederholte bronchitische Schübe zeigen von Duisburg über Bocholt nach Borken eine erhebliche Zunahme und erreichen in Bocholt bei den Männern schon in jungen Jahren mit 38% ein recht erhebliches Ausmaß (Tabelle 2). Bei dieser Angabe fällt eine relativ geringe Abhängigkeit der Klagen vom Lebensalter und dem Geschlecht auf, vergleicht man die Beschwerden mit den übrigen Befunden. Es liegt daher nahe, daß mit dieser Frage lediglich epidemieartig verlaufende akute Infekte der oberen Luftwege erfaßt wurden, von denen wir wissen, daß sie keine Altersabhängigkeit und nur sehr geringe geschlechtsspezifische Unterschiede aufweisen [56]. Die Angaben über anfallsweise Atemnot (Tabelle 1) weisen dagegen nur relativ geringe Differenzen auf. Eine Häufigkeitszunahme vom Landbezirk zur Stadt hin ist dabei nicht festzustellen. Frauen klagen im allgemeinen etwas weniger über anfallsweise Atemnot als Männer.

In den Abb. 1—3 sind in Abhängigkeit vom Lebensalter und dem Wohnort für Männer a) und für Frauen b) die Häufigkeit von Klagen über morgendlichen und ganztätigen Husten oder Auswurf, über Atemnot bei Anstrengungen und die Frequenz katarrhalischer Nebengeräusche aufgetragen. Die Häufigkeit ist in Prozent des jeweiligen nach dem Alter

Tabelle 1. *Anamnestische Angaben über Atemnot*

Wohnbezirke	Bis 29 Jahre		30—49 Jahre		50—69 Jahre	
	Männer	Frauen	Männer	Frauen	Männer	Frauen
Duisburg	2,89	3,33	9,83	6,57	23,08	9,89
	_86,35_	_66,67_	_95,92_	_87,70_	_104,8_	_74,99_
Bocholt	5,49	6,89	12,91	10,24	25,49	17,24
	_164,0_*	_137,9_	_126,0_*	_136,7_*	_115,8_	_135,2_*
Borken	2,21	4,58	6,25	3,72	12,67	8,40
	_66,05_	_91,67_	_60,98_*	_49,60_*	_57,55_**	_63,74_*
χ^2	< 0,05	< 0,05	> 0,01	> 0,01	> 0,001	> 0,001

Normalsatz = Anteil in Prozent des jeweiligen Bezirkskollektives, *kursiv* = Anteil in Prozent des Erwartungswertes bei Gleichverteilung im Gesamtkollektiv der jeweiligen Altersgruppe. Signifikante Abweichungen vom Erwartungswert sind durch $^{*}p < 0{,}05$, $^{**}p < 0{,}01$ und $^{***}p < 0{,}001$ gekennzeichnet.

Tabelle 2. *Anamnestische Angaben über wiederholte bronchitische Schübe*

Wohnbezirke	Bis 29 Jahre		Bis 49 Jahre		Bis 69 Jahre	
	Männer	Frauen	Männer	Frauen	Männer	Frauen
Duisburg	8,82***	7,38***	19,31***	11,98***	36,21*	18,05***
	_50,77_	_39,56_	_76,33_	_57,55_	_87,01_	_52,79_
Bocholt	16,89	17,12	26,20	21,95	41,75	35,86
	_107,2_	_91,78_	_103,6_	_105,4_	_100,3_	_104,9_
Borken	38,0***	33,19***	46,56***	37,16***	56,11***	49,16***
	_218,6_	_177,9_	_184,1_	_178,5_	_134,8_	_143,8_
χ^2	> 0,001	> 0,001	> 0,001	> 0,001	> 0,001	> 0,001

Normalsatz = Anteil in Prozent des jeweiligen Bezirkskollektives, *kursiv* = Anteil in Prozent des Erwartungswertes bei Gleichverteilung im Gesamtkollektiv der jeweiligen Altersgruppe. Signifikante Abweichungen vom Erwartungswert sind durch $^{*}p < 0{,}05$, $^{**}p < 0{,}01$, $^{***}p < 0{,}001$ gekennzeichnet.

begrenzten Ortskollektiv angegeben. Jenseits des 30. Lebensjahres ergibt sich in Duisburg bei den Männern eine leichte Häufung von ganztägigem Auswurf und Husten, während im Landbezirk Borken mehr morgendlicher Husten oder Auswurf angegeben wurde und sich wesentlich häufiger katarrhalische Auskultationsbefunde wahrnehmen ließen. Bei den Frauen sind — von vereinzelten Ausnahmen abgesehen — dagegen keine ungleichen Verteilungen dieser Befunde erkennbar.

Die gemeinsame Untersuchung der Symptome Husten oder Auswurf erfolgt in der Abb. 4. Die Klagen über Husten oder Auswurf, die länger

Männer

Husten (morgens)

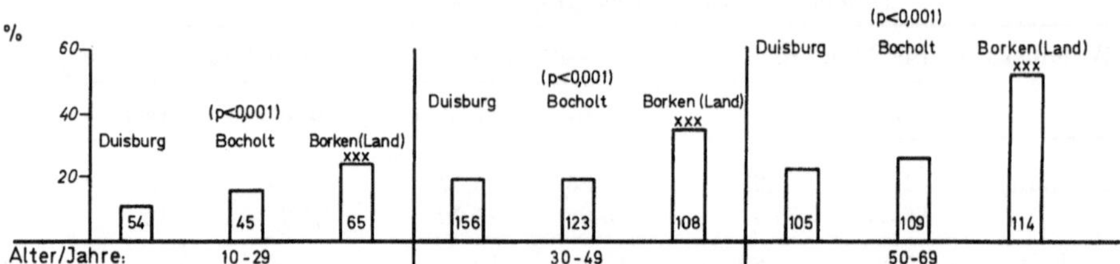

Husten(tagsüber)

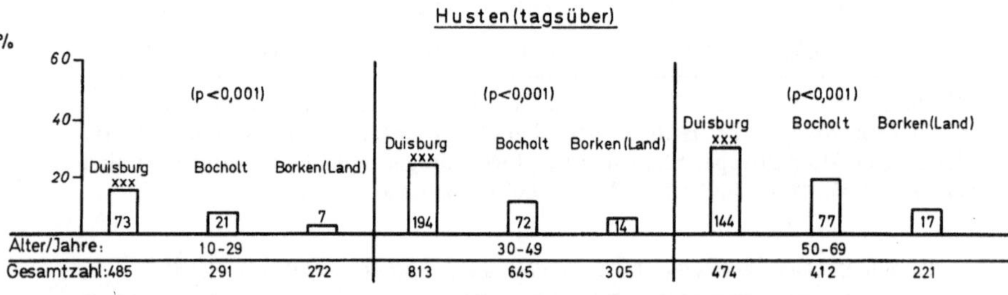

a

Frauen

Husten (morgens)

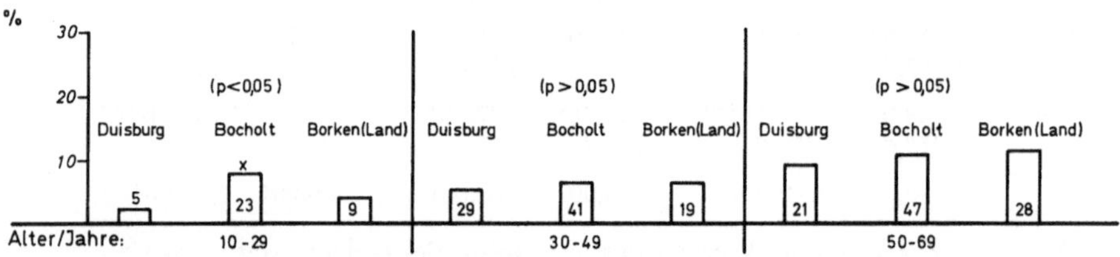

Husten(tagsüber)

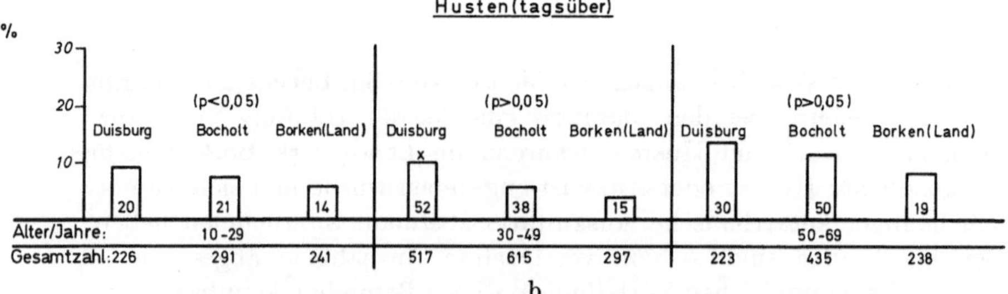

b

Abb. 1a u. b. Häufigkeit von morgendlichem und ganztägigem Auswurf bei Männern (a) und Frauen (b) in Abhängigkeit vom Lebensalter. Die Häufigkeit in den verschiedenen geographischen Zonen ist in Prozent des jeweiligen Ortskollektivs angegeben. Soweit sich eine überdurchschnittliche Häufung ergab, ist dies durch Kreuze gekennzeichnet. $\times = p < 0{,}05$, $\times\times = p < 0{,}01$, $\times\times\times = p < 0{,}001$

Männer

Auswurf(morgens)

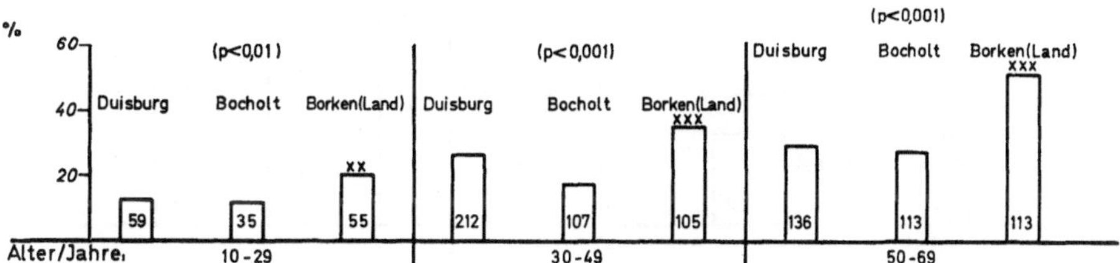

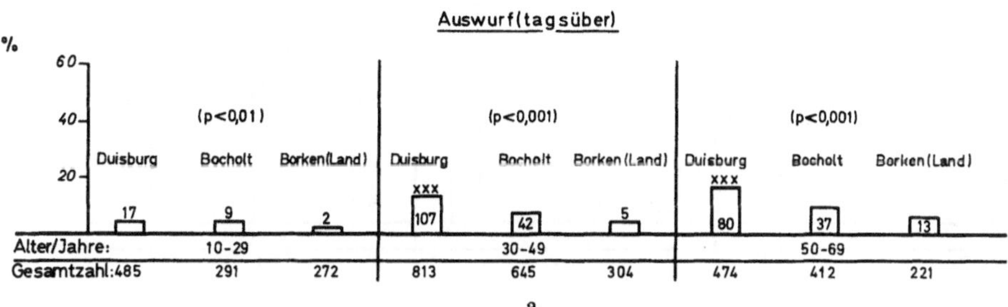

a

Frauen

Auswurf (morgens)

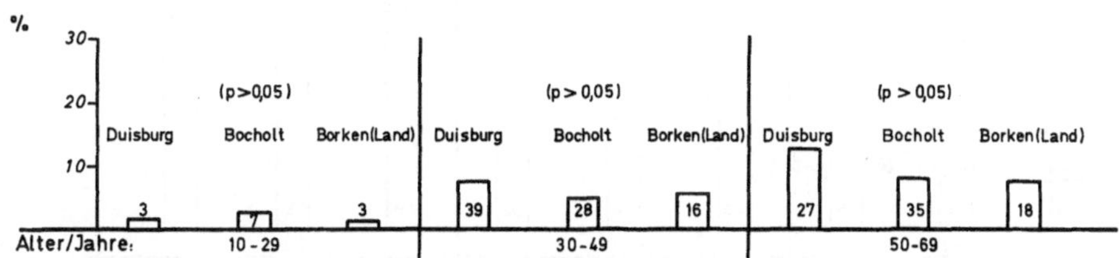

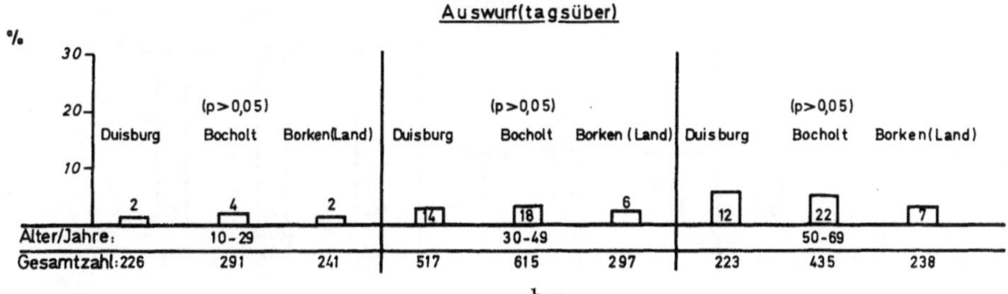

b

Abb. 2a u. b. Häufigkeit von morgendlichem und ganztägigem Husten in Abhängigkeit vom Lebensalter für Männer (a), Frauen (b). Die Häufigkeit ist in Prozent des jeweiligen Ortskollektivs angegeben. Soweit sich in den verschiedenen geographischen Zonen eine überdurchschnittliche Häufung ergab, ist dies je nach dem Signifikanzniveau mit ×, ×× oder ××× gekennzeichnet

Männer

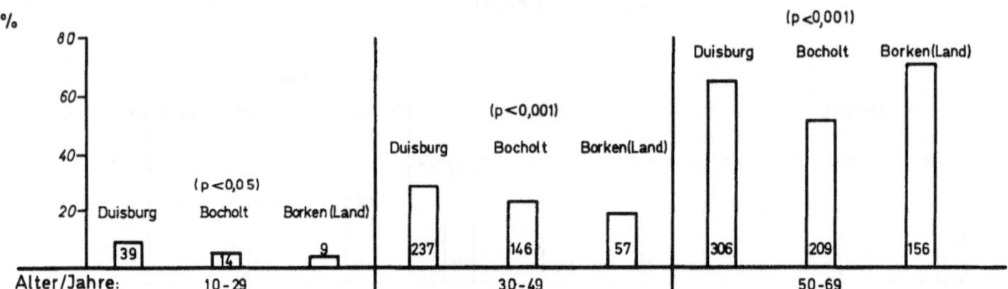

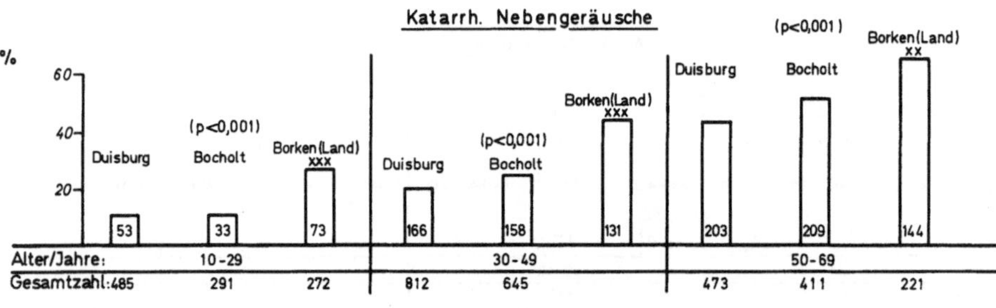

a

Frauen

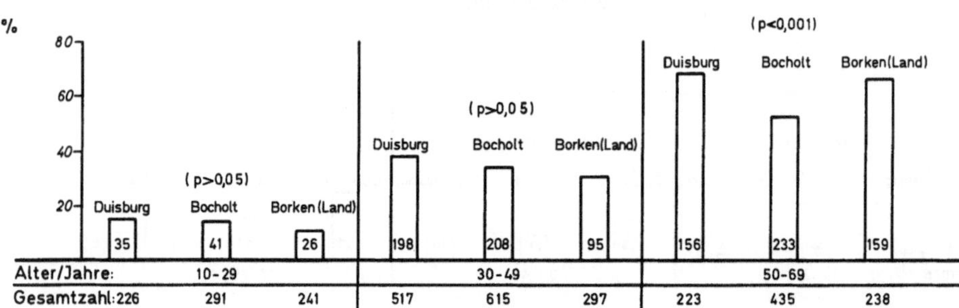

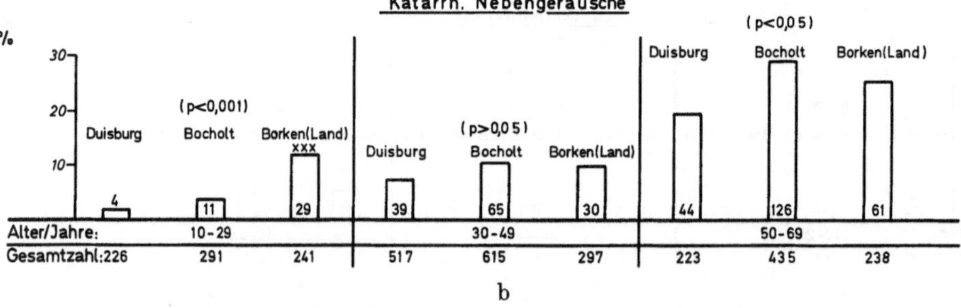

b

Abb. 3a u. b. Häufigkeit von Atemnot und katarrhalischen Nebenbefunden bei Männern (a) und Frauen (b) in Abhängigkeit vom Lebensalter. Die Häufigkeit ist in Prozent des jeweiligen Ortskollektivs angegeben. Soweit sich in den verschiedenen geographischen Zonen eine überdurchschnittliche Häufung ergab, ist dies je nach Signifikanzniveau mit ×, ×× oder ××× gekennzeichnet

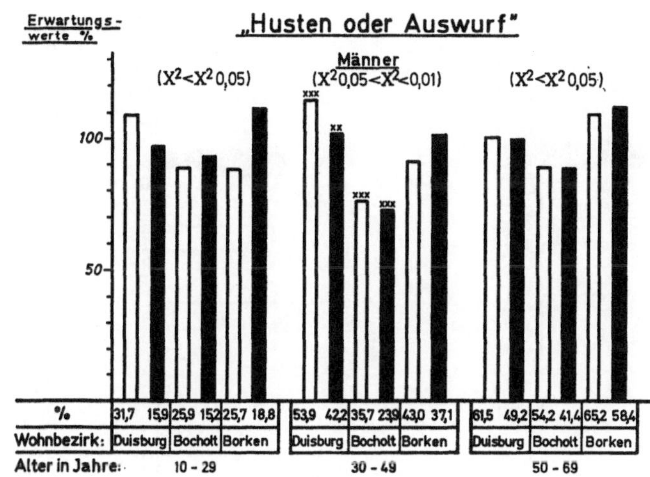

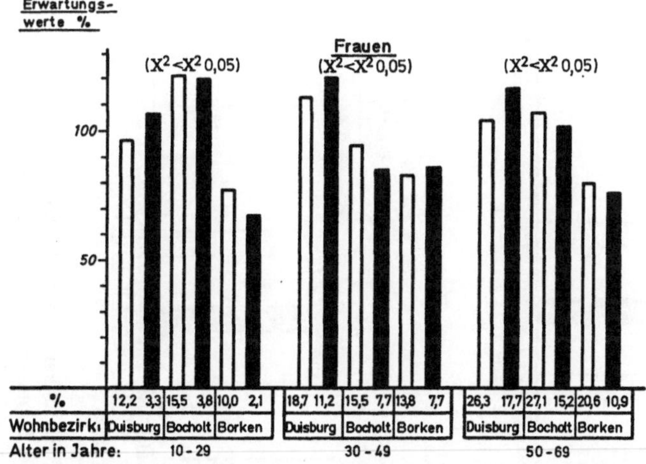

Abb. 4. Häufigkeit des Symptoms Husten oder Auswurf in Abhängigkeit vom Lebensalter bei Männern und Frauen. Die Häufigkeit ist in Prozent des Erwartungswerts bei Gleichverteilung in den verschiedenen geographischen Zonen angegeben. Die unter den Säulen gemachte Angabe bezieht sich auf die Häufigkeit in Prozent des durch das Alter begrenzten Ortskollektivs

als 3 Monate bestanden haben, sind getrennt aufgeführt. Unterschiede ergeben sich lediglich bei den 30—49jährigen Männern, in dem Sinne, daß die Frage nach Husten oder nach Auswurf in Duisburg etwas häufiger als in Bocholt und Borken positiv beantwortet wurde. Der mehr

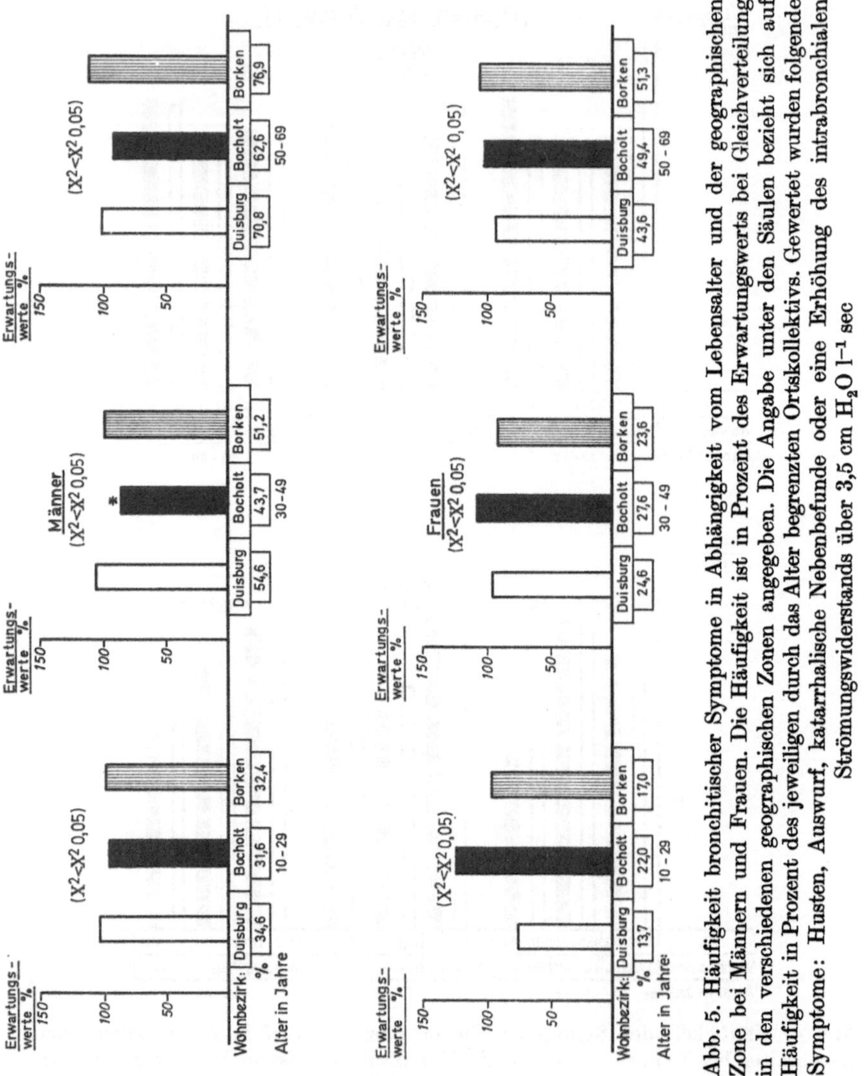

Abb. 5. Häufigkeit bronchitischer Symptome in Abhängigkeit vom Lebensalter und der geographischen Zone bei Männern und Frauen. Die Häufigkeit ist in Prozent des Erwartungswerts bei Gleichverteilung in den verschiedenen geographischen Zonen angegeben. Die Angabe unter den Säulen bezieht sich auf Häufigkeit in Prozent des jeweiligen durch das Alter begrenzten Ortskollektivs. Gewertet wurden folgende Symptome: Husten, Auswurf, katarrhalische Nebenbefunde oder eine Erhöhung des intrabronchialen Strömungswiderstands über 3,5 cm H_2O l^{-1} sec

als 3 Monate anhaltende Husten oder Auswurf macht im übrigen bei den Männern 80—90% aller Beschwerden aus.

Personen, die nicht über Husten oder Auswurf klagen und weder eine Erhöhung ihres Bronchialwiderstandes noch einen katarrhalischen Geräuschbefund aufweisen, sind in Duisburg, Bocholt und Borken gleich häufig vertreten (Abb. 5). Dies trifft für alle Altersklassen zu. Die Häufigkeit positiver Befunde nimmt stark mit dem Lebensalter zu und

Tabelle 3. *Angaben über Husten und Auswurf, der länger als 3 Monate bestand, unter Berücksichtigung des Wohnortes und der Rauchergewohnheiten*

Alter (Jahre)		Nichtraucher 0		Raucher I		Raucher II			
		Husten	Auswurf	Husten	Auswurf	Husten	Auswurf		
10—29	Duisburg	1,0	1,4	10,6	15,5	29,1	32,6	0	Husten: $\chi^2 > \chi^2$ 0,05
		29,8	*41,9*	*79,7*	*91,5*	*84,9*	*85,0*		Auswurf: kein Unterschied
	Bocholt	4,1	4,1	8,9	11,4	40,4	46,8	I	Husten: $\chi^2 > \chi^2$ 0,001
		129,6	*121,8*	*68,5*	*69,8*	*108,5*	*110,3*		Auswurf: $\chi^2 > \chi^2$ 0,001
	Borken	5,8	5,8	29,2	29,2	54,5	59,1	II	Husten: kein Unterschied
		180,2	*169,3*	*188,5***	*154,4**	*133,0*	*128,5*		Auswurf: kein Unterschied
30—49	Duisburg	11,7	14,4	21,0	29,2	35,7	44,0	0	Husten: kein Unterschied
		117,1	*111,0*	*96,0*	*105,9*	*98,9*	*95,7*		Auswurf: kein Unterschied
	Bocholt	7,0	11,6	16,4	18,2	28,1	47,5	I	Husten: $\chi^2 > \chi^2$ 0,05
		73,7	*91,5*	*77,7*	*72,1*	*82,4*	*100,9*		Auswurf: $\chi^2 > \chi^2$ 0,05
	Borken	9,9	9,9	28,1	39,5	63,3	64,9	II	Husten: $\chi^2 > \chi^2$ 0,001
		101,3	*79,8*	*152,7*	*132,7*	*145,6**	*132,3*		Auswurf: kein Unterschied
50—69	Duisburg	12,3	17,7	45,0	53,6	41,4	47,9	0	Husten: kein Unterschied
		86,9	*95,0*	*100,4*	*103,9*	*91,7*	*95,9*		Auswurf: kein Unterschied
	Bocholt	14,9	17,4	36,3	39,7	42,1	43,4	I	Husten: kein Unterschied
		102,8	*93,4*	*85,8*	*84,6*	*92,7*	*89,8*		Auswurf: kein Unterschied
	Borken	17,6	23,5	61,3	64,0	75,6	75,6	II	Husten: $\chi^2 > \chi^2$ 0,01
		119,0	*120,3*	*122,4*	*116,1*	*134,9*	*127,7*		Auswurf: $\chi^2 > \chi^2$ 0,05

Normalsatz = Prozent des Bezirkskollektivs, *kursiv* = Prozent des Erwartungswertes bei Gleichverteilung in der durch das Alter begrenzten Raucher- bzw. Nichtrauchergruppe.

Tabelle 4. *Häufigkeit bronchitischer Symptome in Abhängigkeit vom Alter, den Rauchergewohnheiten und dem Wohnort (Männer)*

Alter (Jahre)		Nicht-raucher 0 ($n=2161$)	Raucher I ($n=1967$)	Raucher II ($n=465$)	χ^2 in den Rauchergruppen 0, I, II
10—29	Duisburg	20,7	38,9	45,3	0
	$n=691$	*113,2*	*106*	*93,91*	kein Unterschied
	Bocholt	17,4	34,1	61,7	I
	$n=271$	*94,8*	*97,7*	*97,6*	kein Unterschied
	Borken	15,3	45,1	72,7	II
	$n=265$	*83,7*	*90,6*	*115,8*	kein Unterschied
30—49	Duisburg	32,2	46,3	67,9	0
	$n=1181$	*99,5*	*106,3*	*105,8*	$\chi^2 > \chi^2$ 0,05
	Bocholt	29,6	36,4	58,0	I
	$n=677$	*87,3*	*83,5*	*87,9*	$\chi^2 > \chi^2$ 0,01
	Borken	27,5	50,0	83,7	II
	$n=285$	*115,4*	*114,8*	*108,7*	$\chi^2 > \chi^2$ 0,05
50—69	Duisburg	47,7	76,6	77,5	0
	$n=602$	*83,7*	*101,8*	*99,2*	$\chi^2 > \chi^2$ 0,05
	Bocholt	49,6	63,7	72,4	I
	$n=412$	*113,9*	*87,0*	*92,7*	$\chi^2 > \chi^2$ 0,001
	Borken	58,8	78,7	91,0	II
	$n=209$	*134,2*	*125,5*	*116,5*	$\chi^2 > \chi^2$ 0,01

Gewertet wurden Husten, Auswurf, katarrhalische Nebengeräusche und eine Resistance-Erhöhung ($> 3,5$ cm H_2O l^{-1} sec).

Normalsatz = Prozent des altersbegrenzten Raucherkollektives, *kursiv* = Prozent des Erwartungswertes bei Gleichverteilung in den Wohnbezirken.

erreicht bei den Männern jenseits des 50. Lebensjahres 62—67%, bei den Frauen dagegen nur 43—51%.

Der Einfluß der Rauchergewohnheiten auf die Häufigkeiten bronchitischer Symptome unter Berücksichtigung des Alters wurde für die Männer in den Tabellen 3—5 untersucht. Dabei ergaben sich für die subjektiven Krankheitssymptome Husten und Auswurf, sofern dieser länger als 3 Monate bestanden hat, keine neuen Gesichtspunkte. Differenzen in dem Sinne, daß im Stadtgebiet (Duisburg) länger anhaltender Husten und Auswurf häufiger ist als in den Landbezirken, waren unter Berücksichtigung der Rauchergewohnheiten nicht festzustellen. Ganz allgemein ergibt sich innerhalb der verschiedenen Wohnbezirke eine erhebliche Zunahme von anhaltendem Husten und Auswurf mit zunehmendem Lebensalter und zunehmender Dauer und Höhe des Tabakkonsums.

Tabelle 5. *Häufigkeit bronchitischer Symptome in Abhängigkeit vom Alter, den Rauchergewohnheiten und dem Wohnort (Frauen)*

Alter (Jahre)		Nichtraucher 0 ($n = 2685$)	Raucher I ($n = 594$)	χ^2 in den Rauchergruppen 0 und I
10—29	Duisburg	9,6	25,0	0 $\chi^2 > 0{,}01$ (Duisburg, Bocholt)
	$n = 270$	*60,0*	*95,8*	
	Bocholt	20,4	27,3	
	$n = 291$	*127,8*	*104,6*	
	Borken	17,2	—	I kein Unterschied
	$n = 241$	*107,5*	—	
30—49	Duisburg	19,6	34,4	0 kein Unterschied (Duisburg, Bocholt)
	$n = 626$	*87,2*	*95,5*	
	Bocholt	24,9	39,0	
	$n = 597$	*111,3*	*108,1*	
	Borken	22,2	—	I kein Unterschied
	$n = 297$	*98,9*	—	
50—69	Duisburg	43,7	43,4	0 kein Unterschied (Duisburg, Bocholt)
	$n = 266$	*91,4*	*84,9*	
	Bocholt	48,3	62,9	
	$n = 435$	*101,0*	*122,9*	
	Borken	50,6	—	I kein Unterschied
	$n = 238$	*106,1*	—	

Gewertet wurden Husten, Auswurf, katarrhalische Nebengeräusche und eine Resistance-Erhöhung ($> 3{,}5$ cm H_2O l^{-1} sec).

Normalsatz = Prozent des altersbegrenzten Raucherkollektives, *kursiv* = Prozent des Erwartungswertes bei Gleichverteilung in den Wohnbezirken.

Das geht auch aus den Tabellen 4 und 5 hervor, in denen die Häufigkeit bronchitischer Symptome in Abhängigkeit vom Alter, den Rauchergewohnheiten und dem Wohnort bei Männern und Frauen untersucht wurde. Als bronchitisches Symptom wurde entsprechend der Abb. 5 gewertet: Husten, Auswurf, katarrhalische Nebengeräusche und ein intrabronchialer Strömungswiderstand über 3,5 cm H_2O l^{-1} sec. Während sich bei den Frauen keinerlei Unterschiede ergeben (Tabelle 5), zeigt die Frequenz bronchitischer Symptome bei Männern (Tabelle 4) jenseits des 30. Lebensjahres eine auf die verschiedenen Wohnbezirke ungleiche Verteilung. Dabei bestätigt sich der schon aus den Abb. 1—3 hervorgehende Befund, daß Husten, Auswurf, katarrhalische Nebengeräusche und eine leichte Erhöhung des intrabronchialen Strömungswiderstandes in ihrer Gesamtheit im Landbezirk Borken etwas häufiger zu beobach-

Tabelle 6. *Mittelwerte in Abhängigkeit vom Wohnort. Altersgruppe: 10—29 Jahre. Männer*

Meßwerte		Duisburg	Bocholt	Landkreis Borken	Varianz-analyse F-Werte
R_t (cm H_2O l^{-1} sec)	$\bar{x}$	1,5816	2,1093	2,1662	> 0,001
	s	0,9534	0,9720	0,7686	
	n	485	291	272	
IGV (ml)	$\bar{x}$	2956,8	3196,2	3355,4	> 0,001
	s	408,0	742,9	688	
	n	473	288	271	
PaO_2, Ruhe (mm Hg)	$\bar{x}$	93,998	94,789	94,934	kein Unterschied
	s	7,639	6,981	3,016	
	n	479	256	271	
$PaCO_2$, Ruhe (mm Hg)	$\bar{x}$	39,346	36,062	35,772	>0,001
	s	2,809	1,504	0,937	
	n	480	288	272	
pH, Ruhe (mm Hg)	$\bar{x}$	7,3943	7,3998	7,3989	> 0,001
	s	0,0191 (a)	0,0092 (b)	0,0061 (b)	
	n	479	288	272	
StBK, Ruhe (mÄq/l)	$\bar{x}$	23,303	22,281	22,279	> 0,001
	s	1,108 (b)	0,370 (a)	0,220 (a)	
	n	473	288	271	
Blutdruck, systolisch (mm Hg)	$\bar{x}$	130,10	133,61	122,50	> 0,001
	s	14,09 (b)	15,95 (b)	8,98 (a)	
	n	484	290	270	
Blutdruck, diastolisch (mm Hg)	$\bar{x}$	81,240	83,276	80,296	> 0,001
	s	8,949 (a)	8,851 (b)	5,111 (a)	
	n	484	290	270	
Herzfrequenz, Ruhe (min)	$\bar{x}$	75,709	72,079	63,744	> 0,001
	s	9,321 (c)	10,382 (b)	5,563 (a)	
	n	484	290	270	
StBK, Belastung (mÄq/l)	$\bar{x}$	22,338	22,207	22,205	kein Unterschied
	s	1,132	0,308	0,772	
	n	456	260	263	
PaO_2, Belastung (mm Hg)	$\bar{x}$	92,560	93,375	92,076	>0,05
	s	6,218 (a)	6,324 (b)	3,435 (a)	
	n	452	240	262	
$PaCO_2$, Belastung (mm Hg)	$\bar{x}$	40,63	36,850	36,715	> 0,001
	s	3,203 (b)	1,266 (a)	0,890 (a)	
	n	451	260	263	
pH, Belastung (mm Hg)	$\bar{x}$	7,3688	7,3915	7,3912	> 0,001
	s	0,0227 (a)	0,0078 (b)	0,0068 (b)	
	n	456	260	263	

Tabelle 7. *Mittelwerte in Abhängigkeit vom Wohnort. Altersgruppe: 30—49 Jahre. Männer*

Meßwerte		Duisburg	Bocholt	Landkreis Borken	Varianz-analyse F-Werte
R_t (cm H_2O l^{-1} sec)	$\bar{x}$	1,9224	2,4064	2,4439	> 0,001
	s	1,4635 (a)	1,6114 (b)	1,1689 (b)	
	n	813	645	305	
IGV (ml)	$\bar{x}$	2925,7	3331,2	3402,4	> 0,001
	s	458,8 (a)	787,6 (b)	376,3 (b)	
	n	791	638	301	
PaO_2, Ruhe (mm Hg)	$\bar{x}$	87,579	88,636	90,073	> 0,001
	s	7,760 (a)	7,239 (a)	4,543 (b)	
	n	808	571	303	
$PaCO_2$, Ruhe (mm Hg)	$\bar{x}$	38,36	37,376	37,082	> 0,001
	s	3,078 (b)	1,690 (a)	1,064 (a)	
	n	801	643	304	
pH, Ruhe (mm Hg)	$\bar{x}$	7,3941	7,3907	7,3904	> 0,001
	s	0,022 (b)	0,0088 (a)	0,0059 (a)	
	n	802	643	304	
StBK, Ruhe (mÄq/l)	$\bar{x}$	23,179	22,326	22,309	> 0,001
	s	1,192 (b)	0,377 (a)	0,221 (a)	
	n	805	643	304	
Blutdruck, systolisch (mm Hg)	$\bar{x}$	136,56	141,41	135,08	> 0,001
	s	17,06 (a)	17,44 (b)	12,77 (a)	
	n	812	644	304	
Blutdruck, diastolisch (mm Hg)	$\bar{x}$	86,651	89,379	85,197	> 0,001
	s	10,362 (a)	10,832 (b)	8,499 (a)	
	n	812	644	304	
Herzfrequenz, Ruhe (min)	$\bar{x}$	76,224	72,551	65,039	> 0,001
	s	8,645 (a)	9,117 (b)	6,402 (a)	
	n	811	644	304	
StBK, Belastung (mÄq/l)	$\bar{x}$	22,157	22,197	22,279	kein Unterschied
	s	1,230	0,337	0,207	
	n	638	513	273	
PaO_2, Belastung (mm Hg)	$\bar{x}$	88,989	89,226	88,202	kein Unterschied
	s	7,058	6,836	4,194	
	n	643	470	272	
$PaCO_2$, Belastung (mm Hg)	$\bar{x}$	40,347	37,731	37,632	> 0,001
	s	3,454 (b)	1,449 (a)	1,047 (a)	
	n	643	513	272	
pH, Belastung (mm Hg)	$\bar{x}$	7,3663	7,3861	7,3860	> 0,001
	s	0,0223 (a)	0,0087 (b)	0,0065 (b)	
	n	642	514	273	

Tabelle 8. *Mittelwerte in Abhängigkeit vom Wohnort. Altersgruppe: 50—69 Jahre. Männer*

Meßwerte		Duisburg	Bocholt	Landkreis Borken	Varianzanalyse *F*-Werte
R_t (cm H_2O l^{-1} sec)	$\bar{x}$	3,1342	3,2036	3,2104	kein Unterschied
	s	3,1957	2,3906	1,9509	
	n	474	412	221	
IGV (ml)	$\bar{x}$	3178,9	3756,5	3941,6	> 0,001
	s	690,3 (a)	930,4 (b)	909,6 (b)	
	n	449	407	221	
PaO_2, Ruhe (mm Hg)	$\bar{x}$	82,339	82,766	83,588	kein Unterschied
	s	8,658	7,485	6,446	
	n	469	367	221	
$PaCO_2$, Ruhe (mm Hg)	$\bar{x}$	39,041	39,449	38,964	> 0,05
	s	3,166 (b)	1,967 (b)	1,584 (a)	
	n	465	412	221	
pH, Ruhe (mm Hg)	$\bar{x}$	7,3963	7,3798	7,3817	> 0,001
	s	0,0239 (b)	0,0078 (a)	0,0074 (a)	
	n	468	412	221	
StBK, Ruhe (mÄq/l)	$\bar{x}$	23,217	22,472	22,479	> 0,001
	s	1,238 (b)	0,425 (a)	0,278 (a)	
	n	467	412	221	
Blutdruck, systolisch (mm Hg)	$\bar{x}$	148,67	153,69	151,36	> 0,01
	s	2177 (a)	2157 (b)	17,34 (a)	
	n	474	412	221	
Blutdruck, diastolisch (mm Hg)	$\bar{x}$	90,888	93,568	93,213	> 0,001
	s	12,150 (a)	11,292 (b)	9,237 (b)	
	n	473	412	221	
Herzfrequenz, Ruhe (min)	$\bar{x}$	75,860	75,430	67,389	> 0,001
	s	9,293 (b)	11,559 (b)	8,022 (a)	
	n	473	412	221	
StBK, Belastung (mÄq/l)	$\bar{x}$	22,235	22,248	22,373	kein Unterschied
	s	1,134	0,332	0,252	
	n	189	137	103	
PaO_2, Belastung (mm Hg)	$\bar{x}$	84,026	84,819	84,147	kein Unterschied
	s	8,603	6,878	4,576	
	n	192	127	102	
$PaCO_2$, Belastung (mm Hg)	$\bar{x}$	40,34	38,768	38,892	> 0,001
	s	3,010 (b)	1,567 (a)	1,218 (a)	
	n	188	138	102	
pH, Belastung (mm Hg)	$\bar{x}$	7,3660	7,3809	7,3800	> 0,001
	s	0,0229 (a)	0,0082 (b)	0,0056 (b)	
	n	190	138	103	

Tabelle 9. *Mittelwerte in Abhängigkeit vom Wohnort. Altersgruppe: 10—29 Jahre. Frauen*

Meßwerte		Duisburg	Bocholt	Landkreis Borken	Varianz-analyse F-Werte
R_t (cm H_2O l^{-1} sec)	$\bar{x}$	1,5473	2,2326	2,2461	> 0,001
	s	0,8573 (a)	1,1123 (b)	0,7957 (b)	
	n	226	291	241	
IGV (ml)	$\bar{x}$	2510,6	2470,1	2526,6	kein Unterschied
	s	462,2	496,6	503,5	
	n	218	287	238	
PaO_2, Ruhe (mm Hg)	$\bar{x}$	95,575	96,364	94,521	> 0,01
	s	6,538 (b)	6,665 (b)	2,914 (a)	
	n	221	253	240	
$PaCO_2$, Ruhe (mm Hg)	$\bar{x}$	37,345	35,909	35,776	> 0,001
	s	3,445 (b)	1,329 (a)	0,836 (a)	
	n	223	286	241	
pH, Ruhe (mm Hg)	$\bar{x}$	7,4021	7,3989	7,3980	> 0,01
	s	0,0228 (b)	0,0079 (a)	0,0063 (a)	
	n	223	286	241	
StBK (mÄq/l)	$\bar{x}$	23,174	22,190	22,233	> 0,001
	s	1,266 (b)	0,373 (a)	0,227 (a)	
	n	223	286	241	
Blutdruck, systolisch (mm Hg)	$\bar{x}$	126,22	128,64	120,87	> 0,001
	s	17,73 (b)	13,28 (b)	7,03 (a)	
	n	225	291	241	
Blutdruck, diastolisch (mm Hg)	$\bar{x}$	79,825	82,131	79,988	> 0,001
	s	9,031 (a)	7,151 (b)	4,517 (a)	
	n	223	291	241	
Herzfrequenz, Ruhe (min)	$\bar{x}$	80,734	76,330	67,730	> 0,001
	s	10,506 (b)	11,687 (b)	6,251 (a)	
	n	222	291	241	

ten sind, als im Stadtgebiet von Duisburg (Tabelle 4). Diese Differenzen sind sowohl bei nichtrauchenden wie rauchenden Männern festzustellen (Tabelle 4).

b) Lungenfunktionswerte

Die von uns gemessenen atemmechanischen, blutgasanalytischen Werte, der systolische und diastolische Blutdruck sowie die Herzfrequenz, geordnet nach drei verschiedenen Altersgruppen, sind in den Tabellen 6—11 aufgetragen. Bei der statistischen Prüfung ergibt sich für die meisten der gemessenen Parameter zwischen den einzelnen Wohn-

Tabelle 10. *Mittelwerte in Abhängigkeit vom Wohnort. Altersgruppe: 30—49 Jahre. Frauen*

Meßwerte		Duisburg	Bocholt	Landkreis Borken	Varianz-analyse F-Werte
R_t (cm H_2O l^{-1} sec)	$\bar{x}$	1,9002	2,5571	2,4192	> 0,001
	s	1,5118 (a)	1,6368 (b)	1,1485 (b)	
	n	517	615	297	
IGV (ml)	$\bar{x}$	2496,5	2499,4	2534,9	kein Unterschied
	s	445,4	579,7	521,7	
	n	483	606	293	
PaO_2, Ruhe (mm Hg)	$\bar{x}$	90,264	91,483	91,091	> 0,01
	s	7,185 (a)	6,710 (b)	4,495 (b)	
	n	511	567	296	
$PaCO_2$, Ruhe (mm Hg)	$\bar{x}$	37,188	36,896	36,733	> 0,01
	s	2,986 (b)	1,515 (a)	1,117 (a)	
	n	511	613	296	
pH, Ruhe (mm Hg)	$\bar{x}$	7,4065	7,3927	7,3917	> 0,001
	s	0,0242 (a)	0,0083 (b)	0,0069 (b)	
	n	512	612	296	
StBK (mÄq/l)	$\bar{x}$	23,182	22,259	22,224	> 0,001
	s	1,390 (b)	0,472 (a)	0,239 (a)	
	n	506	613	296	
Blutdruck, systolisch (mm Hg)	$\bar{x}$	136,84	141,53	135,38	> 0,001
	s	18,95 (a)	19,70 (b)	14,49 (a)	
	n	512	614	292	
Blutdruck, diastolisch (mm Hg)	$\bar{x}$	86,544	88,640	86,613	> 0,01
	s	11,046 (a)	10,659 (b)	9,241 (a)	
	n	511	614	292	
Herzfrequenz, Ruhe (min)	$\bar{x}$	79,331	77,384	67,952	> 0,001
	s	9,145 (b)	10,960 (b)	5,435 (a)	
	n	514	615	292	

bezirken Unterschiede. Die Rangfolge vom niedrigsten zum höchsten Mittelwert ist durch a, b, c gekennzeichnet, wobei nur der Mittelwert einen höheren Rang erhielt, der sich vom vorhergehenden auf einem Signifikanzniveau von $p < 0,05$ trennen ließ.

Der *intrabronchiale Strömungswiderstand* liegt in allen Altersklassen, mit Ausnahme der Männer jenseits des 50. Lebensjahres, in Duisburg niedriger als in Bocholt und im Landkreis Borken. Die Werte von Bocholt und dem Landkreis Borken unterscheiden sich dagegen nicht voneinander. Derselbe Befund ergibt sich, wenn man den intrabron-

Tabelle 11. *Mittelwerte in Abhängigkeit vom Wohnort. Altersgruppe: 50—69 Jahre. Frauen*

Meßwerte		Duisburg	Bocholt	Landkreis Borken	Varianz-analyse F-Werte
R_t (cm H_2O l^{-1} sec)	$\bar{x}$	2,6964	3,5366	3,7777	> 0,001
	s	2,3485 (a)	2,8897 (b)	2,9364 (b)	
	n	223	435	238	
IGV (ml)	$\bar{x}$	2505,5	2565,4	2817,2	> 0,001
	s	476,4 (a)	606,3 (a)	613,2 (b)	
	n	211	422	236	
PaO_2, Ruhe (mm Hg)	$\bar{x}$	83,413	84,950	85,220	> 0,01
	s	8,048 (a)	7,256 (b)	4,857 (b)	
	n	218	397	236	
$PaCO_2$, Ruhe (mm Hg)	$\bar{x}$	38,642	30,473	38,388	kein Unterschied
	s	3,028	1,689	1,183	
	n	218	433	237	
pH, Ruhe (mm Hg)	$\bar{x}$	7,4032	7,3845	7,3825	> 0,001
	s	0,0215 (b)	0,0080 (a)	0,0055 (a)	
	n	220	433	237	
StBK (mÄq/l)	$\bar{x}$	23,561	22,390	22,367	> 0,001
	s	1,225 (b)	0,389 (a)	0,239 (a)	
	n	218	433	237	
Blutdruck, systolisch (mm Hg)	$\bar{x}$	159,15	165,31	162,67	> 0,01
	s	25,31 (a)	24,22 (b)	21,71 (a)	
	n	223	434	236	
Blutdruck, diastolisch (mm Hg)	$\bar{x}$	93,744	97,359	97,564	> 0,001
	s	13,237 (a)	12,644 (b)	10,862 (b)	
	n	223	435	236	
Herzfrequenz, Ruhe (min)	$\bar{x}$	77,547	77,931	71,182	> 0,001
	s	9,819 (b)	11,725 (b)	8,385 (a)	
	n	223	434	236	

chialen Strömungswiderstand mit Hilfe einer multiplen Regressionsgleichung auf ein gemeinsames Alter, eine gemeinsame Größe und einen gemeinsamen Brocaschen Index bezieht (Abb. 6). Der auf diese Weise standardisierte intrabronchiale Strömungswiderstand der Männer und Frauen liegt in Duisburg deutlich niedriger als in Bocholt und im Landkreis Borken, wobei sich wiederum zwischen Bocholt und dem Landkreis Borken keine Unterschiede ergeben (Abb. 6). Die Differenz zwischen Duisburg einerseits und Bocholt und Borken andererseits beträgt für den standardisierten Wert 3,8 mm H_2O l^{-1} sec, für die Frauen 7,9 mm H_2O l^{-1} sec.

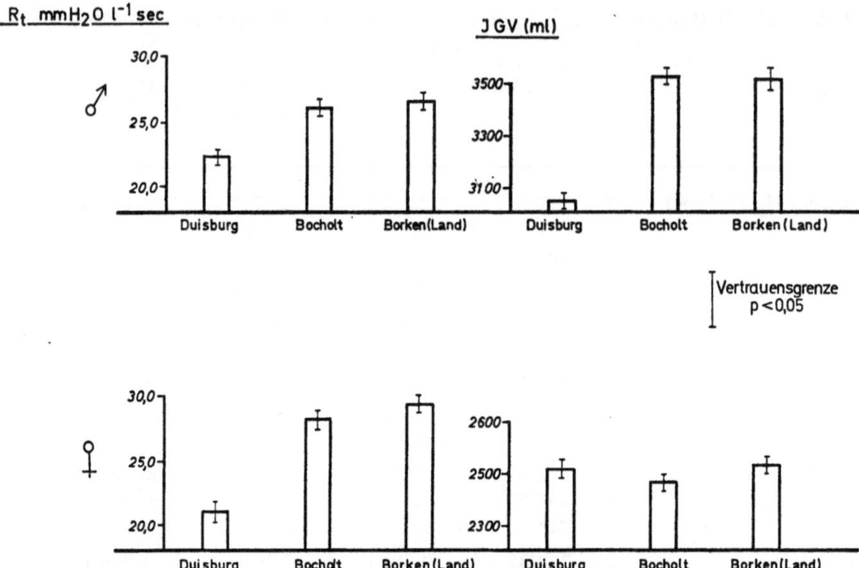

Abb. 6. Verhalten des auf ein gemeinsames Alter, eine gemeinsame Größe und einen gemeinsamen Brocaschen Index bezogenen intrabronchialen Strömungswiderstand und intrathorakales Gasvolumen in Duisburg, Bocholt und Borken. Oben Männer, Regressionswert bezogen auf: Alter (Jahre), 40,8; Größe (cm) 173,9; Broca 105,5; unten Frauen, Alter (Jahre) 41,38; Größe (cm) 162,6; Broca 110,5. Die eingezeichnete Streuung gibt die Vertrauensgrenze des Regressionswertes für $p < 0{,}05$ wieder

Die Aufschlüsselung der intrabronchialen Strömungswiderstände in den verschiedenen Größenbereichen ergibt dementsprechend in Duisburg eine leichte Häufung niedrigerer Bronchialwiderstandswerte, während in Bocholt und Borken die höheren Werte etwas häufiger anzutreffen sind (Abb. 7).

In den Tabellen 12 und 13 sind die Häufigkeiten erhöhter intrabronchialer Strömungswiderstände in Abhängigkeit vom Lebensalter und den Rauchergewohnheiten für die verschiedenen Wohnbezirke aufgetragen. Hier ergeben sich bei der statistischen Prüfung innerhalb der einzelnen Raucherkollektive zwischen Duisburg, Bocholt und Borken keine statistisch zu verwertenden Unterschiede. Dieser Befund ist von besonderer Bedeutung, weil er zeigt, daß obstruierende Bronchialerkrankungen bei Männern und Frauen in den Verschmutzungszentren des Ruhrgebietes (Duisburg) genauso häufig vorkommen wie in den umliegenden Landbezirken.

Das *intrathorakale Gasvolumen* verhält sich ähnlich wie der intrabronchiale Strömungswiderstand. Bei Männern aller Altersklassen finden

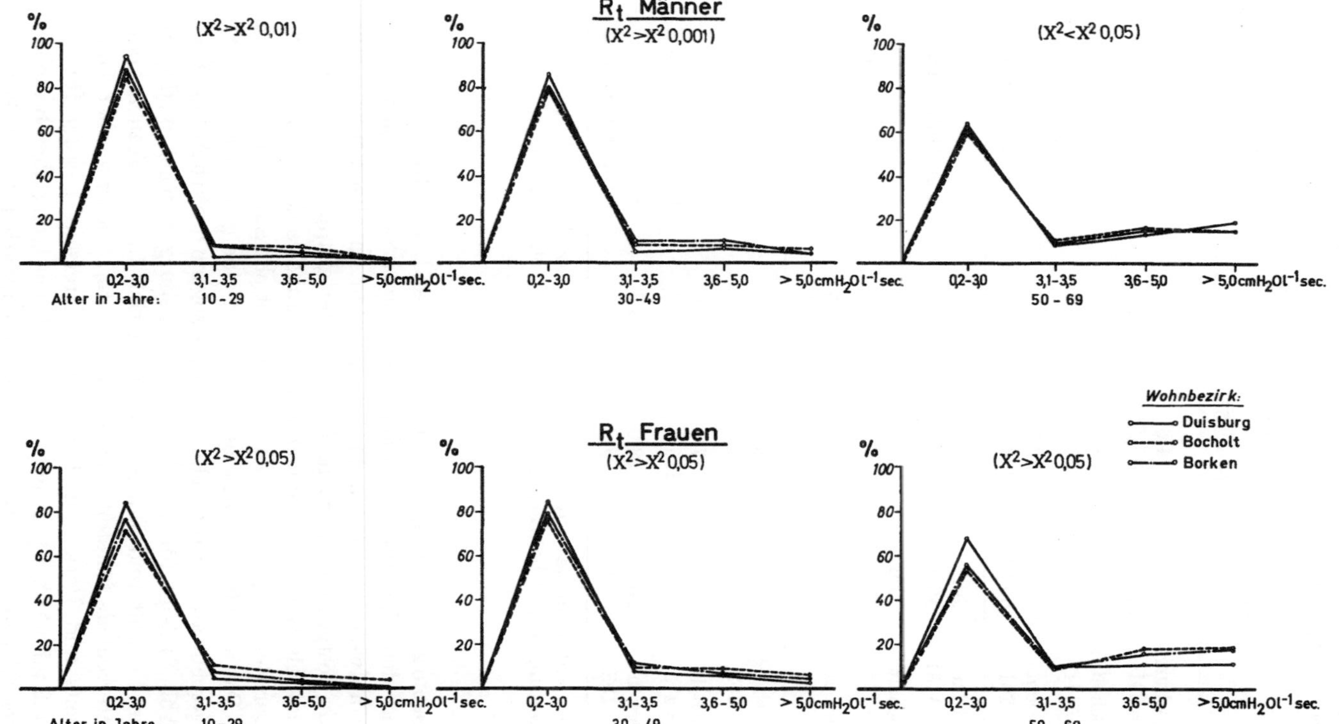

Abb. 7. Häufigkeit des intrabronchialen Strömungswiderstandes in verschiedenen Größenklassen in Duisburg, Bocholt und Borken, getrennt nach verschiedenen Lebensaltern bei Männern und Frauen. Bei der Prüfung im χ^2-Verfahren ergab sich eine ungleiche Verteilung der intrabronchialen Strömungswiderstände in den verschiedenen Wohnbezirken. Das Signifikanzniveau ist in jeder Abbildung angegeben

Tabelle 12. *Häufigkeit erhöhter intrabronchialer Strömungswiderstände ($R_t > 3,5$ cm H_2O l^{-1} sec) in Abhängigkeit von den Rauchergewohnheiten und dem Wohnort. Männer*

Alter (Jahre)		Nicht-raucher 0 ($n = 1407$)	Raucher I ($n = 1535$)	Raucher II ($n = 1678$)	χ^2 in den Rauchergruppen 0, I, II
10—29	Duisburg	8,3	4,6	8,1	0
	$n = 691$	*123,1*	*85,14*	*63,1*	kein Unterschied
	Bocholt	6,6	7,3	21,3	I
	$n = 441$	*98,14*	*134,3*	*164,9*	kein Unterschied
	Borken	4,4	6,2	13,6	II
	$n = 281$	*65,01*	*113,7*	*105,7*	kein Unterschied
30—49	Duisburg	10,2	12,8	13,7	0
	$n = 1181$	*80,5*	*106,6*	*87,5*	kein Unterschied
	Bocholt	13,6	10,9	20,9	I
	$n = 434$	*106,6*	*90,6*	*133,9*	kein Unterschied
	Borken	16,8	11,8	13,3	II
	$n = 264$	*132,0*	*98,3*	*84,6*	$\chi^2 > 0,05$
50—69	Duisburg	25,4	36,5	37,9	0
	$n = 602$	*86,2*	*103,1*	*107,6*	kein Unterschied
	Bocholt	33,1	37,7	31,0	I
	$n = 473$	*112,2*	*106,6*	*88,2*	kein Unterschied
	Borken	30,9	28,0	33,3	II
	$n = 198$	*104,8*	*79,2*	*94,7*	kein Unterschied

Normalsatz = Prozent des altersbegrenzten Raucherkollektives; *kursiv* = Prozent des Erwartungswertes bei Gleichverteilung in den Wohnbezirken.

sich in Duisburg die niedrigsten Werte, während die Mittelwerte für Bocholt und dem Landkreis Borken keine statistisch zu sichernden Differenzen aufweisen. Bei den Frauen konnten im allgemeinen keine Unterschiede festgestellt werden. In der Altersgruppe über 50 Jahre war im Landkreis Borken ein höheres intrathorakales Gasvolumen festzustellen. Der Befund der Tabellen 6—11 entspricht auch dem Ergebnis der Abb. 6. Das auf ein gemeinsames Alter, auf eine gemeinsame Größe und einen gemeinsamen Brocaschen Index bezogene intrathorakale Gasvolumen (Abb. 6) zeigt für die Männer in Duisburg deutlich niedrigere Werte als in Bocholt und Borken, während sich für die Frauen keine sicheren Unterschiede feststellen lassen. Der Unterschied zwischen Duisburg einerseits und Borken und Bocholt andererseits beträgt für die Männer 516,9 ml (Abb. 6). Auch bei Berücksichtigung der Rauchergewohnheiten (Tabellen 14—16) lassen sich am intrathorakalen Gasvolu-

Tabelle 13. *Häufigkeit erhöhter intrabronchialer Strömungswiderstände (R_t > 3,5 cm $H_2O\,l^{-1}$ sec) in Abhängigkeit von den Rauchergewohnheiten und dem Wohnort. Frauen*

Alter (Jahre)		Nichtraucher 0 (n = 2685)	Raucher I (n = 594)	χ^2 in den Rauchergruppen 0 und I
10—29	Duisburg	6,6	2,8	0 kein Unterschied
	n = 270	*70,5*	—	
	Bocholt	12,0	4,5	I kein Unterschied
	n = 291	*128,0*	—	
	Borken	9,0	—	
	n = 241	*97,1*	—	
30—49	Duisburg	15,9	11,3	0 kein Unterschied
	n = 626	*107,6*	*74,7*	
	Bocholt	15,3	22,0	I χ^2 > 0,01
	n = 615	*103,3*	*145,4*	
	Borken	12,3	—	
	n = 297	*83,2*	—	
50—69	Duisburg	29,6	17,0	0 χ^2 > 0,05
	n = 266	*81,2*	*64,9*	
	Bocholt	38,3	40,0	I χ^2 > 0,05
	n = 435	*105*	*153,1*	
	Borken	39,5	—	
	n = 238	*108,5*	—	

Normalsatz = Prozent des altersbegrenzten Raucherkollektives; *kursiv* = Prozent des Erwartungswertes bei Gleichverteilung in den Wohnbezirken.

men ebenso wie am intrabronchialen Strömungswiderstand keine neuen Gesichtspunkte feststellen.

Für den *arteriellen Sauerstoffdruck* in Ruhe und während Belastung ergibt sich kein einheitliches Bild. Der arterielle Sauerstoffdruck der Männer in Ruhe zeigt nur in den Altersklassen 30—49 Jahren zwischen Duisburg und dem Landkreis Borken eine Differenz, wobei der arterielle Sauerstoffdruck in Duisburg niedriger als im Landkreis Borken liegt. Der Belastungswert unterscheidet sich bei den Männern nur in den Altersgruppen von 10—29 Jahren. Hier ergibt sich in Bocholt ein etwas höherer Wert als in Duisburg und dem Landkreis Borken. Bei den Frauen finden sich für den Sauerstoffdruck in Ruhe jenseits des 30. Lebensjahres in Duisburg niedrigere Werte als in Bocholt und dem Landkreis Borken. Die Aufschlüsselung der Sauerstoffdrucke in verschiedenen Größenklassen (Abb. 8) ergibt für die Männer eine leichte Häufung von Sauerstoffdrucken unter 80 mm Hg in Duisburg, während

Tabelle 14. *Verhalten aes arteriellen Sauerstoffdruckes (PaO_2), des intrabronchialen Strömungswiderstandes (R_t) und des intrathorakalen Gasvolumens (IGV) in Abhängigkeit vom Alter, den Rauchergewohnheiten und dem Wohnbezirk (Männer 10—29 Jahre)*

Ort		Nicht-raucher 0	Raucher I	Raucher II	F-Wert Varianz-analyse	Nicht-raucher 0	Raucher I	Raucher II	F-Wert Varianz-analyse
		R_t (cm H_2O l^{-1} sec)				IGV (ml)			
Duisburg	n	213	384	83	0	212	385	81	0
	$\bar{x}$	1,716	1,631	1,6988	$>$ 0,001	2937,6	2961,2	3002,6	$>$ 0,001
	s	0,9551	0,9021	0,9186		377,9	470,1	436,6	
Bocholt	n	121	122	45	I	121	122	45	I
	$\bar{x}$	2,1554	2,0074	2,4022	$>$ 0,001	3100,3	3200,7	3441,6	$>$ 0,001
	s	0,8419	0,7899	1,467		698,1	765,6	756,2	
Borken	n	136	113	22	II	136	113	22	11
	$\bar{x}$	2,1713	2,1398	2,3682	$>$ 0,01	3255,5	3494,6	3257,7	$>$ 0,001
	s	0,0025	0,7779	1,1424		669,6	718,5	520,0	
		PaO_2, Ruhe (mm Hg)				PaO_2, Belastung (mm Hg)			
Duisburg	n	214	383	86	0	200	370	78	0
	$\bar{x}$	94,958	93,554	92,035	kein Unter-	92,445	91,792	91,526	kein Unter-
	s	6,574	6,845	7,916	schied	5,922	5,895	0,93	schied
Bocholt	n	105	108	43	I	97	103	40	I
	$\bar{x}$	95,638	95,509	90,907	$>$ 0,01	93,392	94,243	91,100	$>$ 0,001
	s	5,954	6,945	8,162		5,823	5,806	8,133	
Borken	n	136	113	22	II	133	107	22	II
	$\bar{x}$	95,221	94,929	93,182	kein Unter-	92,263	92,336	89,682	kein Unter-
	s	2,988	3,023	2,666	schied	3,47	3,207	3,537	schied

Tabelle 15. *Verhalten des arteriellen Sauerstoffdruckes (PaO_2), des intrabronchialen Strömungswiderstandes (R_t) und des intrathorakalen Gasvolumens (IGV) in Abhängigkeit vom Alter, den Rauchergewohnheiten und dem Wohnbezirk (Männer 30—49 Jahre)*

Ort		Nichtraucher 0	Raucher I	Raucher II	F-Wert Varianzanalyse	Nichtraucher 0	Raucher I	Raucher II	F-Wert Varianzanalyse
		R_t (cm H_2O l^{-1} sec)				IGV (ml)			
Duisburg	n	276	253	627	0	275	254	628	0
	$\bar{x}$	1,8978	1,9909	2,0982	$>$ 0,001	2825,2	2997,6	3013,3	$>$ 0,001
	s	1,7779	1,6351	1,5505		458,9	512,7	494,2	
Bocholt	n	197	164	277	I	197	164	277	I
	$\bar{x}$	2,3325	2,2012	2,6412	$>$ 0,05	3216,7	3319,6	3419,6	$>$ 0,001
	s	1,5817	1,3108	1,7424		806,1	750,3	787,7	—
Borken	n	129	76	98	II	127	76	98	II
	$\bar{x}$	2,4721	2,4645	2,4408	$>$ 0,001	3199,5	3480,3	3604,9	$>$ 0,001
	s	0,9758	1,1851	1,3472		700,0	760,9	785,0	
		PaO_2, Ruhe (mm Hg)				PaO_2, Belastung (mm Hg)			
Duisburg	n	282	255	639	0	215	223	524	0
	$\bar{x}$	88,567	87,231	86,576	$>$ 0,05	89,763	89,045	87,88	$>$ 0,05
	s	7,573	7,235	7,748		6,685	6,414	7,306	
Bocholt	n	178	152	241	I	154	124	192	I
	$\bar{x}$	90,191	89,441	86,979	$>$ 0,001	90,331	89,508	88,156	kein Unterschied
	s	7,060	7,166	7,102		6,479	6,872	6,966	
Borken	n	130	76	97	II	118	68	86	II
	$\bar{x}$	90,292	89,961	89,866	$>$ 0,001	88,102	88,529	88,081	kein Unterschied
	s	3,966	5,380	4,589		3,877	4,444	4,441	

Tabelle 16. *Verhalten des arteriellen Sauerstoffdruckes (PaO_2), des intrabronchialen Strömungswiderstandes (R_t) und des intrathorakalen Gasvolumens (IGV) in Abhängigkeit vom Alter, den Rauchergewohnheiten und dem Wohnbezirk (Männer 50—69 Jahre)*

Ort		Nicht-raucher 0	Raucher I	Raucher II	*F*-Wert Varianz-analysen	Nicht-raucher 0	Raucher I	Raucher II	*F*-Wert Varianz-analyse
		R_t (cm H_2O l^{-1} sec)				IGV (ml)			
Duisburg	n	127	181	271	0	127	179	271	0
	$\bar{x}$	2,4976	3,3376	3,5465	kein Unter-	3033,3	3212,4	3265,2	> 0,001
	s	2,1173	3,1384	3,2391	schied	593,3	679,5	757,6	
Bocholt	n	119	144	145	I	118	144	145	I
	$\bar{x}$	3,0504	3,4875	3,1359	kein Unter-	3402,9	3998,9	3803,6	> 0,001
	s	2,3086	2,5764	2,2277	schied	839,2	992,9	852,1	
Borken	n	68	75	78	II	68	75	78	II
	$\bar{x}$	3,1279	3,248	3,2462	kein Unter-	3706,3	3933,1	4154,9	> 0,001
	s	1,8367	2,0824	1,9398	schied	877,9	965,3	838,1	
		PaO_2, Ruhe (mm Hg)				PaO_2, Belastung (mm Hg)			
Duisburg	n	129	191	277	0	54	73	118	0
	$\bar{x}$	83,946	82,246	81,144	kein Unter-	85,00	83,411	83,008	kein Unter-
	s	7,821	8,13	8,972	schied	8,019	7,828	8,649	schied
Bocholt	n	108	132	127	I	36	39	52	I
	$\bar{x}$	85,083	81,97	81,622	kein Unter-	86,972	85,821	82,577	kein Unter-
	s	6,653	8,253	6,91	schied	7,149	6,716	6,248	schied
Borken	n	68	75	78	II	31	33	38	II
	$\bar{x}$	83,75	82,827	84,179	> 0,05	83,935	83,909	84,526	kein Unter-
	s	5,948	6,638	6,682		5,513	4,772	3,567	schied

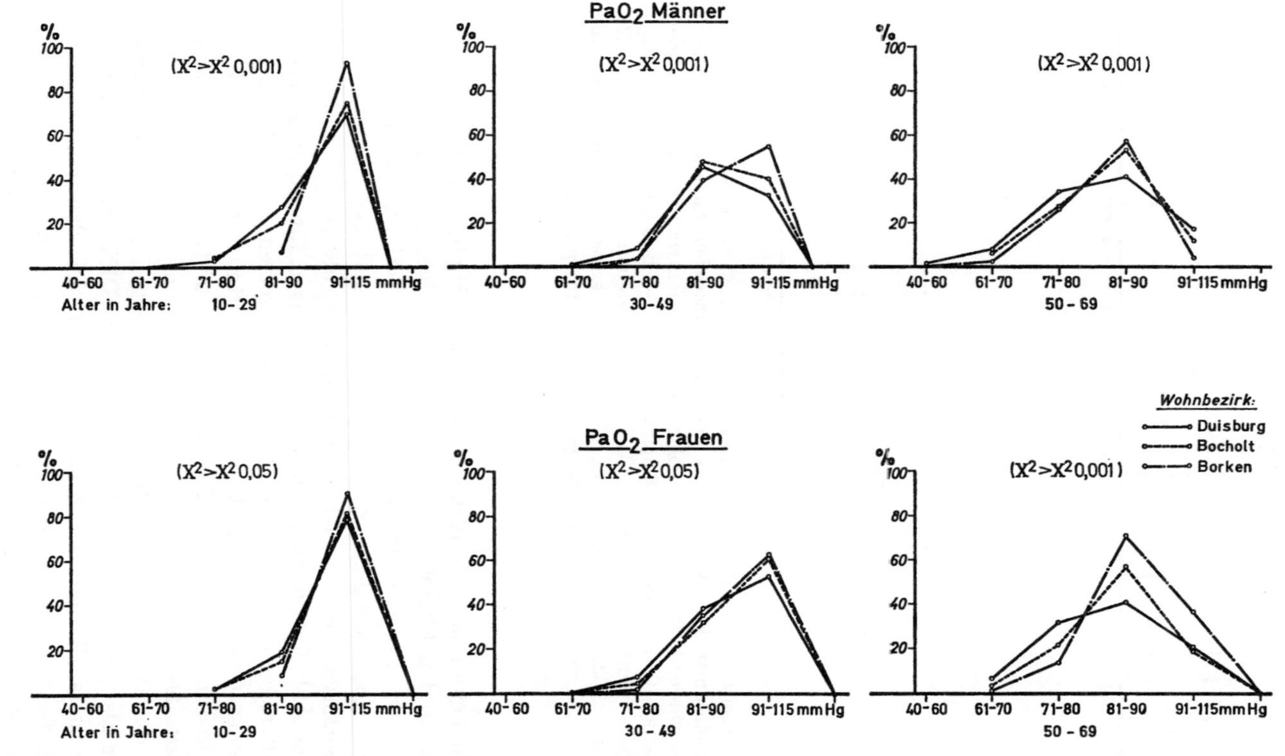

Abb. 8. Verteilung der Höhe des arteriellen Sauerstoffdrucks in Duisburg, Bocholt und Borken bei Männern und Frauen, getrennt nach 3 verschiedenen Altersklassen. Die Unterschiede lassen sich in allen Altersklassen für die verschiedenen Wohnbezirke im χ^2-Verfahren statistisch sichern. Das Signifikanzniveau ist für die verschiedenen Altersklassen getrennt angegeben

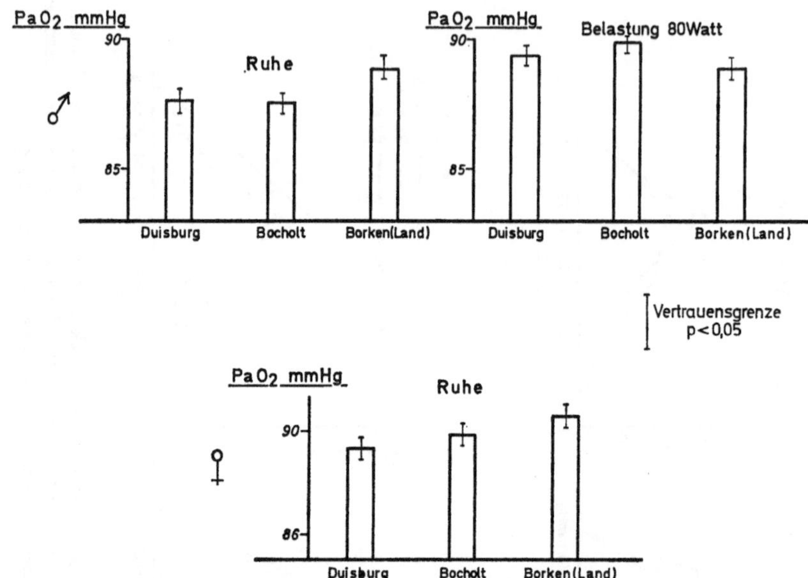

Abb. 9. Verhalten des auf ein gemeinsames Alter, eine gemeinsame Größe und einen gemeinsamen Brocaschen Index bezogenen arteriellen Sauerstoffdruckes in Ruhe und während Belastung. Oben Männer, Regressionswert bezogen auf Ruhe: Alter (Jahre) 40,9; Größe (cm) 173,8; Broca 105,5 — Belastung: Alter (Jahre) 35,3; Größe (cm) 174,8; Broca 103,7; unten Frauen, Alter (Jahre) 41,4; Größe (cm) 162,63; Broca 110,58. Die eingezeichnete Streuung gibt die Vertrauensgrenze des Regressionswertes für $p < 0,05$ an

der Befund eines Sauerstoffdruckes über 80 mm Hg im Landkreis Borken besonders in den Altersklassen 10—49 Jahren häufiger ist als in Bocholt und Duisburg. Für die Frauen gelten ähnliche Verhältnisse, wenn auch die Differenzen noch geringer ausgeprägt sind und sich nur auf einem Signifikanzniveau von $p < 0,05$ sichern lassen (Abb. 8).

In der Abb. 9 sind wiederum die Beziehungen für ein gemeinsames Lebensalter, eine gemeinsame Größe, einen gemeinsamen Brocaschen Index aufgetragen. Es ergibt sich, daß der Ruhesauerstoffdruck der Männer in Duisburg und Bocholt im allgemeinen etwas niedriger lag als in Borken. Der Unterschied ist aber sehr gering. Er beträgt für die Männer nur 0,9 mm Hg. Auch die Frauen liegen nur um 0,9 mm Hg niedriger als in Borken und Bocholt. Sichere Differenzen für den Belastungssauerstoffdruck der Männer ergaben sich dagegen nicht. An diesen Befunden ändert sich auch dann nichts, wenn die Rauchergewohnheiten, wie dies in den Tabellen 14—16 geschehen ist, berücksichtigt werden. Auch bei dieser Gegenüberstellung ergibt sich für den

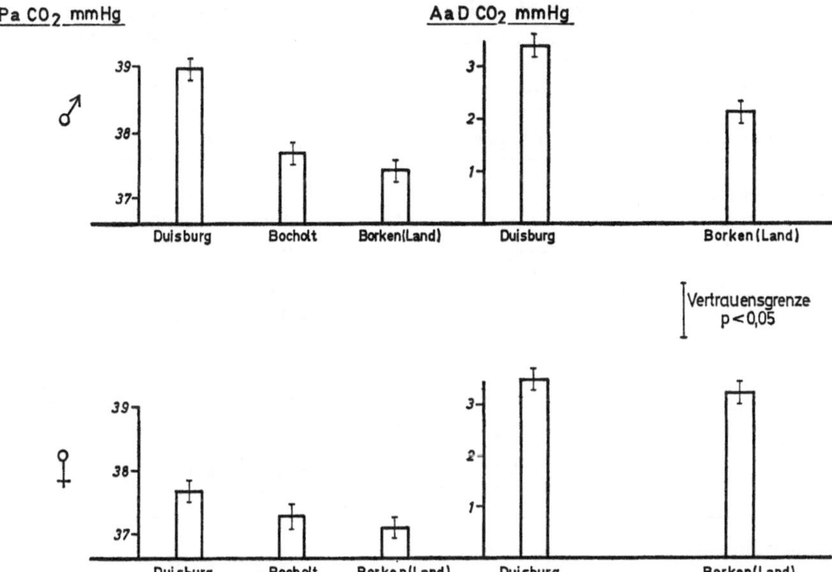

Abb. 10. Verhalten des arteriellen Kohlensäuredruckes und der alveolär-arteriellen Kohlensäuredruckdifferenz bezogen auf ein gemeinsames Alter, eine gemeinsame Größe und einen gemeinsamen Brocaschen Index. Oben Männer, Regressionswert bezogen auf: Alter (Jahre) 40,9; Größe (cm) 173,8; Broca 105,5; unten Frauen, Alter (Jahre) 41,4; Größe (cm) 162,63; Broca 110,58. Die eingezeichnete Streuung gibt die Vertrauensgrenze des Regressionswertes für $p < 0{,}05$ an

Ruhesauerstoffdruck im allgemeinen in Duisburg etwas niedrigere Werte als im Landkreis Borken und Bocholt.

Der *arterielle Kohlensäuredruck* der Männer lag in Duisburg im allgemeinen höher als in Bocholt und im Landkreis Borken, wobei die Unterschiede in den Altersgruppen jenseits des 50. Lebensjahres nur sehr gering ausgeprägt waren. Dasselbe gilt von den Frauen. Auch hier fanden sich in Duisburg im allgemeinen etwas höhere arterielle Kohlensäuredrucke als in Bocholt und dem Landkreis Borken. In der Abb. 10 sind wiederum die Verhältnisse für ein gemeinsames Alter, eine gemeinsame Größe und einen gemeinsamen Broca'schen Index aufgetragen. Auch aus diesen Abbildungen ergibt sich eine Differenz des arteriellen Kohlensäuredruckes zwischen Duisburg einerseits und Bocholt und Borken andererseits. Für die Männer von 1,4 mm Hg, für die Frauen von 0,4 mm Hg. Mit den Veränderungen des arteriellen Kohlensäuredruckes ist eine gleichsinnige Erhöhung des pH-Wertes und des Standardbicarbonats in Duisburg verbunden. Bei der Belastung ließ sich eine Veränderung des Standardbicarbonats nicht feststellen. Es fanden sich

Tabelle 17. *Einfluß von Alter, Brocaschem Index und Größe auf den PaO_2, $PaCO_2$, die R_t und das IGV in den verschiedenen Wohnbezirken Duisburg, Bocholt und dem Landkreis Borken*

	Duisburg		Bocholt		Borken		Unterschied zwischen den Regressionen
	Männer	Frauen	Männer	Frauen	Männer	Frauen	
PaO_2, Ruhe (mm Hg)							
Alter	−0,30	−0,32	−0,28	−0,27	−0,29	−0,29	Männer
	−0,47	*−0,49*	*−0,48*	*−0,46*	*−0,7*	*−0,6*	$F > F$ 0,001
Broca	−0,06	−0,07	−0,09	−0,08	−0,02	−0,03	Frauen
	−0,12	*−0,2*	*−0,18*	*−0,2*	*−0,06*	*−0,12*	$F > F$ 0,001
PaO_2, Belastung (mm Hg)							
Alter	−0,25	kein	−0,23	kein	−0,19	kein	Männer
	−0,37	Wert	*−0,37*	Wert	*−0,52*	Wert	$F > F$ 0,001
Broca	+	kein	−0,06	kein	−0,05	kein	
	+	Wert	*−0,12*	Wert	*−0,15*	Wert	
$PaCO_2$, Ruhe (mm Hg)							
Alter	+	0,048	0,09	0,066	0,08	0,064	Männer
	+	*0,19*	*0,59*	*0,49*	*0,7*	*0,64*	$F > F$ 0,001
Broca	−0,01	−0,01	0,01	+	+	0,01	Frauen
	−0,06	*−0,08*	*0,13*	+	+	*0,18*	$F > F$ 0,001
R_t (mm H_2Ol^{-1}sec)							
Alter	0,47	0,33	0,28	0,27	0,25	0,12	Männer
	0,29	*0,23*	*0,21*	*0,16*	*0,26*	*0,09*	$F > F$ 0,001
Broca	+	0,12	0,13	0,22	0,09	0,32	Frauen
	+	*0,13*	*0,1*	*0,19*	*0,09*	*0,3*	$F >$ F 0,001
IGV (ml)							
Alter	13,79	7,7	26,1	12,7	27,8	20,3	Männer
	0,36	*0,22*	*0,44*	*0,30*	*0,52*	*0,48*	$F > F$ 0,001
Broca	−12,2	−7,7	−16,7	−10,6	−17,8	−11,0	
	− 0,32	*−0,31*	*− 0,3*	*− 0,34*	*− 0,32*	*− 0,35*	
Größe	13,8	12,7	43,4	26,5	49,0	33,5	Frauen
	0,17	*0,17*	*0,34*	*0,28*	*0,39*	*0,33*	$F > F$ 0,001

Wert in Normalsatz = partieller Regressionskoeffizient, kursiv = partieller Korrelationskoeffizient. + = Regressions- und Korrelationskoeffizient nicht von 0 verschieden ($p < 0{,}05$).

jedoch bei den Männern in Duisburg unter Belastung saurere pH-Werte als in Bocholt und im Landkreis Borken (Tabellen 6—11).

Der *systolische und diastolische Blutdruck* der Männer lag in Bocholt im Mittel am höchsten. Die Blutdruckwerte in Duisburg und im Landkreis Borken entsprachen sich im allgemeinen. Bei den Männern zeigten die Mittelwerte für die Herzfrequenz von Duisburg über Bocholt zum Landkreis Borken hin eine abfallende Tendenz. Auch bei den Frauen ist eine ähnliche Tendenz zu verzeichnen (Tabellen 6—11).

Der *Einfluß von Alter, dem Brocaschen Index und der Größe* auf die verschiedenen Meßwerte geht aus der Tabelle 17 hervor. Der Einfluß der drei Größen auf den Sauerstoffdruck, den Kohlensäuredruck, den intrabronchialen Strömungswiderstand und das intrathorakale Gasvolumen ist — soweit sich dies am multiplen Regressionskoeffizienten beurteilen läßt — in allen drei Wohnbezirken unterschiedlich. Im allgemeinen fällt auf, daß der Einfluß des Alters von Duisburg über Bocholt nach Borken geringfügig abnimmt. Dies gilt für den Sauerstoffdruck, aber auch für den intrabronchialen Strömungswiderstand. Eine Ausnahme macht das intrathorakale Gasvolumen, auf das der Einfluß des Alters, des Brocaschen Index und der Größe von Duisburg über Bocholt und Borken zunimmt.

Der Einfluß der *Rauchergewohnheiten* ist in den Tabellen 4—7, 14—16 berücksichtigt worden. Dabei ergaben sich weder für die qualitativen noch quantitativen Krankheitssymptome neue Gesichtspunkte. Wie aus den verschiedenen Tabellen hervorgeht, sind die regionalen Unterschiede im Tabakkonsum zu gering, um das Ergebnis dieser Studie zu beeinflussen. Die Bedeutung des Tabakkonsums ist ebenso wie die des Alters, des Gewichts und der Größe an anderer Stelle gesondert untersucht worden [56].

Diskussion

Es ist naheliegend, daß die durch die Industrie, den Verkehr und den Hausbrand hervorgerufene Verschmutzung der Luft in den Großstädten zu einer Reizung und späteren Schädigung der Bronchialschleimhaut führt. Dabei ist weniger an eine akute Schädigung durch einen bestimmten Schadstoff zu denken, als an chronische über Jahre und Jahrzehnte dauernde Einflüsse. Die in unseren Industriestädten auftretenden Kontaminationsanreicherungen sind ebenso wie die wetterbedingten physikalischen Reize für sich allein meist zu gering, um eine akute Wirkung auf das Bronchialsystem zu erklären [8, 9, 11, 14, 15, 25, 32, 35, 36, 40—42, 46, 50]. Verschmutzungsgrade der Atmosphäre, wie sie von [60] in Japan zusammen mit dem Auftreten von Asthmaattacken beschrieben wurden, übersteigen bei weitem die bei uns beobachteten Konzentrationen. Auch die in den Smogperioden 1955—1956 und 1958 [26] in London herrschenden atmosphärischen Bedingungen dürften im Ruhrgebiet zur außergewöhnlichen Seltenheit zählen, so daß auch die von diesen Autoren gemachten Beobachtungen auf unsere Bedingungen nicht ohne weiteres angewendet werden können.

Bei der Beurteilung muß außerdem berücksichtigt werden, daß die Ätiologie chronischer Bronchialerkrankungen sehr vielschichtig ist [52, 54, 56] und die exogenen Schädigungsmöglichkeiten nur eine Teilursache des Krankheitsgeschehens darstellen. Das geht schon daraus hervor, daß auch Personen ohne erkennbare abnorme Belastung relativ häufig an schweren Bronchialerkrankungen leiden. Es kann daher auch nur das Ziel der vorliegenden Studie sein, festzustellen, welche Bedeutung die in unseren Industriezentren vorkommenden Verschmutzungsgrade neben anderen wesentlichen Faktoren wie Alter, Geschlecht und Rauchergewohnheiten [56] an der Entstehung der Bronchialerkrankungen haben.

Nach der vorliegenden Erhebung ist kein Stadtfaktor von Bedeutung anzunehmen. Insofern kommen wir zu ähnlichen Ergebnissen wie Seemann [47, 48], der zwischen Mortalität und Luftverschmutzung in Nordrhein-Westfalen keine Zusammenhänge fand. Zwar fand sich in Duisburg eine leichte Häufung von ganztätigem Husten und Auswurf bei Männern jenseits des 30. Lebensjahres, die an einer Schädigung des Bronchialsystems durch erhöhte Luftverschmutzung denken läßt. Die Differenz ist aber sehr gering und verschwindet weitgehend bei Berücksichtigung der Rauchergewohnheiten. Insofern stehen wir in einem gewissen Gegensatz zu den Ergebnissen von van der Lende und von Reid [27, 40—43], die in den Verschmutzungszonen bei Berücksichtigung der Rauchergewohnheiten und des Alters eine leichte Häufung von anhaltendem Husten und Auswurf beschrieben haben. Dabei muß jedoch berücksichtigt werden, daß auch die von Reid und van der Lende beobachteten Differenzen nur sehr geringgradig sind und von anderen Autoren [3, 17—20, 30] in dieser Form nicht bestätigt werden konnten.

Mit den von uns angewendeten atemmechanischen Methoden konnten darüber hinaus die von van der Lende [27] erhobenen Befunde bestätigt werden, daß obstruktive Bronchialerkrankungen keine erkennbare Beziehung zur atmosphärischen Belastung des Wohnorts zeigen. Die intrabronchialen Strömungswiderstände lagen sogar im Industriegebiet niedriger als auf dem Lande, ein Befund, der besonders ins Auge fällt, wenn berücksichtigt wird, daß der Tabakkonsum bei den Männern in Duisburg am höchsten lag [39].

Für die Beurteilung beginnender Schädigungen im Bereich der Atmungsorgane ist die Höhe des arteriellen Sauerstoffdruckes von besonderem Interesse, da das Absinken dieses Wertes als ein relativ empfindlicher Indicator für das gestörte Zusammenspiel von Ventilation-Perfusion und Diffusion in der Lunge angesehen werden kann. Aus den Untersuchungen an Berg- und Stahlarbeitern [38, 54, 57, 58] wissen wir, daß diese Funktion durch exogene Staubbelastung und Reizung des Bronchialsystems leicht beeinträchtigt werden kann und daß Arbeiter der Staubberufe deshalb leicht erniedrigte arterielle Sauerstoffdrucke mit einer vergrößerten alveolär-arteriellen Sauerstoffdruckdifferenz aufweisen können. Da der arterielle Sauerstoffdruck der Männer und Frauen in Duisburg etwas niedriger liegt als im Landkreis Borken, könnte nach den Erfahrungen hierin eine beginnende, auf die exogene Belastung zurückzuführende Schädigung gesehen werden. Dabei ist jedoch wiederum zu berücksichtigen, daß die Differenzen minimal sind (0,9 mm Hg) und gleichzeitig der arterielle Kohlensäuredruck in Duisburg höher als in den umliegenden Gebieten lag, so daß sich dieser Befund in erster Linie auf eine unterschiedliche Spontanventilation während der Untersuchung zurückführen läßt.

Der Anteil der Häufigkeit bronchitischer Symptome liegt mit 25—81% bei den Männern sehr hoch. Die Differenz zu den Ergebnisse anderer Autoren [2—6, 10, 12, 13, 17—23, 27, 30, 33, 43, 44, 45] ist durch die voneinander abweichende Definition der Bronchitissymptome und die Art der Befunderhebung zu erklären. Bei der Aufstellung wurden alle Angaben über Husten, Auswurf, katarrhalische Auskultationsbefunde und eine Erhöhung des intrabronchialen Strömungswiderstandes über 3,5 cm $H_2O\,l^{-1}$ sec gewertet. Betrachtet man einzelne Symptome, so liegt der Anteil niedriger. Bei Männern jenseits des 50. Lebensjahres beobachteten wir z.B. ganztätigen Husten oder Auswurf bei 23,9% der Fälle [56], während die gleichaltrigen Frauen nur in 11,6% der Fälle über derartige Beschwerden klagten [56]. Erhöhungen des intrabronchialen Strömungswiderstandes über 3,5 cm $H_2O\,l^{-1}$ sec, wurden jedoch in den Altersklassen über 50 Jahren wesentlich häufiger festgestellt. Bei den Männern in 33,76% der Fälle und bei den Frauen sogar in 35,3% der Fälle [56]. Auch die Häufigkeit katarrhalischer Auskultationsbefunde war auffallend hoch. Bei Männern jenseits des 50. Lebensjahres mit 49,8% und bei Frauen in 25,8% [56].

Auf die Bedeutung von Alter, Geschlecht und Rauchergewohnheiten, berufliche Belastung und Jahreszeit für die verschiedenen Befunde wird bei [40—42, 56] noch eingegangen werden. Aus den Tabellen und Abbildungen geht jedoch eindeutig hervor, daß der Wohnort und die bei uns vorkommende atmosphärische Belastung keine dem Alter, dem Körpergewicht oder den Rauchergewohnheiten nur annähernd vergleichbaren Einflüsse auf die Symptome unspezifischer Atemwegserkrankungen haben. Die atmosphärische Belastung mit den von uns beobachteten Schadstoffkonzentrationen läßt keine richtunggebende Beeinflussung erkennen. Ein ähnlicher Befund ergibt sich auch bei der Gegenüberstellung von Männern und Frauen, die in dem Stadtgebiet von Duisburg beheimatet sind und deren Wohnbezirke sich durch eine unterschiedlich große SO_2- und Schwebestaubbelastung auszeichnet [40]. Gerade dieser Befund ist als Ergänzung des Vergleichs von Land und

Stadt von Bedeutung, da innerhalb der Stadtbevölkerung störende Unterschiede der beruflichen Belastung, der soziologischen Struktur und der Wohnverhältnisse weniger ins Gewicht fallen, auch wenn wir in der vorliegenden Studie keinen Grund zu der Annahme haben, daß hinsichtlich der Einkommens- und Wohnverhältnisse wesentliche Unterschiede zwischen den Kollektiven in Duisburg, Bocholt und Borken bestanden haben [39]. Besonders die Einkommensverhältnisse, auf deren Bedeutung [2—6, 12, 13, 21, 23, 27, 43, 44, 45] hingewiesen haben, können in unseren Kollektiven als weitgehend homogen angesehen werden. Nur die Landbevölkerung weist mit ihrem hohen Anteil an Selbständigen gegenüber Bocholt und Duisburg einen gewissen Unterschied auf [39]. Aus der Untersuchung ist allenfalls eine leichte Häufung von Bronchialerkrankungen in den Landbezirken zu erkennen. Husten, Auswurf, katarrhalische Nebenbefunde und anamnestische Angaben über gehäufte bronchitische Symptome waren im Landkreis Borken häufiger als im Stadtgebiet.

Die Differenz, die nicht in der Luftverschmutzung ihre Ursache haben kann, läßt sich aus den vorliegenden Befunden nicht einwandfrei erklären. Möglicherweise spielt hier die mit der Landarbeit verbundene erhöhte Exposition gegen klimatische Reize wie Kälte und Feuchtigkeit eine Rolle. Auf die mit der Berufsarbeit verbundenen Schädigungsmöglichkeiten soll jedoch an anderer Stelle eingegangen werden.

Literatur

1. Andersen, O. A., Engel, K., Jörgensen, K., Astrup, P.: A micro method for determination of pH, carbon dioxide tension, base excess and standard bicarbonate in capillary blood. Scand. J. clin. Lab. Invest. **12**, 172 (1960).
2. Anderson, D. O., Ferris, B. G., Zickmantel, R.: Levels of air pollution and respiratory disease in Berlin, New Hampshire. Amer. Rev. resp. Dis. **90**, 877 (1964).
3. — — Air pollution levels and chronic respiratory disease. Arch. environm. Hlth **16**, 307 (1965).
4. — — The Chilliwack respiratory survey 1963, I: Methodology. Canad. med. Ass. J. **92**, 899 (1965).
5. — — Zickmantel, R.: The Chilliwack respiratory survey 1963, III: The prevalence of respiratory disease in a rural Canadian town. Canad. med. Ass. J. **92**, 1007 (1965).
6. — I. H. Williams, Ferris, B. G.: The Chilliwack respiratory survey 1963, II. Aerometric study. Canad. med. Ass. J. **92**, 954 (1965).
7. Bericht über die Auswertung der Immissionsmessungen des Hygiene-Institutes des Ruhrgebietes, Gelsenkirchen, im Stadtgebiet von Bocholt. Hrsg. Technischer Überwachungsverein Essen e.V., Ber.-Nr. D6/1143/66, 5. 12. 1968.
8. Biebricher, W., Ulmer, W. T.: Irritabilität des Bronchialsystems und Staubbelastung. Med. thorac. **20**, 358 (1963).

9. Burton, G. G., Gee, J. B. L., Vasallo, C., Thomas, A. P.: Response of healthy men to inhaled low concentrations of gas-aerosol mixtures. Arch. environm. Hlth **18**, 682 (1969).
10. College of general practitioners: Chronic bronchitis in Great Britain. Brit. med. J. **II**, 973 (1961).
11. Corn, M., Burton, G.: The irritant potential of pollutants in the atmosphere. Arch. environm. Hlth **14**, 54 (1967).
11a. Dixon, W. J.: BMD biomedical computer programs. Berkeley and Los Angeles: University of California Press 1967.
12. Ferris, B. G., Anderson, D. O.: The prevalence of chronic respiratory disease in a New Hampshire town. Amer. Rev. resp. Dis. **86**, 165 (4962).
13. — — Epidemiological studies related to air pollution. A comparison of Berlin, New Hampshire, and Chilliwack, Brit. Columbia. Proc. roy. Soc. Med. **57**, 979 (1964).
14. Frank, N. R.: Studies on the effects of acute exposure to sulfur dioxide in human subjects. Proc. roy. Soc. Med. **57**, 1029 (1964).
15. — Amdur, M. O., Whittenberger, J. L.: A comparison of the acute effects of SO_2 administered alone or in combination with NaCl particles on the respiratory mechanics of healthy adults. Int. J. Air Wat. Pollut. **8**, 125 (1964).
16. Gutachten über das Ausmaß der Luftverunreinigung im Stadtgebiet Duisburg. Erstattet vom Bundesgesundheitsamt, Institut für Wasser-, Boden- und Lufthygiene in Berlin-Dahlem, von der Landesanstalt für Bodennutzungsschutz des Landes Nordrhein-Westfalen in Bochum in Verbindung mit dem Forschungsinstitut für Luftreinhaltung (Dr. Stratmann) in Essen und von Professor Dr. Diem, Leiter des Meteorologischen Instituts der Technischen Hochschule Karlsruhe, im Auftrage der Stadt Duisburg (Gesundheitsamt) vom 24. 10. 1960.
17. Higgins, I. T. T.: Respiratory symptoms, bronchitis and ventilatory capacity in a random sample of an agriculture population. Brit. med. J. **1957 II**, 1198.
18. — Tobacco smoking, respiratory smptoms, and ventilatory capacity; studies in random samples of the population. Brit. med. J. **1959 I**, 325.
19. — Oldham, P. D., Cochrane, A. L., Gilson, J. C.: Respiratory symptoms and pulmonary disability in an industrial town. Brit. med. J. **1956 II**, 904.
20. — Cochran, J. B.: Respiratory symptoms, bronchitis and disability in a random sample of an agricultural community in Dumfriesshire. Tubercle (Edinb.) **39**, 296 (1958).
21. — Cochrane, A. L., Gilson, J. C., Wood, C. H.: Population studies of chronic respiratory disease. A comparison of miners, foundry-workers, and others in Staveley, Derbyshire. Brit. J. industr. Med. **16**, 255 (1959).
22. Holland, W. W., Reid, D. D.: The urban factor in chronic bronchitis. Lancet **1965 I**, 445.
23. — — Seltser, R., Stone, R. W.: Respiratory disease in England and the United States. Arch. environm. Hlth **10**, 338 (1965).
24. Ishikawa, S., Bowden, D. H., Fisher, V., Wyatt, J. P.: The "Emphysema Profile" in two Midwestern cities in North America. Arch. environm. Hlth **18**, 660 (1969).
25. LaBelle, C. W., Long, J. E., Christofano, E. E.: Synergistic effects of aerosol. Arch. industr. Hlth, 297 (1955).
26. Lawther, P. J., Waller, R. E., Coulson, J.: Air pollution and bronchitis. In: Bronchitis II, An Internat. Symposium, **2** (Assen) 319 (1964).
27. Lende, van der R.: Epidemiology of chronic non-specific lung disease (chronic bronchitis). Assen: Van Gorcum & Comp. N. V. 1969.

28. Linder, A.: Statistische Methoden für Naturwissenschafter, Mediziner und Ingenieure. Basel u. Stuttgart: Birkhäuser 1960.
29. Manos, N. E.: Comparative mortality among metropolitan areas of Unit. States (1957).
30. Mork, T.: A comparative study of respiratory disease in England, Wales and Norway. Acta med. scand. **172**, Suppl. 384 (1962).
31. Ostle, B.: Statistic in research. The Iowa State University Press 1963.
32. Pattle, R. E., Cullumbine, H.: Toxicity of some atmospheric pollutants. Brit. med. J. **1956**, 913.
33. Payne, M., Kjelsberg, M.: Respiratory symptoms, lung function and smoking habits in an adult population. Amer. J. publ. Hlth **54**, 261 (1964).
34. Pemberton, J., Goldberg, C.: Air pollution and bronchitis. Brit. med. J. **1954 II**, 567.
35. Prindle, R. A., Landau, E.: Gesundheitsschädliche Folgen wiederholter Einwirkungen niedriger Konzentrationen von Luftverunreinigungen. Staub **22**, 10, 392 (1962).
36. Reeschuch, K., Langmann, R., Ulmer, W. T.: Untersuchungen über den Einfluß niedriger Schwefeldioxydkonzentrationen in der Atemluft auf den Gasaustausch in der Lunge. Med. thorac. **19**, 157 (1962).
37. Reichel, G.: Untersuchungen zur Frage der Überempfindlichkeit des Bronchialsystems. Allergie u. Asthma **10**, 2/3 (1964).
38. — Ulmer, W. T., Stempel, G., Werner, U.: Die chronisch obstruktiven Atemwegserkrankungen des Bergmannes. Dtsch. med. Wschr. **97**, 2375 (1969).
39. — — Luftverschmutzung und unspezifische Atemwegserkrankungen. Ergebnisse epidemiologischer Untersuchungen. I. Mitteilung: Der Untersuchungsort, seine atmosphärische Belastung, die Kollektivauswahl und -beschreibung, Methodik der Untersuchung. Int. Arch. Arbeitsmed. **27**, 1—26 (1970).
40. — — Gary, K., Leuscher, A., Röske, G.: Luftverschmutzung und unspezifische Atemwegserkrankungen. Ergebnisse epidemiologischer Untersuchungen. V. Mitteilung: Einfluß des örtlich unterschiedlichen Verschmutzungsgrades im Stadtgebiet von Duisburg auf die Häufigkeit unspezifischer Atemwegserkrankungen. Int. Arch. Arbeitsmed. **27**, 110—129 (1970).
41. — — Luftverschmutzung und unspezifische Atemwegserkrankungen. Ergebnisse epidemiologischer Untersuchungen. VI. Mitteilung: Einfluß des jahreszeitlichen Wechsels der Luftverunreinigung und der Wetterfaktoren auf die Häufigkeit chronisch unspezifischer Atemwegserkrankungen. Int. Arch. Arbeitsmed. **27**, 130—154 (1970).
42. — — Luftverschmutzung und unspezifische Atemwegserkrankungen. Ergebnisse epidemiologischer Untersuchungen. III. Mitteilung: Einfluß der Rauchergewohnheiten auf die Häufigkeit unspezifischer Atemwegserkrankungen. Int. Arch. Arbeitsmed. **27**, 49—72 (1970).
43. Reid, D. D.: Environmental factors in respiratory disease. Lancet **1958 I**, 1289.
44. — Diagnostic standardization in geographic comparisons of morbidity. Amer. Rev. resp. Dis. **86**, 850 (1962).
45. — Air pollution and respiratory disease in children. In: Bronchitis II. An Internat. Symposium (Assen 1964) 313.
46. Seeman, H.-G.: Die Sterblichkeit an Krankheiten der Atmungsorgane und anderen ausgewählten Todesursachen in Nordrhein-Westfalen 1950/51 nach Kreisen unter Berücksichtigung etwaiger Einflüsse der Luftverschmutzung. Uelzen: Medizinisch-Literarischer Verlag 1966.

47. — Die Sterblichkeit an Krankheiten der Atmungsorgane und anderen ausgewählten Todesursachen in Nordrhein-Westfalen 1960—1962 nach Kreisen unter Berücksichtigung etwaiger Einflüsse der Luftverschmutzung. Uelzen: Medizinisch-Literarischer Verlag 1968.
48. Swann, H. E., Balchum, O. J.: Biological effects of urban air pollution. Arch. environm. Hlth **12**, 698 (1966).
49. Thews, G.: Ein Mikroanalyse-Verfahren zur Bestimmung der Sauerstoffdrucke in kleinen Blutproben. Pflügers Arch. ges. Physiol. **276**, 89 (1962).
50. Ulmer, W. T.: Unspezifische chemisch-physikalische Reize als Ursache von Asthmaanfällen. Schweiz. med. Wschr. **96**, 941 (1966).
51. — Berta, G., Reichel, G.: Sauerstoff- und Kohlensäurepartialdruckmessung im arteriellen und Ohrläppchenkapillarblut mit stabilisierten Mikroelektroden. Med. thorac. **20**, 235 (1963).
52. — Reif, E.: Die obstruktiven Erkrankungen der Atemwege (klinische Bedeutung und objektiver Nachweis mit der Ganzkörperplethysmographie). Dtsch. med. Wschr. **90**, 1803 (1965).
53. — — Weller, W.: Die obstruktiven Atemwegserkrankungen, Pathophysiologie des Kreislaufes, der Ventilation und des Gasaustausches. Stuttgart: Thieme 1966.
54. — Reichel, G., Werner, U.: Die chronisch obstruktive Bronchitis des Bergmannes. Int. Arch. Gewerbepath. Gewerbehyg. **25**, 75 (1968).
55. — — Nolte, D.: Die Lungenfunktion. Stuttgart: Thieme 1970.
56. — — Luftverschmutzung und unspezifische Atemwegserkrankungen. Ergebnisse epidemiologischer Untersuchungen. II. Mitteilung: Der Einfluß vom Alter, Geschlecht und Gewicht auf die Häufigkeit unspezifischer Atemwegserkrankungen. Int. Arch. Arbeitsmed. **27**, 27—48 (1970).
57. Worth, G.: Die „Staublunge". Dtsch. med. Wschr. **6**, 221 (1960).
58. — Gasthaus, L., Muysers, K., Siehoff, F.: Neuere Ergebnisse atemphysiologischer Untersuchungen von Kohlenbergarbeitern unter Berücksichtigung von Silikose, Bronchitis und Emphysem. III. Mitt.: Alveolo-arterielle Sauerstoff- und Kohlensäuredruckdifferenzen. Int. Arch. Gewerbepath. Gewerbehyg. **18**, 581 (1961).
59. Winkelstein, W., Kantor, S., Davis, E. W., Maneri, E. S., Mosher, W. E.: The relationship of air pollution and economic status to total mortality and selected respiratory system, mortality in men. Arch. environm. Hlth **14**, 162 (1967).
60. Yoshida, K., Oshima, O., Imai, M.: Air pollution and asthma in Yokkaichi. Arch. environm. Hlth **13**, 763 (1966).

Int. Arch. Arbeitsmed. 27, 110—129 (1970)

Einfluß des örtlich unterschiedlichen Verschmutzungsgrades im Stadtgebiet von Duisburg auf die Häufigkeit unspezifischer Atemwegserkrankungen

V. Mitteilung

G. Reichel, W. T. Ulmer, K. Gary, A. Leuschner und G. Röske

Influence of the Locally Different Grade of Pollution in the Township of Duisburg on the Incidence of Non Specific Respiratory Diseases

V. Communication

Summary. In the period of February 1965 to June 1966 we examined 1,292 men und 843 women having their residences for more than 10 years in the town district of Duisburg. According to the amount of total dust and of SO_4 precipitate, the residential districts may be divided into three different zones of dust nuisance. Comparison of the partial groups, being similar in their sociologic structures, their smoking habits and their age compositions, does not show any prevalence of cough, expectoration and dyspnoe in dependence of the SO_4 or total dust precipitate. The same is true of the auscultation findings and diverse lung function parameters like intrabronchial flow resistance, arterial blood gases and arterio-alveolar carbon dioxide pressure difference. Division of the urban pollution zones according to their SO_2 and dust precipitate remains nevertheless a problem, because the concentration of other noxious substances does not go hand in hand with the amount of dust precipitate and SO_2 emission as can be shown, for example, in case of the fluorine content of leaves. Information, in how far industrial air pollution altogether has a noxious effect on the bronchial system, is, however, to be gained from the comparison between a rural population not exposed to industrial waste gases and the town population of the Ruhr-district [33]. This comparison did not show any differences between town and country population which would let assume an orientated influence of unspecified airway diseases by air pollution in the Ruhr-district.

Zusammenfassung. In dem Zeitraum von Februar 1965 bis Juni 1966 untersuchten wir 1292 Männer und 843 Frauen, die ihren Wohnsitz länger als 10 Jahre im Duisburger Stadtgebiet hatten. Nach dem Gesamtstaub und dem SO_4-Niederschlag lassen sich die Wohnbezirke in 3 verschiedene Belastungszonen unterteilen. Der Vergleich der in ihrer, soziologischen Struktur, in ihren Rauchergewohnheiten und ihrer Alterszusammensetzung übereinstimmenden Teilkollektive ergibt keine Häufung von Husten, Auswurf und Atemnot in Abhängigkeit vom SO_4- oder Gesamtstaubniederschlag. Das gleiche gilt von den Auskultationsbefunden und verschiedenen Lungenfunktionsparametern wie dem intrabronchialen Strömungswiderstand, den arteriellen Blutgasen und der alveolär-arteriellen Kohlensäuredruckdifferenz. Die Einteilung der städtischen Verschmutzungszonen nach ihrem SO_2- und Staubniederschlag bleibt jedoch problematisch, da die Konzentration anderer Schadstoffe, wie z.B. am Fluorgehalt der Blätter gezeigt werden kann, nicht mit dem Grad des Staubniederschlags und der SO_2-Immission Hand in Hand gehen. Ein Aufschluß darüber, inwieweit die industrielle Luftverschmutzung in ihrer Gesamtheit eine schädigende Wirkung auf das Bronchialsystem entfaltet, ist aber aus dem Vergleich zwischen einer den Industrieabgasen nicht exponierten Landbevölkerung und der Stadtbevölkerung des Industriegebietes zu entnehmen [33], bei der sich keine Unterschiede zwischen Stadt und Land ergaben, die eine richtungsgebende Beeinflussung unspezifischer Atemwegserkrankungen durch die Luftverschmutzung im Ruhrgebiet vermuten lassen.

Bei einer epidemiologischen Untersuchung konnten wir im Stadtgebiet von Duisburg jahreszeitliche Schwankungen subjektiver Bronchitissymptome nachweisen [25]. Die Monate mit erhöhter Frequenz an Husten, Auswurf, Atemnot und positiven Auskultationsphänomenen waren gekennzeichnet von einer überdurchschnittlichen Luftfeuchtigkeit, einer erhöhten SO_2-Konzentration bei niedrig liegender Außentemperatur [25]. Die atemmechanischen und blutgasanalytischen Funktionsparameter der Lunge zeigten jedoch in der statistischen Einzelanalyse zu den akut sich ändernden Verschmutzungs- und Wetterfaktoren am Untersuchungstag keine Verbindung [25]. Es blieb jedoch die Frage offen, ob ein immer wiederkehrender Anstieg der Luftverschmutzung in den Wohngebieten über längere Zeiträume zu einer Schädigung führen kann.

So berichteten Fairbairn und Reid [9] sowie Holland und Reid [15] an einem hinsichtlich der beruflichen und klimatischen Belastung homogenen Gruppe, daß die Häufigkeit von Bronchitissymptomen bei Männern über 50 Jahren in den Verschmutzungszentren Groß-Londons höher ist als im Randgebiet und den Vororten.

Im Duisburger Stadtgebiet ergeben sich nach dem Staub- und Schwefeldioxydniederschlag verschiedene Verschmutzungszonen, in denen z.T. die von der VDI-Kommission empfohlene zulässige Immissionskonzentration erheblich überschritten wird [8, 26]. Es soll daher im folgenden untersucht werden, inwieweit sich die Häufigkeit objektiver und subjektiver Bronchitissymptome in den verschiedenen nach ihrer Belastung ausgewählten Stadtbezirken unterscheidet.

Methodik

Die Untersuchung erfolgte an einem unbeeinflußt ausgewählten Kollektiv von 1292 Männern und 843 Frauen, die länger als 10 Jahre in Duisburg anwesend waren. Das Auswahlverfahren und die Methodik der Untersuchung sind bei [26] beschrieben. Es handelt sich vorwiegend um in der Montanindustrie beschäftigte Arbeiter. Im übrigen kann auf die bei [26] erfolgte Kollektivbeschreibung verwiesen werden.

Tabelle 1. *Ausmaß der Luftverunreinigung in verschiedenen Duisburger Stadtbezirken nach Angaben und Messungen von* [8]

Duisburg Zone	Staubniederschlag (Diemsche Haftfolie) (mg/m^2/Tag)		SO_2 (mg/m^3)		Blattanalysen			
					Fluorgehalt in mg/100 g Trockensubstanz		Schwefelgehalt in S% der Trockensubstanz	
A	374	von 261 bis 347	0,215	von 0,19 bis 0,23	33,1	von 23,3 bis 42,7	0,64	von 0,51 bis 0,81
B	690	von 572 bis 968	0,270	von 0,24 bis 0,28	40,57	von 23,4 bis 72,3	0,82	von 0,72 bis 1,02
C	1565	von 1144 bis 1661	0,300	von 0,28 bis 0,30	41,12	von 25,7 bis 50,7	0,90	von 0,88 bis 1,07

Vor Durchführung einer Lungenfunktionsprüfung wurden die Versuchspersonen klinisch untersucht, wobei ein bei [26] beschriebener Fragebogen in Anwendung kam.

Die arterielle Blutgasanalyse erfolgte aus dem Blutstropfen des hyperämisierten Ohrläppchens [1, 26, 29, 30]. Die Messung des Bronchialwiderstandes wurde im Bodyplethysmographen nach der modifizierten Methode von Ulmer vorgenommen [32].

Die statistische Berechnung erfolgte nach den bei [7, 19, 24, 35] angegebenen Methoden. Die Auswertung und Vorbereitung der Daten wurde auf einer Rechenanlage der Remington Rand GmbH, Geschäftsbereich Univac, in Stuttgart durchgeführt. Der Vergleich von Mittelwerten erfolgte im T-Test. Die Beurteilung von Häufigkeiten qualitativer Krankheitsmerkmale und anamnestischer Angaben wurde nach Linder 3,33 [19] im χ^2-Verfahren vorgenommen. Für die Variance-Analyse und die Mittelwertsbestimmung fand das Programm BMDO 1V [7] Verwendung. Die Umrechnung der Mittelwerte auf gemeinsames Lebensalter, Brocaschen Index und Größe erfolgte mit Hilfe einer multiplen Regression, die nach BMDO 2R ausgerechnet wurde [7]. Die Verschiedenheiten der in den Wohnbezirken ermittelten multiplen Regressionsgleichungen wurde beurteilt an der Differenz, um die sich die Summe der Quadrate um die Regression vermindert, wenn man von der einzelnen Regressionsgleichung für A, B und C auf eine gemeinsame Regression übergeht (Linder 661,5). Das Verhältnis dieser Differenz zur Summe der durchschnittlichen Abweichungsquadrate der Einzelwerte kann an der F-Verteilung auf Signifikanz geprüft werden [19].

Die von [8] durchgeführten umfangreichen Messungen des Gesamt-Staub- und Schwefelniederschlages machten es uns möglich, die Wohngebiete in Duisburg in drei Belastungszonen, A, B und C, aufzuteilen. Bei der Beurteilung der Immission folgten wir der im lufthygienischen Gutachten aus dem Jahre 1962 niedergelegten Bewertung unter Berücksichtigung von Staubniederschlag, Schwefeldioxyd und Fluorblattanalysen [8]. Der zum damaligen Zeitpunkt gemessene mittlere Staubniederschlag und die dabei herrschende SO_2-Konzentration ergibt sich aus der Tabelle 1. Die Zone C zeigt mit einem Staubniederschlag von 1565 mg/m^2/Tag eine Tagesverschmutzung, die weit den Richtwert von 6,50 mg/m^2/Tag überschreitet. Um diesen Verschmutzungskern findet sich die Zone B mit einem Staubniederschlag, der ebenfalls zeitweilig den Richtwert erreicht. Lediglich die äußere Zone A weist niedrigere Staub- und SO_2-Werte auf. Die Fluor- und Schwefelblattanalysen in den verschiedenen Zonen zeigen im Mittel eine ähnliche Steigerung der Werte von A nach C. Die einzelnen Meßergebnisse, in Besonderheit die der Fluorblattanalyse, zeigen jedoch erhebliche Schwankungen und gehen häufig nicht mit der Größe der SO_2 und Staubimmission parallel (Tabelle 1).

Die Durchschnittstemperatur während der Untersuchung lag bei 7,57° C, der Barometerstand betrug 747,02 mm Hg, die relative Luftfeuchtigkeit 86,67%.

Der Untersuchungsgang ist ebenso wie das methodische Vorgehen bei [26] beschrieben. Für den Vergleich der Häufigkeit in den Abb. 4—9 und der Tabelle 8 wurden ohne Berücksichtigung der Bergleute im Wohnbezirk A sich in ihrer Alterszusammensetzung gleichende Untersuchungskollektive zusammengestellt. Die Untersuchungsfrequenz in den verschiedenen Altersklassen (<30; 30—49; <50 Jahre) ist in diesen Kollektiven gleich verteilt ($\chi^2 < \chi^2$ 0,05). Das mittlere Lebensalter betrug dabei in allen Wohnbezirken 40,5 Jahre für die Männer bei einer Standardabweichung von 14,2; das Alter für die Frauen 40,2 bei einer Standardabweichung von 13,6. Die diesen Abbildungen zugrunde liegenden Kollektive entsprechen, von geringen Korrekturen abgesehen, denen der übrigen Tabellen und Abbildungen, in denen das Alter zunächst nicht berücksichtigt wurde. Die in den Tabellen und Abbildungen verwendeten Symbole entsprechen denen in der Methodik [26] angegebenen Bezeichnungen.

In verschiedenen Abbildungen wurde für χ^2 die Bezeichnung X^2 verwendet. In den Tabellen und Abbildungen sind die χ^2- bzw. F-Werte angegeben, soweit sie den Tabellenwert für $p = 0,05$, 0,01 oder 0,001 überschreiten.

Ergebnisse

In den Tabellen 2—6 sind die für die Untersuchung wichtigen Einflußgrößen in den verschiedenen Wohnbezirken aufgezeichnet. Dabei ergab sich bei der Verteilung der Einkommensverhältnisse (Tabelle 2), der Rauchergewohnheiten (Tabelle 5) zwischen den Stadtbezirken keine Unterschiede von Bedeutung. Im Gegensatz zu den Frauen (Tabelle 4) zeigten jedoch die Männer hinsichtlich ihrer Berufsausübung (Tabelle 3) Differenzen, die für die Beurteilung von Bedeutung sein können. So fanden sich im Wohnbezirk A eine überdurchschnittliche Häufung von Bergleuten, während im Wohnbezirk C etwas mehr Arbeiter untersucht wurden, die im Freien ihren Arbeitsplatz hatten. Durch Ausschluß der Bergleute im Wohnbezirk A (Tabelle 6, Abb. 4—9) überzeugten wir uns davon, daß die Berufsausübung der Männer im Bergbau keinen meßbaren gerichteten Einfluß auf die in dem Wohnbezirk A erhobenen Befunde hatte (Tabelle 6).

Aus der Tabelle 6 ist zu entnehmen, daß die Alterszusammensetzung der Kollektive kleine Unterschiede aufwies in dem Sinne, daß bei Männern im Wohnbezirk C das mittlere Lebensalter etwas niedriger, bei Frauen im Wohnbezirk A etwas höher lag als in den übrigen Gebieten. Hinsichtlich des Körpergewichtes und der Körpergröße ergaben sich, soweit sich dieses am Brocaschen Index beurteilen läßt, keine

Tabelle 2. *Einfluß des Wohnbezirks auf den sozialen Stand des Haushaltvorstandes*

	Wohnbezirk		
	A	B	C
bis 400 DM	5,3 *74,35*	7,6 *108,0*	7,8 *109,0*
400—600 DM	9,7 *158,6***	5,3 *84,82*	4,7 *75,94*
600—900 DM	51,7 *92,31*	54,9 *98,03*	60,2 *107,6*
900—1400 DM	30,4 *110,8*	28,6 *104,4*	24,0 *87,49*
1400—2000 DM	2,2 *75,40*	3,1 *110,3*	3,0 *105,8*
über 2000 DM	0,7 *150,8*	0,5 *94,51*	0,3 *70,51*

Normalsatz = Anteil in Prozent der Gesamtzahl. Kursiv = Anteil in Prozent des Erwartungswertes (100) bei homogener Verteilung. Signifikante Abweichungen sind durch ** ($p<0{,}01$) gekennzeichnet.

Tabelle 3. *Einfluß des Wohnbezirkes auf den Ort und die Schwere der körperlichen Arbeit*

Arbeit (Männer)	Wohnbezirk		
	A	B	C
schwer	35,0 *110,0*	27,5 *90,83*	29,5 *103,1*
mittelschwer	37,8 *86,69*	40,0 *96,45*	44,5 *113,5*
leicht	27,2 *89,35*	32,5 *111,5*	26,0 *94,73*
im Freien	11,6 *62,82***	18,6 *103,4*	20,4 *118,8**
in geschlossenen Räumen	30,8 *72,85****	45,3 *106,7*	47,3 *111,7*
in geheizten Räumen	36,3 *106,2*	35,9 *105,2*	30,7 *89,99*
unter Tage	21,3 *335,5****	1,2 *18,07****	1,6 *24,75****

Normalsatz = Anteil in Prozent der Gesamtzahl. Kursiv = Anteil in Prozent des Erwartungswertes (100) bei homogener Verteilung. Signifikante Abweichungen sind durch * ($p<0{,}05$); ** ($p<0{,}01$); *** ($p<0{,}001$) gekennzeichnet.

Tabelle 4. *Einfluß des Wohnbezirks auf den Ort und die Schwere der körperlichen Arbeit*

Arbeit (Frauen)	Wohnbezirk		
	A	B	C
leichte bis mittelschwere Arbeit	87,5%	93,9%	95,2%
in geheizten Räumen	98,9%	98,1%	97,5%
	χ^2 kein Unterschied		

Tabelle 5. *Verteilung der Rauchermerkmale bei Männern auf die Wohnbezirke*

Männer	Wohnbezirk		
	A	B	C
Nichtraucher	27,4 *104,9*	27,5 *105,2*	23,6 *90,60*
schwach	26,2 *107,1*	24,6 *100,4*	23,2 *94,47*
mittel	36,6 *94,21*	38,0 *97,91*	41,3 *106,5*
stark	9,8 *92,94*	9,9 *93,80*	11,9 *112,1*
	χ^2 kein Unterschied		
Frauen	χ^2 kein Unterschied		

Normalsatz = Anteil in Prozent der Gesamtzahl. Kursiv = Anteil in Prozent des Erwartungswertes (100) bei homogener Verteilung.

Unterschiede (Tabelle 6). Auch die Differenz im Wohnraumindex, der das Verhältnis Anzahl von Wohnräumen zur Zahl der Familienangehörigen wiedergibt, ist nur sehr gering (Tabelle 6). Er weist bei Männern im Wohnbezirk B und bei Frauen im Wohnbezirk C die niedrigsten Werte auf.

Die Mittelwerte der Blutgase, des intrabronchialen Strömungswiderstandes, des intrathorakalen Gasvolumens zeigen ohne Berücksichtigung der wichtigen Einflußgrößen Alter, Gewicht und Körpergröße in den verschiedenen Wohnbezirken keine für unser Problem verwertbare Differenzen (Tabelle 6). Der bei Frauen im Wohnbezirk A niedriger liegende arterielle Sauerstoffdruck (Tabelle 6) dürfte u.a. auf das höhere Lebensalter zurückzuführen sein. Bei Männern läßt sich am arteriellen

Tabelle 6. *Mittelwerte in Abhängigkeit vom Wohnbezirk Männer*

Wohnbezirk		PaO_2 Ruhe	PaO_2 Belastung	$AaDCO_2$	$PaCO_2$	pH	R_t	IGV	Alter	Wohnindex	Broca
A mit Bergleuten	x	87,58	90,37	3,41	39,25	7,40	2,375	2992,8	41,70	10,24	106,29
	n	456	312	459	453	453	448	444	459	459	459
	s	9,11	6,87	4,47	3,26	0,02	2,605	532,5	15,6	4,11	14,95
A ohne Bergleute	x	87,64	90,49	3,5	39,09	7,39	2,36	300,42	41,5	10,22	105,97
	n	332	219	219	329	329	327	325	329	325	325
	s	9,41	7,01	4,82	3,3	0,02	2,5	548	15,5	3,9	15,2
B	x	87,41	89,46	3,57	39,09	7,39	2,340	3011,6	40,68	9,59**	105,33
	n	711	513	717	706	706	701	704	717	717	717
	s	9,01	7,44	5,11	3,14	0,02	2,32	555,4	14,1	3,79	13,96
C	x	87,90	88,84**	2,89	38,84*	7,39	2,198	3028,9	38,56	9,89	105,64
	n	636	463	643	637	637	615	612	643	643	643
	s	9,20	8,53	5,14	2,88	0,02	1,827	540,2	15,6	4,80	15,87
Varianz-analyse F-Wert		kein Unterschied	$> 0{,}01$	kein Unterschied	$> 0{,}05$	kein Unterschied	kein Unterschied	kein Unterschied	$> 0{,}01$	$> 0{,}01$	kein Unterschied

Mittelwerte in Abhängigkeit vom Wohnbezirk Frauen

Wohnbezirk		PaO_2	$AaDCO_2$	$PaCO_2$	pH	R_t	IGV	Alter	Wohnindex	Broca
A	x	88,90	3,79	37,67	7,41	2,445	2483,0	42,15*	10,55	113,0
	n	266	275	268	268	259	258	273	273	273
	s	9,38	4,10	3,18	0,02	2,064	489,0	15,82	4,53	22,28
B	x	90,68	3,52	37,56	7,40	2,072*	2540,0	39,08	10,20	109,87
	n	359	362	357	359	343	342	361	362	362
	s	8,22	4,98	3,82	0,02	1,829	469,2	12,61	5,05	19,94
C	x	89,11	3,61	37,64	7,40	2,083*	2500,0	40,18	9,77*	112,36
	n	350	357	354	354	339	336	357	357	357
	s	8,15	4,42	3,12	0,02	1,571	440,7	12,21	3,16	20,46
Varianz-analyse F-Wert		$>0{,}05$	kein Unterschied	kein Unterschied	kein Unterschied	$>0{,}05$	kein Unterschied	$>0{,}05$	$>0{,}05$	kein Unterschied

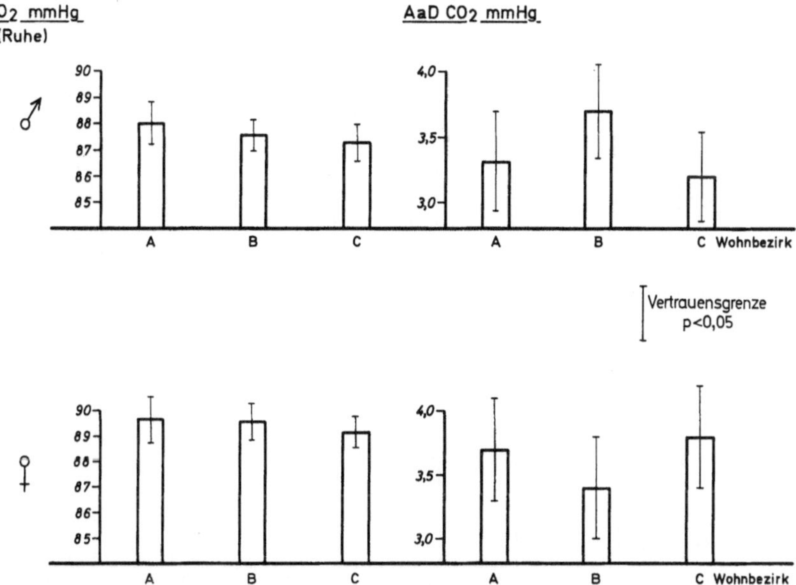

Abb. 1. Mittelwerte für den arteriellen Sauerstoffdruck und die alveolär-arterielle Kohlensäuredruckdifferenz in den Wohnbezirken A, B und C. Die angegebenen Mittelwerte sind mit Hilfe einer multiplen Regressionsrechnung auf ein gemeinsames Alter, eine gemeinsame Größe und einen gemeinsamen Brocaschen Index bezogen. Die Vertrauensgrenze des jeweiligen Regressionswertes für ein $p = 0,05$ sind in der Zeichnung angegeben. Obere Kurve Männer, Regressionswert bezogen auf: Alter (Jahre) 40,2; Größe (cm) 172,69; Broca 105,72, untere Kurve Frauen, Alter (Jahre) 40,2; Größe (cm) 160,84; Broca 111,6

Sauerstoffdruck in Ruhe ein ähnlicher Befund nicht erheben (Tabelle 6, Abb. 8). Hier zeigt nur der Sauerstoff unter Belastung im Wohnbezirk C im Mittel eine geringfügige Erniedrigung (Tabelle 6).

Um den Einfluß von Alter, Größe und Gewicht zu eleminieren, wurden in den Abb. 1—3 mit Hilfe einer multiplen Regressionsrechnung die Meßwerte auf das für das Gesamt-Kollektiv maßgebende mittlere Alter, die mittlere Größe und das mittlere Körpergewicht umgerechnet. Die sich aus der Regressionsrechnung ergebenden Mittelwerte mit ihren Vertrauensgrenzen für $P < 0,05$ sind in den Abbildungen eingetragen. Unter Berücksichtigung der Einflußgrößen, Alter, Körpergröße und Körpergewicht waren am arteriellen Sauerstoffdruck und der $AaDCO_2$ (Abb. 1), am Kohlensäuredruck und dem pH-Wert (Abb. 2) sowie dem intrabronchialen Strömungswiderstand und dem intrathorakalen Gasvolumen (Abb. 3) keine statistisch zu verwertenden Differenzen zwischen den einzelnen Wohnbezirken festzustellen. Immerhin fällt bei

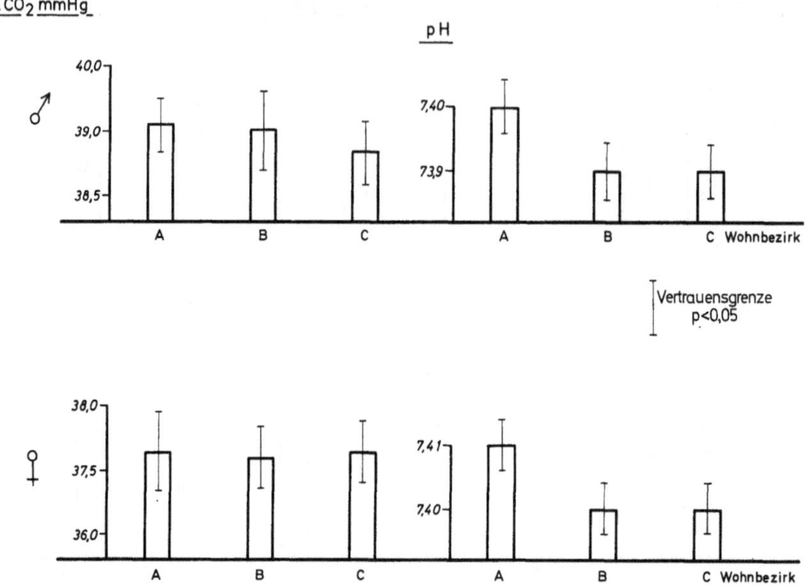

Abb. 2. Mittlerer arterieller Kohlensäuredruck und pH-Wert in den Wohnbezirken A, B und C. Die Werte sind mit Hilfe einer multiplen Regressionsrechnung auf ein gemeinsames Alter, eine gemeinsame Größe und einen gemeinsamen Brocaschen Index bezogen. Die Vertrauensgrenze des Regressionswertes ist für ein $p = 0{,}05$ angegeben. Obere Kurve Männer, Regressionswert bezogen auf: Alter (Jahre) 40,17; Größe (cm) 172,7; Broca 105,65; untere Kurve Frauen, Alter (Jahre) 40,26; Größe (cm) 160,84; Broca 111,49

Männern und Frauen auf, daß der arterielle Sauerstoffdruck und der Kohlensäuredruck von dem relativ sauberen Bezirk A zum relativ schmutzigen Bezirk C eine abfallende Tendenz zeigt, während der intrabronchiale Strömungswiderstand und das intrathorakale Gasvolumen bei Männern geringfügig zunimmt.

Der Einfluß des Alters, der Körpergröße und des Gewichtes in den einzelnen Wohnbezirken auf die verschiedenen Lungenfunktionsparameter geht aus der Tabelle 7 hervor, in der die verschiedenen partiellen Korrelations- und Regressionskoeffizienten aufgetragen sind, soweit diese von O verschieden waren ($p < 0{,}05$). Wenn innerhalb der Wohnbezirke bei der Berechnung unterschiedliche Einflüsse zutage traten, ist dies in der letzten Spalte der Tabelle 7 angegeben. Für die Männer war in den verschiedenen Wohnbezirken kein auf dem Signifikanzniveau von 0,05 zu sichernder unterschiedlicher Einfluß des Alters, der Körpergröße und des Gewichtes nachweisbar. Für die Frauen

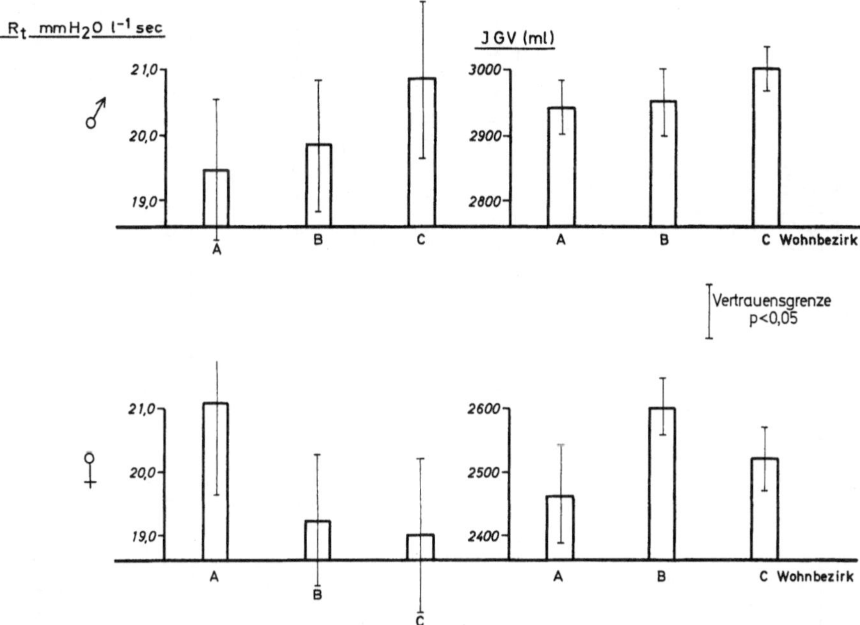

Abb. 3. Intrabronchialer Strömungswiderstand R_t, intrathorakales Gasvolumen IGV in den Wohnbezirken A, B und C. Die Werte sind mit Hilfe einer multiplen Regressionsrechnung auf ein gemeinsames Alter, eine gemeinsame Größe und einen gemeinsamen Brocaschen Index bezogen. Die eingezeichnete Streuung entspricht der Vertrauensgrenze des Regressionswertes für ein $p = 0{,}05$. Obere Kurve Männer, Regressionswert bezogen auf: Alter (Jahre) 39,5; Größe (cm) 172,98; Broca 105,5; untere Kurve Frauen, Alter (Jahre) 39,66; Größe (cm) 161,16; Broca 110,71

ergaben sich beim arteriellen Sauerstoffdruck und dem intrabronchialen Widerstand in den verschiedenen Wohnbezirken gewisse Unterschiede. So zeigte sich bei Frauen im Wohnbezirk B abweichend von A und C kein Einfluß auf den intrabronchialen Strömungswiderstand, während der Einfluß des Alters auf den arteriellen Sauerstoffdruck im Wohnbezirk A bei Frauen stärker war als in den übrigen Gebieten.

Für die subjektiven Symptome sind die Häufigkeiten von Husten, Atemnot bei Anstrengungen, Auswurf und katarrhalischer Auskultationsbefunde in den Abb. 4—7 eingetragen. Bei der Kollektivzusammenstellung wurde in diesem Fall ebenso wie bei den Abb. 8, 9 und der Tabelle 8 auf eine gleiche, altersgemäße Zusammensetzung geachtet (s. Methodik). Die statistische Prüfung mit Hilfe des χ^2-Verfahrens ergab für die einzelnen Wohnbezirke keine überdurchschnittliche oder unterdurchschnittliche Häufung von Atemnot, Husten, Auswurf und positiven Auskultationsbefunden. Aus der Abb. 4 ist lediglich zu entnehmen, daß

Tabelle 7. *Regressions- und Korrelationskoeffizienten für Alter, Brocascher Index und Größe in den verschiedenen Wohnbezirken*

		Wohnbezirk						Unterschiede zwischen der Regression in A, B und C
		A		B		C		
		Männer	Frauen	Männer	Frauen	Männer	Frauen	*F*-Wert
PaO_2	Alter	− 0,29 *− 0,47*	−0,4 *−0,63*	−0,3 *−0,5*	−0,25 *−0,39*	−0,3 *−0,45*	−0,28 *−0,41*	Männer kein Unterschied
(Ruhe)	Broca	− 0,07 *− 0,13*	−0,1 *−0,14*	−0,07 *−0,13*	−0,05 *−0,27*	−0,05 *−0,08*	−0,09 *−0,22*	Frauen >0,01
$PaCO_2$	Alter	+ +	0,04 *0,2*	+ +	0,04 *0,1*	+ +	0,06 *0,21*	kein Unterschied
R_t	Alter	0,26 *0,29*	0,26 *0,34*	0,25 *0,27*	+ +	0,32 *0,29*	0,09 *0,09*	Männer kein Unterschied
	Broca	+ +	0,16 *0,27*	+ +	0,21 *0,34*	+ +	0,12 0,2	Frauen > 0,05
IGV	Alter	10,5 *0,33*	7,78 *0,25*	7,7 *0,27*	7,60 *0,26*	11,0 *0,3*	6,63 *0,17*	Männer kein Unterschied
	Broca	−10,2 *− 0,33*	−6,69 *−0,3*	− 9,7 *− 0,32*	−9,6 *−0,36*	−10,1 *− 0,31*	−6,08 *−0,24*	Frauen kein Unterschied
	Größe	12,8 *0,19*	15,31 *0,21*	10,3 *0,17*	6,7 *0,1*	13,8 *0,2*	14,17 *0,18*	
$AaDCO_2$	Alter	0,09 *− 0,28*	0,08 *0,3*	0,10 *−0,28*	+ +	0,11 *0,28*	0,05 *0,12*	Männer kein Unterschied
	Broca	− 0,03 *− 0,1*	+ +	−0,04 *−0,11*	+ +	−0,03 −0,1	+ +	Frauen kein Unterschied

Wert in Normalsatz = partieller Regressionskoeffizient, Kursiv = partieller Korrelationskoeffizient. + = Regressions- und Korrelationskoeffizient nicht von 0 verschieden ($p<0,05$).

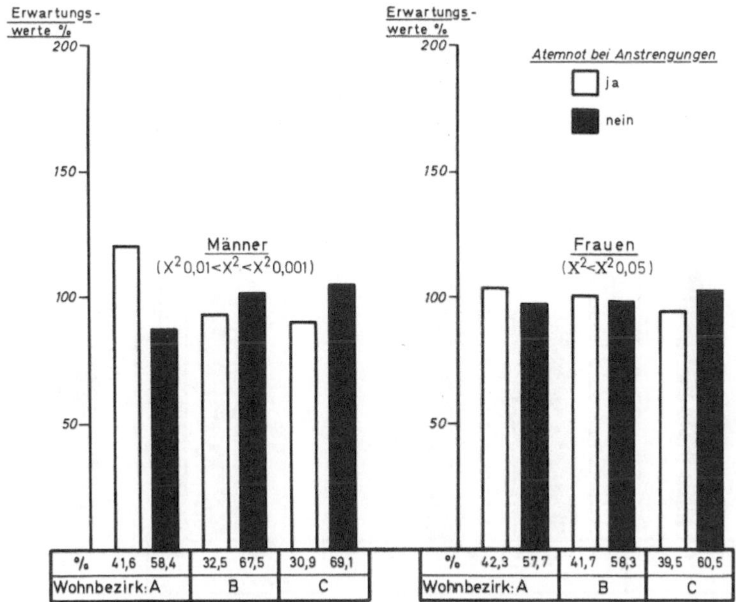

Abb. 4. Häufigkeit der Atemnot bei Anstrengungen in Abhängigkeit vom Wohnbezirk. Die eingezeichneten Werte entsprechen der Häufigkeit in Prozent des Erwartungswertes bei Gleichverteilung. Die Anteile der Symptome in Prozent des Bezirkskollektives sind unter den Säulen angegeben

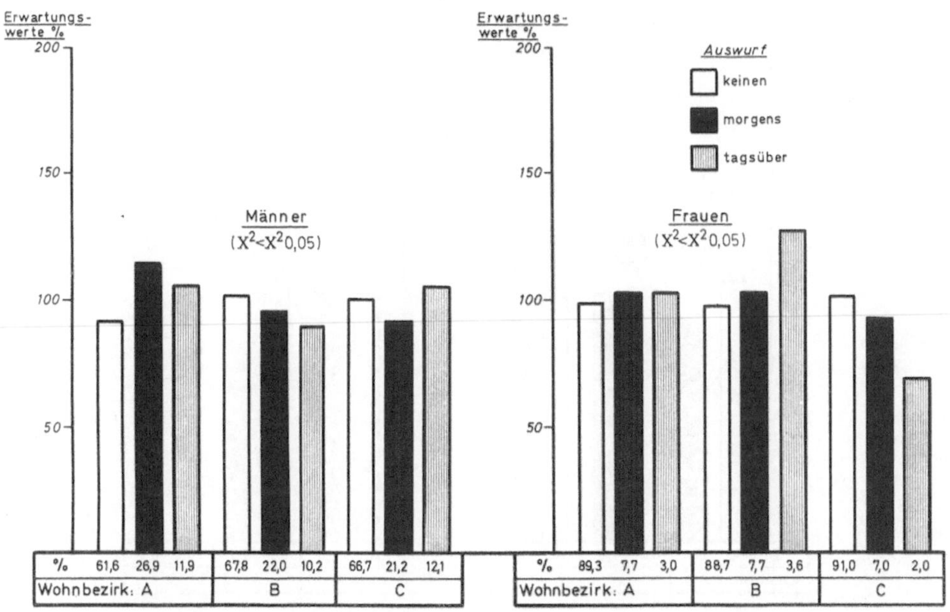

Abb. 5. Häufigkeit des Hustens in den verschiedenen Verschmutzungsgebieten in Prozent des Erwartungswertes bei Gleichverteilung. Der Anteil der Symptome in Prozent des Bezirkskollektives ist unter jeder Säule angegeben

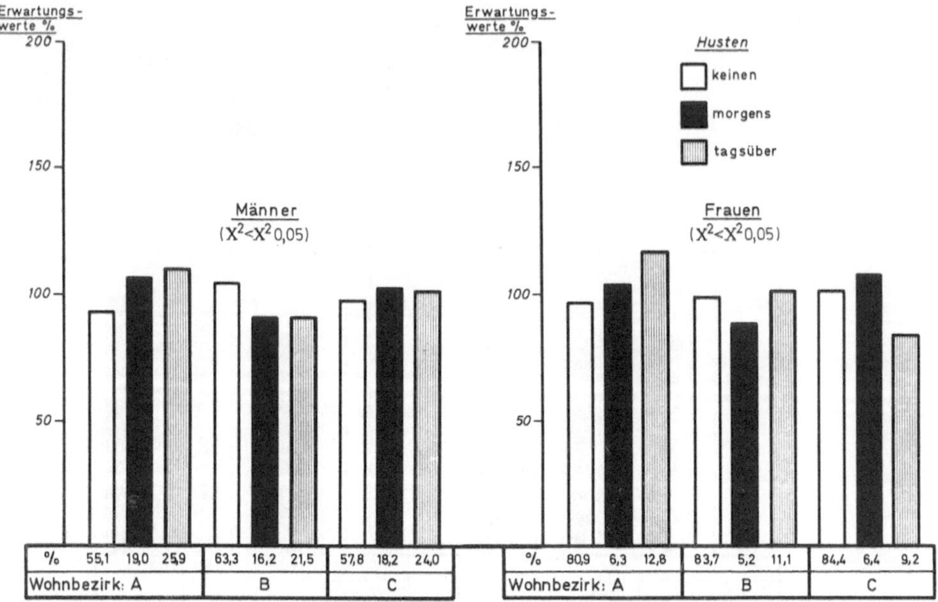

Abb. 6. Häufigkeit des Auswurfes in den verschiedenen Wohnbezirken. Die Angabe erfolgt in Prozent des Erwartungswertes bei Gleichverteilung. Unter den Säulen sind die Frequenzen der einzelnen Symptome in Prozent des Bezirkskollektives eingezeichnet

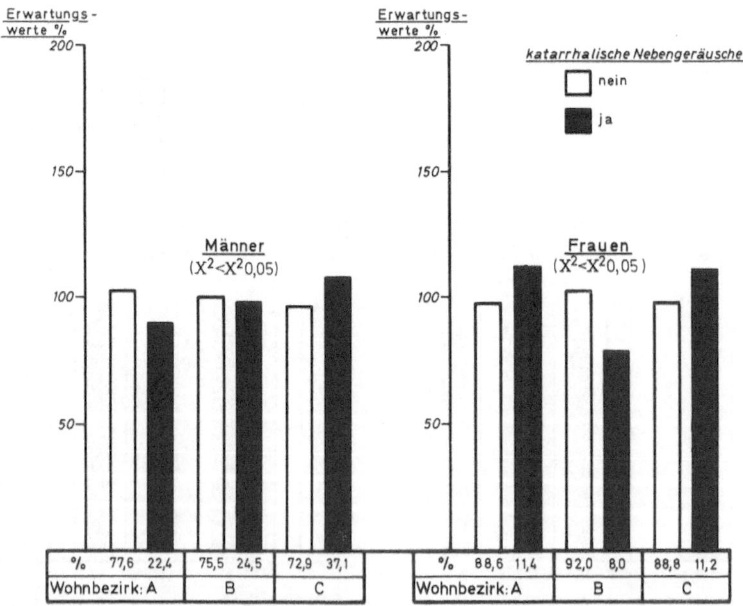

Abb. 7. Häufigkeit katarrhalischer Nebengeräusche in den verschiedenen Wohnbezirken. Die Angabe erfolgt in Prozent des Erwartungswertes bei Gleichverteilung. Unter den Säulen ist die Häufigkeit der einzelnen Symptome in Prozent des Bezirkskollektives angegeben

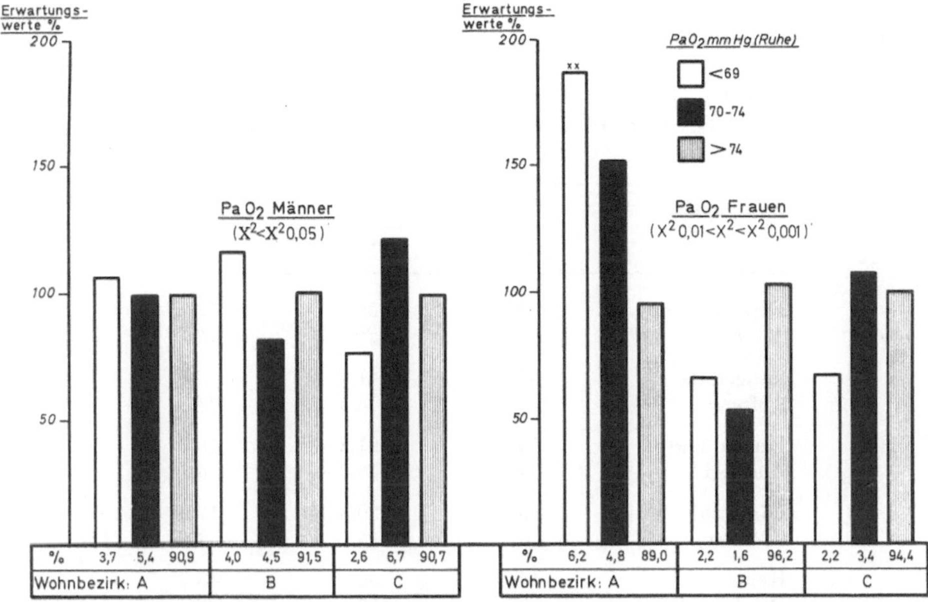

Abb. 8. Verteilung der verschiedenen Klassen des arteriellen Sauerstoffdruckes in den Wohnbezirken. Die Angabe erfolgt in Prozent des Erwartungswertes bei Gleichverteilung. Die Häufigkeit der verschiedenen Befunde in Prozent des Bezirkskollektives ist unter den Säulen angegeben

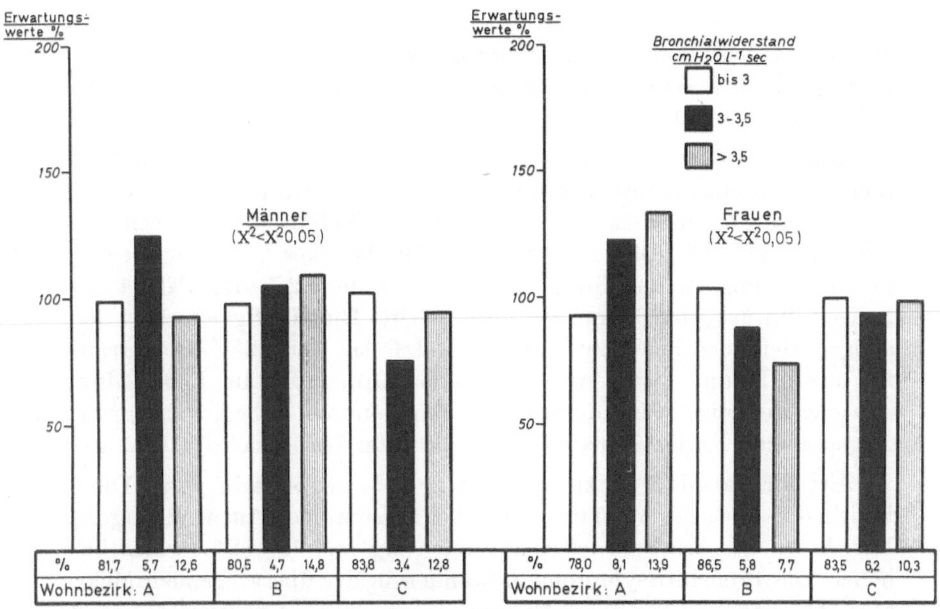

Abb. 9. Verteilung der verschiedenen Klassen des intrabronchialen Strömungswiderstandes in den Wohnbezirken A, B und C. Die Angabe erfolgt in Prozent des Erwartungswertes bei Gleichverteilung. Die Häufigkeit der verschiedenen Befunde in Prozent des Bezirkskollektives ist unter den Säulen angegeben

Tabelle 8. *Anteil von Husten und Auswurf in Prozent in den verschiedenen Duisburger Wohnbezirken (mittleres Lebensalter: Männer = 40,5; Frauen = 40,2; s. auch Methodik)*

Symptome	Wohnbezirk		
	A	B	C
Husten oder	55	50	52
Auswurf	*21*	*20*	*18*
Länger als	42,5	41,9	42,6
3 Monate	*13,2*	*13,5*	*14*
Husten und	19,5	21,3	18,9
Auswurf	*4,9*	*6,2*	*5,1*
Länger als	19,4	20,8	17,9
3 Monate	*5*	*5*	*4,9*
Keine	45	50	48
Beschwerden	*79*	*80*	*82*

Normalsatz = Männer. Kursiv = Frauen. Die Symptome sind auf alle 3 Wohnbezirke gleich verteilt ($\chi^2 < \chi^2$ 0,05).

Männer in dem Wohnbezirk A etwas häufiger über Atemnot bei Belastung klagten, ohne daß sich diese Zusammenhänge allerdings statistisch sichern ließen.

Auch der Anteil erniedrigter arterieller Sauerstoffdrucke und erhöhter intrabronchialer Strömungswiderstände (Abb. 8—9) war bei Frauen und Männern in den verschiedenen Wohnbezirken gleich verteilt ($\chi^2 < \chi^2$ 0,05). Die Frauen des Wohnbezirkes A zeigten jedoch in Abweichung zu den übrigen Kollektiven in 6,2% der Fälle einen Sauerstoffdruck, der 69 mm Hg unterschritt. Die Häufigkeit eines derartigen Befundes im Wohnbezirk B und C lag bei 2,2%. Der Grund für diesen Befund bleibt zunächst unklar. Differenzen im Lebensalter, die eine derartige Veränderung erklären könnten, scheiden aufgrund der speziellen Kollektivauswahl, die das Alter berücksichtigt hat, aus.

Aus der Tabelle 8 ist zu entnehmen, daß, unabhängig vom Wohnbezirk, 45—50% der Männer weder über Husten noch Auswurf klagten. Der Anteil der beschwerdefreien Frauen lag mit 79—82% wesentlich höher. Die Bronchitissymptome bestanden in der überwiegenden Mehrzahl der Fälle länger als 3 Monate. Sie zeigten in ihrer Häufigkeit ebenso wie die Symptomkombination Husten und Auswurf keine Abhängigkeit vom Wohnbezirk.

Diskussion

In dem Zeitraum von Februar 1965—1966 untersuchten wir 1292 Männer und 843 Frauen, die ihren Wohnsitz länger als 10 Jahre im Duisburger Stadtgebiet hatten. Nach dem von [8] gemessenen Gesamtstaub und SO_4-Niederschlag lassen sich die Wohnbezirke in 3 Belastungszonen unterteilen (Tabelle 1).

Der intrabronchiale Strömungswiderstand, die Blutgase und das intrathorakale Gasvolumen zeigten keine vom Staub- oder SO_4-Niederschlag der Wohnzone abhängige Veränderung. Die geringen Differenzen am arteriellen Sauerstoffdruck der Frauen (Tabelle 6) sind z.T. durch eine unterschiedliche Alterszusammensetzung zu erklären. Sie sind in dieser Größe nicht mehr nachzuweisen, wenn der Meßwert auf ein gemeinsames Alter, eine gemeinsame Größe und einen gemeinsamen Brocaschen Index bezogen wird (Abb. 1—3, 8, 9). Aus den Mittelwerten des arteriellen Sauerstoffdrucks, des intrabronchialen Strömungswiderstandes und des intrathorakalen Gasvolumens (Abb. 1—3) ist zwar bei den Männern eine Tendenz zur Verschlechterung mit zunehmendem Verschmutzungsgrad der Wohnzone zu erkennen. Die bestehenden Differenzen sind aber so geringfügig, daß sie sich statistisch nicht sichern lassen. Auch die Häufigkeit erhöhter intrabronchialer Strömungswiderstände und erniedrigter arterieller Sauerstoffdrucke (Abb. 8, 9) läßt keine Zunahme der Funktionsanomalien vom relativ sauberen Wohnbezirk A zur relativ schmutzigen Wohnzone C erkennen. Bei den Frauen fand sich sogar am arteriellen Sauerstoffdruck im sauberen Wohnbezirk A eine leichte Häufung erniedrigter Werte (Abb. 8).

Auch der normalerweise bestehende Einfluß des Lebensalters auf die verschiedenen Lungenfunktionsparameter, hinter dem sich eine Vielzahl von chronischen Schädigungsmöglichkeiten verbergen kann, wird — soweit dies am Regressionskoeffizienten zu beurteilen ist — von A nach C nicht stärker. Das gleiche gilt von der Körpergröße und dem Körpergewicht.

Im Gegensatz zu den akuten Veränderungen der Luftverschmutzung, die eng mit den Schwankungen witterungsabhängiger Daten wie Luftfeuchtigkeit und Temperatur verbunden waren [25], kam es in den Schwerpunkten der Luftverunreinigung auch nicht zu einer Häufung subjektiver Bronchitissymptome wie Husten, Auswurf und Atemnot. Dies gilt sowohl von den akuten Beschwerden (Abb. 4—6) als auch von jenen Symptomen, die länger als 3 Monate im Jahr bestanden haben (Tabelle 8). Dieser Beobachtung entspricht auch das Ergebnis des klinischen Auskultationsbefundes (Abb. 7).

Im Gegensatz zu dem Ergebnis dieser Studie beobachteten Holland und Reid [15] bei Postbeamten jenseits des 50. Lebensjahres in den Zentren Londons mehr Todesfälle an chronischer Bronchitis und ausgeprägtere Bronchitis-Symptome als in den Randbezirken. Mit der erhöhten Frequenz an Husten, Auswurf und Atemnot war eine verminderte 1 sec-Kapazität und eine reduzierte maximale exspiratorische Strömungsgeschwindigkeit verbunden. Die Autoren führten diese Differenz auf unterschiedliche atmosphärische Verschmutzungsgrade zurück, ohne jedoch genaue Meßdaten über den Grad der Luftverschmutzung anzugeben, die einen Vergleich mit unseren Befunden ermöglichen. Winkelstein u.a. [37, 38] untersuchten dieses Problem anhand einer Mortalitätsstatistik bei einem SO_4-Niederschlag und einer Schwebestaub-Konzentration, die mit uns vergleichbare Verschmutzungsbedingungen annehmen lassen. Sie fanden nur bei den ärmeren Bevölkerungsschichten, die dem sozialen Stand unserer Versuchspersonen nicht entsprachen, in Abhängigkeit vom SO_4- und Staubniederschlag des Wohnbezirkes eine erhöhte Sterblichkeit. Alle Autoren [1, 2, 11—17, 34, 37, 38] weisen auf die enge Verknüpfung der Bronchitissymptome mit den Rauchergewohnheiten und der beruflichen Zugehörigkeit hin, Einflüsse, die die Beurteilung der Schädigung durch Kontaminationsanreicherung in den verschiedenen Verschmutzungsgebieten sehr erschweren, wenn nicht gar unmöglich machen, solange diese gering sind. Viele der gefundenen Unterschiede können auf Differenzen in der Alterszusammensetzung und den Rauchergewohnheiten [2] zurückgeführt werden. Unsere Untersuchungsgruppen zeigen, wie aus den Tabellen 2—6 hervorgeht, hinsichtlich ihrer Rauchergewohnheiten, ihrer Einkommens- und Wohnverhältnisse keine den Vergleich störenden Unterschiede. Im Wohnbezirk A waren jedoch bei der beruflichen Belastung Differenzen festzustellen. Bergarbeiter fanden sich bei den Männern überdurchschnittlich vertreten. Gerade diese Berufsgruppe zeichnet sich aber durch eine erhöhte Frequenz an Husten, Auswurf und Atemnot sowie durch Veränderungen am arteriellen Sauerstoffdruck aus [13, 14, 34]. Eine Prüfung (Tabelle 6, Abb. 4—9) zeigt jedoch, daß sich an den prinzipiellen Ergebnissen dieser Studie auch dann nichts ändert, wenn im Wohnbezirk A die Bergleute nicht berücksichtigt werden und dadurch im Hinblick auf die berufliche Belastung vergleichbare Bedingungen geschaffen werden.

Ganz allgemein fällt auf, daß der Anteil der beschwerdefreien Versuchspersonen im Stadtgebiet von Duisburg bei den Männern mit 45—50% und bei den Frauen mit 79—82% verglichen mit den Angaben anderer Autoren [18] relativ gering sind. Ein derartiger Vergleich ist jedoch nur mit sehr großen Vorbehalten möglich, da die von uns verwendete Methodik der Befunderhebung und die Art der Befragung nicht ohne weiteres mit denen von [18] zu vergleichen ist. Darüber hinaus sind die für den Vergleich notwendigen Voraussetzungen einer identischen Zusammensetzung von Alter, Rauchergewohnheiten, beruflicher Belastung und soziologischer Strukturen nicht gegeben.

Die Beurteilung der Luftverunreinigung erfolgte in den meisten Untersuchungen durch Staub- und SO_2-Messungen [2—6, 15, 17, 20—23, 25, 26, 33, 37, 38]. Die Höhe des Fluorgehaltes der Blätter in den verschiedenen Verschmutzungszonen deutet jedoch an (Tabelle 1), daß die für die einzelnen Schadstoffe in Frage kommenden Emitenten in ihrer Lage doch wesentlich voneinander abweichen, so daß die Konzentration der verschiedenen Schadstoffe nicht mit dem Grad des Staubniederschlages und der SO_2-Immission Hand in Hand gehen müssen [8]. Aus diesem Grunde sind auch die von uns ebenso wie von den anderen Autoren an Hand der SO_2- und Staub-Konzentration vorgenommenen Einteilungen in den Verschmutzungszonen problematisch. Durch dieses Vorgehen könnten verunreinigende Stoffe und Gase übersehen werden, die für die Entstehung und den Verlauf von Bronchialerkrankungen von Bedeutung sind. Einen Aufschluß darüber, inwieweit die industrielle Luftverschmutzung in ihrer Gesamtheit eine schädigende Wirkung auf das Bronchialsystem entfaltet, ergibt jedoch der Vergleich zwischen einer von Industrieabgasen nicht exponierten Landbevölkerung und der Stadtbevölkerung des Industriegebietes [33]. Aus dieser Gegenüberstellung [33] geht hervor, daß der Wohnort und die in unseren Industriegebieten vorkommende Luftverschmutzung keine richtungsgebende Beeinflussung unspezifischer Atemwegserkrankungen bewirkt. Ebenso wie in der Studie von Anderson und Ferris [2] sind gelegentlich auftretende Differenzen zwischen Stadt und Land, die eine solche Vermutung nahe legen, nicht vom Einfluß des Alters und des Rauchens abzugrenzen [33].

Literatur

1. Andersen, O. S., Engel, K., Jürgensen, K., Astrup, P.: A micro method for determination of pH, carbon dioxide tension, base excess and standard bicarbonate in capillary blood. Scand. J. clin. Lab. Invest. **12**, 172 (1960).
2. Anderson, D. O., Ferris, B. G.: Air pollution levels and chronic respiratory disease. Arch. environm. Hlth **16**, 307 (1965).
3. Bradley, W. H., Logan, W. P. D., Martin, A. E.: The London fog of December 2nd-5th, 1957. Mth. Bull. Minist. Hlth (Lond.) **17**, 156 (1958).
4. Burrows, B., Kellogg, A. L., Buskey, J.: Relationship of symptoms of chronic bronchitis and emphysema to weather and air pollution. Arch. environm. Hlth **16**, 406 (1968).
5. Canoll, Mc, J.: Measurements of morbidity and mortality related to air pollution. J. Air Pollut. Control. Ass. **17**, 203 (1967).
6. Ciocco, A., Thompson, D. J.: A follow-up of Donora ten years after: Methodology and findings. Amer. J. publ. Hlth **51**, 155 (1961).
7. Dixon, W. J.: BMD biomedical computer programs. Berkeley and Los Angeles: University of California Press 1967.

8. Gutachten über das Ausmaß der Luftverunreinigung im Stadtgebiet Duisburg. Erstattet vom Bundesgesundheitsamt, Institut für Wasser-, Boden- und Lufthygiene in Berlin-Dahlem, von der Landesanstalt für Bodennutzungs schutz des Landes Nordrhein-Westfalen in Bochum in Verbindung mit dem Forschungsinstitut für Luftreinhaltung (Dr. Stratmann) in Essen und von Professor Dr. Diem, Leiter des Meterologischen Institutes der Technischen Hochschule Karlsruhe, im Auftrage der Stadt Duisburg (Gesundheitsamt) vom 24. 10. 1960.
9. Fairbairn, A. S., Reid, D. D.: Air pollution and other local factors in respiratory disease. Brit. J. prev. soc. Med. **12**, 94 (1958).
10. Fletcher, C. M.: Definition and classification of bronchitis and emphysema. Bronchitis I. An Internat. Symposium, ed. by N. M. G. Orie and H. J. Sluiter, p. 279. Netherlands: Royals van Gorcum 1961.
11. Greenburg, L., Jacobs, M. B., Drolette, B. M., Field, F., Bravermann, M. M.: Report of an air pollution incident in New York City, November 1953. Publ. Hlth Rep. (Wash.) **77**, 7 (1962).
12. — Erhardt, C. L., Field, F., Reed, J. I.: Air pollution incidents and morbidity studies. Arch. environm. Hlth **10**, 351 (1965).
13. Higgins, I. T. T.: Tobacco smoking, respiratory symptoms, and ventilatory capacity: studies in random samples of the population. Brit. med. J. **1959 I**, 325.
14. — Cochrane, A. L., Gilson, J. C., Wood, C. H.: Population studies of chronic respiratory disease. A comparison of miners, foundryworkers, and others in Staveley, Derbyshire. Brit. J. industr. Med. **16**, 255 (1959).
15. Holland, W. W., Reid, D. D.: The urban factor in chronic bronchitis. Lancet **1965 I**, 445.
16. — — Seltser, R., Stone, R. W.: Respiratory disease in Egland and the United States. Arch. environm. Hlth **10**, 338 (1965).
17. Lawther, P. J., Waller, R. E., Coulson, J.: Air pollution and bronchitis. In: Bronchitis II, An Internat. Symposium, 319 (Assen 1964).
18. Lende, van der R.: Epidemiology of chronic non-specific lung disease (chronic bronchitis). Assen: Van Gorcum & Comp. N. V. 1969.
19. Linder, A.: Statistische Methoden für Naturwissenschaftler, Mediziner und Ingenieure. Basel und Stuttgart: Birkhäuser 1960.
20. Logan, W. P. D.: Fog and mortality. Lancet **1949 I**, 78.
21. Ministry of Health: Mortality and morbidity during the London fog December 1952. Report on Public Health and Medical Subjects, No. 95. London: H. M. Stationery Office 1954.
22. Niehaus, A.: Lungenfunktion und Wetter. Dissertation, Klinikum Essen 1969.
23. — Reichel, G., Ulmer, W. T.: Die Wirkung von Witterungsfaktoren sowie der SO_2 und Schwebestaubimmission auf den intrabronchialen Strömungswiderstand und das intrathorakale Gasvolumen des gesunden und kranken Menschen. (In Druck.)
24. Ostle, B.: Statistic in research. The Iowa State University Press 1963.
25. Reichel, G., Ulmer, W. T.: Luftverschmutzung und unspezifische Atemwegserkrankungen. Ergebnisse epidemiologischer Untersuchungen. VI. Mitteilung: Einfluß des jahreszeitlichen Wechsels der Luftverunreinigung und der Wetterfaktoren auf die Häufigkeit chronisch unspezifischer Atemwegserkrankungen. Int. Arch. Arbeitsmed. **27**, 130—154 (1970).

26. Reichel, G. Ulmer, W. T.: Luftverschmutzung und unspezifische Atemwegserkrankungen. Ergebnisse epidemiologischer Untersuchungen. 1. Mitteilung: Der Untersuchungsort, seine atmosphärische Belastung, die Kollektivauswahl und -beschreibung. Methodik der Untersuchung. Int. Arch. Arbeitsmed. **27**, 1—26 (1970).
27. Scott, J. A.: Atmospheric pollution and health. Annual report of the County Medical Officer of Health (1956), London, County Council (1957).
28. Schlipköter, H. W.: Gefahren der Großstadtluft. Öff. Gesundh.-Wesen **29**, 3, 117 (1967).
29. Thews, G.: Ein Mikroanalyse-Verfahren zur Bestimmung der Sauerstoffdrucke in kleinen Blutproben. Pflügers Arch. ges. Physiol. **276**, 89 (1962).
30. Ulmer, W. T., Berta, G., Reichel, G.: Sauerstoff- und Kohlensäurepartialdruckmessung im arteriellen und Ohrläppchenkapillarblut mit stabilisierten Mikroelektroden. Med. thorac. **20**, 235 (1963).
31. — Reif, E.: Epidemiologische Untersuchungen zur klinischen Bedeutung des chronisch obstruktiven Lungenemphysems. Beitr. Klin. Tuberk. **133**, 180 (1966).
32. — — Weller, W.: Die obstruktiven Atemwegserkrankungen. Pathophysiologie des Kreislaufes, der Ventilation und des Gasaustausches. Stuttgart: Thieme 1966.
33. — Reichel, G., Czeike, A., Leuschner, A.: Luftverschmutzung und unspezifische Atemwegserkrankungen. Ergebnisse epidemiologischer Untersuchungen. IV. Mitteilung: Regionale Häufigkeit unspezifischer Atemwegserkrankungen. Int. Arch. Arbeitsmed. **27**, 73—109 (1970).
34. — — Werner, U.: Die chronisch obstruktive Bronchitis des Bergmannes. Int. Arch. Gewerbepath. Gewerbehyg. **25**, 75 (1968).
35. UNIVAC: UNIVAC 1108 Multi-Processor System Stat-Pack. Programmers Reference 1967 — Sperry Rand Corporation, Printed in U. S. A.
36. VDI Richtlinien: Maximale Immissions-Konzentration Schwefeldioxyd VDI 2108.
37. Winkelstein, W., Kantor, S., Davis, E. W., Maneri, C. S., Mosher, W. E.: The relationship of air pollution and economic status to total mortality and selected respiratory system mortality in men. Arch. environm. Hlth **14**, 162 (1967).
38. — — — — — The relationship of air pollution and economic status to total mortality and selected respiratory system mortality in men. Arch. environm. Hlth **16**, 401 (1968).

Int. Arch. Arbeitsmed. 27, 130—154 (1970)

Einfluß des jahreszeitlichen Wechsels der Luftverunreinigung und der Wetterfaktoren auf die Häufigkeit chronisch unspezifischer Atemwegserkrankungen

VI. Mitteilung

G. Reichel und W. T. Ulmer

Influence of the Seasonal Changes of Air Pollution and of Weather-Factors on the Incidence of Chronic Non Specific Respiratory Diseases

VI. Communication

Summary. In the period of February 1965 till June 1966 the influence of atmospheric SO_2 and dust concentrations as well as of temperature and humidity conditions on the frequency of non-specific airway diseases has been investigated on 1,292 randomly selected men and 843 women. In men as well as in women the incidence of cough, expectoration and dyspnoe at efforts in the months of October till January-February 1965/66 showed to be above the general average. The seasonal differences were to be found in men as well as in women. Characteristic of these months with increased frequency of subjective symptoms of bronchitis were an air humidity above the average as well as increased dust and SO_2 concentrations at low outside-air temperatures.

The comparison of objective measuring values, for example, oxygen pressure, intrabronchial flow resistance and the proportion of increased bronchial resistance did not let recognize any indication to assume that, with the increase of dyspnoe and cough all the day, a multiplication of obstructive bronchial diseases or other functional lung disturbances must be associated. The same findings resulted from single analysis by means of a multiple regression. Evidently, there did not happen any bronchoconstrictive influence from the acute changes of the SO_2 and dust occurring in Duisburg in the years 1965/66, nor were the gas exchange conditions within the lungs affected. Just as in case of occupational dust-burdening, there is, up to now, no evidence that the acute irritation of the upper airways by atmospheric or climate factors, leading to an increased incidence of cough, expectoration and dyspnoe, graduates into the chronic obstructive bronchitis. The interpretation of the results of this study has, however to take into consideration that at the time of the investigation, no extreme air pollution conditions were present in the town district of Duisburg as they are common for periods of smog.

Zusammenfassung. An 1292 unbeeinflußt ausgewählten Männern und 843 Frauen wurden im Duisburger Stadtgebiet in der Zeit von Februar 1965 bis Juni 1966 der Einfluß der atmosphärischen SO_2- und Feinstaubkonzentration sowie der Temperatur und Feuchtigkeitsbedingungen auf die Häufigkeit unspezifischer Atemwegserkrankungen untersucht. Es zeigte sich sowohl bei Männern als auch bei den Frauen im Monat Oktober bis Januar-Februar 1965/66 eine überdurchschnittliche Häufung von Husten, Auswurf, Atemnot bei Anstrengungen und katarrhalischen Auskultationsphänomenen. Die jahreszeitlichen Unterschiede ließen sich sowohl bei Männern als auch bei Frauen feststellen. Die Monate mit erhöhter Frequenz an subjektiven Bronchitissymptomen waren gekennzeichnet von einer überdurchschnittlichen Luftfeuchtigkeit sowie einer erhöhten Feinstaub- und SO_2-Konzentration bei niedrig liegender Außentemperatur.

Die Gegenüberstellung objektiver Meßwerte, wie des Sauerstoffdruckes, des intrabronchialen Strömungswiderstandes und des Anteils erhöhter Bronchialwiderstände, ließ jedoch keinen Hinweis dafür erkennen, daß mit der Häufung von Atemnot und ganztägigem Husten eine Vermehrung obstruierender Bronchialerkrankungen oder andere Funktionsstörungen in der Lunge verbunden sind. Ein gleicher Befund ergab sich aus der Einzelanalyse mit Hilfe einer multiplen Regression. Offensichtlich ging von den in den Jahren 1965/66 in Duisburg auftretenden akuten Änderungen der SO_2- und Feinstaubkonzentrationen kein bronchoconstrictorischer oder die Gasaustauschverhältnisse in der Lunge beeinträchtigender Einfluß aus. Ebenso wie bei der beruflichen Staubbelastung gibt es vorläufig keinen Anhalt dafür, daß die akute Reizung der oberen Luftwege durch atmosphärische und klimatische Faktoren, die zu einem vermehrten Auftreten von Husten, Auswurf und Atemnot führen, in die klassisch chronisch obstruktive Emphysembronchitis übergeht. Bei der Beurteilung der Studie muß jedoch berücksichtigt werden, daß zum Zeitraum der Untersuchung im Duisburger Stadtgebiet keine extremen Verschmutzungsbedingungen geherrscht haben, wie sie für Smogperioden üblich sind.

Die Häufung von Atemwegserkrankungen in den Jahreszeiten mit unbestimmter, wechselhafter Wetterlage, wie sie in den Krankenhäusern anhand der Aufnahmehäufigkeit von Patienten oder Morbiditätsstatistiken verfolgt werden kann [7, 9, 23, 24, 30, 35, 39, 40, 57, 58, 66, 69], läßt enge Verknüpfungen dieser Erkrankungen mit den Witterungsfaktoren vermuten. Auf der anderen Seite stehen diese wiederum mit dem Grad der Luftverschmutzung in enger Beziehung [19, 20, 28, 59]. Windstille und stabile Luftschichtungen, die die Konvexion unterbinden, sog. Inversionslagen, führen besonders im Winter immer wieder zu Situationen mit einem kritischen Anstieg der Luftverunreinigung [28]. So berichteten Hentschel 1959 [19], Steiger u. Brockhaus [59] und Wüstenberg [72], daß die allgemeine Mortalität in hygienisch ungünstigen Bereichen des Ruhrgebietes bei diesen Wetterlagen erhöht ist. Sie führten diese Beobachtungen auf eine zunehmende Schädigung durch Kontaminationsanreicherung bei unterbundener Lufterneuerung zurück. Auch aus dem Ausland liegen ähnliche Beobachtungen vor [6, 10, 15, 34, 36—38, 40, 52—55, 70, 71].

Es ist bekannt, daß erhöhte Luftfeuchtigkeit [27, 63], erhöhter SO_2-Gehalt [1—3, 8, 13, 14, 56, 60], plötzliche Temperaturänderung [26, 63] zu Veränderungen am Bronchialsystem führen können. Die Konzentration der Schadstoffe in der Atmosphäre ist jedoch ebenso wie die wetterbedingten physikalischen Reize meist zu gering, um für sich allein eine akute Wirkung auf die Atemwege zu erklären [8, 11, 44]. Erst die chronische Einwirkung einer Kombination verschiedener Stoffe und Wetterbedingungen, die sich z.T. in ihrer Wirkung synergetisch beeinflussen, können eine schädigende Wirkung auf die Atemwege erklären [2, 3, 8, 11, 29].

Welche Bedeutung die chronische Einwirkung von Luftverunreinigung in der in unseren Industriestädten vorkommenden Konzentration und Kombination für die Entstehung von Atemwegserkrankungen hat, wurde von uns in einer epidemiologischen Feldstudie vom Februar 1965 bis Juni 1966 im Stadtgebiet von Duisburg untersucht. Dabei wurde an einem randomisierten Kollektiv von 1292 Männern und 843 Frauen neben einer eingehenden klinischen Untersuchung eine Funktionsprüfung mit Messung der arteriellen Blutgase, des bronchialen Strömungswiderstandes und des intrathorakalen Gasvolumens durchgeführt. Gleichzeitig fanden fortlaufende Messungen der SO_2- und Feinstaubkonzentration sowie des Barometerstandes, der Luftfeuchtigkeit und der Temperatur am Untersuchungsort statt. Über den Einfluß der gemessenen Luftverunreinigung und der Wetterfaktoren auf die Häufigkeit quantitativer und qualitativer Bronchitissymptome in der Bevölkerung des Industriegebietes soll anhand dieser Studie berichtet werden.

Methodik

Die Untersuchung erfolgte an einem unbeeinflußt ausgewählten Kollektiv von 1292 Männern und 843 Frauen. Das Auswahlverfahren, die Erscheinungsquote sind bei [47] beschrieben. Es handelt sich vorwiegend um in der Montanindustrie beschäftigte Arbeiter. Im übrigen kann auf die bei [47] erfolgte Kollektivbeschreibung hingewiesen werden.

Vor Durchführung einer Lungenfunktionsprüfung wurden die Versuchspersonen klinisch untersucht, wobei ein bei [47] beschriebener Fragebogen in Anwendung kam.

Die arterielle Blutgasanalyse erfolgte aus dem Blutstropfen des hyperämisierten Ohrläppchens [62, 64]. Die Messung des Bronchialwiderstandes wurde im Bodyplethysmographen nach der modifizierten Methode von Ulmer [65] vorgenommen.

Die Luftfeuchtigkeit, der Barometerstand und die Temperatur wurden mit einem kontinuierlich registrierenden Hygrothermometer Type 252A der Firma Wilhelm Lamprecht KG, Göttingen, gemessen. Den Berechnungen liegt der 8.00 Uhr-Vormittagswert zugrunde.

Zur Messung des Feinstaubes verwendeten wir ein BAT-Gerät Type I[1]. Die Schwefeldioxyd-Messung erfolgte im Ultragas 3-Gerät der Firma H. Wösthoff [17]. Die angegebenen SO_2- und Feinstaubkonzentrationen sind — soweit im Text

1 Die Schwebestaubmessung im BAT-Gerät wurde durch Herrn Dr. Schneider und Richter im chemischen Untersuchungsamt der Stadt Duisburg durchgeführt. Die Betreuung der Messung und die gravimetrische Bestimmung der Staubmenge erfolgte durch Herrn Dr. K.-H. Friedrichs vom Medizinischen Institut für Lufthygiene und Silikoseforschung an der Universität Düsseldorf.

nicht anders vermerkt — 24 Std-Mittelwerte. Einzelheiten der Methodik sind bei [47] beschrieben.

Die statistische Berechnung folgte den bei [33, 43] und [12] angegebenen Methoden. Die Auswertung und Vorbereitung der Daten wurde auf einer Rechenanlage der Remington-Rand GmbH, Geschäftsbereich Univac, in Stuttgart durchgeführt. Der Vergleich von Mittelwerten erfolgte im T-Test, die Beurteilung von Häufigkeiten quantitativer Krankheitsmerkmale und anamnestischer Angaben wurde nach Linder [3, 33] im χ^2-Verfahren vorgenommen. Für die Varianzanalyse und Mittelwertsbestimmung fand das Programm BMDO 1V [12] Verwendung. Der Einfluß der Luftverunreinigung und der metereologischen Daten auf die quantitativen Lungenfunktionsparameter wurde mit Hilfe der schrittweisen Regression nach BMDO 2R [12] geprüft. Das Programm lieferte zusätzlich die in der Tabelle 1 dargestellte Korrelationsmatrix.

Die in den Tabellen und Abbildungen verwendeten Symbole entsprechen denen in der Methodik [47] angegebenen Bezeichnungen.

Ergebnisse

In der Abb. 1 ist das Verhalten der Wetterfaktoren, Barometerstand, Außentemperatur und Luftfeuchtigkeit aufgetragen. Die Abb. 2 gibt die mittlere SO_2- und Feinstaubkonzentration im selben Zeitraum wieder. Die eingezeichneten Punkte repräsentieren Mittelwerte von 10 aufeinander folgenden Tagen. Die eingezeichnete Linie entspricht dem Jahresmittel. Statistisch signifikante Abweichung des Zehntagemittels vom Jahresmittel sind für ein $P < 0{,}05$ mit einem $\times$, für ein P von $< 0{,}01$ mit $\times\times$ und für ein $P < 0{,}001$ mit $\times\times\times$ gekennzeichnet. Aus diesen Abbildungen ergibt sich die aus früheren Untersuchungen her bekannte Verknüpfung der verschiedenen Meßgrößen. So zeigte sich vom Oktober 1965 bis Februar 1966 eine Periode mit überdurchschnittlicher SO_2- und Feinstaubkonzentration bei unterdurchschnittlicher Temperatur und überdurchschnittlicher Luftfeuchtigkeit.

In der Tabelle 1 sind die Beziehungen der einzelnen Meßwerte zueinander anhand der Korrelationskoeffizienten dargestellt. Dabei bestätigt sich, daß die Luftverunreinigung, gemessen am SO_2- und Feinstaubgehalt, eine positive Korrelation zum Barometerstand und zur relativen Luftfeuchtigkeit hat. Während die Korrelation zur morgendlichen Temperatur negativ ist. Dieser Befund bestätigt die Erfahrung von [19, 20, 28], die bei den winterlichen Hochdruckwetterlagen das Auftreten stabiler Schichtungen infolge Inversion beobachteten und die nachteilige Auswirkung auf die Luftverunreinigung beschrieben.

In den Abb. 3 und 4 sind entsprechend den Abb. 1 und 2 für je 10 Kalendertage der Mittelwert für den intrabronchialen Strömungswiderstand, den arteriellen Sauerstoffdruck, das intrathorakale Gasvolumen und das Alter aufgetragen. Die statistisch gesicherte Abweichung vom Jahresmittelwert (ausgezogene Linie) ist entsprechend den

Barometer in Torr
760
750
740
730
720
710

Temperatur in °C
20
15
10
5
0
-5

Luftfeuchtigkeit in %
100
90
80
70
2. 1965
3. 65
4. 65
5. 65
6. 65
7. 65
9. 65
10. 65
11. 65
12. 65
1. 66
2. 66
3. 66
4. 66
5. 66
6. Monat 1966

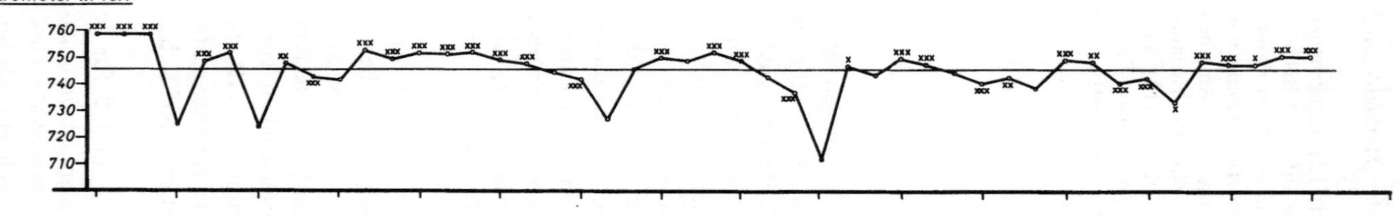

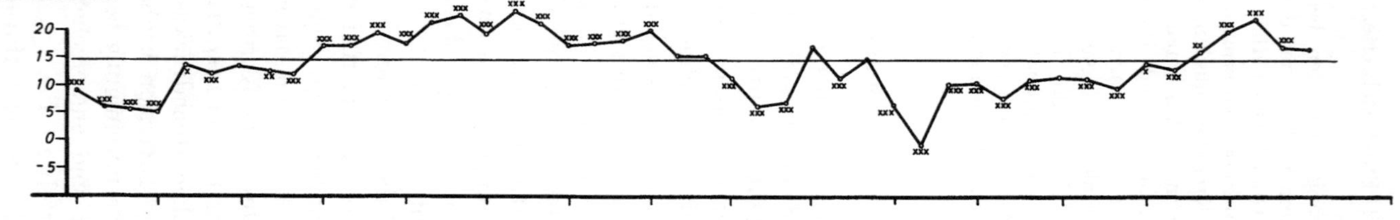

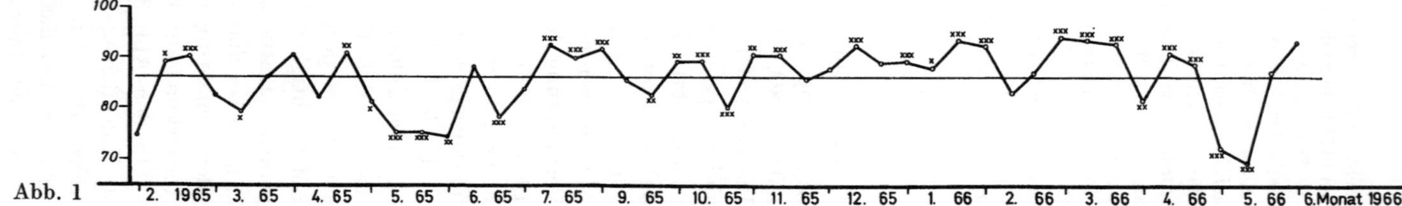

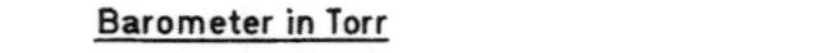

Abb. 1

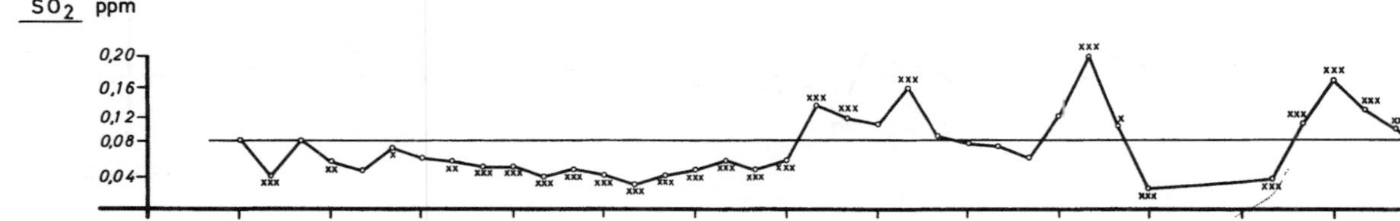

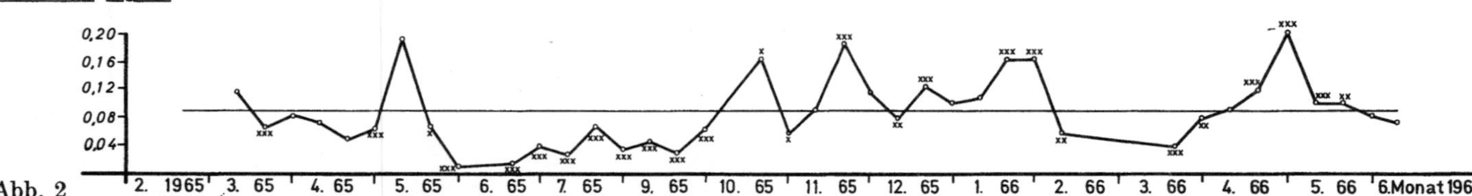

Abb. 2

Abb. 1 u. 2. Jahreszeitliches Verhalten des Barometerstandes, der Außentemperatur, der Luftfeuchtigkeit, der SO_2- und Feinstaubkonzentration. Die eingezeichneten Punkte repräsentieren Mittelwerte von 10 aufeinanderfolgenden Tagen. Die eingezeichnete Linie gibt das Jahresmittel wieder. Statistisch signifikante Abweichungen des 10-Tage-Mittels vom Jahresmittel sind für $p < 0{,}05$ mit einem Kreuz, für $p < 0{,}01$ mit zwei und für $p < 0{,}001$ mit drei Kreuzchen gekennzeichnet

Abb. 3 u. 4. Jahreszeitlicher Wechsel des bronchialen Strömungswiderstandes, des arteriellen Sauerstoffdruckes, des intrathorakalen Gasvolumens und des Lebensalters bei Männern (Abb. 3) und bei Frauen (Abb. 4). Die eingezeichneten Punkte repräsentieren Mittelwerte von 10 aufeinanderfolgendenTagen. Die eingezeichneten Linien geben das Jahresmittel wieder. Die Kennzeichnungen entsprechen im übrigen denen den Abb. 1 und 2

Abb. 5 u. 6. Jahreszeitliche Abweichungen der Symptome Atemnot bei Anstrengungen, Husten und Auswurf vom Erwartungswert (Ordinate 100%). Abb. 5: Männer; Abb. 6: Frauen. Soweit sich bei der Merkmalprüfung im χ^2-Verfahren eine über- bzw. unterschiedliche Häufung ergab, ist dies für $p < 0{,}05$ mit einem Kreuz, für $p < 0{,}01$ mit zwei und $p < 0{,}001$ mit drei Kreuzchen gekennzeichnet

Abb. 7 u. 8. Jahreszeitliche Abweichung der Merkmale erhöhter Bronchialwiderstand, positiver Auskultationsbefund und akuter Infekt des Hals-Nasen-Rachenraumes vom Erwartungswert (Ordinate 100%). Die Kennzeichnungen entsprechen den Abb. 5 und 6

Männer
n=1292
Resistance
$cmH_2O\ l^{-1} sec$
5
4
3
2
PaO_2 mmHg
100
90
80
JGV ml
4000
3000
2000
Alter in Jahre
50
40
30
2. 1965
3. 65
4. 65
5. 65
6. 65
7. 65
9. 65
10. 65
11. 65
12. 65
1. 66
2. 66
3. 66
4. 66
5. 66
6. Monat 1966

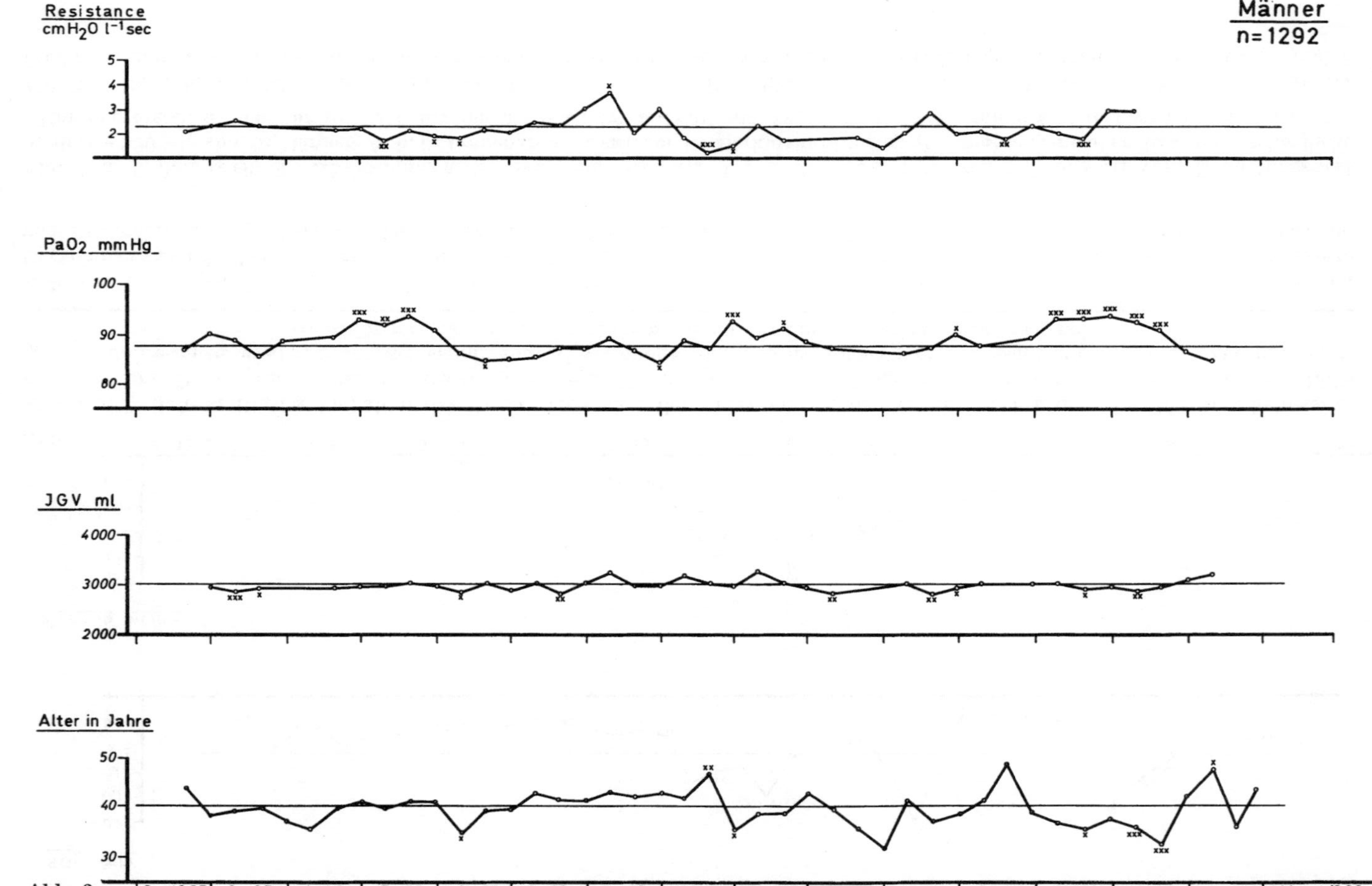

Abb. 3

Resistance
cmH2O l-1sec
5
4
3
2
Frauen
n=834
PaO2 mmHg
100
90
80
xxx
xx
xxx
JGV ml
4000
3000
2000
Alter in Jahre
60
50
40
30
20
2. 1965
3. 65
4. 65
5. 65
6. 65
7. 65
9. 65
10. 65
11. 65
12. 65
1. 66
2. 66
3. 66
4. 66
5. 66
6.Monat 1966

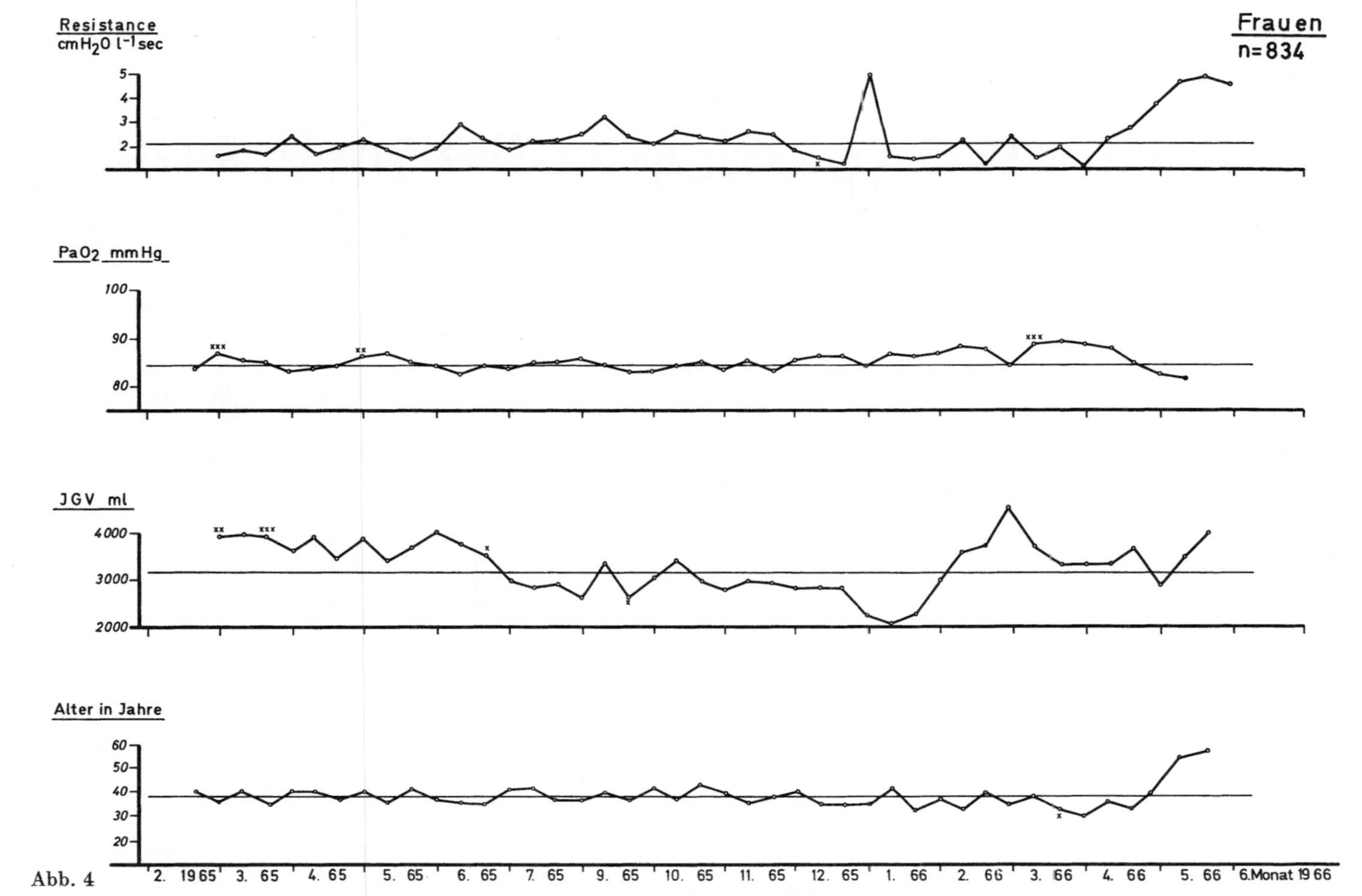

Abb. 4

Atemnot bei Anstrengung
Männer
n=1292
%
200
150
100
50
x
xxx
xx
Husten
%
250
200
150
100
50
20
morgens
tagsüber
Auswurf
%
250
200
150
100
50
0
2.Monat 1965
3.
4.
5.
6.
7.
8.
9.
10.
11.
12.
1.66
2.
3.
4.
5.
6.Monat 1966

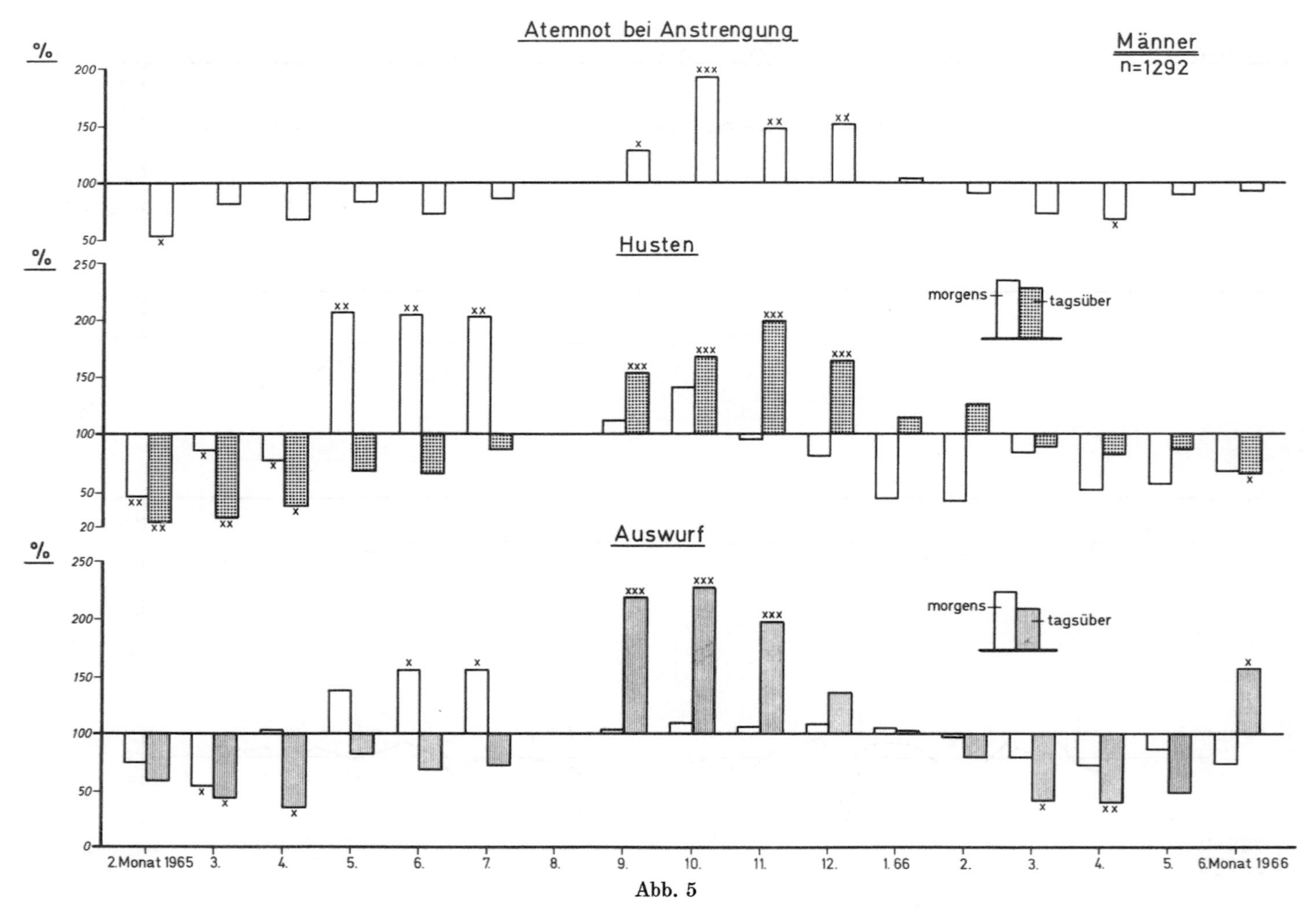

Abb. 5

Atemnot bei Anstrengung
Frauen
n=834
%
Husten
morgens
tagsüber
Auswurf
2.Monat 1965
6.Monat 1966

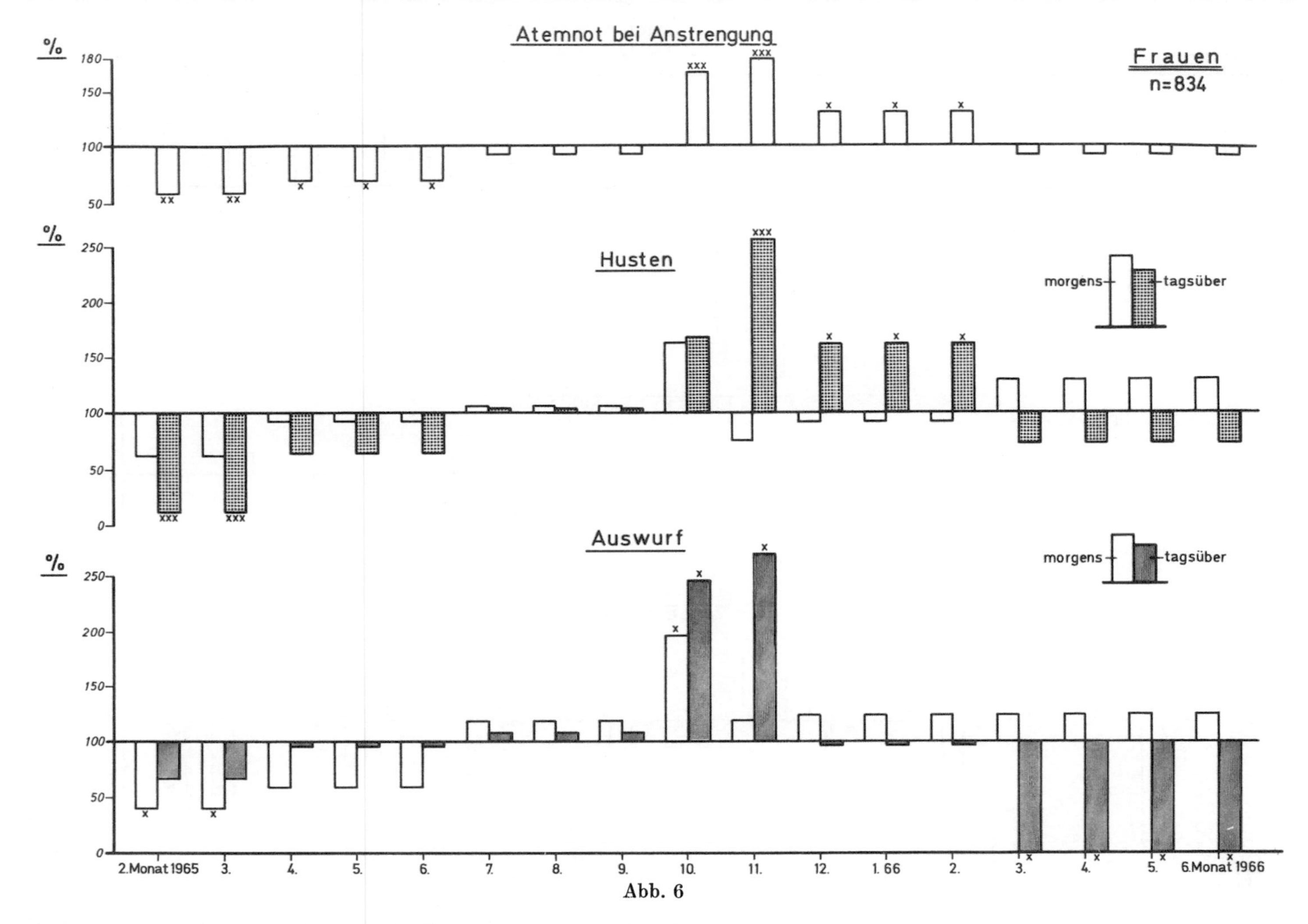

Abb. 6

Männer
n=1292
R_t cm H_2O l^{-1} sec
3-3,5
>3,5
%
200
150
100
50
xx
x
xxx
x
Auskulation
%
250
200
150
100
50
20
xxx
xxx
xx
xxx
Akute Infekte der oberen Luftwege
%
250
200
150
100
50
0
xxx
xxx
xxx
xxx
xxx
xx
xx
xx
xx
2.Monat 1965
3.
4.
5.
6.
7.
8.
9.
10.
11.
12.
1.66
2.
3.
4.
5.
6.Monat 1966

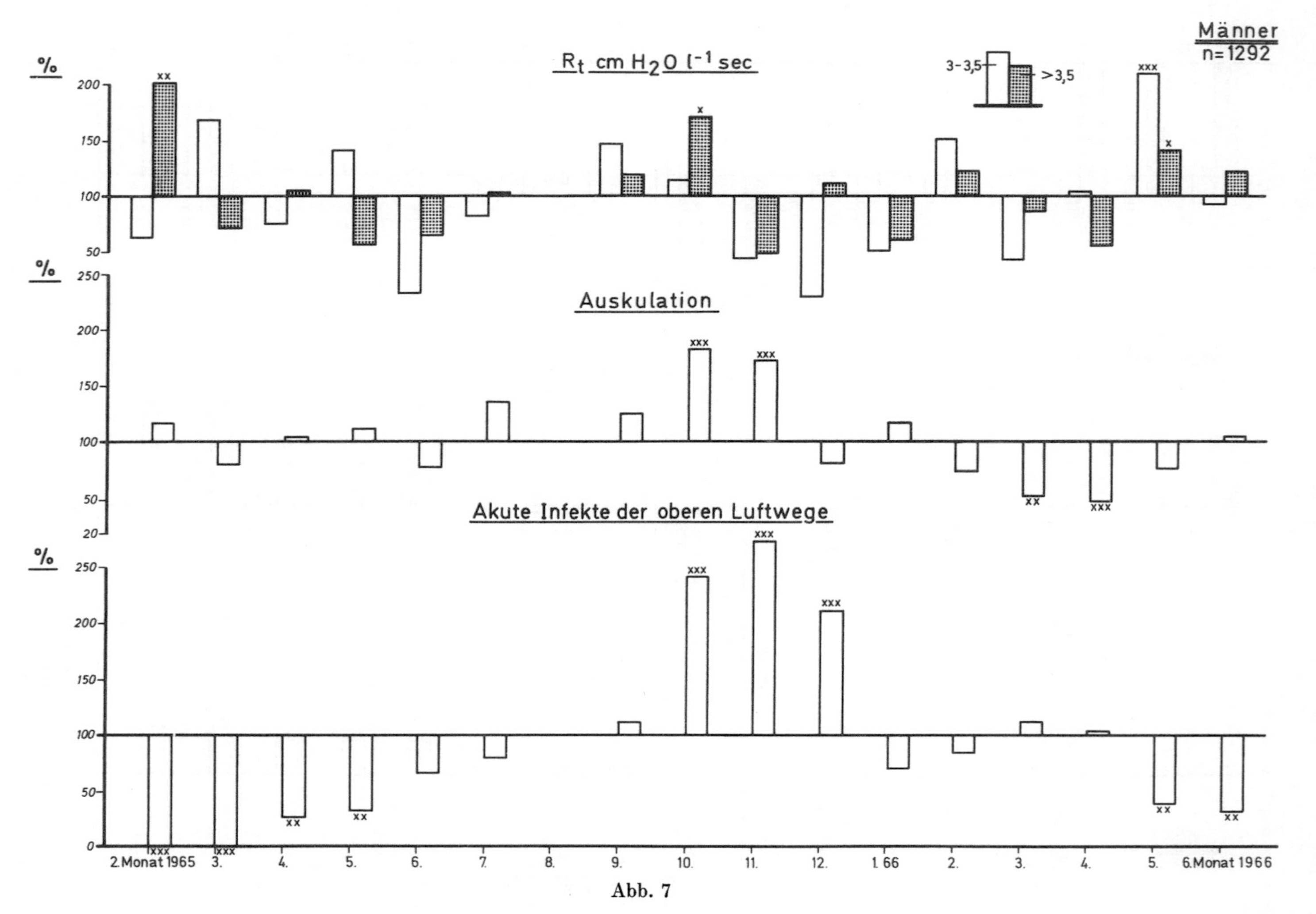

Abb. 7

%
R_t cm H_2O l^{-1} sec
3-3,5
>3,5
Frauen
n=834
Auskultation
Akute Infekte der oberen Luftwege
2.Monat 1965
3.
4.
5.
6.
7.
8.
9.
10.
11.
12.
1. 66
2.
6.Monat 1966

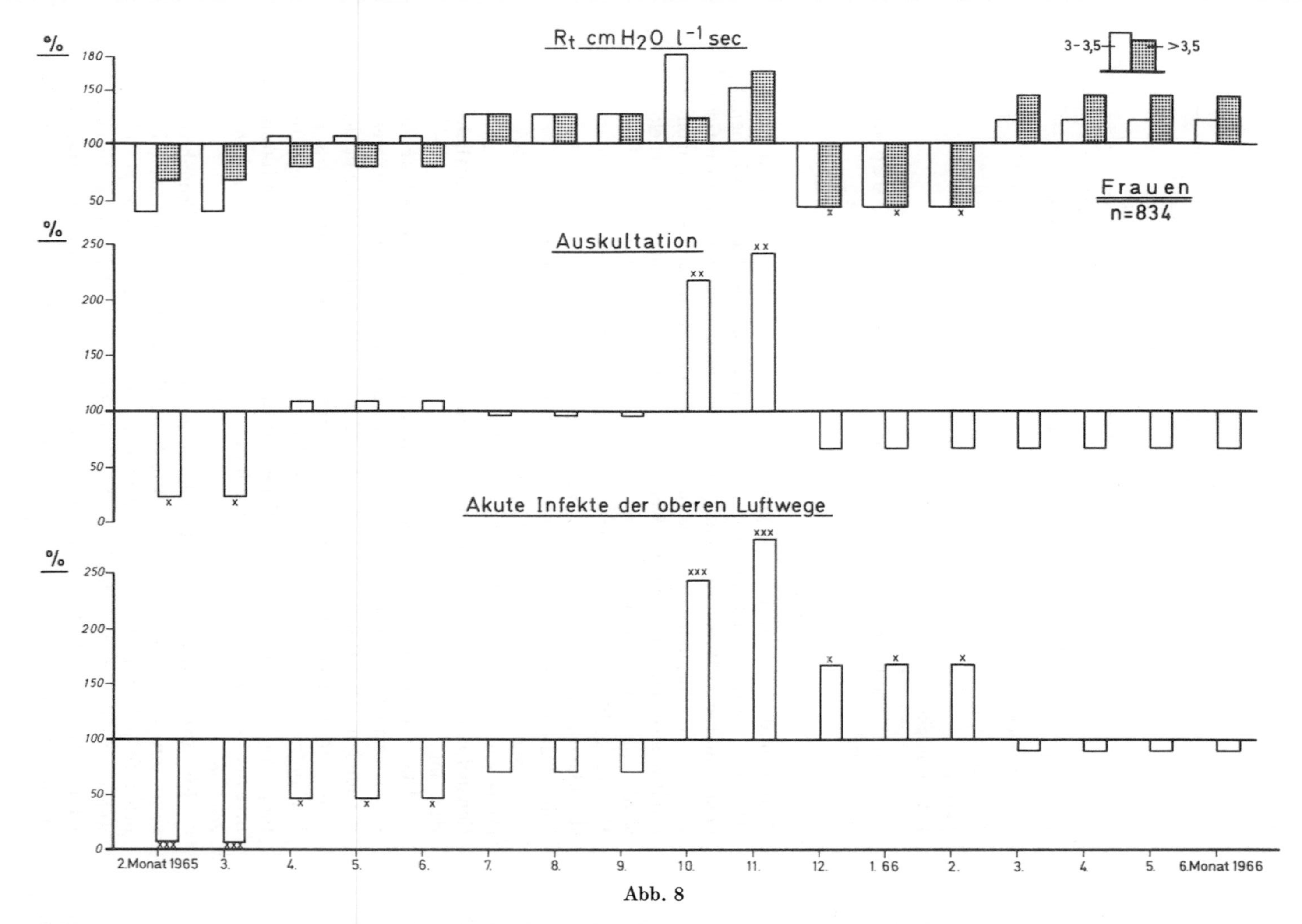

Abb. 8

Tabelle 1. *Korrelationskoeffizienten*

	SO_2	Feinstaub	Barometerstand	Temperatur	Relative Luftfeuchtigkeit
SO_2	1	0,60***	0,100***	−0,49***	0,119***
Feinstaub		1	0,169***	−0,36***	0,031°
Barometerstand			1	0,009**	−0,145***
Temperatur				1	−0,300***
Relative Luftfeuchtigkeit					1

° = r nicht von 0 verschieden [$(p) < P\,0{,}05$]; r von 0 verschieden. *** = $p < 0{,}001$; ** = $p < 0{,}01$.

Abb. 1 und 2 durch Kreuze gekennzeichnet. Bei dem Vergleich der Abb. 1—4 ergeben sich keine unmittelbaren Zusammenhänge zwischen dem Grad der Luftverunreinigung, dem Barometerstand, der Temperatur und Luftfeuchtigkeit einerseits und den objektiv meßbaren Lungenfunktionswerten andererseits, wenn das jeweilige Lebensalter Berücksichtigung findet. Besonders in dem Zeitraum von Oktober 1965 bis Februar 1966, der sich durch eine überdurchschnittliche SO_2- und Feinstaubkonzentration auszeichnet, war an den Lungenfunktionsparametern keine systematische Abweichung vom Jahresmittel festzustellen.

Dagegen zeigen die in den Abb. 5—8 dargestellten subjektiven Bronchitissymptome wie Husten, Auswurf, Atemnot und positiver Auskultationsbefund in dem genannten Zeitraum eine überdurchschnittliche Häufung.

Die erhöhte Frequenz an Klagen über Bronchitissymptome war mit einem vermehrten Auftreten von akuten Infekten der oberen Luftwege verbunden. Die Häufigkeiten in den Abb. 5—8 sind in Prozent des Erwartungswertes (100) aufgetragen. Dort, wo sich mit Hilfe des χ^2-Verfahrens eine jahreszeitliche über- bzw. unterdurchschnittliche Häufung von Symptomen ergab, ist dies für die verschiedenen Signifikanzniveaus ($\times = p < 0{,}05$, $\times\times = p < 0{,}01$, $\times\times\times = p < 0{,}001$) gekennzeichnet.

Ein ähnliches Bild ergibt sich, wenn die subjektiven Bronchitissymptome und die objektiven Meßwerte an Tagen mit überdurchschnittlicher SO_2- und Feinstaubkonzentration jenen Tagen gegenübergestellt werden, in denen der Grad der Luftverschmutzung den Jahresdurchschnitt unterschritt (Abb. 9 und 10). Der Vergleich dieser in ihrer Alterszusammensetzung nicht voneinander abweichenden Kollektive ergibt,

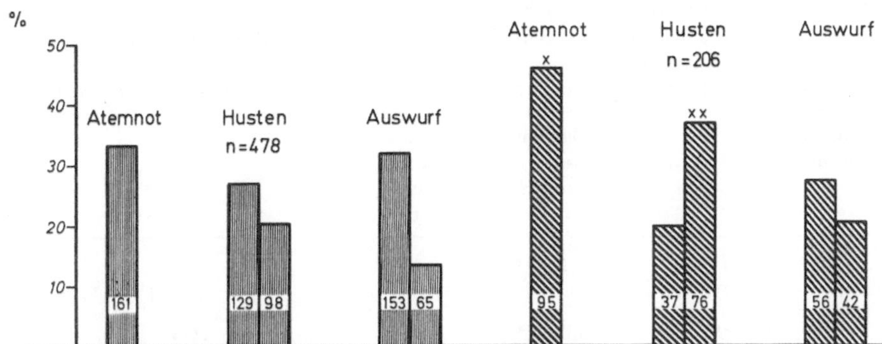

Abb. 9. Häufigkeit in Prozent von Atemnot, Husten und Auswurf an Tagen mit unterschiedlicher SO_2- und Feinstaubkonzentration sowie an Tagen mit überdurchschnittlicher SO_2- und Feinstaubkonzentration. Soweit sich an den Tagen mit überdurchschnittlicher SO_2- und Feinstaubkonzentration in der χ^2-Prüfung eine Häufung ergab, ist dies für $p < 0{,}05$ durch ein Kreuzchen, für $p < 0{,}01$ mit zwei Kreuzchen gekennzeichnet. Die Symptome Husten und Auswurf sind unterteilt in: morgendlichen Husten bzw. Auswurf erste Säule; Husten bzw. Auswurf während des ganzen Tages zweite Säule

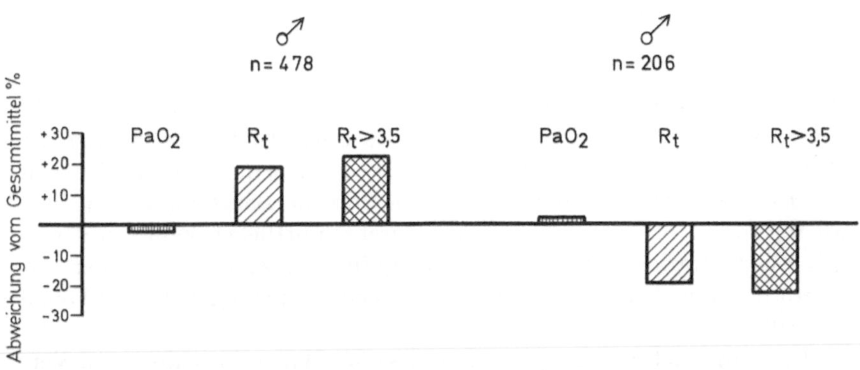

Abb. 10. Abweichung der Mittelwerte für den arteriellen Sauerstoffdruck, den bronchialen Strömungswiderstand und die Häufigkeit erhöhter bronchialer Strömungswiderstände in den Tagen unterdurchschnittlicher bzw. überdurchschnittlicher Feinstaub- und SO_2-Konzentration. Die auf der Ordinate eingezeichnete Abweichung in Prozent gibt die prozentuale Abweichung vom jeweiligen Mittelwert der Gruppe wieder

daß in den Zeiten überdurchschnittlicher Luftverschmutzungen Symptome wie Husten und Atemnot etwas häufiger auftreten. In demselben Zeitraum ist jedoch ein gerichteter Einfluß auf den arteriellen Sauer-

Tabelle 2. *Partielle Regressionskoeffizienten für multiple Regression zwischen Lungenfunktionswerten einerseits und Staubkonzentrationen, SO_2-Gehalt, Barometerstand, Temperatur, relativer Luftfeuchtigkeit am Untersuchungsort andererseits unter Berücksichtigung von Alter, Größe und Brocaschem Index (1292 Männer, 641 Frauen)*

Feinstaub (mg/m^3)	SO_2 (ppm)	Barometerstand (mm Hg)	Temperatur (°C)	Feuchtigkeit (%)		
−0,03*	0	0,135**	0	0	1	R_t
0	0	0	0	0	2	mm H_2O l^{-1} sec
0	0	5,00***	0	0	1	IGV
0	0	9,71***	7,16*	0	2	ml
0	16,17**	0	0	0	1	PaO_2
0	0	0	0	0	2	mm Hg
0	0	0,045***	0	0	1	$PaCO_2$
0	0	0	0	0	2	mm Hg
−0,0081*	−13,27***	+0,10***	0	0,25*	1	$AaDCO_2$
0	0	0	0	0	2	mm Hg

0 = kein Einfluß ($p > 0,05$); * ($p < 0,05$), ** ($p < 0,01$), *** ($p < 0,001$) gesicherter Einfluß auf den durch Alter, Größe und Brocaschen Index gegebenen Wert; 1 = Männer, 2 = Frauen.

stoffdruck und den intrabronchialen Strömungswiderstand nicht nachzuweisen. Die in der Abb. 10 dargestellte prozentuale Abweichung der Meßwerte vom jeweiligen Mittelwert ist auf einem Signifikanzniveau von $p < 0,05$ statistisch nicht zu sichern. Für die Beurteilung ist jedoch wichtig, daß in den Tagen mit überdurchschnittlicher Feinstaub- und SO_2-Konzentration der arterielle Sauerstoffdruck sogar etwas höher, der intrabronchiale Strömungswiderstand dagegen niedriger liegt (Abb. 9 und 10).

Um möglichst geringgradige Einflüsse der Witterungsdaten und Verschmutzungsgrößen auf die Meßwerte aufzudecken, wurde der Einfluß der verschiedenen atmosphärischen Daten auf den bronchialen Strömungswiderstand, das intrathoralake Gasvolumen, den arteriellen Sauerstoffdruck, den arteriellen Kohlensäuredruck sowie die arterio-alveoläre Druckdifferenz mit Hilfe einer schrittweisen multiplen Regressionsrechnung (BMDO 2R) [12] untersucht. Dabei zeigten sich Einflüsse des Feinstaubs, der SO_2-Konzentration, des Barometerstandes, der Temperatur und der Feuchtigkeit auf bestimmte Lungenfunktionsparameter, die sich für ein Signifikanzniveau von mindestens $P = 0,05$ sichern ließen (Tabelle 2). Die in dieser Zusammenstellung angegebenen Regressionskoeffizienten für die multiple Regression geben den Faktor wieder, um

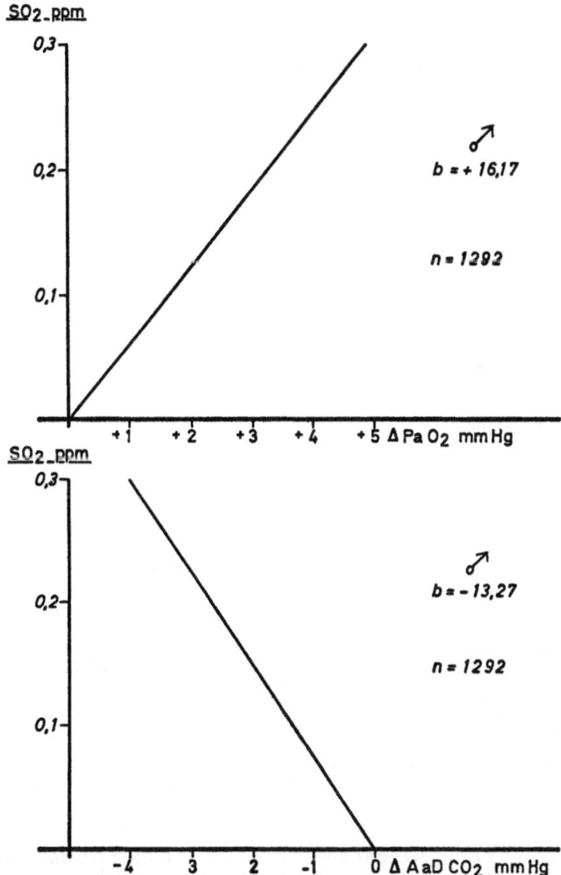

Abb. 11. Einfluß der atmosphärischen SO_2-Konzentration auf den arteriellen Sauerstoffdruck und die alveolär-arterielle Kohlensäuredruckdifferenz, soweit sie sich mit Hilfe einer multiplen Regressionsrechnung ergibt. Der Regressionskoeffizient (*b*) ist in der Abbildung angegeben. Die Berechnung bezieht sich auf 1292 Meßwerte bei Männern

den sich der durch Alter, Größe und Brocaschen Index gegebene Meßwert ändert.

Das quantitative Ausmaß dieser sich aus der statistischen Berechnung ergebenen Einflüsse ist sehr gering und für die SO_2-Konzentration in der Abb. 11, für den Barometerstand in der Abb. 12 und für die Feinstaubkonzentration in der Abb. 13 aufgetragen. So zeigt der arterielle Sauerstoffdruck mit ansteigender SO_2-Konzentration eine geringfügige Erhöhung. Gleichzeitig verringert sich die alveolär-arterielle Kohlensäuredruckdifferenz (Abb. 11).

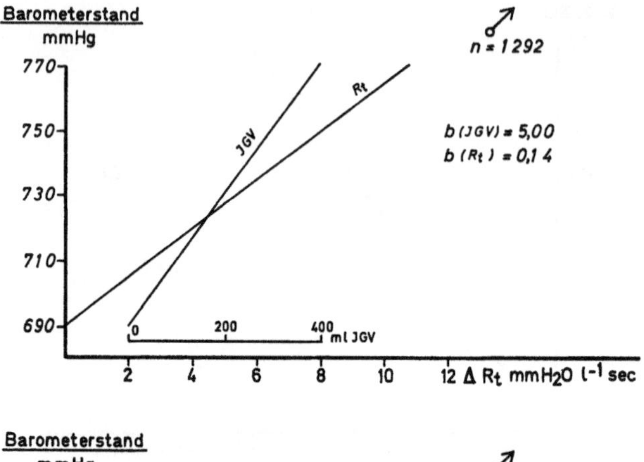

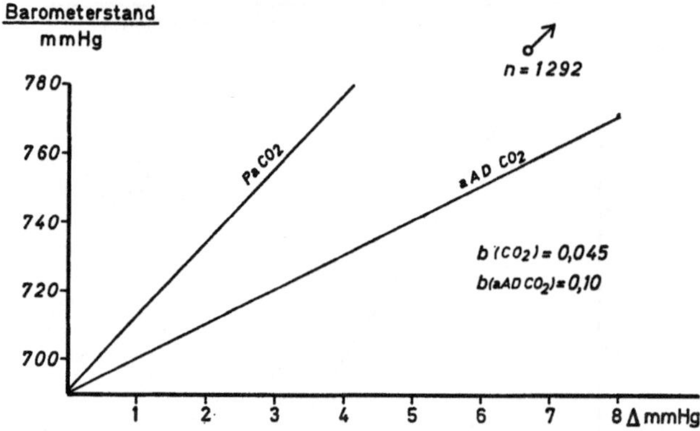

Abb. 12. Einfluß des Barometerstandes auf den bronchialen Strömungswiderstand, den arteriellen Kohlensäuredruck und die alveolär-arterielle Kohlensäuredruckdifferenz, soweit sie sich bei einer multiplen Regressionsanalyse ergibt. Die dargestellte Beziehung wurde bei 1292 Männern ermittelt

Etwas ähnliches läßt sich auch für die Feinstaubkonzentration zeigen (Abb. 13). Hier kommt es mit Abnahme der Feinstaubkonzentration zu einer geringfügigen Erniedrigung des intrabronchialen Strömungswiderstandes und zu einer Verminderung der arteriell-alveolären Kohlensäuredruckdifferenz. Die Abb. 12 zeigt schließlich den Einfluß des Barometerstandes auf die gemessenen Funktionsparameter, soweit sie sich mit Hilfe der multiplen Regression ergaben. Auffallend ist dabei, daß mit ansteigendem Barometerstand der arterielle Kohlensäuredruck, die alveolär-arterielle Kohlensäuredruckdifferenz, der intrabronchiale Strömungswiderstand und das intrathorakale Gasvolumen gering ansteigen.

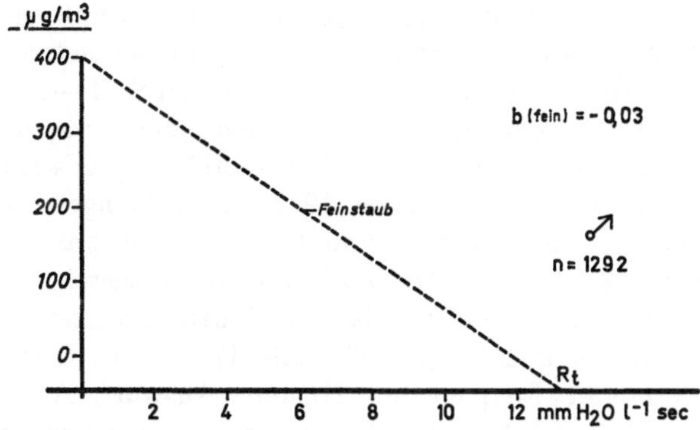

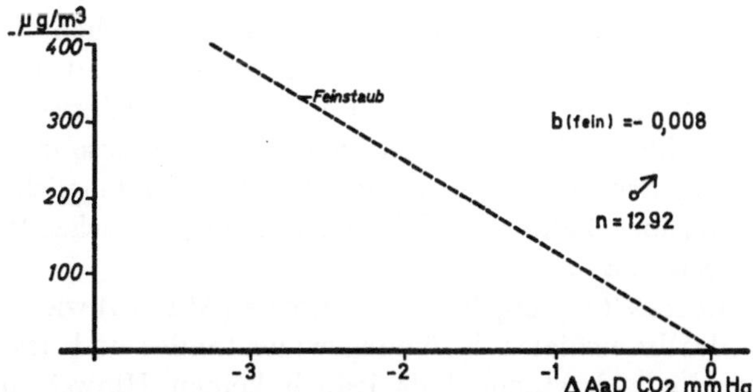

Abb. 13. Einfluß der Feinstaubkonzentration (Ordinate) auf den bronchialen Strömungswiderstand und die alveolär-arterielle Kohlensäuredruckdifferenz bei 1292 Männern

Diskussion

Das Ergebnis der Untersuchung verdeutlicht die jahreszeitliche Abhängigkeit subjektiver Bronchitissymptome und bestätigt damit die aufgrund von Morbiditäts- oder Mortalitätsstatistiken gewonnenen Befunde anderer Autoren [5, 7, 16, 23, 24, 30—32, 36—38, 40, 52—55]. Es fanden sich in den Monaten Oktober bis Januar/Februar 1965/66 in Duisburg eine überdurchschnittliche Häufung von Husten, Auswurf und Atemnot bei Anstrengungen. Die jahreszeitlichen Unterschiede ließen sich sowohl bei Männern als auch bei Frauen feststellen (Abb. 5—8). Die erhöhte Frequenz an Bronchitissymptomen war mit einer erhöhten Häufigkeit akuter Infekte des Hals-Nasen-Rachenraumes gekoppelt (Abb. 7 und 8). Auch Reid [49], der etwa 1000 Kinder in Sheffield und im Vale von Glamorgan untersuchte, wies auf die enge Verknüpfung von Infektionen des Nasen-Rachenraumes und Bronchitissymptomen hin.

Die jahreszeitliche Schwankung der Bronchitissymptome Husten, Auswurf und Atemnot ist begleitet von Veränderungen metereologischer Parameter und Daten der Luftverunreinigung (Abb. 1—4). Zwischen Außentemperatur, Barometerstand, Luftfeuchtigkeit, SO_2-Konzentration und Grad der Feinstaubkonzentration bestehen ebenfalls enge korrelative Verknüpfungen, worauf schon [19, 20, 28, 59] hingewiesen haben. Die ansteigende SO_2- und Schwebestaubkonzentration war in dem von uns untersuchten Zeitraum in Duisburg mit einem ansteigenden Barometerstand, einer zunehmenden relativen Luftfeuchtigkeit und einer abfallenden Temperatur gekoppelt (Tabelle 1). Daraus folgt, daß die Monate mit erhöhter Frequenz an Husten, Auswurf, Atemnot und positiven Auskultationsbefunden gekennzeichnet waren von einer überdurchschnittlichen Luftfeuchtigkeit sowie einer erhöhten Feinstaub- und SO_2-Konzentration bei niedrig liegender Außentemperatur. Auch [7, 23, 30, 32, 35, 57, 58] weisen auf den Zusammenhang zwischen abfallender Außentemperatur, ansteigender SO_2- und Teilchenkonzentration einerseits und steigender Häufigkeit von subjektiven Bronchitissymptomen andererseits hin. Die Vielfalt der sich ändernden Einflüsse macht es im Rahmen einer epidemiologischen Studie praktisch unmöglich, die Bedeutung der einzelnen Faktoren an der Genese unspezifischer Bronchialerkrankungen abzuklären.

Die Gegenüberstellung objektiver Meßwerte (Abb. 10) wie des Sauerstoffdruckes, des bronchialen Strömungswiderstandes und des Anteiles erhöhter Bronchialwiderstände läßt jedoch keinen Hinweis dafür erkennen, daß mit der Häufung von Atemnot und ganztägigem Husten eine Vermehrung obstruierender Bronchialerkrankungen oder anderer Funktionsstörungen in der Lunge verbunden sind.

Ein gleicher Befund ergibt sich, wenn der Einfluß der Luftverunreinigung und der metereologischen Daten auf den Bronchialwiderstand, das intrathorakale Luftvolumen und die Blutgase mit Hilfe einer multiplen Regression untersucht werden. Bei Anwendung dieser statistischen Methode war für die Männer zwar ein Einfluß der Feinstaub-, SO_2-Konzentration und des Barometerstandes auf die genannten Meßwerte nachzuweisen. Für die medizinische Beurteilung der SO_2- und Feinstaubwirkung ist jedoch ausschlaggebend, daß der Einfluß auf die Funktionsparameter der Lunge sehr gering ist und zum anderen in eine Richtung geht, die eine funktionelle Schädigung des Bronchialsystems und der Lunge unwahrscheinlich erscheinen lassen. So zeigt der Bronchialwiderstand mit zunehmender Feinstaubkonzentration eine leichte Erniedrigung (Abb. 13). Der Sauerstoffdruck nimmt mit zunehmender SO_2-Konzentration etwas zu und die das Ventilations-Perfusions-Verhältnis in der Lunge widerspiegelnde Differenz zwischen alveolärem und arteriellem Kohlensäuredruck zeigt mit steigender SO_2- und Feinstaubkonzentration eine Abnahme (Abb. 11). Über eine ähnliche Beobachtung berichten Reeschuch u. Mitarb. [46], die eine SO_2-Exposition am Menschen durchführten und die Befunde auf eine die Ventilation fördernde Reizwirkung des SO_2 zurückführten.

Bei der Überprüfung der einzelnen metereologischen Daten ergab sich zwischen dem bronchialen Strömungswiderstand, dem arteriellen Kohlensäuredruck und der alveolär-arteriellen Kohlensäuredruckdifferenz einerseits und dem Barometerstand andererseits eine positive Korrelation. Meier-Sydow [39] sowie Spicer [57] wiesen ebenfalls auf Zusammenhänge zwischen Bronchialwiderstand und Barometerstand hin. Spicer et al. [57] beobachteten allerdings im Gegensatz zu uns einen leichten Anstieg des intrabronchialen Strömungswiderstandes nur bei einem Abfall des Barometerstandes. Eine befriedigende Erklärung der von uns gefundenen Zusammenhänge zwischen Lungenfunktionsparameter und Barometerstand ist nach den vorliegenden Befunden nicht möglich. Gedacht werden muß an eine direkte physikalische Beeinflussung des Bronchialwiderstandes durch steigenden Barometerstand. Die mit steigendem Druck zunehmende Dichte der Luft könnte über eine Beeinflussung der kinematischen Zähigkeit und damit der Reynauschen Zahl das Entstehen von Turbulenzen im Bronchialsystem begünstigen. Zum anderen hat die steigende Dichte unter der Voraussetzung, daß die Ventilation sich nicht wesentlich ändert, eine Erhöhung der kinetischen Atemarbeit zur Folge, die sich auf die Messung des Bronchialwiderstandes auswirken müßte. Ob diese beiden physikalischen Faktoren allerdings für den hier zur Diskussion stehenden Zusammenhang von Strömungswiderstand und Barometerstand von entscheidender Bedeutung sind, läßt sich aufgrund dieser Studie und den uns bisher vorliegenden Erkenntnissen über die Strömungsverhältnisse im Bronchialsystem nicht beantworten.

Offensichtlich ging von den in den Jahren 1965/66 in Duisburg auftretenden SO_2- und Feinstaubkonzentrationen kein bronchoconstrictorischer oder die Gasaustauschverhältnisse in der Lunge beeinträchtigender Einfluß aus. Dieser Befund bestätigt zwar die Ansicht verschiedener Autoren, daß die Konzentration der Schadstoffe in der Atmosphäre ebenso wie die wetterbedingten physikalischen Reize für sich meist allein zu gering sind, um eine akute meßbare Wirkung auf das Bronchialsystem zu erklären [8, 11, 41, 44, 45, 60]. Sie stehen jedoch den Erfahrungen von [30—32, 36, 38, 39, 57, 58, 73] entgegen, die besonders in den Smogperioden einen gewissen Einfluß von SO_2- und Staubkonzentration auf die Morbidität, die Mortalität und den Bronchialwiderstand nachgewiesen haben. Die genaue Durchsicht der Einzelwerte läßt jedoch erkennen, daß die bei den Untersuchungen gemessene SO_2- und Staubkonzentration meist die Werte übersteigt, die wir in den Jahren 1965/66 im Duisburger Stadtgebiet beobachten konnten. So berichteten Yoshida u. Mitarb. [73] über zunehmende Asthmaattacken mit steigender SO_2-Konzentration, die sich im wöchentlichen Mittel zwischen 0,1—1 ppm bewegten und bei täglichen Messungen bis 5,1 ppm anstiegen. Auch aus den Mitteilungen von [32] ist zu entnehmen, daß während der Smogperiode in London 1955/56 und 1958 mittlere SO_2-Konzentrationen weit über 1 ppm beobachtet wurden. Lawther u. Mitarb. [32] vertraten anhand von Morbiditätsstatistiken die Ansicht, daß erst dann ein Einfluß der SO_2-Konzentration zu erwarten ist, wenn diese über 0,6 ppm ansteigt. Der Jahresdurchschnitt der SO_2-Konzentrationen im Stadtgebiet von Duisburg lag jedoch bei 0,092 ppm mit Maximalwerten bis zu 0,3 ppm [47]. Es kann aufgrund unserer Studie aber nicht ausgeschlossen werden, daß es unter extremen Verschmutzungsbedingungen während kritischer Smogperioden auch in unserem Gebiet zu einer Anreicherung der atmosphärischen Luftverschmutzung kommt, die zu einem akuten Einfluß auf das Bronchialsystem mit funktionellen Folgen für die Lunge führt. Für die von uns in den Jahren 1964/65 gemessenen Verschmutzungsgrade ist aber ein solcher Einfluß nach der Untersuchung nicht anzunehmen. Die Kombination überdurchschnittlicher Feinstaub- und SO_2-Konzentration mit hohem Barometerstand, niedriger Außentemperatur und hoher Luftfeuchtigkeit hat im Winterhalbjahr 1964/65 lediglich zu einer erhöhten Frequenz von Bronchitissymptomen wie Husten, Auswurf, Atemnot und katarrhalischen Nebenbefunden bei Männern und Frauen geführt.

Die erhöhte Frequenz subjektiver Bronchitissymptome, ohne Rückwirkung auf die bronchopulmonale Funktion, ist in dieser Form auch von den Staubberufen her bekannt [68]. Nach den tierexperimentellen Beiträgen von [51] und [25] handelt es sich dabei um eine Irritation der Bronchialschleimhäute durch chemische oder physikalische Reize, die zu einem zunächst hypersekretorischen Stadium mit erhöhter und später gestörter Flimmerepithelfunktion in den oberen Luftwegen führt, wobei interkurrent auftretende Infektionen und Rauchergewohnheiten, eine zusätzliche, wahrscheinlich entscheidende Rolle spielen. Der Prozeß ist aber auf die höheren Luftwege zunächst lokalisiert und scheint nach unseren bisherigen Erfahrungen nicht in die Peripherie weiter fortzuschreiten, da obstruktive Bronchitiden, die vorwiegend ein Merkmal der Entzündung peripherer Bronchialabschnitte sind, durch die Schädigung nicht in ihrer Entstehung begünstigt werden. Ebenso wie bei der beruflichen Staubbelastung gibt es vorläufig keinen Anhalt dafür, daß die Reizung der oberen Luftwege durch atmosphärische und klimatische Faktoren, die zu einem vermehrten Auftreten von Husten, Auswurf und Atemnot führen, in die klassische chronisch-obstruktive Emphysembronchitis übergehen.

Literatur

1. Amdur, M. O.: The physiological response of guinea pigs to atmospheric pollutants. Int. J. Air Poll. **1**, 170 (1959).
2. — The respiratory response of guinea pigs to sulfuric acid mist. Arch. industr. Hlth **18**, 407 (1958).
3. — Influence of aerosols upon the respiratory response of guinea pigs to sulphur dioxide. Amer. industr. Hyg. Ass. Quart. **18**, 149 (1957).
4. Anderson, D. O., Zickmantel, R., Ferris, B. G., Jr.: Response to a respiratory survey. Canad. med. Ass. J. **88**, 596 (1963).
5. — Ferris, B. G.: Air pollution levels and chronic respiratory disease. Arch. environm. Hlth **16**, 307 (1965).
6. Bradley, W. H., Logan, W. P. D., Martin, A. E.: The London fog of December 2nd—5th, 1957. Mth. Bull. Minist. Hlth (Lond.) **17**, 156 (1958).
7. Burrows, B., Kellogg, A. L., Buskey, J.: Relationship of symptoms of chronic bronchitis and emphysems to weather and air pollution. Arch. environm. Hlth **16**, 406 (1968).
8. Burton, G. G., Lee, J. B. L., Vasallo, C., Thomas, A. P.: Response of healthy men to inhaled low concentrations of gas-aerosol mixtures. Arch. environm. Hlth **18**, 682 (1969).
9. Carroll, Mc, J.: Measurements of morbidity and mortality related to air pollution. J. Air Pollut. Control Ass. **17**, 203 (1967).
10. Ciocco, A., Thompson, D. J.: A follow-up of donora ten years after: Methodology and findings. Amer. J. publ. Hlth **51**, 155 (1961).
11. Corn, M., Burton, G.: The irritant potential of pollutants in the atmosphere. Arch. environm. Hlth **14**, 54 (1967).
12. Dixon, W. J.: BMD biomedical computer programs. Berkeley and Los Angeles: University of California Press 1967.
13. Frank, N. R.: Studies on the effects of acute exposure to sulfur dioxide in human subjects. Proc. roy. Soc. Med. **57**, 1029 (1964).
14. — Amdur, M. O., Whittenberger, J. L.: A comparison of the acute effects of SO_2 administered alone or in combination with NaCl particles on the respiratory mechanics of healthy adults. Int. J. Air Wat. Pollut. **8**, 125 (1964).
15. Greenburg, L., Jacobs, M. B., Drolette, B. M., Field, F., Bravermann, M. M.: Report of an air pollution incident in New York City, November 1953. Publ. Hlth Rep. (Wash.) **77**, 7 (1962).
16. — Erhardt, C. L., Field, F., Reed, J. I.: Air pollution incidents and morbidity studies. Arch. environm. Hlth **10**, 351 (1965).
17. Grupinski, L.: Gas-Immissionsmessungen nach dem Leitfähigkeitsverfahren. Wasser, Luft und Betrieb **9**, 1 (1965).
18. Heady, J. A., Morris, J. N., Kagan, A., Raffle, P. A. B.: Coronary heart disease in London busmen. Brit. J. prev. soc. Med. **15**, 143 (1961).
19. Hentschel, G.: Untersuchungsergebnisse der Sterblichkeit unter verschiedenen lokalen Gegebenheiten. Z. Meteorol. **13**, 33 (1959).
20. Herb, H.: Inversion, ein Problem für die Luftreinhaltung. Staub **24**, 182 (1964).
21. Holland, W. W., Reid, D. D.: The urban factor in chronic bronchitis. Lancet **1965 I**, 445.
22. — — Seltser, R., Stone, R. W.: Respiratory disease in England and the United States. Arch. environm. Hlth **10**, 338 (1965).
23. — Spicer, C. C., Wilson, J. M. G.: Influence of weather on respiratory and heart disease. Lancet **1961 II**, 338.

24. Ipsen, J., Deane, M., Ingenito, F. E.: Relationship of acute respiratory disease to atmospheric pollution and meteorological conditions. Arch. environm. Hlth **18**, 462 (1969).
25. Iravani, J., Weller, W.: Flimmertätigkeit in den intrapulmonalen Luftwegen der Ratte nach Langzeitbestaubung. Beitr. Silikose-Forsch. H. 96, 43 (1968).
26. Josenhans, W. T., Melville, G. N., Ulmer, W. T.: The effect of facial cold stimulation on airway conductance in healthy man. Canad. J. Physiol. Pharmacol. **47**, 453 (1969).
27. — — Moore, R. A., Ulmer, W. T.: The airway resistance in patients when breathing air with high humidity. (Im Druck.)
28. Klug, H.: Die meteorologischen Bedingungen der Anreicherung von Immissopnen. IWL-Forum, Köln 273 (1964).
29. La Belle, C. W., Long, J. E., Christofano, E. E.: Synergistic effects of aerosols. Arch. industr. Hlth **11**, 297 (1955).
30. Lawther, P. J.: Climate, air pollution and chronic bronchitis. Proc. roy. Soc. Med. **51**, 262 (1958).
31. — Martin, A. E., Wilkins, E. T.: Epidemiology of air pollution. WHO Public Health Papers, No 15, World Health Oranization, Geneva, 6 (1962).
32. — Waller, R. E., Coulson, J.: Air pollution and bronchitis. In: Bronchitis, An Internat. Symposium, vol. II, p. 319. Assen 1964.
33. Linder, A.: Statistische Methoden für Naturwissenschaftler, Mediziner und Ingenieure, Basel und Stuttgart: Birkhäuser 1960.
34. Logan, W. P. D.: Fog and mortality. Lancet **1949 I**, 78.
35. Loudon, R. G., Kilpatrick, J. F.: Air pollution, weather and cough. Arch. environm. Hlth **18**, 641 (1969).
36. Martin, A. E.: Epidemiological studies of atmospheric pollution. Mth. Bull. Minist. Hlth (Lond.) **20**, 42 (1961).
37. — Mortality and morbidity statistics and air pollution. Proc. roy. Soc. Med. **57**, 969 (1964).
38. — Bradley, W. H.: Mortality, fog and atmospheric pollution. Mth. Bull. Minist. Hlth (Lond.) **19**, 56 (1960).
39. Meier-Sydow, J., Beck, W., Ehrenforth, H., Pittrich, E., Schneider, G.: Über den Zusammenhang von Lungenfunktionsstörung, klinischem Schweregrad, Wetter und Luftverunreinigung (SO_2-Konzentration) bei chronischer Bronchitis. Bundesgesundheitsblatt **24**, 355 (1968).
40. Ministry of Health: Mortality and morbidity during the London fog December 1952. Report on Public Health and Medical Subjects, No 95. London: H. M. Stationery Office 1954.
41. Niehaus, A.: Lungenfunktion und Wetter. Dissertation, Klinikum Essen (1964).
42. Nolte, D., Ulmer, W. T.: Der Einfluß kalten Wetters auf die Lungenresistance. Untersuchungen mittels Ganzkörperplethysmographie an Lungengesunden, Staubbelasteten und Kranken mit obstruktiver Bronchitis. Beitr. Klin. Tuberk. **134**, 54 (1966).
43. Ostle, B.: Statistic in research. The Iowa State University Press 1963.
44. Pattle, R. E., Cullumbine, H.: Toxicity of some atmospheric pollutants. Brit. med. J. **1956 II**, 913.
45. Prindle, R. A., Landau, E.: Gesundheitsschädliche Folgen wiederholter Einwirkungen niedriger Konzentrationen von Luftverunreinigungen. Staub **22**, 10, 392 (1962).
46. Reeschuch, K., Langmann, R., Ulmer, W. T.: Untersuchungen über den Einfluß niedriger Schwefeldioxydkonzentrationen in der Atemluft auf den Gasaustausch in der Lunge. Med. thorac. **19**, 157 (1962).

47. Reichel, G., Ulmer, W. T.: Luftverschmutzung und unspezifische Atemwegserkrankungen. Ergebnisse epidemiologischer Untersuchungen. 1. Mitteilung: Der Untersuchungsort, seine atmosphärische Belastung, die Kollektivauswahl und -beschreibung, Methodik der Untersuchung. Int. Arch. Arbeitsmed. **27**, 1—26 (1970).
48. Reid, D. D.: Environmental factors in respiratory disease. Lancet **1958** I, 1289.
49. — Air pollution and respiratory disease in children. In: Bronchitis II. An Internat. Symposium, 313 (Assen 1964).
50. — Anderson, D. O., Ferris, B. G., Fletcher, C. M.: An Anglo-American comparison of the prevalence of chronic bronchitis. Brit. med. J. **1964 II**, 1487.
51. Schiller, E.: Tierexperimentelle Beiträge zum Thema Staublunge und Bronchitis. In: Staublungenerkrankungen, Bd. **3**, S. 435. Darmstadt: Steinkopff 1958.
52. Scott, J. A.: Atmospheric pollution and health. Annual report of the County Medical Officer of Health (1956), London, County Council (1957).
53. — The London fog of December 1957. Med. Offr **99**, 367 (1958).
54. — Fog and atmospheric pollution in London, Winter 1958—59. Med. Offr **102**, 191 (1959).
55. — The London fog of December 1962. Med. Offr **109**, 250 (1962).
56. Speizer, F. E., Frank, N. R.: A comparison of changes in pulmonary flow resistance in healthy volunteers acutely expose to SO_2 by mouth and by nose. Brit. J. industr. Med. **23**, 75 (1966).
57. Spicer, W. S., Reinke, W. A., Kerr, H. D.: Effects of environment upon respiratory function. Arch. environm. Hlth **13**, 753 (1966).
58. Spodnik, M. J., Kerr, D. H., Blide, R. W., Spicer, W. S.: Effects of environment on respiratory function. Arch. environm. Hlth **13**, 243 (1966).
59. Steiger, H., Brockhaus, A.: Untersuchungen über den Zusammenhang zwischen Luftverunreinigungen und Mortalität im Ruhrgebiet. Naturwissenschaften **19**, 498 (1966).
60. Swann, H. E., Balchum, O. J.: Biological effects of urban air pollution. Arch. environm. Hlth **12**, 698 (1966).
61. Symanski, H. J., Beckenkamp, H. W., Razeghi, H.: Körperverfassung, Schulleistung und Berufseinmündung bei Volksschulentlassenen. Arbeitsmed. Socialmed.-Arbeitshyg. **1**, 397 (1966).
62. Thews, G.: Ein Mikroanalyse-Verfahren zur Bestimmung der Sauerstoffdrucke in kleinen Blutproben. Pflügers Arch. ges. Physiol. **276**, 89 (1962).
63. Ulmer, W. T.: Unspezifische chemisch-physikalische Reize als Ursache von Asthmaanfällen. Schweiz. med. Wschr. **96**, 941 (1966).
64. — Berta, G., Reichel, G.: Sauerstoff- und Kohlensäurepartialdruckmessung im arteriellen und Ohrläppchenkapillarblut mit stabilisierten Mikroelektroden. Med. thorac. **20**, 235 (1963).
65. — Reif, E.: Die obstruktiven Erkrankungen der Atemwege. Dtsch. med. Wschr. **90**, 1803 (1965).
66. — — Epidemiologische Untersuchungen zur klinischen Bedeutung des chronisch obstruktiven Lungenemphysems. Beitr. Klin. Tuberk. **133**, 180 (1966).
67. — — Weller, W.: Die obstruktiven Atemwegserkrankungen. Pathophysiologie des Kreislaufes, der Ventilation und des Gasaustausches. Stuttgart: Thieme 1966.
68. — Reichel, G., Werner, U.: Die chronisch obstruktive Bronchitis des Bergmannes. Int. Arch. Gewerbepath. Gewerbehyg. **25**, 75 (1968).

69. Verma, M. P., Schilling, F. J., Becker, W. H.: Epidemiological study of illness absences in relation to air pollution. Arch. environm. Hlth 18, 536 (1969).
70. Waller, R. E., Lawther, P. J.: Further observations on London fog. Brit. med. J. 1957 II, 1473.
71. a) Winkelstein, W., Kantor, S., Davis, E. W., Maneri, Ch. S., Mosher, W. E.: The relationship of air pollution and economic status to total mortality and selected respiratory system mortality in men. Arch. environm. Hlth 14, 162 (1967).
71. b) — — — — — The relationship of air pollution and economic status to total mortality and selected respiratory system mortality in men. Arch. environm. Hlth 16, 401 (1968).
72. Wüstenberg, J.: Die Einwirkungen der Luftverunreinigung auf die Gesundheit der Menschen. Dtsch. Wohnungswirtsch. 2, 38 (1963).
73. Yoshida, K., Oshima, H., Imai, M.: Air pollution and asthma in Yokkaichi. Arch. environm. Hlth 13, 763 (1966).

Int. Arch. Arbeitsmed. 27, 155—184 (1970)

Berufliche Belastung und Häufigkeit unspezifischer Atemwegserkrankungen

VII. Mitteilung

G. Reichel und W. T. Ulmer

Occupational Stress and Incidence of Non Specific Respiratory Diseases

VII. Communication

Summary. The underlying study agree with the experience of different authorities. Office workers have less prevalence of cough and sputum production than industrial workers. The differences are not great and is influenced in many cases by age and smoking habits. We only found an excess of obstructive bronchial diseases by agricultural, forest workers, textile workers and also in 20—40 aged coal miners. The difference between the coal miners and office workers are mainly caused by different smoking habits and is not noticable by elderly coal miners.

Zusammenfassung. Die vorliegende Studie bestätigt im großen und ganzen die von verschiedenen Autoren gemachten Erfahrungen, daß Arbeiter etwas häufiger unter chronisch unspezifischen Atemwegserkrankungen leiden als Angestellte in Verwaltungs- und Büroberufen. Die Unterschiede zwischen den verschiedenen Berufsgruppen waren jedoch sehr gering und lassen sich von anderen Einflüssen wie Alter und Rauchen nicht sicher abgrenzen. Eine Häufung obstruierender Bronchialerkrankungen fand sich lediglich bei den Land- und Forstarbeitern, bei den 20—40jährigen Bergleuten und bei den 45—55jährigen Textilarbeitern. Die Männer der Forst- und Landwirtschaft und der Bocholter Textilindustrie zählten nach den Ergebnissen zu den Berufsgruppen, die am häufigsten erhöhte bronchiale Strömungswiderstände aufwiesen, ohne daß ein abweichendes Lebensalter oder unterschiedliche Rauchergewohnheiten zur Erklärung herangezogen werden können. Da bei den nichtrauchenden 20—40jährigen Bergleuten im Vergleich zu den Verwaltungsangestellten hinsichtlich der Bronchialwiderstände keine Differenzen bestanden, liegt es nahe, die Unterschiede in dieser Berufsgruppe z.T. auf den höheren Zigarettenkonsum ursächlich zu beziehen, wobei an eine ungünstige Kombinationswirkung von Zigarettenkonsum und Staubbelastung gedacht werden muß.

Im übrigen bestätigt die Untersuchung gleicher Berufsgruppen in den verschiedenen Bezirken die Ergebnisse des Regionalvergleiches, der im Landbezirk eine Häufung von morgendlichem Husten und Auswurf ergab. Auch unter Berücksichtigung der Berufsbelastung besteht kein Anhalt dafür, daß in den Industriezentren des Ruhrgebiets eine Häufung von unspezifischen Atemwegserkrankungen vorhanden ist.

Mortalitäts- und Morbiditätsstatistiken lassen vermuten, daß die Arbeiter der Staubberufe mehr zu unspezifischen Atemwegserkrankungen neigen als nicht beruflich belastete [3, 6—9, 29, 38]. Fletcher u. Mitarb. [20], Higgins et al. [25] und Reid [45] haben sich kritisch mit diesen Befunden auseinandergesetzt und gezeigt, daß viele Mortalitätsstatistiken für die Beurteilung der Zusammenhangsfrage zwischen unspezifischen Atemwegserkrankungen und beruflicher Belastung ungeeignet sind. Sie wiesen insbesondere darauf hin, daß die unbelasteten Ehefrauen häufig eine gleich hohe Sterblichkeit an chronischer Bronchitis aufweisen, was auf andere Ursachen der Bronchialerkrankungen hindeutet.

Im Kohlenbergbau haben sich in den vergangenen Jahren die Arbeitsgruppen von Higgins [24—26], von Ulmer [54—57], von Worth [62—65] und von Carstens [7—9] mit den Problemen der beruflichen Staubbelastung beschäftigt. Sie fanden bei epidemiologischen Studien, daß Bergarbeiter häufiger über Husten, Auswurf und Atemnot klagen als Nichtbergleute. Sie stellten außerdem bei unter Tage Beschäftigten schon in jungen Jahren eine leichte Abweichung der pulmonalen Funktion vom Normalen fest [7, 8, 23, 25, 26, 28, 36, 43, 52, 54—57, 62—65]. Die Differenzen zu den Nichtstaubbelasteten waren jedoch sehr gering und im Einzelfall kaum von anderen Einflüssen, wie z. B. des Alters und der Rauchergewohnheiten, abzugrenzen [2, 26, 43, 57].

Für die Arbeiter in der übrigen Industrie, insbesondere der Stahlindustrie, war ein derartiger das Bronchialsystem angreifender Einfluß im allgemeinen nur bei stärkster Staubbelastung festzustellen. Besonders in den Fällen, in denen sich zur beruflichen Staubgefährdung anderweitige Einflüsse hinzugesellten, wie starker Tabakkonsum [23, 25, 28, 32, 57, 65] oder chemische Gase [4, 10, 15, 17, 21, 25, 65], war eine mit den Bergleuten vergleichbare Rückwirkung auf die pulmonale Funktion zu objektivieren.

Besondere Probleme bietet der Kontakt mit organischen Stäuben in der Textilindustrie und in der Landwirtschaft, da durch allergisierende Substanzen und Histaminliberatoren die Möglichkeit allergisch-asthmatischer Erkrankungen der Atemwege gegeben sind [5, 13, 16, 22, 34, 35, 46, 48, 51, 66].

Welche Bedeutung die berufliche Belastung für die Entstehung unspezifischer Atemwegserkrankungen in den von uns untersuchten Kollektiven hat, soll an der Gegenüberstellung verschieden belasteter Berufsgruppen innerhalb der 3 Untersuchungsbezirke Duisburg, Bocholt und Borken überprüft werden.

Methodik

Für den Vergleich standen uns 3327 männliche Arbeiter und Angestellte im Alter von 20—65 Jahren zur Verfügung. Diese waren überwiegend im Berufsleben, mindestens aber 5 Jahre in ihrem angegebenen Beruf tätig. Es handelt sich um 1106 Arbeiter der Duisburger metallverarbeitenden und -erzeugenden Industrie,

Tabelle 1. *Verteilung der Rauchergewohnheiten bei 20—65jährigen Männern in Abhängigkeit vom Beruf*

	Metallarbeiter			Handwerker			Verwaltung			Bergleute			
	0	I	II	0	I	II	0	I	II	0	I	II	
Duisburg	25,3 100,9	26,8 88,6	47,9 107,3	30,0 119,9	30,4 100,4	39,6 88,6	36,2** 144,4	22,7 74,9	41,1 92,1	18,9** 75,4	38,7*** 127,8	42,4 95,0	$\chi^2 > \chi^2$ 0,001

	Handwerker			Verwaltung			Textilarbeiter			
	0	I	II	0	I	II	0	I	II	
Bocholt	31,9 98,1	30,6 94,9	37,5 105,7	36,2 111,9	26,9 83,7	36,9 104,0	28,9 89,3	38,6 120,0	32,5 91,6	kein Unterschied

	Handwerker			Verwaltung			Forstarbeiter			
	0	I	II	0	I	II	0	I	II	
Borken	29,8 78,0	35,7 111,6	34,5 115,8	37,5 98,3	27,3 85,2	35,2 118,1	40,8 107,1	32,4 101,2	26,8 89,7	kein Unterschied

	Duisburg			Bocholt			Borken			
	0	I	II	0	I	II	0	I	II	
Handwerker	30,0 97,8	30,4 97,3	39,6 104,0	31,9 104,0	30,6 97,7	37,5 98,7	29,8 96,9	35,7 114,3	34,5 90,8	kein Unterschied
Verwaltung	36,2 99,5	22,7 88,4	41,1 108,4	36,2 99,4	26,9 104,9	36,9 97,3	37,5 103,0	27,3 106,3	35,2 92,9	kein Unterschied

Obere Zahl = Prozent des untersuchten Kollektivs, untere Zahl = Prozent des Erwartungswertes bei vom Beruf unabhängiger Verteilung. 0, I und II = Nichtraucher, leichte und starke Raucher [44a].

Tabelle 2. *Verteilung der Einkommensverhältnisse bei 20—65jährigen Männern in Abhängigkeit vom Beruf*

	Metallarbeiter			Handwerker			Verwaltung			Bergleute			
	−400	−900	>900	−400	−900	>900	−400	−900	>900	−400	−900	>900	
Duisburg	4,4 88,6	69,0* 108,7	26,6** 84,3	2,0* 40,3	53,4* 84,0	44,6*** 141,6	1,3* 26,8	25,2*** 39,6	73,5*** 33,3	3,4 100,0	72,7 109,6	23,9*** 69,7	$\chi^2 > \chi^2$ 0,001

	Handwerker			Verwaltung			Textilarbeiter			
	−400	−900	>900	−400	−900	>900	−400	−900	>900	
Bocholt	10,6 94,1	44,4 102,2	45,0 99,4	5,3** 46,8	24,1*** 55,5	70,6*** 156,0	16,8** 149,4	59,3*** 136,4	23,9*** 52,8	

	Handwerker			Verwaltung			Forstarbeiter, Landwirtschaft			
	−400	−900	>900	−400	−900	>900	−400	−900	>900	
Borken	12,3 117,5	57,6 121,1	30,1 71,8	2,8* 26,5	33,3 70,1	63,9** 152,2	35,3	64,7		$\chi^2 > \chi^2$ 0,001

	Duisburg			Bocholt			Borken			
	−400	−900	>900	−400	−900	>900	−400	−900	>900	$\chi^2 > \chi^2$ 0,001
Handwerker	2,0** 30,1	53,4 105,3	44,6 104,5	10,6* 159,7	44,4 87,7	45,0 105,4	12,3 186,0	57,6 113,5	30,1 70,6	
Verwaltung	1,3 36,5	25,2*** 49,8	73,5*** 160,5	5,3 151,7	24,1*** 23,4	70,6*** 45,7	2,8 76,6	33,3* 65,9	63,9* 139,5	$\chi^2 > \chi^2$ 0,001

Obere Zahl = Prozent des untersuchten Kollektivs; untere Zahl = Prozent des Erwartungswertes bei Gleichverteilung. Einzelwert vom Erwartungswert verschieden. * $p = 0{,}05$, ** $p = 0{,}01$, *** $p = 0{,}001$.

596 Angehörige handwerklicher Berufe, 586 Bergleute, 548 Angehörige von Büro- und Verwaltungsberufen, 240 Textilarbeiter und 251 Bauern, Land- oder Forstarbeiter. Um störende Einflüsse der verschiedenen Wohnbezirke auszuschalten, wurden die Berufsgruppen innerhalb der Wohnorte Duisburg, Bocholt und Borken in der aus Tabelle 1 und 2 ersichtlichen Weise gegenübergestellt.

Außerdem wurden die in allen 3 Orten in ausreichender Zahl vertretenen handwerklichen und Verwaltungsberufe, getrennt nach Wohnort noch einmal überprüft.

Für die in Duisburg beheimateten Arbeiter der stahlverarbeitenden und -erzeugenden Industrie ergab sich außerdem die Möglichkeit, anhand der Berufsanamnese und Arbeitsplatzbesichtigung, den Einfluß des Ortes der körperlichen Tätigkeit und die Bedeutung verschiedener in der Stahlindustrie am Arbeitsplatz vorkommenden Belastungsformen zu überprüfen. Als unbelastete Gruppe wurden zum Vergleich die Duisburger Männer der Verwaltungsberufe herangezogen (Abb. 3 und 4).

Das Auswahlverfahren, die Methodik und die Kollektivbeschreibung sind bei Reichel [44] beschrieben. Vor Durchführung einer Lungenfunktionsprüfung wurden die Versuchspersonen klinisch untersucht, wobei ein bei [44] beschriebener Fragebogen Verwendung fand. Die arterielle Blutgasanalyse erfolgte aus dem Blutstropfen des hyperämisierten Ohrläppchens. Die Messung des intrabronchialen Strömungswiderstandes wurde im Bodyplethysmographen nach der modifizierten Methode von Ulmer vorgenommen [53, 56, 58].

Die statistische Berechnung erfolgte nach den bei [14, 33, 37] angegebenen Methoden. Die Auswertung und Vorbereitung der Daten wurde auf einer Rechenanlage der Remington Rand GmbH. Geschäftsbereich Univac, in Stuttgart durchgeführt. Der Vergleich von Mittelwerten erfolgte im T-Test. Die Beurteilung von Häufigkeiten qualitativer und quantitativer Krankheitsmerkmale und anamnestischer Angaben wurde nach Linder 3,33 im χ^2-Verfahren vorgenommen. Für die Varianz-Analyse und die Mittelwertsbestimmungen fand das Programm BMDO 1 V Verwendung [14].

Die Mittelwerte in den Tabellen sind je nach ihrer Größe mit a, b und c gekennzeichnet. Einen höheren Rangwert erhielt nur derjenige Mittelwert, der sich im T-Test vom niedrigsten Wert der vorangehenden Ranggruppe auf einem Signifikanzniveau von $p < 0{,}05$ unterschied.

Vom Erwartungswert abweichende Häufigkeiten sind in den Abbildungen und Tabellen je nach Signifikanzniveau durch *, **, *** gekennzeichnet. Außerdem enthalten die Tabellen und Abbildungen die χ^2- nnd F-Werte für das jeweilige Gesamtkollektiv, sofern der Tabellenwert für $p = 0{,}05$, 0,01 oder 0,001 überschritten wurde und sich damit eine ungleiche Verteilung ergab.

Die verwendeten Symbole entsprechen den in der Methodik [44] gemachten Angaben. Die Klassifizierung der Raucher und Nichtraucher erfolgte nach den bei [44a] angegebenen Verfahren.

Ergebnisse

a) Berufsvergleich innerhalb von Duisburg

Es wurde in Duisburg die Häufigkeit von unspezifischen Atemwegserkrankungen bei Arbeitern der metallverarbeitenden und -erzeugenden Industrie (Metallarbeiter), bei Beschäftigten in handwerklichen Berufen (Handwerker), in Verwaltungs- und Büroberufen (Verwaltung) und bei unter Tage tätigen Bergleuten untersucht. Angaben über Anzahl, Alter,

Tabelle 3. *Alter, Gewicht und Wohnraumindex der Duisburger Berufsgruppe (n = 1831)*

		Metall-arbeiter	Hand-werker	Ver-waltung	Berg-leute	Varianz-analyse, *F*-Wert
Alter	$\bar{x}$	33,01	32,70	33,64	33,64	kein
20—44 Jahre	n	604	185	103	382	Unterschied
	s	6,15	6,90	6,96	6,18	
Alter	$\bar{x}$	52,57	52,49	52,8	51,74	kein
45—65 Jahre	n	292	65	50	150	Unterschied
	s	4,78	4,50	4,52	4,89	
Gewicht	$\bar{x}$	79,36	79,56	79,64	75,24	$>0{,}001$
(kg)	n	604	185	103	382	
20—44 Jahre	s	10,81 (b)	11,63 (b)	11,47 (b)	10,99 (a)	
Broca-Index	$\bar{x}$	103,52	103,41	103,58	101,78	$>0{,}05$
20—44 Jahre	n	604	185	103	382	
	s	12,56 (b)	15,67 (b)	13,56 (b)	12,57 (a)	
Gewicht	$\bar{x}$	77,59	80,26	74,5	74,60	$>0{,}05$
(kg)	n	292	65	50	150	
45—65 Jahre	s	10,56 (a)	11,32 (b)	10,90 (a)	10,5 (a)	
Broca-Index	$\bar{x}$	109,54	110,23	105,04	105,06	$>0{,}05$
45—65 Jahre	n	292	65	50	150	
	s	14,42 (b)	13,57 (b)	14,25 (a)	13,53 (a)	
Wohnraum-	$\bar{x}$	9,29	10,12	11,63	9,59	$>0{,}001$
index	n	604	184	103	382	
20—44 Jahre	s	3,74 (a)	3,72 (b)	5,37 (c)	3,79 (a)	
Wohnraum-	$\bar{x}$	10,48	12,17	11,84	10,78	$>0{,}05$
index	n	292	65	50	148	
45—65 Jahre	s	3,71 (a)	5,25 (b)	4,47 (b)	3,49 (a)	

Gewicht, Brocaschen und Wohnraumindex der zur Untersuchung herangezogenen Personen gibt die Tabelle 3, die Rauchergewohnheiten und die Einkommensverhältnisse sind aus der Tabelle 1 und 2 zu entnehmen. Bei der Überprüfung zeigte es sich, daß die Duisburger Untersuchungsgruppen hinsichtlich ihrer Rauchergewohnheiten nicht ganz homogen waren. Die Verwaltungsangestellten zeigten überdurchschnittlich viele Nichtraucher. Die Bergleute wiesen dagegen eine Häufung in der Raucherklasse I auf.

Die Frequenz von Husten und Auswurf innerhalb der Altersklassen 20—44 Jahre und 45—65 Jahre geht aus der Abb. 1 hervor. Die Verwaltungs- und Büroberufe klagten in allen Altersklasen weniger über Husten und Auswurf als die Angehörigen anderer Berufssparten. Die

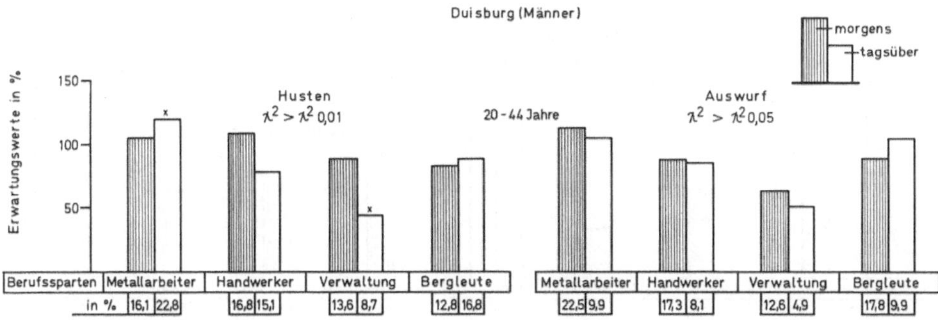

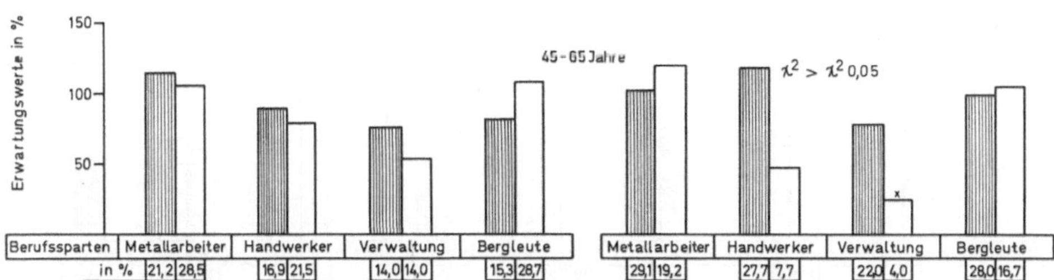

Abb. 1. Häufigkeiten von Husten und Auswurf innerhalb verschiedener Berufssparten im Stadtgebiet von Duisburg. Die Häufigkeit ist in Prozent des Erwartungswertes bei vom Beruf unabhängiger Verteilung innerhalb 2 verschiedener Altersklassen angegeben. Unter den Säulen befindet sich die Häufigkeitsangabe in Prozent der jeweiligen Berufsgruppe

Differenzen sind jedoch sehr gering und lassen sich in den meisten Fällen nicht statistisch sichern. Dem entspricht auch die Häufigkeit erhöhter intrabronchialer Strömungswiderstände und Klagen über vermehrte Atemnot (Abb. 2).

Die 20—40jährigen Bergleute liegen mit einem Anteil erhöhter intrabronchialer Strömungswiderstände über 3,5 cm H_2O l^{-1} sec von 12% etwas über der Häufigkeit dieses Befundes bei den übrigen Arbeitern. Gleichzeitig zeigt diese Berufsgruppe in demselben Alter häufiger Atemnot bei Anstrengungen und häufiger positive Auskultationsphänomene als die Gleichaltrigen anderer Berufssparten. Bei den 45—65jährigen Bergleuten findet sich allerdings dieser Befund nicht wieder. Für die Beurteilung der Unterschiede zwischen Verwaltungsangestellten und Bergleuten innerhalb der Altersgruppe von 20—40 Jahren ist es bedeutsam, daß die Verwaltungsangestellten einen überdurchschnittlichen Prozentsatz Nichtraucher aufwiesen (Tabelle 1). In der Tabelle 5 wurde deshalb die Häufig-

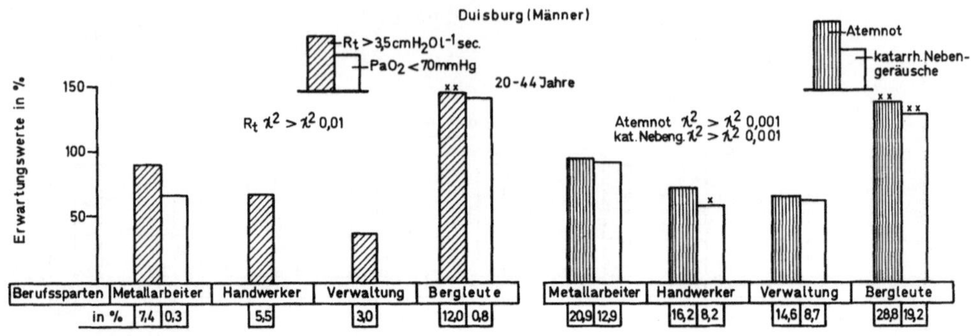

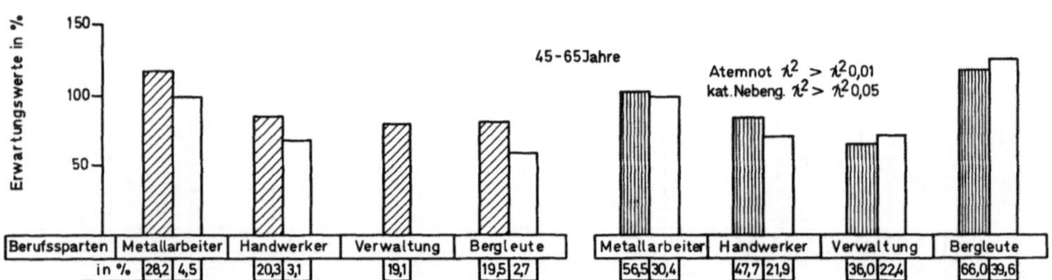

Abb. 2. Häufigkeit erhöhter intrabronchialer Strömungswiderstände, erniedrigter arterieller Sauerstoffdrucke, vermehrter Atemnot bei Anstrengungen und katarrhalischer Nebengeräusche innerhalb verschiedener Duisburger Berufssparten. Die Häufigkeit ist in Prozent des Erwartungswertes bei gleicher Verteilung innerhalb der verschiedenen Berufsgruppen für 2 Altersgruppen angegeben. Unter den Säulen befindet sich die Häufigkeitsangabe in Prozent der jeweiligen Berufsgruppe

keit erhöhter intrabronchialer Strömungswiderstände, vermehrter Atemnot und katarrhalischer Nebengeräusche bei Rauchenden und Nichtrauchenden getrennt überprüft. Für die obstruierenden Bronchialerkrankungen der Nichtraucher ergibt sich dabei zwischen Bergleuten und Verwaltungsangestellten kein Unterschied. Nur die rauchenden Bergleute der Altersgruppe 20—44 Jahre zeigen eine erhöhte Frequenz an obstruierenden Bronchialerkrankungen.

Die übrigen Lungenfunktionswerte sind in der Tabelle 4 niedergelegt. Für die meisten der untersuchten Werte ergeben sich dabei keine statistisch zu verwertenden Unterschiede. Der intrabronchiale Strömungswiderstand der 20—40jährigen Bergleute liegt geringfügig über dem der anderen Berufsgruppen, ohne daß sich dieser Befund, entsprechend den Beobachtungen in der Abb. 2, bei den 45—65jährigen Bergleuten bestätigen läßt. Der arterielle Sauerstoffdruck in Ruhe und während der

Tabelle 4. *Lungenfunktionswerte der Duisburger Berufsgruppen*

		Metall-arbeiter	Hand-werker	Ver-waltung	Berg-leute	Varianz-analyse, F-Wert
IGV	$\bar{x}$	2622,8	2887,5	2936,1	2993,8	> 0,001
(ml)	n	591	182	101	375	
20—44 Jahre	s	1413,3 (a)	380,5 (b)	474,4 (b)	522,5 (b)	
IGV	$\bar{x}$	3117,3	3119,2	3198,9	3174,6	kein
(ml)	n	280	63	47	149	Unterschied
45—65 Jahre	s	634	491,5	560,4	838,6	
R_t	$\bar{x}$	1,77	1,77	1,63	2,02	> 0,01
(cm H_2O l^{-1}sec)	n	591	182	101	376	
20—44 Jahre	s	1,18 (a)	0,90 (a)	0,80 (a)	1,32 (b)	
R_t	$\bar{x}$	3,01	2,44	2,29	2,75	kein
(cm H_2O l^{-1}sec)	n	280	64	47	149	Unterschied
45—65 Jahre	s	3,01	1,92	2,18	2,57	
PaO_2 Ruhe	$\bar{x}$	89,78	90,81	89,30	88,31	> 0,01
(mm Hg)	n	598	182	102	382	
20—44 Jahre	s	7,87 (a)	8,31 (b)	7,7 (a)	7,35 (a)	
PaO_2, Ruhe	$\bar{x}$	83,05	84,34	81,48	82,93	kein
(mm Hg)	n	290	64	50	149	Unterschied
45—65 Jahre	s	8,24	9,14	8,84	7,15	
$PaCO_2$, Ruhe	$\bar{x}$	38,85	38,84	38,92	39,11	kein
(mm Hg)	n	597	182	102	381	Unterschied
20—44 Jahre	s	2,97	3,23	2,81	2,35	
$PaCO_2$, Ruhe	$\bar{x}$	38,94	39,12	39,38	38,66	kein
(mm Hg)	n	284	65	50	150	Unterschied
45—65 Jahre	s	3,09	3,16	2,56	2,21	
PaO_2, Belastung	$\bar{x}$	90,27	91,15	92,40	88,62	> 0,001
(mm Hg)	n	537	148	81	350	
20—44 Jahre	s	6,92 (b)	7,15 (c)	5,88 (c)	6,15 (a)	
PaO_2, Belastung	$\bar{x}$	84,10	85,13	83,97	83,83	kein
(mm Hg)	n	166	30	29	82	Unterschied
45—65 Jahre	s	8,22	9,07	8,36	6,71	

Belastung zeigt bei den Bergleuten die niedrigsten Werte. Auch aus der Tabelle 4 ergibt sich, daß die Verwaltungsangestellten in den verschiedenen Altersklassen die niedrigsten Mittelwerte für den intrabronchialen Strömungswiderstand aufweisen. Der Vergleich der Mittelwerte zeigt ebenso wie die Abb. 1 und 2, daß die Differenzen zwischen den einzelnen Berufssparten relativ gering sind und sich meist nicht voneinander statistisch sicher abgrenzen lassen.

Tabelle 5. *Häufigkeit erhöhter intrabronchialer Strömungswiderstände, Häufigkeit von Atemnot und katarrhalischen Nebengeräuschen bei rauchenden und nichtrauchenden Bergleuten und Verwaltungsangestellten (20—44jähr.) in Prozent*

	R_t (> 3,5 cm H_2O l^{-1} sec)		Atemnot bei Anstrengungen		Katarrhalische Nebengeräusche	
	Nicht-raucher	Raucher	Nicht-raucher	Raucher	Nicht-raucher	Raucher
Verwaltungs-angestellte	2,8	3,4	12,9	15,3	7,2	9,9
Bergleute	5,2	13,5**	27,4**	30,2**	16,5**	21,3**

** Die Häufigkeit zwischen den beiden Gruppen ist für ein $p = 0{,}01$ signifikant unterschiedlich. Die übrigen Werte zeigen keine zu sichernde Differenz ($p > 0{,}05$).

Innerhalb des Duisburger Untersuchungskollektivs ergibt sich die Möglichkeit, die Abhängigkeit unspezifischer Atemwegserkrankungen vom Ort der körperlichen Arbeit sowie von verschiedenen in der Montanindustrie vorkommenden beruflichen Belastungen zu untersuchen. Bei der Gegenüberstellung zeigt sich, daß die in geheizten Räumen beschäftiten Männer, bei denen es sich in unserem Fall vorwiegend um Angestellte der Verwaltung handelt, weniger über Husten klagen und weniger katarrhalische Auskultationsphänomene sowie erhöhte intrabronchiale Strömungswiderstände aufweisen, als die übrigen Untersuchungsgruppen. Im Freien beschäftigte Arbeiter zeigten im Gegensatz dazu eine überdurchschnittliche Häufung erhöhter intrabronchialer Strömungswiderstände und eine erhöhte Frequenz an katarrhalischen Nebengeräuschen (Abb. 3 und 4).

Erwartungsgemäß ergaben sich wie bei der Gruppenbildung in Abb. 1 und 2 in den Rauchergewohnheiten Unterschiede (Abb. 4). Männer in geschlossenen, geheizten Räumen (Angestellte) rauchen weniger als im Freien beschäftigte Arbeiter. Um hinsichtlich der Rauchergewohnheiten vergleichbare Bedingungen zu erhalten, wurden in der Tabelle 6 die Häufigkeit erhöhter intrabronchialer Strömungswiderstände und katarrhalischer Nebenbefunde in Abhängigkeit vom Arbeitsplatz, getrennt für Raucher und Nichtraucher, untersucht. Ähnlich wie in der Abb. 5 beim Vergleich von nichtrauchenden und rauchenden Bergleuten und Angestellten ergab sich, daß katarrhalische Nebengeräusche bei Rauchern am Arbeitsplatz in geheizten Räumen etwas seltener vorkommen als im Freien.

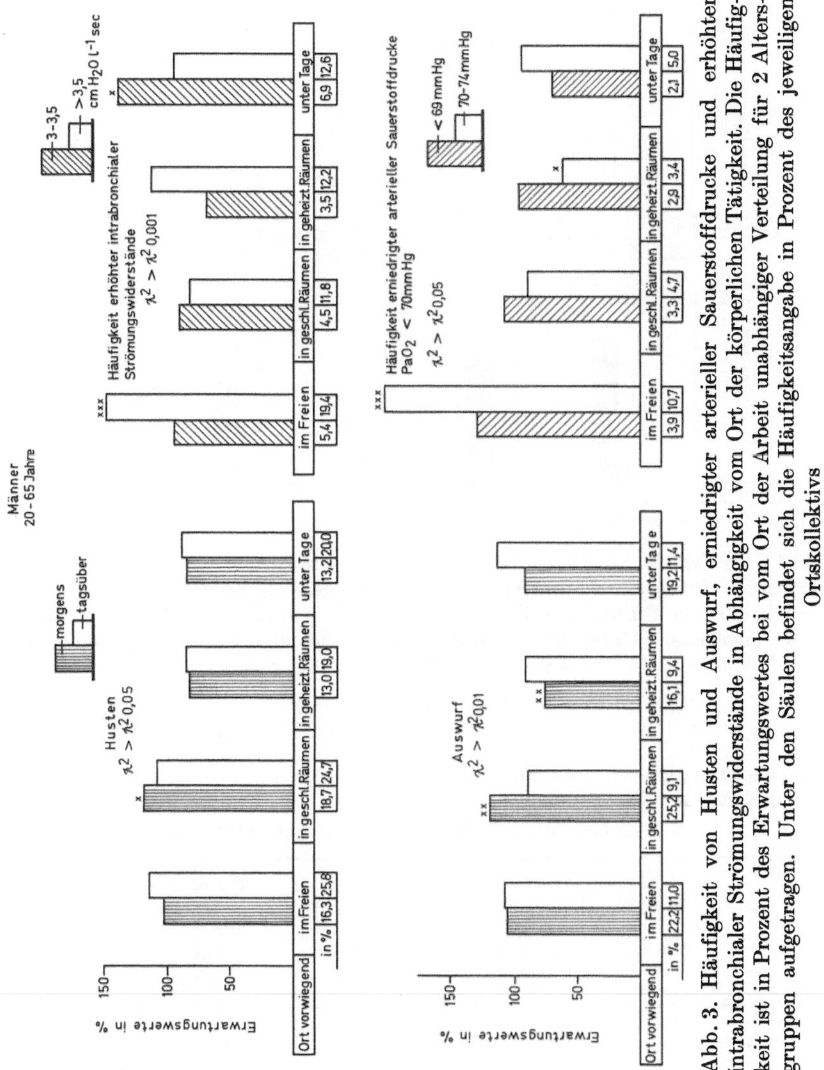

Abb. 3. Häufigkeit von Husten und Auswurf, erniedrigter arterieller Sauerstoffdrucke und erhöhter intrabronchialer Strömungswiderstände in Abhängigkeit vom Ort der körperlichen Tätigkeit. Die Häufigkeit ist in Prozent des Erwartungswertes bei vom Ort der Arbeit unabhängiger Verteilung für 2 Altersgruppen aufgetragen. Unter den Säulen befindet sich die Häufigkeitsangabe in Prozent des jeweiligen Ortskollektivs

In der Abb. 5 wurden die in der Eisenindustrie beschäftigten rauchenden Arbeiter nach Form der Belastung am Arbeitsplatz aufgegliedert und eine im Alter und den Rauchergewohnheiten vergleichbaren Gruppe Duisburger Verwaltungsangestellten gegenübergestellt. Dabei bestätigt sich der schon aus den Abb. 1 und 2 bekannte Unterschied zwischen Verwaltungsberufen und Arbeitern der Montanindustrie. Letztere zeigten etwas häufiger Husten, Auswurf und erhöhte intra-

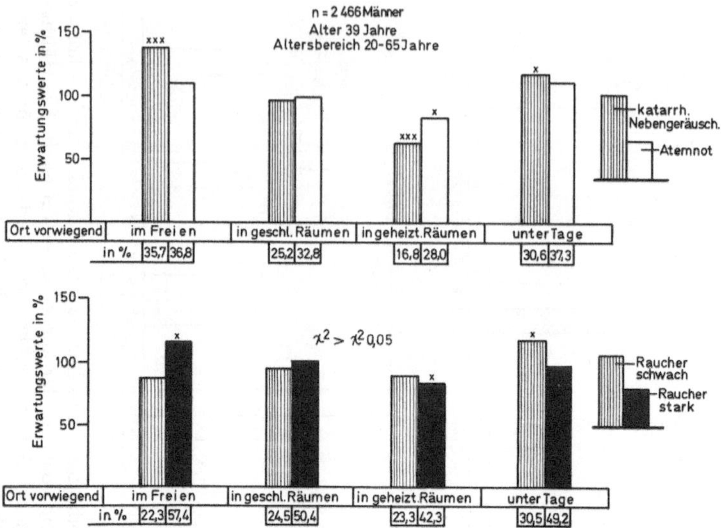

Abb. 4. Häufigkeit von katarrhalischen Nebengeräuschen, von Atemnot und Rauchergewohnheiten in Abhängigkeit vom Ort der körperlichen Tätigkeit. Die Häufigkeit ist in Prozent des Erwartungswertes bei vom Ort unabhängiger Verteilung angegeben. Unter den Kolonnen finden sich die Häufigkeitsangaben in Prozent des jeweiligen Ortskollektivs

Tabelle 6. *Häufigkeit erhöhter intrabronchialer Strömungswiderstände und Häufigkeit katarrhalischer Nebengeräusche in Prozent der beobachteten Fälle „im Freien" und „in geheizten Räumen" bei Rauchern und Nichtrauchern*

	R_t ($> 3,5$ cm H_2O l^{-1} sec)		Katarrhalische Nebengeräusche	
	Nichtraucher	Raucher	Nichtraucher	Raucher
Im Freien	16,7	20,4	29,7	37,5
In geheizten Räumen	10,5	15,6	14,6*	17,2**

** Die Häufigkeit ist von der „im Freien" beobachteten verschieden ($p = 0,01$). Die übrigen Werte zeigen keine signifikanten Unterschiede.

bronchiale Strömungswiderstände, ohne daß sich bei den Arbeitern der Montanindustrie zwischen den verschiedenen Belastungsformen am Arbeitsplatz eindeutige Differenzen ergaben.

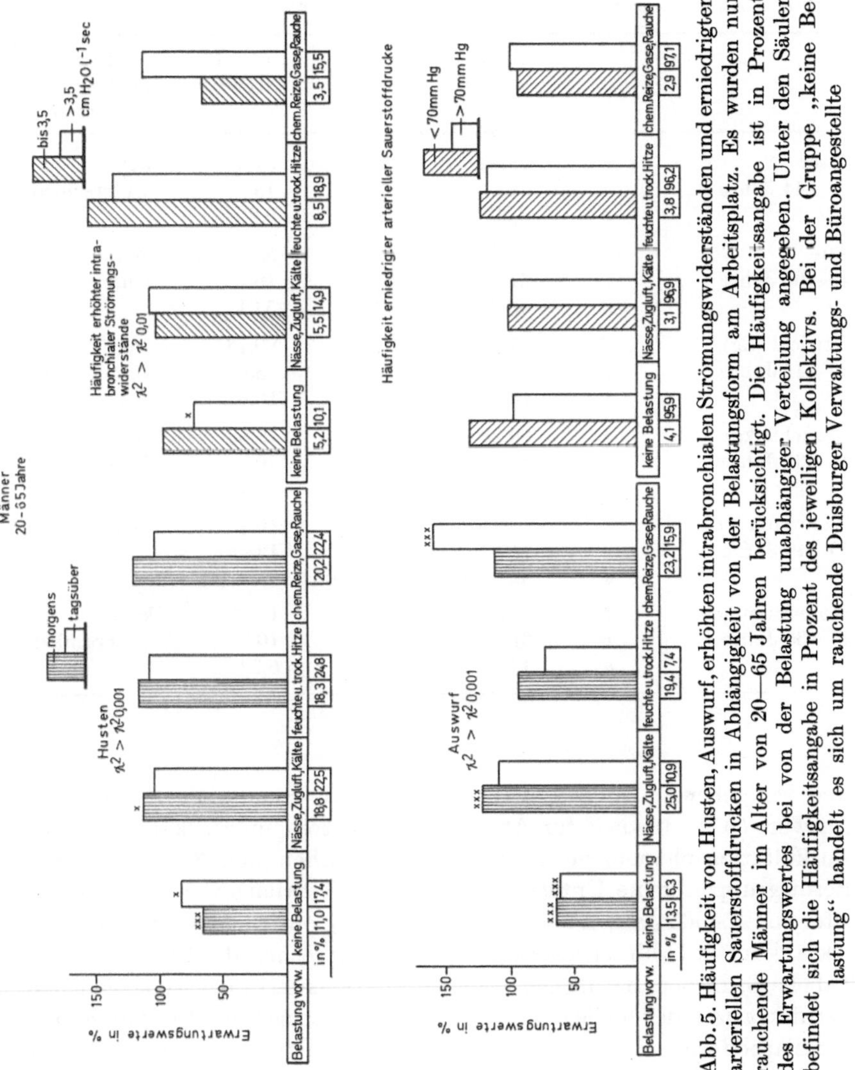

Abb. 5. Häufigkeit von Husten, Auswurf, erhöhten intrabronchialen Strömungswiderständen und erniedrigten arteriellen Sauerstoffdrucken in Abhängigkeit von der Belastungsform am Arbeitsplatz. Es wurden nur rauchende Männer im Alter von 20—65 Jahren berücksichtigt. Die Häufigkeitsangabe ist in Prozent des Erwartungswertes bei von der Belastung unabhängiger Verteilung angegeben. Unter den Säulen befindet sich die Häufigkeitsangabe in Prozent des jeweiligen Kollektivs. Bei der Gruppe „keine Belastung" handelt es sich um rauchende Duisburger Verwaltungs- und Büroangestellte

b) Berufsvergleich innerhalb Bocholts

Verglichen wurden Angehörige handwerklicher Berufe, Textilarbeiter und die Angehörigen von Verwaltungs- und Büroberufen. Bei den Textilarbeitern handelt es sich um Arbeiter in Tuchwebereien und Spinnereien. Das Alter, das Körpergewicht und der Wohnraumindex der Bocholter Berufsgruppe geht aus der Tabelle 7 hervor. Die Rauchergewohnheiten

Tabelle 7. *Alter, Gewicht und Wohnraumindex der Bocholter Berufsgruppen ($n = 700$)*

		Handwerker	Verwaltung	Textilarbeiter	Varianzanalyse, F-Wert
Alter 20—44 Jahre	$\bar{x}$	33,82	33,18	34,45	kein Unterschied
	n	142	165	135	
	s	6,39	6,84	5,99	
Alter 45—65 Jahre	$\bar{x}$	51,95	51,78	52,81	kein Unterschied
	n	61	92	105	
	s	4,97	4,71	5,01	
Gewicht (kg) 20—44 Jahre	$\bar{x}$	81,05	81,19	80,13	kein Unterschied
	n	142	163	135	
	s	10,93	11,68	10,61	
Gewicht (kg) 45—65 Jahre	$\bar{x}$	80,26	81,29	78,88	kein Unterschied
	n	60	91	105	
	s	8,63	10,24	10,43	
Wohnraumindex 20—44 Jahre	$\bar{x}$	10,24	11,83	10,84	$> 0{,}01$
	n	142	165	135	
	s	3,03 (a)	4,37 (b)	3,75 (a)	
Wohnraumindex 45—65 Jahre	$\bar{x}$	12,23	12,05	13,07	kein Unterschied
	n	61	92	105	
	s	4,38	4,27	5,37	

sind weitgehend homogen (Tabelle 1). Für die Symptome Husten und Auswurf (Abb. 6) sowie für Atemnot bei Anstrengungen, katarrhalische Auskultationsphänomene ergaben sich zwischen den 3 untersuchten Berufsgruppen keine Unterschiede. Bei den Textilarbeitern im Lebensalter von 45—65 Jahren ließ sich eine Häufung obstruierender Bronchialerkrankungen (Abb. 7) feststellen. Dem entsprechen die Ergebnisse der Tabelle 8, in der die übrigen Lungenfunktionswerte der verschiedenen Berufssparten niedergelegt sind. Auch hier ergab sich bei 45—65jährigen Textilarbeitern eine leichte Erhöhung des mittleren intrabronchialen Strömungswiderstandes.

c) Berufsvergleich innerhalb von Borken

In Borken wurden Beschäftigte in handwerklichen Berufen, in Verwaltungs- und Büroberufen sowie Beschäftigte in der Land- und Forstwirtschaft miteinander verglichen. Wie aus der Tabelle 1 hervorgeht, sind innerhalb der verglichenen Gruppen die Rauchergewohnheiten weitgehend homogen. Für die Symptome Husten, Auswurf, Atemnot bei Anstrengungen und katarrhalische Auskultationsphänomene (Abb. 8)

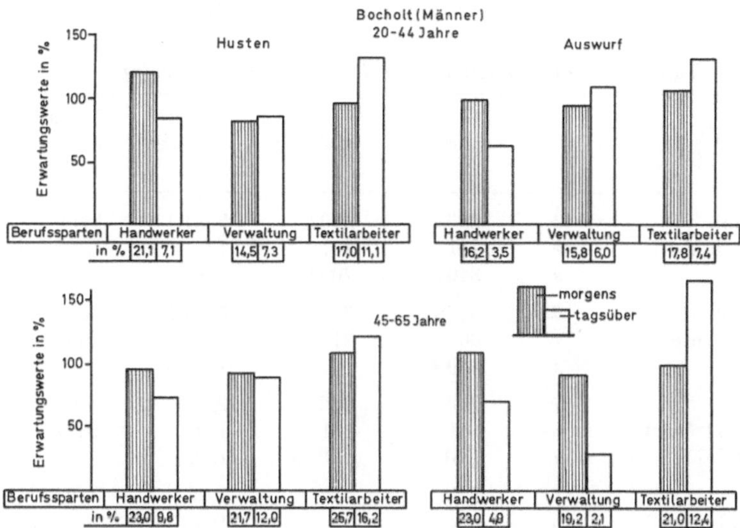

Abb. 6. Häufigkeit von Husten und Auswurf in Abhängigkeit verschiedener Bocholter Berufssparten. Die Häufigkeitsangabe ist für 2 verschiedene Altersgruppen in Prozent des Erwartungswertes bei von der Berufssparte unabhängiger Verteilung angegeben. Unter den Kolonnen befindet sich die Häufigkeitsangabe in Prozent des jeweiligen Berufskollektivs

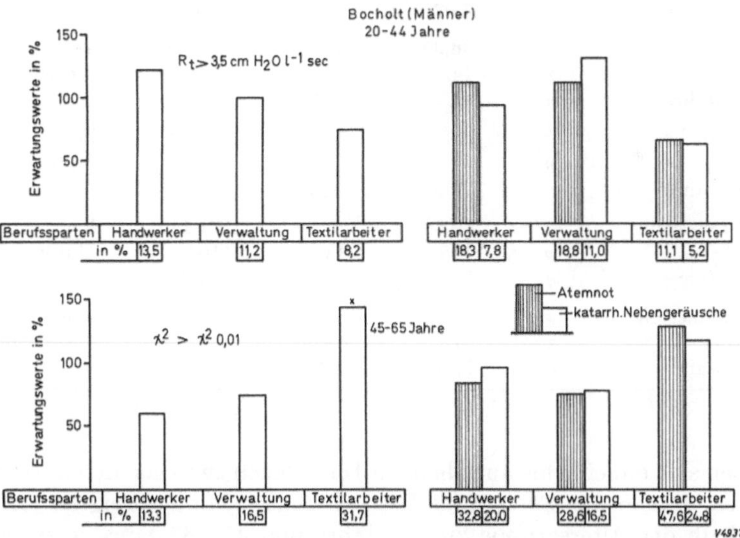

Abb. 7. Häufigkeit erhöhter intrabronchialer Strömungswiderstände, vermehrter Atemnot und katarrhalischer Nebengeräusche in Abhängigkeit von verschiedenen Bocholter Berufssparten. Die Häufigkeitsangabe für 2 Altersbereiche erfolgte in Prozent des Erwartungswertes bei vom Beruf unabhängiger Verteilung. Unter den Kolonnen befindet sich die Häufigkeitsangabe in Prozent des jeweiligen Berufskollektivs

Tabelle 8. *Lungenfunktionswerte der Bocholter Berufsgruppen*

		Hand-werker	Ver-waltung	Textil-arbeiter	Varianz-analyse, F-Wert
JGV (ml)	$\bar{x}$	3253,9	3262,4	3381,1	kein
20—44 Jahre	n	141	161	134	Unterschied
	s	846,3	709,8	746,0	
JGV (ml)	$\bar{x}$	3458,5	3400,9	3697,2	kein
45—65 Jahre	n	60	91	104	Unterschied
	s	829,4	717,7	1318,0	
R_t	$\bar{x}$	2,33	2,21	2,10	kein
(cm H_2O l^{-1} sec)	n	141	161	134	Unterschied
20—44 Jahre	s	1,51	1,0189	1,08	
R_t	$\bar{x}$	2,25	2,36	3,22	0,01
(cm H_2O l^{-1} sec)	n	60	91	104	
45—65 Jahre	s	1,24 (a)	1,44 (a)	2,59 (b)	
PaO_2, Ruhe	$\bar{x}$	89,91	90,36	90,69	kein
(mm Hg)	n	119	149	116	Unterschied
20—44 Jahre	s	7,37	7,86	5,96	
PaO_2, Ruhe	$\bar{x}$	86,14	85,48	83,94	kein
(mm Hg)	n	54	88	96	Unterschied
45—65 Jahre	s	7,02	6,93	8,15	
$PaCO_2$, Ruhe	$\bar{x}$	36,95	37,01	36,90	kein
(mm Hg)	n	142	162	135	Unterschied
20—44 Jahre	s	1,71	1,70	1,53	
$PaCO_2$, Ruhe	$\bar{x}$	38,50	38,62	39,03	kein
(mm Hg)	n	61	92	105	Unterschied
45—65 Jahre	s	2,06	1,94	1,89	
PaO_2, Belastung	$\bar{x}$	89,58	90,65	91,11	kein
(mm Hg)	n	105	138	104	Unterschied
20—44 Jahre	s	7,17	7,4	5,67	
PaO_2, Belastung	$\bar{x}$	86,93	85,56	85,71	kein
(mm Hg)	n	31	48	49	Unterschied
45—65 Jahre	s	7,71	7,26	7,78	

ergaben sich dabei keine auffallenden Differenzen zwischen den 3 Berufssparten. Die in der Forst- und Landwirtschaft Tätigen zeigten jedoch innerhalb der Altersgruppe 20—44 Jahre und 45—65 Jahre wesentlich häufiger obstruierende Bronchialerkrankungen als die in der Verwaltung und den handwerklichen Berufen Beschäftigten (Abb. 9). Die Häufigkeit obstruierender Bronchialerkrankungen liegt bei den in der Landwirtschaft und Forstbetrieben Tätigen mit 13% bzw. 30,3% wesentlich über den Werten aller Duisburger und Bocholter Berufsgruppen mit Ausnahme

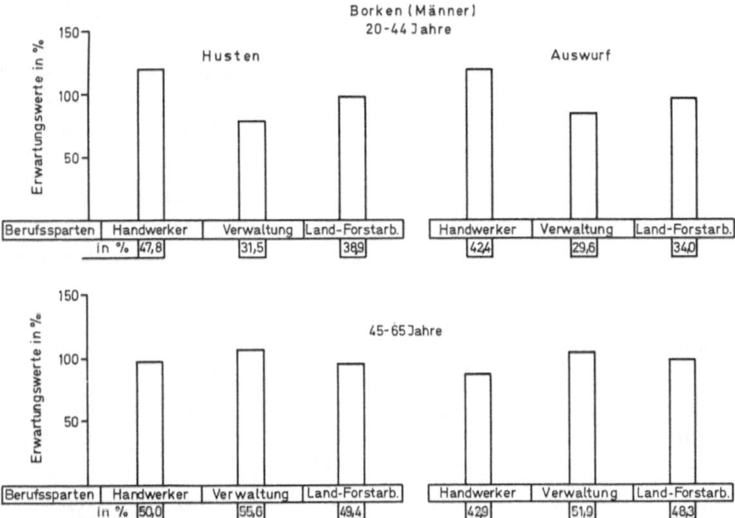

Abb. 8. Häufigkeit von Husten und Auswurf innerhalb verschiedener Borkener Berufssparten. Die Häufigkeitsangabe erfolgte in Prozent des Erwartungswertes bei vom Beruf unabhängiger Verteilung getrennt für 2 Altersklassen. Unter den Kolonnen befindet sich die Häufigkeitsangabe in Prozent der jeweiligen Berufssparte. (Keine statistisch zu sichernden Unterschiede)

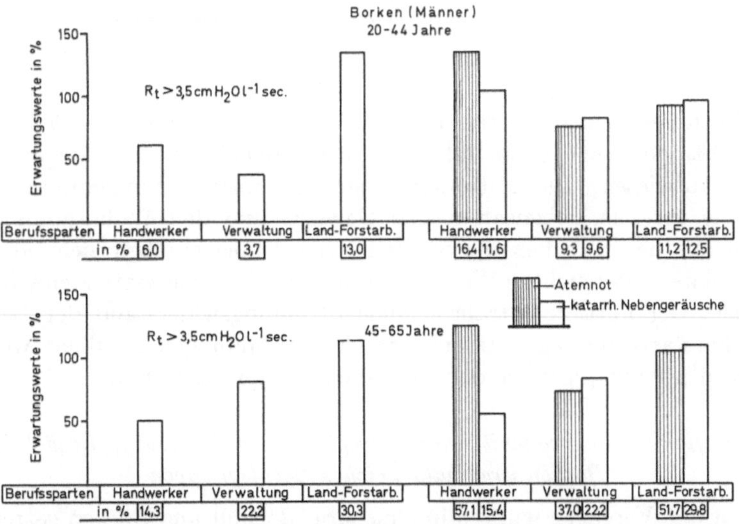

Abb. 9. Häufigkeit erhöhter intrabronchialer Strömungswiderstände, vermehrter Atemnot bei Anstrengungen und katarrhalischer Nebengeräusche in Abhängigkeit von verschiedenen Borkener Berufssparten. Die Häufigkeitsangabe erfolgte in Prozent des Erwartungswertes bei vom Beruf unabhängiger Verteilung. Unter den Säulen befindet sich die Häufigkeitsangabe in Prozent des jeweiligen Berufskollektivs

Tabelle 9. *Alter, Gewicht und Wohnraumindex der Borkener Berufsgruppen* ($n = 413$)

		Handwerker	Verwaltung	Land-Forstarbeiter	Varianzanalyse, F-Wert
Alter	$\bar{x}$	33,5	33,57	33,51	kein
20—44 Jahre	n	67	54	162	Unterschied
	s	6,71	6,52	6,99	
Alter	$\bar{x}$	51,35	51,66	53,19	kein
45—65 Jahre	n	14	27	89	Unterschied
	s	4,97	4,71	4,78	
Gewicht (kg)	$\bar{x}$	78,85	82,68	79,67	kein
20—44 Jahre	n	67	54	162	Unterschied
	s	10,46	9,62	9,97	
Gewicht (kg)	$\bar{x}$	80,85	82,18	78,48	kein
45—65 Jahre	n	14	27	89	Unterschied
	s	18,10	10,83	12,71	
Wohnraumindex	$\bar{x}$	9,52	9,77	9,84	kein
20—44 Jahre	n	67	54	162	Unterschied
	s	1,53	0,74	0,82	
Wohnraumindex	$\bar{x}$	9,57	9,77	10,02	$> 0{,}001$
45—65 Jahre	n	14	27	88	
	s	0,85 (a)	0,64 (a)	0,21 (b)	

der Bocholter Textilarbeiter, die in der Altersgruppe von 45—65 Jahren in 31,4% der Fälle einen erhöhten intrabronchialen Strömungswiderstand aufwiesen. Die Mittelwerte für die übrigen Lungenfunktionsbefunde für das Lebensalter, das Gewicht und den Wohnraumindex gehen aus den Tabellen 9 und 10 hervor. Dabei ergaben sich für die meisten der untersuchten Werte keine statistisch zu verwertenden Unterschiede. Der mittlere intrabronchiale Strömungswiderstand der Land- und Forstarbeiter lag entsprechend den Abbildungen in allen Altersgruppen geringfügig über dem der anderen Berufssparten.

d) Häufigkeit von bronchitischen Symptomen in Duisburg, Bocholt und Borken innerhalb gleicher Berufsgruppen

Für den Vergleich wurden in Duisburg, Bocholt und Borken getrennt die Verwaltungs- und Büroangestellten und die in handwerklichen Berufen Beschäftigten untersucht. Wie aus den Tabellen 11—13 und der Tabelle 1 hervorgeht, sind die untersuchten Verwaltungsangestellten und Handwerker hinsichtlich des Lebensalters, des relativen Gewichts, des Wohnraumindexes und der Rauchergewohnheiten weitgehend homo-

Tabelle 10. *Lungenfunktionswerte der Borkener Berufsgruppen*

		Handwerker	Verwaltung	Land-Forstarbeiter	Varianzanalyse, F-Wert
IGV (ml)	$\bar{x}$	3416,2	3182,2	3449,6	
20—44 Jahre	n	66	54	161	$> 0{,}05$
	s	698,4 (b)	692,3 (a)	663,2 (b)	
IGV (ml)	$\bar{x}$	3435,4	3441,9	3594,3	kein
45—65 Jahre	n	14	27	89	Unterschied
	s	696,3	663,9	1824,0	
R_t	$\bar{x}$	2,06	2,17	2,45	$> 0{,}05$
(cm H_2O l^{-1} sec)	n	67	54	161	
20—44 Jahre	s	0,75 (a)	0,63 (a)	1,13 (b)	
R_t	$\bar{x}$	2,55	2,91	3,00	kein
(cm H_2O l^{-1} sec)	n	14	27	89	Unterschied
45—65 Jahre	s	2,58	2,04	1,65	
PaO_2, Ruhe	$\bar{x}$	91,2	91,74	91,03	kein
(mm Hg)	n	67	54	160	Unterschied
20—44 Jahre	s	3,92	3,33	4,45	
PaO_2, Ruhe	$\bar{x}$	85,78	88,25	86,59	kein
(mm Hg)	n	14	27	89	Unterschied
45—65 Jahre	s	7,41	5,76	5,97	
$PaCO_2$, Ruhe	$\bar{x}$	36,23	36,55	36,83	kein
(mm Hg)	n	67	54	161	Unterschied
20—44 Jahre	s	0,92	1,00	1,10	
$PaCO_2$, Ruhe	$\bar{x}$	38,28	37,70	38,19	kein
(mm Hg)	n	14	27	89	Unterschied
45—65 Jahre	s	1,43	1,29	1,35	
PaO_2, Belastung	$\bar{x}$	89,30	90,05	88,76	kein
(mm Hg)	n	63	52	147	Unterschied
20—44 Jahre	s	3,43	3,35	4,72	
PaO_2, Belastung	$\bar{x}$	84,7	85,75	85,70	kein
(mm Hg)	n	10	24	54	Unterschied
45—65 Jahre	s	7,33	4,82	4,96	

gen. Nur das relative Körpergewicht der Büroangestellten in Duisburg lag geringfügig niedriger als in Borken und Bocholt. Bei dem Vergleich der handwerklichen Berufe in Duisburg und Bocholt ergaben sich hinsichtlich der subjektiven Symptome wie Husten, Auswurf und Atemnot, positive Auskultationsphänomene und erhöhte intrabronchiale Strömungswiderstände keine verwertbaren Differenzen (Tabelle 13). Die in der Tabelle 14 niedergelegten Lungenfunktionswerte zeigten, daß in Bocholt die intrathorakalen Gasvolumina ebenso wie die intrabronchialen

Tabelle 11. *Alter, Gewicht und Wohnraumindex der in Duisburg, Bocholt und Borken in der Verwaltung und Büroberufen beschäftigten Männer ($n = 491$)*

		Duisburg	Bocholt	Borken	Varianzanalyse, F-Wert
Alter	$\bar{x}$	33,64	33,18	33,57	kein
20—44 Jahre	n	103	165	54	Unterschied
	s	6,95	6,84	6,52	
Alter	$\bar{x}$	52,8	51,78	51,66	kein
45—65 Jahre	n	50	92	27	Unterschied
	s	4,51	4,71	4,71	
Gewicht (kg)	$\bar{x}$	79,64	81,19	82,68	kein
20—44 Jahre	n	103	163	54	Unterschied
	s	11,47	11,68	9,62	
Broca-Index	$\bar{x}$	103,58	103,38	103,75	kein
20—44 Jahre	n	103	165	54	Unterschied
	s	14,5	15,3	16,2	
Gewicht (kg)	$\bar{x}$	74,5	81,29	82,18	$> 0{,}001$
45—65 Jahre	n	50	91	27	
	s	10,90 (a)	10,24 (b)	10,83 (b)	
Broca-Index	$\bar{x}$	105,04	109,4	107,54	kein
45—65 Jahre	n	50	91	27	Unterschied
	s	14,6	15,5	15,2	
Wohnraumindex	$\bar{x}$	11,63	11,83	9,77	$> 0{,}01$
20—44 Jahre	n	103	165	54	
	s	5,36 (b)	4,37 (b)	0,74 (a)	
Wohnraumindex	$\bar{x}$	11,84	10,05	9,77	$> 0{,}05$
45—65 Jahre	n	50	92	27	
	s	4,47 (b)	4,27 (b)	0,64 (a)	

Strömungswiderstände etwas höher, die Sauerstoffdrucke in der Altersgruppe von 20—44 Jahre etwas niedriger liegen als in Duisburg. Das entspricht auch den Befunden in den Verwaltungsberufen. Hier ergaben sich in Abweichung zu den Handwerkern bei dem morgendlichen Husten und Auswurf eine Häufung der Symptome im Borkener Bezirk. Der Vergleich zwischen Duisburg, Bocholt und Borken innerhalb gleicher Berufsgruppen bestätigt im übrigen die Ergebnisse des Regionalvergleiches (IV. Mitteilung) [60].

Diskussion

Eine erhöhte Häufigkeit von Husten und Auswurf bei Angehörigen von Staubberufen ist wiederholt beschrieben worden [7—9, 24, 25, 29, 54—57, 62, 64, 65]. Da Stäube ebenso wie der Zigarettenrauch zu einer

Tabelle 12. *Alter, Gewicht und Wohnraumindex der in Duisburg und Bocholt in handwerklichen Berufen beschäftigten Männer*

		Duisburg	Bocholt	Varianzanalyse, F-Wert
Alter 20—44 Jahre	$\bar{x}$	32,70	33,82	kein Unterschied
	n	185	142	
	s	6,90	6,39	
Alter 45—65 Jahre	$\bar{x}$	52,49	51,95	kein Unterschied
	n	65	61	
	s	4,50	4,97	
Gewicht (kg) 20—44 Jahre	$\bar{x}$	79,55	81,05	kein Unterschied
	n	185	142	
	s	11,63	10,93	
Gewicht (kg) 45—65 Jahre	$\bar{x}$	80,26	80,26	kein Unterschied
	n	65	60	
	s	11,32	8,63	
Wohnraumindex 20—44 Jahre	$\bar{x}$	10,12	10,24	kein Unterschied
	n	184	142	
	s	3,72	3,03	
Wohnraumindex 45—65 Jahre	$\bar{x}$	12,16	12,2	kein Unterschied
	n	65	61	
	s	5,24	4,38	

Irritation der Bronchialschleimhaut führt [27, 50], ist es naheliegend, in der beruflichen Staubbelastung einen wichtigen Teilfaktor für die Entstehung und die Fortentwicklung chronisch unspezifischer Atemwegserkrankungen zu sehen. Das Ergebnis dieser Studie zeigt jedoch ebenso wie frühere Befunde von Ulmer et al. [40—43, 57], daß die Bedeutung der beruflichen Staubbelastung hinter der des Alters weit zurücksteht Bei Gegenüberstellung verschiedener Symptome innerhalb unterschiedlicher Berufsgruppen in den Abb. 1 und 2 sowie 6 und 9 ergaben sich keine eindeutigen Differenzen. Es fällt lediglich auf, daß die Angehörigen der Verwaltungs- und Büroberufe im allgemeinen etwas weniger über Husten, Auswurf und Atemnot klagen als Bergleute, Metallarbeiter, Handwerker und Landarbeiter. Auch die Häufigkeit obstruierender Bronchialerkrankungen sind bei den Büro- und Verwaltungsberufen am niedrigsten (Abb. 2 und 9). Die Differenzen zwischen den verschiedenen Berufen sind allerdings in den meisten Fällen so diskret, daß sie sich statistisch nicht sichern lassen.

Die Gegenüberstellung der in der Montanindustrie vorkommenden Belastungsformen läßt ebenfalls keine richtungsgebenden vom Rauchen unabhängigen Einflüsse auf die Häufigkeit von Bronchialerkrankungen

Tabelle 13. *Häufigkeit bronchitischer Symptome innerhalb verschiedener Berufsgruppen in Duisburg, Bocholt und Borken*

	Männer 45—65 Jahre			χ^2
	Duisburg	Bocholt	Borken	
Handwerker				
Husten morgens	16,9 *76,4*	23,0 *103,7*	— —	kein Unterschied
Husten tagsüber	21,5 *143,6*	9,8 *65,6*	— —	kein Unterschied
Auswurf morgens	27,7 *102,0*	23,0 *84,6*	— —	kein Unterschied
Auswurf tagsüber	7,7 *134,6*	4,9 *86,1*	— —	kein Unterschied
Atemnot	47,7 *113,2*	32,8 *77,8*	— —	kein Unterschied
Auskultation	21,9 *107,0*	20,0 *97,9*	— —	kein Unterschied
R_t $> 3{,}5$ cm H_2O l^{-1} sec	20,3 *121,9*	13,3 *80,0*	— —	kein Unterschied
PaO_2 (mm Hg)	—	—	—	kein Unterschied
Verwaltung				
Husten morgens	14,0 *57,7*	21,7 *86,9*	51,9 *213,7*	$\chi^2 > \chi^2$ 0,01
Husten tagsüber	14,0 *124,5*	12,0 *106,4*	3,7 *32,9*	$\chi^2 > \chi^2$ 0,01
Auswurf morgens	22,0 *88,5*	19,6 *78,7*	48,1 *193,7* *	$\chi^2 > \chi^2$ 0,05
Auswurf tagsüber	4,0 *135,2*	2,1 *73,5*	3,8 *125,2*	kein Unterschied
Atemnot	36,0 *112,0*	28,6 *88,9*	37,0 *115,2*	kein Unterschied
Auskultation	22,4 *117,2*	16,5 *86,0*	22,2 *116,0*	kein Unterschied
R_t $> 3{,}5$ cm H_2O l^{-1} sec	19,1 *105,3*	16,5 *90,7*	22,2 *122,2*	kein Unterschied
PaO_2 (mm Hg)	—	—	—	kein Unterschied

Normalsatz = Prozent des jeweiligen Kollektivs; des Erwartungswertes bei vom Beruf unabhängiger Verteilung. Soweit sich für das Gesamt-Kollektiv eine ungleiche Verteilung ergab, ist dies durch Angabe des (χ^2)-Wertes gekennzeichnet.

Tabelle 14. *Lungenfunktionswerte der Duisburger, Bocholter und Borkener Männer, die in der Verwaltung und Büroberufen beschäftigt waren*

		Duisburg	Bocholt	Borken	Varianz-analyse, F-Wert
IGV (ml)	$\bar{x}$	2936,1	3262,4	3182,2	> 0,001
20—44 Jahre	n	101	161	54	
	s	447,4 (a)	709,8 (b)	692,3 (b)	
IGV (ml)	$\bar{x}$	3198,9	3400,9	3215,9	kein
45—65 Jahre	n	47	91	27	Unterschied
	s	560,4	717,7	1415,2	
R_t	$\bar{x}$	1,64	2,22	2,17	> 0,001
(cm H_2O l^{-1} sec)	n	101	161	54	
20—44 Jahre	s	0,80 (a)	1,01 (b)	0,63 (b)	
R_t	$\bar{x}$	2,29	2,36	2,91	kein
(cm H_2O l^{-1} sec)	n	47	91	27	Unterschied
45—65 Jahre	s	2,18	1,44	2,06	
PaO_2, Ruhe	$\bar{x}$	89,30	90,36	91,74	kein
(mm Hg)	n	102	149	54	Unterschied
20—44 Jahre	s	7,7	7,86	3,33	
PaO_2, Ruhe	$\bar{x}$	81,48	85,48		kein
(mm Hg)	n	50	88		Unterschied
45—65 Jahre	s	8,842	6,933		
$PaCO_2$, Ruhe	$\bar{x}$	38,92	37,02	36,55	> 0,001
(mm Hg)	n	102	162	54	
20—44 Jahre	s	2,81 (b)	1,70 (a)	1,00 (a)	
$PaCO_2$, Ruhe	$\bar{x}$	39,38	38,62	37,70	
(mm Hg)	n	50	92	27	> 0,01
45—65 Jahre	s	2,56 (c)	1,94 (b)	1,29 (a)	
PaO_2, Belastung	$\bar{x}$	92,40	90,65	90,05	kein
(mm Hg)	n	81	138	52	Unterschied
20—44 Jahre	s	5,88	7,4	3,35	
PaO_2, Belastung	$\bar{x}$	83,96	85,56	85,75	kein
(mm Hg)	n	29	48	24	Unterschied
45—65 Jahre	s	8,36	7,26	4,82	

erkennen (Tabelle 6). Nur die unbelastete Gruppe, bei der es sich wiederum um Büroangestellte handelt (Abb. 5), zeigt mit 28% bzw. 20% deutlich weniger Husten und Auswurf als die anderen Berufssparten, deren Symptomfrequenz zwischen 42—44% (Husten) bzw. 26—39% (Auswurf) liegt. Im Gegensatz dazu fand Worth u. Mitarb. bei Hochofenarbeitern eine erhöhte Frequenz von bronchitischen Symptomen. Aber auch er konnte ebenso wie wir zwischen belasteter und unbelasteter

Tabelle 15. *Lungenfunktionswerte der Duisburger und Bocholter Männer, die in handwerklichen Berufen beschäftigt waren*

		Duisburg	Bocholt	Varianzanalyse, F-Wert
IGV (ml)	$\bar{x}$	2887,5	3253,9	$>0{,}001$
20—44 Jahre	n	182	141	
	s	380,5 (a)	846,3 (b)	
IGV (ml)	$\bar{x}$	3119,2	3458,5	$>0{,}05$
45—65 Jahre	n	63	60	
	s	491,5 (a)	829,4 (b)	
R_t (cm H_2O l^{-1} sec)	$\bar{x}$	1,77	2,33	$>0{,}001$
20—44 Jahre	n	182	141	
	s	0,90 (a)	1,51 (b)	
R_t (cm H_2O l^{-1} sec)	$\bar{x}$	2,44	2,55	kein Unterschied
45—65 Jahre)	n	64	60	
	s	1,92 (b)	1,24 (a)	
PaO_2, Ruhe	$\bar{x}$	90,81	89,91	$>0{,}05$
(mm Hg)	n	182	119	
20—44 Jahre	s	8,31 (b)	7,37 (a)	
PaO_2, Ruhe	$\bar{x}$	84,34	86,14	kein Unterschied
(mm Hg)	n	64	54	
45—65 Jahre	s	9,13	7,02	
$PaCO_2$, Ruhe	$\bar{x}$	38,84	36,95	$>0{,}001$
(mm Hg)	n	182	142	
20—44 Jahre	s	3,23 (b)	1,71 (a)	
$PaCO_2$, Ruhe	$\bar{x}$	39,13	38,50	kein Unterschied
(mm Hg)	n	65	61	
45—65 Jahre	s	3,16	2,06	
PaO_2, Belastung	$\bar{x}$	91,15	89,58	kein Unterschied
(mm Hg)	n	148	105	
20—44 Jahre	s	7,15	7,17	
PaO_2, Belastung	$\bar{x}$	85,13	86,93	kein Unterschied
(mm Hg)	n	30	31	
45—65 Jahre	s	9,07	7,71	

Gruppe keine Unterschiede in der Morbidität an obstruktiven Bronchialerkrankungen feststellen [65].

Eine Häufung obstruierender Bronchialerkrankungen findet sich lediglich bei den Land- und Forstarbeitern (13—30%, Abb. 9), bei der 20—40jährigen Bergleuten (12%, Abb. 2) und bei den 45—65jährigen Textilarbeitern (32%, Abb. 7). Die 45—65jährigen Männer der Forst- und Landwirtschaft (Borken) und der Bocholter Textilindustrie zählen nach den Ergebnissen zu den Berufsgruppen, die am häufigsten erhöhte bronchiale Strömungswiderstände aufweisen, ohne daß ein abweichendes Lebensalter oder unterschiedliche Rauchergewohnheiten zur Erklärung herangezogen werden können.

Dies trifft nicht für den Befund bei den 20—44jährigen Bergleuten zu, die im Gegensatz zu ihren 45—65jährigen Kollegen über der Erkrankungsfrequenz gleichaltriger Verwaltungsangestellter liegen, sich aber in ihren Rauchergewohnheiten unterschieden. Der Befund war bei den nichtrauchenden Bergleuten nicht mehr statistisch zu sichern (Tabelle 5), ein Ergebnis, das z.T. auf die geringe Fallzahl zurückgeht, zum anderen darauf hindeutet, daß der gegenüber den Büro- und Verwaltungsangestellten höhere Zigarettenkonsum der Bergarbeiter eine Bedeutung hat. Das Vorkommen obstruierender Bronchialerkrankungen im Bergbau war im übrigen in den letzten Jahren Gegenstand ausführlicher Untersuchungen [42, 43, 55, 57], ohne daß sich unter Berücksichtigung der Rauchergewohnheiten in den verschiedenen Altersgruppen Differenzen zwischen der bergmännischen und der nicht bergmännischen Bevölkerung ergaben. Starke Raucher zeigten allerdings bei gleichzeitiger Staubexposition unter Tage fast doppelt so häufig erhöhte Bronchialwiderstände als Bergleute mit schwachem Tabakkonsum [57]. Die ungünstige Wirkung von erhöhtem Tabakkonsum in Kombination mit einer Staubbelastung geht auch aus den Untersuchungen von Joosting und Visser [28] an Stahlarbeitern, und von Leuschner und Ulmer [32] an Arbeitern in Thomasschlackenmühlen hervor, so daß es naheliegt, eine Ursache der in Abb. 9 bei den 20—40jährigen Bergleuten beobachteten Differenzen auf die nicht vergleichbaren Rauchergewohnheiten zu beziehen.

Die vorliegende Gegenüberstellung bestätigt im großen und ganzen die von Fletcher [20], Higgins [25, 26], Worth [62, 65], Greve [23], Kourilsky [29], Joosting [28] gemachten Erfahrungen, daß Arbeiter etwas häufiger unter chronisch unspezifischen Atemwegserkrankungen leiden als Angestellte in Verwaltungs- und Büroberufen. Die Unterschiede zwischen den Berufsgruppen sind jedoch sehr gering und lassen sich von anderen Einflüssen wie Alter und Rauchen kaum abgrenzen. Dies gilt auch für die klassischen Staubberufe wie z.B. für den Bergarbeiter. Nach dem Ergebnis der vorliegenden Studie scheinen klimatische Faktoren für die Entwicklung und Entstehung chronischer Bronchialerkrankungen von größerer Bedeutung zu sein als die Staubbelastung am Arbeitsplatz. So zeigten Land- und Forstarbeiter jenseits des 55. Lebensjahres 1,5fach häufiger obstruierende Bronchialerkrankungen als unter Tage tätige Bergleute. Auch die im Freien beschäftigten Arbeiter im Lebensalter von 20—65 Jahren (Abb. 3) lagen mit einem Anteil von 19,4% obstruktiver Bronchialerkrankungen über den der übrigen Berufsgruppen einschließlich der Bergleute. Fletcher und

Tinker [19] berichteten ebenfalls über eine erhöhte Bronchitismorbidität bei im Freien beschäftigten Postarbeitern.

Besondere Probleme bieten die Textil- und Landarbeiter, die Kontakt mit organischen Stäuben aufweisen. Die Tatsache, daß Baumwollstäube wegen ihres Gehaltes an allergisierenden Substanzen und Histaminliberatoren zu bronchialobstruktiven Zuständen und chronischen Bronchitiden führen, ist seit langem bekannt [1, 5, 13, 16, 22, 34, 35, 46, 66]. Weniger Beachtung haben unter dem Bild subakuter und chronischer Bronchitiden verlaufende Erkrankungen der Landarbeiter gefunden, die bei Kontakt mit schlecht und feucht gelagertem Getreide, Heu oder Stroh auftreten. Die Ätiologie dieser organischen Staubkrankheit, die in Schweden, Frankreich, der Schweiz und in Deutschland beobachtet wird, ist auch heute noch nicht zu übersehen. Von verschiedener Seite wird die Pilzätiologie der Erkrankung in den Vordergrund gestellt. Andere Befunde lassen jedoch zusätzliche Noxen wie mechanische Irritation der Bronchialschleimhaut, Allergien und bakterielle Infekte annehmen [39, 48, 66].

Das Beispiel der Land-, Forst- und Textilarbeiter zeigt sehr deutlich, wie vielschichtig das Problem der beruflichen Belastung der Atemwege ist. Es läßt sich keinesfalls auf die klassischen Staubberufe im Bergbau und der Stahlindustrie beschränken. Um so notwendiger sind spezielle Untersuchungen wie sie z. Z. von der Deutschen Forschungsgemeinschaft durchgeführt werden, die die Zusammenhänge zwischen beruflicher Exposition und chronisch unspezifischen Atemwegserkrankungen aufklären. Die vorliegende Studie, die unter anderer Fragestellung begonnen wurde, kann zu diesen speziellen Problemen nur beschränkte Aussagen machen.

Literatur

1. Antweiler, H.: Tierexperimentelle Untersuchungen zur Pathogenese der Byssinosis. Arch. Gewerbepath. Gewerbehyg. **17**, 574 (1960).
2. Becklage, M. R., Zwi, S., Lutz, W.: Studies on the nature and aetiology of respiratory disability in Witwatersrand gold-miners free of radiological silicosis. Brit. J. industr. Med. **16**, 290 (1959).
3. Böhme, A., Lent, H.: Silikose und Bronchitis. Beitr. Silikose-Forsch. **11**, 1 (1951).
4. Bonnell, J. A.: Cadmium poisoning. Ann. occup. Hyg. **8**, 45 (1965).
5. Bouhuys, A., Duyn, J. van, Lennep, H. J. van: Byssinosis in flax workers. Arch. environm. Hlth. **3**, 499 (1961).
6. Carpenter, R. G., Cochrane, A. L., Gilson, J. C., Higgins, I. T. T.: The relationship between ventilatory capacity and simple pneumoconiosis in coalworkers. Brit. J. industr. Med. **13**, 166 (1956).

7. Carstens, M., Brinkmann, O., Lange, H. J., Meisterernst, A., Schlicht, H.: Beiträge zur Pathophysiologie der Staublungenkrankheit im Bergbau. III. Mitteilung: Die statistischen Lungenfunktionswerte von Bergleuten des Ruhrgebietes. Arch. Gewerbepath. Gewerbehyg. **16**, 459 (1958).
8. — — — — — Beiträge zur Pathophysiologie der Staublungenkrankheit im Bergbau. IV. Mitteilung: Die Bronchitis der Bergleute. Arch. Gewerbepath. Gewerbehyg. **16**, 511 (1958).
9. — — — — — Die statistischen Lungenfunktionswerte von Bergleuten des Ruhrgebietes. Arch. Gewerbepath. Gewerbehyg. **16**, 459 (1958).
10. Chivers, C. P.: Respiratory function and disease among workers in alkaline dusts. Brit. J. industr. Med. **16**, 51 (1959).
11. Coates, E. O., Bower, G. C., Reinstein, N.: Chronic respiratory disease in postal employees. J. Amer. med. Ass. **191**, 616 (1965).
12. Cochrane, A. K., Thomas, J.: Changes in the prevalence of coalworkers' pneumoconiosis among miners and ex-miners in the rhondda fach 1951—1961. Brit. J. industr. Med. **22**, 49 (1965).
13. Davenport, A., Paton, W. D. M.: The pharmacological activity of extracts of cotton dust. Brit. J. industr. Med. **19**, 19 (1962).
14. Dixon, W. J.: BMD Biomedical computer programs. Berkely and Los Angeles: University of California Press 1967.
15. Doll, R., Fisher, R. E. W., Gammon, E. J., Gunn, W., Hughes, G. O., Tyrer, F. H., Wilson, W.: Mortality of gasworkers with special reference to cancers of the lung and bladder, chronic bronchitis, and pneumoconiosis. Brit. J. industr. Med. **22**, 1 (1965).
16. Elwood, P. C., McAulay, I. R., McLarin, R. H., Pemberton, J., Carey, G.C.R., Merrett, J. D.: Prevalence of byssinosis and dust levels in flax preparers in Northern Ireland. Brit. J. industr. Med. **23**, 188 (1966).
17. Ferris, B. G., Burgess, W. A., Worcester, J.: Prevalence of chronic respiratory disease in a pulp mill and a paper mill in the United States. Brit. J. industr. Med. **24**, 26 (1967).
18. Fletcher, C. M.: Disability and mortality from chronic bronchitis in relation to dust exposure. Arch. industr. Hlth. **18**, 368 (1958).
19. — Tinker, C. M.: Chronic bronchitis: a further study of simple diagnostic methods in a working population. Brit. med. J. **1961 I**, 1491.
20. — Gilson, J. C., Platt, R., Reid, D. D., Scadding, J. G., Stuart-Harris, C. H.: Chronic bronchitis and occupation. Brit. med. J. **1966 I**, 101.
21. Gandevia, B.: Studies of ventilatory capacity and histamine response during exposure to isocyanate vapour in polyurethane from manufacture. Brit. J. industr. Med. **20**, 204 (1963).
22. — Ritchie, B.: Relevance of respiratory symptoms and signs to ventilatory capacity changes after exposure to grain dust and phosphate rock dust. Brit. J. industr. Med. **23**, 181 (1966).
23. Greve, L. H., Visser, B. F., Kroon, J. P. M. de, Joosting, P. E., Hartogensis, F., Jongh, J.: Ventilatorische Verteilungsstörungen in Beziehung zur Staubbelastung. In: Fortschritte der Staublungenforschung IV. Intern. Staublungentag. Münster 1962. S. 335. Dinslaken: Niederrh. Druckerei GmbH. 1963.
24. Higgins, I. T. T., Oldham, P. D., Cochrane, A. L., Gilson, J. C.: Respiratory symptoms and pulmonary disability in an industrial town. Brit. med. J. **1956 II**, 904.

25. — Cochrane, A. L., Gilson, J. C., Wood, C. H.: Population studies of chronic respiratory disease. A comparison of miners, foundryworkers and others in Staveley, Derbyshire. Brit. J. industr. Med. **16**, 255 (1959).
26. — Oldham, P. D.: Ventilatory capacity in miners. Brit. J. industr. Med. **19**, 65 (1962).
27. Iravani, J., Weller, W.: Flimmertätigkeit in den intrapulmonalen Luftwegen der Ratte nach Langzeitbestaubung. Beitr. Silikose-Forsch. H. 96, 43 (1968).
28. Joosting, P. E., Visser, B. F.: Spirogramm and wash-out curve: do these methods discriminate between the effects of dust inhalation and smoking upon lung ventilation. (Proceeding S. 623). Internat. Kongr. f. Arbeitsmed., Wien 1966.
29. Kourilsky, R., Brille, D., Hatte, H., Carton, J., Hinglais, J. C.: Enquête sur l'étiologie et la prophylaxie de la bronchite chronique et de l'emphyséme pulmonaire. Achevé d'imprimer pa la Caisse Régionale de Sêcurité Sociale de Paris le 10 Mars 1966.
30. Kühne, W.: Staubinhalation, Lungenemphysem, Staublungenerkrankung. (Untersuchungen zum Problem der Staubinhalationsfolgen un dder Emphysemgenese). Jena: Gustav-Fischer 1965.
31. Lende van der, R.: Epidemiology of chronic non-specific lung disease (chronic bronchitis). Assen: Van Gorcum & Comp. N.V. 1969.
32. Leuschner, A., Ulmer, W. T.: Bronchitishäufigkeit bei stärkerer Staubbelastung. Int. Arch. Gewerbepath. Gewerbehyg. **23**, 251 (1967).
33. Linder, A.: Statistische Methoden für Naturwissenschaftler, Mediziner und Ingenieure, 3. Basel u. Stuttgart: Birkhäuser 1960.
34. Lunn, J. A.: Millworkers' asthma: allergic responses to the grain weevil (Sitophilus granarius). Brit. J. industr. Med. **23**, 149 (1966).
35. Mair, A., Smith, D. H., Wilson, W. A., Lockhart, W.: Dust diseases in Dundee textile workers. Brit. J. industr. Med. **17**, 272 (1960).
36. Muysers, K., Siehoff, F., Worth, G., Gasthaus, L.: Neuere Ergebnisse atemphysiologischer Untersuchungen von Kohlenbergarbeitern unter Berücksichtigung von Silikose, Bronchitis und Emphysem. I. Mitteilung: Das Verhalten der Gase im arteriellen Blut. Arch. Gewerbepath. Gewerbehyg. **18**, 358 (1961).
37. Ostle, B.: Statistic in research. The Iowa State University Press (1963).
38. Pemberton, J.: Chronic bronchitis, emphysema, and bronchial spasm in bituminous coalworkers. Arch. industr. Hlth. **13**, 529 (1956).
39. Reichel, G.: Die berufsbedingten Schädigungen der Lunge. Hippokrates (Stuttg.) **36**, 866 (1965).
40. — Breidenbach, F.: Die Lungenfunktion von staubbelasteten Bergarbeitern ohne röntgenologische Silikose in Ruhe und bei Belastung. Med. Thorac. **19**, 92 (1962).
41. — Feldmann, A., Reeschuch, K., Ulmer, W. T.: Die Lungenfunktion in Ruhe und bei Belastung vor und nach der Arbeit unter Tage. Med. Thorac. **19**, 13 (1962).
42. — Biebricher, W., Breidenbach, F., Feldmann, A., Reeschuch, K.: Die Lungenfunktion von staubbelasteten Bergarbeitern. In: Fortschritte der Staublungenforschung IV. Intern. Staublungentag. Münster 1962, S. 301. Dinslaken: Niederrh. Druckerei GmbH. 1963.
43. — Ulmer, W. T., Buckup, H., Stempel, G., Werner, U.: Die chronisch obstruktiven Atemwegserkrankungen des Bergmannes. Dtsch. med. Wschr. **94** 2375 (1969).

44. Reichel, G., Ulmer, W. T.: Luftverschmutzung und unspezifische Atemwegserkrankungen. Ergebnisse epidemiologischer Untersuchungen. I. Mitteilung: Der Untersuchungsort, seine atmosphärische Belastung, die Kollektivauswahl und -beschreibung. Methodik der Untersuchung. Int. Arch. Arbeitsmed. **27**, 1—26 (1970).

44a. — — Ikonomides, S. Z.: Luftverschmutzung und unspezifische Atemwegserkrankungen. Ergebnisse epidemiologischer Untersuchungen. III. Mitteilung: Einfluß der Rauchergewohnheiten auf die Häufigkeit unspezifischer Atemwegserkrankungen. Int. Arch. Arbeitsmed. **27**, 49—72 (1970).

45. Reid, D. D.: Mortality in mining and quarrying occupations. Brit. J. industr. Med. **16**, 73 (1959).

46. Roach, S. A., Schilling, R. S. F.: A clinical and environmental study of byssinosis in the Lancashire cotton industry. Brit. J. industr. Med. **17**, 1 (1960).

47. Roeske, G.: Die pulmonale Funktion von gesunden Bergarbeitern im Vergleich zur Normalbevölkerung. Dissertation Münster (1966).

48. Rüttner, J., Stofer, A.: Getreidestaub-Pneumokoniose. Schweiz. med. Wschr. **84**, 1433 (1954).

49. Sadoul, P.: La bronchite chronique. Définition, diagnostic et évolution. Revue Inst. Hyg. Mines **21**, 163 (1966).

50. Schiller, E.: Tierexperimentelle Beiträge zum Thema Staublunge und Bronchitis. In: Staublungenerkrankungen, Bd. 3, S. 435. Darmstadt: Dr. Dietrich Steinkopff 1968.

51. Schilling, R. S. F.: Byssinosis in cotton and other textile workers. Lancet **1956 II**, 261.

52. Siehoff, F., Worth, G., Gasthaus, L., Muysers, K.: Staubeinwirkung auf das Bronchialsystem. Arch. Gewerbepath. Gewerbehyg. **20**, 187 (1963).

53. Thews, G.: Ein Mikroanalyse-Verfahren zur Bestimmung der Sauerstoffdrucke in kleinen Blutproben. Pflügers Arch. ges. Physiol. **276**, 89 (1962).

54. Ulmer, W. T.: Emphysem und Bronchitis des Bergmannes. In: Fortschritte der Staublungenforschung. V. Internat. Staublungentagung. Münster 1967, S. 635. Dinslaken: Niederrhein. Druckerei GmbH. 1967.

55. — Reichel, G.: Pathophysiologie der Anthrakosilikose. Dtsch. med. Wschr. **28**, 1333 (1964).

56. — Reif, E.: Die obstruktiven Erkrankungen der Atemwege. Dtsch. med. Wschr. **90**, 1803 (1965).

57. — Reichel, G., Werner, U.: Die chronisch obstruktive Bronchitis des Bergmannes. Int. Arch. Gewerbepath. Gewerbehyg. **25**, 75 (1968).

58. — — Nolte, D.: Die Lungenfunktion. Stuttgart: Thieme 1970.

59. — — Luftverschmutzung und unspezifische Atemwegserkrankungen. Ergebnisse epidemiologischer Untersuchungen. II. Mitteilung: Der Einfluß vom Alter, Geschlecht und Gewicht auf die Häufigkeit unspezifischer Atemwegserkrankungen. Int. Arch. Arbeitsmed. **27**, 27—48 (1970).

60. — — Czeike, A., Leuscher, A.: Luftverschmutzung und unspezifische Atemwegserkrankungen. Ergebnisse epidemiologischer Untersuchungen. IV. Mitteilung: Regionale Häufigkeit unspezifischer Atemwegserkrankungen. Int. Arch. Arbeitsmed. **27**, 73—109 (1970).

61. Valentin, H., Venrath, H., Spork, E.: Hat die chronische Staubbelastung einen Einfluß auf die Lungenfunktion? Wiener Z. inn. Med. **9**, 333 (1960).

62. Worth, G.: Die Staublunge des Kohlenbergarbeiters. Dtsch. med. Wschr. **6**, 221 (1960).

63. Worth, G., Schiller, E.: Die Pneumokoniosen. Geschichte, Pathogenese, Morphologie, Klinik und Röntgenologie. Stauffen-Verlag 1954.
64. — Gasthaus, L., Muysers, K., Siehoff, F.: Neuere Ergebnisse atemphysiologischer Untersuchungen von Kohlenbergarbeitern unter Berücksichtigung von Silikose, Bronchitis und Emphysem. III. Mitteilung: Alveolo-arterielle Sauerstoff- und Kohlensäuredruckdifferenzen. Arch. Gewerbepath. Gewerbehyg. 18, 581 (1961).
65. — Muysers, K., Smidt, U.: Lung function in iron-workers. 2nd Int. Symp. Tuberculosis, Climate, Asthma, Chronic Bronchitis, Davos 1967, Resp. 26, Suppl. 225. Basel, New York: S. Karger 1969.
66. Wegmann, T.: Organische Staublungen. B, in: Handb. inn. Med. IV. 696. 1956.

Int. Arch. Arbeitsmed. 27, 185—194 (1970)

Einfluß der Einkommens- und Wohnverhältnisse auf die Häufigkeit unspezifischer Atemwegserkrankungen

VIII. Mitteilung

G. Reichel und W. T. Ulmer

Influence of Income and Residential Conditions on the Incidence of Non Specific Respiratory Diseases

VIII. Communication

Summary. The confrontation of 778 men differing in their income and housing conditions did not point out that social surroundings are a factor essentially affecting the frequency of non-specific airway diseases. Only in the lowest income-group (up to 600 DM) there was an elevated morbidity. But this could be led back to the diverse age composition and an elevated proportion of early invalids in this income-group. The daily contact with sick household members did not increase the frequency of non-specific airway diseases. The wives engaged too in agricultural work suffer also more often from airway diseases just as their husbands than the other test groups.

Zusammenfassung. Die Gegenüberstellung von 778 Männern, die sich in ihren Einkommens- und Wohnverhältnissen voneinander unterschieden, ergab keinen Hinweis dafür, daß das häusliche Milieu die Häufigkeit unspezifischer Atemwegserkrankungen wesentlich beeinflußt. Nur in der untersten Einkommensstufe (bis 600 DM) fand sich eine erhöhte Morbidität. Diese läßt sich jedoch auf eine unterschiedliche Alterszusammensetzung und einen erhöhten Anteil von Frühinvaliden in dieser Einkommensstufe zurückführen. Der tägliche Kontakt mit erkrankten Haushaltsangehörigen erhöht nicht die Häufigkeit unspezifischer Atemwegserkrankungen. Die in der Landwirtschaft mittätigen Ehefrauen leiden aber ebenso wie ihre Ehemänner häufiger an Atemwegserkrankungen als die übrigen Untersuchungsgruppen.

Fletcher [8] wies als erster darauf hin, daß die unspezifischen Atemwegserkrankungen in England eine stärkere statistische Abhängigkeit von der Einkommenshöhe als von der Staubbelastung am Arbeitsplatz aufweisen. In der 5. sozialen Klasse, der niedrigsten der englischen Einteilung, lag die Bronchitismortalität fünfmal höher als in der Klasse 1. Diese Befunde wurden später von verschiedenen Autoren bestätigt [5, 9, 7, 12, 24, 25]. Higgins [10, 11], van der Lende [13], Brinkmann und Coates [3] messen dagegen den sozialen Bedingungen eine geringere Bedeutung zu.

Der Einfluß des häuslichen Milieus geht aber auch aus den Befunden von Higgins, Oldham, Cochrane und Gilson hervor [5]. Sie untersuchten in Staveley (England) die Haushalte von Gießereiarbeitern, Bergleuten, Chemiearbeitern und Angehörigen staubfreier Berufe. Die Ehefrauen der im Staub arbeitenden Männer wiesen ebenso wie diese selbst eine erhöhte Bronchitismorbidität auf. Diese Beobachtung wird durch die englischen Mortalitätsstatistiken bestätigt, in der sich Frauen und Männer gleichsinnig verhalten [8, 20].

In der vorliegenden Gegenüberstellung soll deshalb untersucht werden, inwieweit die von den Einkommens- und Wohnverhältnissen abhängigen Einflüsse in unseren Kollektiven von Bedeutung sind. Dabei interessiert auch die von Higgins [11] aufgeworfene Frage, ob die Ehefrauen erkrankter Ehemänner häufiger Bronchialerkrankungen aufweisen als die Angehörigen gesunder Hausgemeinschaften.

Methodik

Für den Vergleich standen uns 778 Haushalte zur Verfügung, in denen der Haushaltsvorstand ein Lebensalter zwischen 45–65 Jahren aufwies. Die Häufigkeit der bronchitischen Symptome und der pulmonalen Funktionsausfälle wurde, wie in den Tabellen 1 und 2 angegeben, in drei Gehalts- und drei Wohnklassen geprüft. Für die Einstufungen in die Gehaltsklassen war das monatliche Einkommen des untersuchten Haushaltsvorstandes maßgebend. Die Wohnraumeinteilung erfolgte mit Hilfe des Wohnraumindex, der in jedem Haushalt die pro Person vorhandene Zimmeranzahl wiedergibt. Aufgrund der vorliegenden Daten ergab sich die Möglichkeit, die Wohnraumverhältnisse wie folgt einzuteilen: I = bis 0,8 Zimmer pro Person; II = 0,8—1,2 Zimmer pro Person; III = über 1,2 Zimmer pro Person.

Das Auswahlverfahren, die Methodik und die Kollektivbeschreibung sind im einzelnen bei [16] beschrieben. Vor Durchführung einer Lungenfunktionsprüfung wurden die Versuchspersonen klinisch untersucht, wobei ein bei [16] beschriebener Fragebogen Verwendung fand. Die arterielle Blutgasanalyse erfolgte aus dem Bluts-

Tabelle 1. *Mittelwerte für das Lebensalter und den Brocaschen Index von 778 männlichen Haushaltsvorständen in Abhängigkeit vom Einkommen (DM/Monat) und den Rauchergewohnheiten*

Einkommen (DM)	Raucher 0	Raucher I	Raucher II	Gesamtkollektiv
600	58,6	58,4	57,6	58,2
	109,4	*108,7*	*107,6*	*108,9*
601—900	52,6	52,4	52,8	52,5
	105,8	*104,9*	*104,6*	*105,2*
> 900	51,8	52,5	51,9	52,1
	106,2	*104,8*	*105,9*	*105,8*

Normalsatz = Lebensalter in Jahren, kursiv = Broca-Index. Innerhalb der verschiedenen Gehaltsklassen ergaben sich keine Unterschiede ($p < 0{,}05$) für das Lebensalter und den Brocaschen Index. Das Lebensalter in der untersten Gehaltsklasse lag über dem der übrigen Gruppen ($p < 0{,}01$).

Tabelle 2. *Häufigkeit von Husten oder Auswurf, Auskultationsbefunden und erhöhten Strömungswiderständen in den Atemwegen ($R_t > 3{,}5$) sowie erniedrigten arteriellen Sauerstoffdrucken ($PaO_2 < 70$) in Abhängigkeit vom Einkommen und den Rauchergewohnheiten. Männer 45—65 Jahre*

Einkommen (DM)	Raucher 0	Raucher I	Raucher II	Gesamtkollektiv	
		Husten oder Auswurf			
bis 600	41,7	55,6	69,4	59,4	$\chi^2 > \chi^2 0{,}001$
	168,9	*91,5*	*109,2*	*102,2*	
601—900	23,6	66,2	65,0	62,9	
	94,4	*109,0*	*102,2*	*108,6*	
901 bis über 2000	22,6	47,8	58,0	46,2	
	90,6	*78,8*	*91,2*	*79,8**	
		Auskultation			
bis 600	50,0	50,0	65,7	57,1	$\chi^2 > \chi^2 0{,}001$
	*240,0**	*133,3*	*172,4* **	*164,4* ***	
601—900	21,3	38,7	34,3	33,2	
	102,7	*103,3*	*88,8*	*95,5*	
901 bis über 2000	13,2	23,9	40,0	29,1	
	63,6	*63,8*	*103,7*	*83,8*	
		R_t über 3,5 cm $H_2O\ l^{-1}$ sec			
bis 600	50,0	31,4	45,7	40,2	$\chi^2 > \chi^2 0{,}05$
	240,3	*107,3*	*155,7*	*182,6**	
601—900	19,5	35,3	25,5	27,2	
	93,9	*120,5*	*86,8*	*100,6*	
901 bis über 2000	16,0	9,1	33,3	23,2	
	76,9	*31,0**	*113,5*	*106,2*	
		$PaO_2 < 70$ mm Hg			
bis 600	zu wenig Einzelwerte			6,3	PaO_2 kein
601—900				4,7	Unterschied
901 bis über 2000				3,4	

Normalsatz = Häufigkeitsangaben in Prozent des jeweiligen Kollektivs: kursiv = Prozent des Erwartungswertes beim vom Einkommen unabhängiger Verteilung der Raucherklassen.

tropfen des hyperämisierten Ohrläppchens [21]. Die Messung des intrabronchialen Strömungswiderstandes wurde im Bodyplethysmographen nach der modifizierten Methode von Ulmer [21] vorgenommen.

Die Klassifizierung der Rauchergewohnheiten erfolgte nach den bei [17] angegebenen Verfahren. Es wurden drei Gruppen gebildet: 0 = Nichtraucher; 1 = leichte Raucher und Raucher mit kurzfristigem, mittelstarkem Tabakkonsum; 2 = starke Raucher und mittelschwere Raucher mit langfristigem Tabakkonsum.

Die statistische Berechnung erfolgte nach den bei [6, 14, 15] angegebenen Methoden. Die Auswertung und Vorbereitung der Daten wurde auf einer Rechenanlage der Remington Rand GmbH., Geschäftsbereich UNIVAC in Stuttgart durchgeführt. Die Beurteilung von Häufigkeiten qualitativer und quantitativer Krankheitsmerkmale und anamnestischer Angaben wurde nach Linder 3,33 [14] im χ^2-Verfahren vorgenommen. Für die Varianzanalyse und die Mittelwertsbestimmungen fand das Programm BMDO 1V Verwendung [6]. Soweit die untersuchten Häufigkeiten in den Tabellen und der Abbildung von der erwarteten Frequenz abweichen, ist dies für die verschiedenen Signifikanzniveaus mit * ($p = 0{,}05$), ** ($p = 0{,}01$), *** ($p = 0{,}001$) gekennzeichnet. Die Abbildungen und Tabellen enthalten ferner den χ^2-Wert, soweit das Gesamtkollektiv für ein Signifikanzniveau von mindestens $p < 0{,}05$ ungleich verteilt war.

Die verwendeten Symbole entsprechen den in der Methodik [16] gemachten Angaben.

Ergebnisse

a) Häufigkeitsvergleich innerhalb verschiedener Gehaltsklassen

Verglichen wurden 778 45—65jährige Haushaltsvorstände innerhalb verschiedener Raucherklassen. Angaben über das Lebensalter und den Brocaschen Index in Abhängigkeit von der Höhe des Einkommens enthält die Tabelle 1. Bei der statistischen Prüfung ergaben sich zwischen den Mittelwerten in den verschiedenen Einkommensklassen keine Unterschiede. Es zeigte sich jedoch, daß das Lebensalter in der niedrigsten Einkommensklasse (bis 600 DM) deutlich über dem Lebensalter der anderen Einkommensstufen lag. Die Differenz läßt sich für $p < 0{,}01$ statistisch sichern. Sie dürfte darauf zurückzuführen sein, daß in der Einkommensklasse bis 600 DM Empfänger von Renten, die in den übrigen Einkommensstufen einen Anteil von 7,7—10,3% ausmachen, mit 34,4% überdurchschnittlich vertreten sind.

In der Tabelle 2 ist die Häufigkeit von Husten oder Auswurf, von erhöhten intrabronchialen Strömungswiderständen, erniedrigten arteriellen Sauerstoffdrucken und positiven Auskultationsphänomenen in Abhängigkeit von drei verschiedenen Gehaltsklassen aufgetragen. Dabei ergibt sich für das Gesamtkollektiv ohne Berücksichtigung der Rauchergewohnheiten eine Häufung erhöhter intrabronchialer Strömungswiderstände und positiver Auskultationsphänomene in der Gehaltsklasse bis 600 DM. Morgendlicher und ganztägiger Husten oder Auswurf ist in der Gehaltsklasse über 900 DM mit 46,2% weniger vertreten als in den übrigen Einkommensstufen, in denen die Häufigkeit 59,4 bzw. 62,9% betrug. Die Veränderungen lassen sich auch innerhalb der verschiedenen Raucherklassen feststellen. Die Unterschiede sind jedoch wegen der dabei entstehenden relativ geringen Fallzahl in vielen Fällen nicht statistisch zu sichern.

Tabelle 3. *Mittelwerte für das Lebensalter und den Brocaschen Index in Abhängigkeit zum Wohnraumindex und den Rauchergewohnheiten (männliche Haushaltsvorstände) (n = 778)*

Wohnraumindex		Raucher 0	Raucher I	Raucher II	Gesamtkollektiv
I	<0,8	53,5 *106,7*	52,8 *105,8*	51,9 *104,9*	52,6 *105,6*
II	0,8—1,2	52,7 *104,9*	53,4 *105,6*	52,7 *104,7*	53,2 *105,2*
III	1,2<	51,8 *105,6*	52,9 *104,8*	52,2 *105,6*	52,4 *105,3*

Normalsatz = Lebensalter in Jahren; kursiv = Broca-Index. Innerhalb der verschiedenen Wohnraumklassen ergaben sich keine statistisch zu sichernden Unterschiede im Lebensalter und Brocaschen Index ($p = 0,05$).

b) Vergleich innerhalb verschiedener Wohnraumverhältnisse

Verglichen wurden 778 45—65jährige Männer, deren mittleres Lebensalter und mittlerer Brocascher Index in Abhängigkeit von der Größe des Wohnraumindex aus der Tabelle 3 hervorgeht. Innerhalb verschiedener Wohnraumgrößen ergaben sich keine statistisch zu sichernden Unterschiede für das Lebensalter und den Brocaschen Index. Auch die Gegenüberstellung der Häufigkeit von Husten oder Auswurf, erhöhten intrabronchialen Strömungswiderständen, erniedrigten arteriellen Sauerstoffdrucken und katarrhalischen Nebengeräuschen in der Tabelle 4 läßt keine Abhängigkeit dieser Symptome vom Wohnraum erkennen.

c) Häufigkeitsvergleich zwischen Ehefrauen erkrankter und nicht erkrankter Ehemänner

In der Abb. 1 ist die Häufigkeit von Husten oder Auswurf, erhöhtem intrabronchialen Strömungswiderstand und erniedrigtem arteriellen Sauerstoffdruck bei Ehefrauen untersucht worden, die dieselbe Symptomatik wie ihre Ehemänner aufwiesen (ja) und jenen, die sich hinsichtlich der angegebenen Symptomatik von ihren Ehemännern unterschieden (nein). Wie aus der Tabelle 5 hervorgeht, bestehen zwischen den 2 Gruppen der Ehefrauen keine Unterschiede des Lebensalters und des relativen Körpergewichtes, die den Vergleich stören. Nach der Abbildung zeigen die Ehefrauen erkrankter Ehemänner eine Häufung erhöhter intrabronchialer Strömungswiderstände (44,1%) und erniedrigter arterieller Sauerstoffdrucke (6,7%). Die Ehefrauen der gesunden Ehemänner wiesen dagegen nur prozentuale Häufigkeiten von 25,2% ($R_t > 3,5$) bzw.

Tabelle 4. *Häufigkeit von Husten oder Auswurf, Auskultationsbefunden, erhöhten Strömungswiderständen (R >3,5) und erniedrigten arteriellen Sauerstoffdrucken (PaO_2 < 70 mm Hg) in Abhängigkeit vom verfügbaren Wohnraum und den Rauchergewohnheiten (Duisburg). n = 778, Männer 45—65 Jahre*

Wohnraum	Raucher 0	Raucher I	Raucher II		Gesamtkollektiv	
			Husten oder Auswurf			
I	18,4	58,7	58,1	R 0	51,0	kein
	72,8	*96,2*	*90,8*	kein Unterschied	*92,2*	Unterschied
II	26,1	64,1	62,6	R I	56,1	
	103,1	*104,9*	*97,9*	kein Unterschied	*101,5*	
III	29,4	58,3	72,7	R II	23,9	
	116,2	*95,5*	*113,7*	kein Unterschied	*105,1*	
			Katarrhalische Nebengeräusche			
I	18,4	38,1	30,5	R 0	30,6	kein
	90,5	*102,5*	*78,5*	kein Unterschied	*88,5*	Unterschied
II	20,3	34,0	41,1	R I	36,1	
	100,2	*91,4*	*105,7*	kein Unterschied	*101,5*	
III	21,6	41,7	43,4	R II	37,6	
	106,5	*112,1*	*111,9*	kein Unterschied	*108,8*	
			R_t über 3,5 cm H_2O l^{-1} sec			
I	16,2	33,9	20,6	R 0	23,9	kein
	80,0	*118,6*	*112,8*	Unterschied	*87,2*	Unterschied
II	21,2	23,8	32,6	R I	27,9	
	104,7	*83,2*	*95,7*	kein Unterschied	*101,9*	
III	22,0	31,5	33,3	R II	42,9	
	108,6	*110,2*	*94,7*	kein Unterschied	*109,5*	
			PaO_2 < 70 mm Hg			
I	zu wenig Einzelwerte			R 0	12,0	kein
				kein Unterschied		Unterschied
II				R I	3,7	
				kein Unterschied		
III				R II	4,6	
				kein Unterschied		

Wohnraum I = bis 0,8 Zimmer pro Person, II = 0,8—1,2 Zimmer pro Person, III über 1,2 Zimmer pro Person. Normalsatz = Prozent des jeweiligen Raucherkollektivs, kursiv = Prozent des Erwartungswertes bei vom Wohnraum unabhängiger Verteilung.

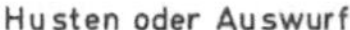

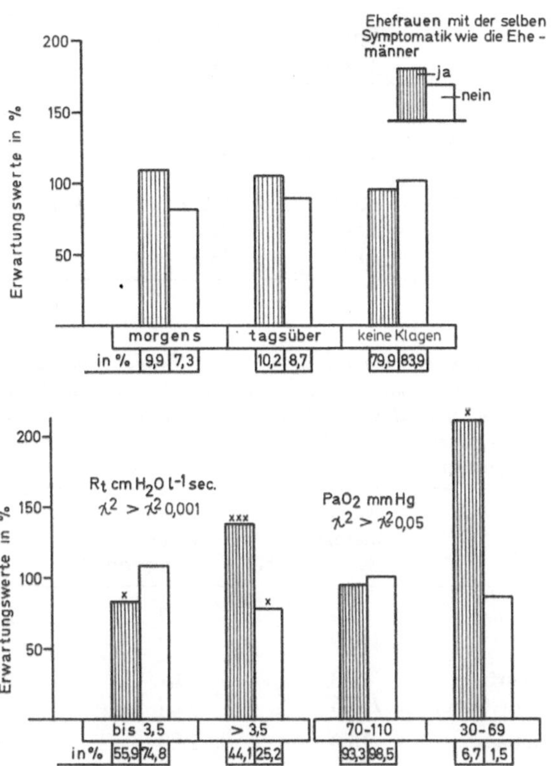

Abb. 1. Häufigkeiten von Husten und Auswurf (obere Kurve), erhöhter intrabronchialer Strömungswiderstände und erniedrigter arterieller Sauerstoffdrucke (untere Kurve) bei Ehefrauen, deren Ehemänner dieselbe Symptomatik aufwiesen (ja). Zum Vergleich enthält die Abbildung die Werte der Ehefrauen, deren Ehemänner normale Befunde zeigten (nein). Die Häufigkeit ist in Prozent des Erwartungswertes bei von der Symptomatik der Ehemänner unabhängigen Verteilung aufgetragen. Die Abbildung enthält unter den Kolonnen die Beobachtungshäufigkeit in Prozent des jeweiligen Kollektivs. Soweit sich eine überdurchschnittliche bzw. unterdurchschnittliche Häufung der Beobachtungen ergab, ist dies für die verschiedenen Signifikanzniveaus mit * gekennzeichnet. Die Abbildung enthält ferner die χ^2-Angabe für das jeweilige Gesamtkollektiv, soweit sich ein für $p < 0,05$ zu sichernder Unterschied ergab

1,5%, (PaO_2 < 70 mm Hg) auf. Für Husten oder Auswurf ließen sich keine Differenzen zwischen den 2 Gruppen feststellen (Abb. 1).

Untersucht man allerdings die in der Stadt (Duisburg) beheimateten Ehefrauen (Tabelle 6), so ergeben sich unabhängig davon, ob der Ehe-

Tabelle 5. *Lebensalter und Brocascher Index der Ehefrauen von gesunden und an Husten, Auswurf und erhöhten Strömungswiderständen der Atemwege leidenden Männer*

		Ehemann gesund	Ehemann krank	t-Test
Lebensalter	$\bar{x}$	52,3	52,8	kein Unterschied
(Jahre)	n	490	249	
	s	7,8	8,1	
Broca-Index	$\bar{x}$	113,5	112,9	kein Unterschied
	n	490	249	
	s	30,9	42,8	

Tabelle 6. *Häufigkeit von erhöhten intrabronchialen Strömungswiderständen, Husten oder Auswurf und katarrhalischen Nebengeräuschen bei in Duisburg beheimateten Ehefrauen, deren Ehemänner dieselbe Symptomatik aufwiesen im Vergleich zu den Ehefrauen, deren Ehemänner keine Befunde aufwiesen. Berücksichtigt wurden nur die Ehefrauen im Lebensalter von 45 — 65 Jahren. $n = 270$*

Ehefrauen	Ehemann dieselbe Symptomatik	Ehemann keine Symptomatik	χ^2
$R_t > 3{,}5$ cm H_2O l^{-1} sec	23,9 *110,0*	20,7 *95,0*	kein Unterschied
Husten oder Auswurf (morgens und ganztägig)	27,8 *110,8*	26,7 *98,3*	kein Unterschied
Katarrhalische Nebengeräusche	15,0 *98,5*	19,3 *104,5*	kein Unterschied

mann erkrankt ist oder nicht, keine Unterschiede bzw. in 21—24% der Fälle obstruierende Bronchialerkrankungen. Statistisch zu sichernde Differenzen in der Häufigkeit von morgendlichem oder ganztägigem Husten und Auswurf sowie katarrhalische Auskultationsbefunde lassen sich bei den verschiedenen Gruppen nicht feststellen.

Diskussion

Die Gegenüberstellung der Männer verschiedener Einkommensklassen ergab in der niedrigsten Einkommensstufe (bis 600 DM) mit 40,2% gegenüber 23—27% eine beträchtliche Häufung von obstruierenden Bronchialerkrankungen mit einer Erhöhung des intrabronchialen Strömungswiderstandes über 3,5 cm H_2O l^{-1} sec. Außerdem wurden in dieser Gruppe vermehrt katarrhalische Auskultationsphänomene registriert (Tabelle 2). Die Beobachtung scheint die Befunde englischer Autoren zu bestätigen, die eine Abhängigkeit unspezifischer Atemwegserkrankungen von der Einkommenshöhe beobachteten [5, 7—9, 12, 24, 25]. Die eigentliche Ursache für die Befunddifferenz dürfte aber in unserem Fall darin zu suchen sein, daß durch eine ungewollte Selektion in der Einkommensklasse bis 600 DM der Anteil der Invalidenrentenempfänger mit 34,4% dreimal so hoch lag als in den anderen Gruppen. Darüber hinaus weist das relativ hohe Lebensalter dieser Gruppe auf eine ungünstigere Altersstruktur hin, die ihrerseits zu den Befundunterschieden beiträgt. Da innerhalb der anderen Gehaltsklassen mit einer vergleichbaren Alterszusammensetzung keine derartigen Differenzen festzustellen waren, dürfte der Einfluß des sozialen Milieus bei den von uns untersuchten Kollektiven von untergeordneter Bedeutung sein. Dies geht auch aus den Werten der Tabelle 4 hervor, die zeigt, daß die Größe des pro Person zur Verfügung stehenden Wohnraums in unseren Kollektiven keinen Einfluß auf die Frequenz unspezifischer Atemwegserkrankungen hat.

Unter den möglichen Ursachen unspezifischer Atemwegserkrankungen spielen bakterielle und virale Infektionen eine bedeutende Rolle. Es erhebt sich daher die Frage, ob der Kontakt mit erkrankten Haushaltsangehörigen sich auf die Häufigkeit unspezifischer Atemwegserkrankungen niederschlägt. Zu diesem Zweck wurden die Ehefrauen erkrankter Männer den Ehefrauen gesunder Männer gegenübergestellt (Abb. 1, Tabelle 6). Für die Symptome Husten oder Auswurf ließen sich zwischen den beiden Gruppen keine Differenzen feststellen. Dagegen zeigten die Ehefrauen erkrankter Ehemänner im Gesamt-Kollektiv häufiger obstruierende Bronchialerkrankungen (Abb. 1). Dieser Befund war jedoch auf die Landbezirke beschränkt. Die in der Stadt beheimateten Ehefrauen wiesen keine derartigen Unterschiede auf (Tabelle 6). Nach dem Berufsvergleich [19] ist die Arbeit auf dem Lande wahrscheinlich wegen einer erhöhten klimatischen Belastung und einer stärkeren Exposition gegen organische Stäube mit einer Häufung von unspezifischen Atemwegserkrankungen verbunden. Es ist darüber hinaus nach unseren Ergebnissen naheliegend, die Differenz auch damit zu erklären, daß die Ehefrauen in den Landbezirken verstärkt zur beruflichen Arbeit im Freien herangezogen werden.

Die Untersuchung bestätigt die Erfahrungen von [4, 10, 11, 13], die den sozialen Bedingungen allein eine geringere Bedeutung am Zustandekommen unspezifischer Atemwegserkrankungen beimessen. Die Einkommens- und Wohnverhältnisse haben nur insofern eine Bedeutung für die Entstehung unspezifischer Atemwegserkrankungen, als sie vielfach mit anderen, die Häufigkeit dieser Erkrankungen beeinflussenden Faktoren wie z. B. dem Lebensalter und die Erwerbsfähigkeit korrelieren.

Literatur

1. Andersen, O. S., Engel, K., Jörgensen, K., Astrup, P.: A micro method for determination of pH, carbon dioxide tension, base excess and standard bicarbonate in capillary blood. Scand. J. clin. Lab. Invest. **12**, 172 (1960).
2. Anderson, D. O., Ferris, B. G.: Air pollution levels and chronic respiratory disease. Arch. environm. Hlth **16**, 307 (1965).
3. Brinkmann, G. L., Coates, E. O.: The prevalence of chronic bronchitis in an industrial population. Amer. Rev. resp. Dis. **86**, 47 (1962).
4. Coates, E. O., Bower, G. C., Reinstein, N.: Chronic respiratory disease in postal employees. J. Amer. med. Ass. **191**, 616 (1965).
5. College of general practitioners: Chronic bronchitis in Great Britain. Brit. med. J. **1961 II**, 973.
6. Dixon, W. J.: BMD Biomedical computer programs. Berkeley and Los Angeles: University of California Press 1967.
7. Ferris, B. G., Anderson, D. O.: The prevalence of chronic respiratory disease in a New Hampshire town. Amer. Rev. resp. Dis. **86**, 165 (1962).
8. Fletcher, C. M.: Disability and mortality from chronic bronchitis in relation to dust exposure. Arch. industr. Hlth **18**, 368 (1958).
9. — Gilson, J. C., Platt, R., Reid, D. D., Sadding, J. G., Stuart-Harris, C. H.: Chronic bronchitis and occupation. Brit. med. J. **1966 I**, 101.
10. Higgins, I. T. T., Oldham, P.-D., Cochrane, A. L., Gilson, J. C.: Respiratory symptoms and pulmonary disability in an industrial town. Brit. med. J. **1956 II**, 904.
11. — Cochrane, A. L., Gilson, J. C., Wood, C. H.: Population studies of chronic respiratory disease. A comparison of miners, foundryworkers, and others in Staveley, Derbyshire. Brit. J. industr. Med. **16**, 255 (1959).
12. Holland, W. W.: A respiratory disease study of industrial groups. Design and conduct. Arch. environm. Hlth **6**, 9 (1963).
13. Lende van der, R.: Epidemiology of chronic non-specific lung disease (chronic bronchitis). Assen: Van Gorcum & Comp. N. V., 1969.
14. Linder, A.: Statistische Methoden für Naturwissenschafter, Mediziner und Ingenieure, Basel und Stuttgart: Birkhäuser 1960.
15. Ostle, B.: Statistic in research. The Iowa Atate University Press (1963).
16.—19. Luftverschmutzung und unspezifische Atemwegserkrankungen. Int. Arch. Arbeitsmed. **27**, 1—26, 49—72, 130—154, 155—184 (1970).
20. Reid, D. D.: Mortality in mining and quarrying occupations. Brit. J. industr. Med. **16**, 73 (1959).
21. Ulmer, W. T., Reichel, G., Nolte, D.: Die Lungenfunktion. Stuttgart: Thieme 1970.
22.—23. Luftverschmutzung und unspezifische Atemwegserkrankungen. Int. Arch. Arbeitsmed. **27**, 27—48, 73—109 (1970).
24. Winkelstein, W., Kantor, S., Davis, E. W., Maneri, C. S., Mosher, W. E.: The relationship of air pollution and economic status to total mortality and selected respiratory system mortality in men. Arch. environm. Hlth **14**, 161 (1967).
25. — — — — — The relationship of air pollution and economic status to total mortality and selected respiratory system mortality in meen. Arch. environm. Hlth **16**, 401 (1968).

Int. Arch. Arbeitsmed. 27, 195–209 (1970)

Cyanide and Thiocyanate Levels in Blood and Urine of Workers with low-grade Exposure to Cyanide

ANDREAS C. MAEHLY *
Government Laboratory for Forensic Chemistry, Stockholm, Sweden

ÅKE SWENSSON
Clinic of Occupational Medicine, Karolinska Sjukhuset, Stockholm, Sweden

Received April 10, 1970

Summary. The concentrations of free cyanide in the blood and in the urine, and the levels of "free" thiocyanate (oxidized to cyanide and distilled) as well as "total" thiocyanate (directly determined and quite unspecific) were determined in the urine of 140 volunteers.

There were four main categories of volunteers: (i) non-smokers, not exposed to cyanide in the atmosphere, (ii) smokers, not exposed to cyanide, (iii) non-smokers, exposed to various levels of cyanide in their occupation, and (iv) smokers who were also exposed to cyanide.

The cyanide concentration in the blood did not show a clear relationship to either smoking or moderate occupational exposure; the levels were found to lie between 2.0 and 15.0 μg of free cyanide per 100 ml of blood, with an average of 5.4 μg for all categories of volunteers.

It was found that the individual concentrations of free CN′ and CNS′ in the urine varied considerably and could not be used for detecting undue chronic exposure to cyanide at the concentrations encountered in the atmosphere. The average values, on the other hand, varied in a regular pattern for each of the four categories listed above. The influence of smoking had a far greater effect on the values obtained than the influence of atmospheric cyanide.

Because of the great variations caused by other factors, concentrations of CN′ and CNS′ in the urine are not appropriate tools for individual routine control of minor occupational exposure to cyanides. However, non-smokers exposed to moderate cyanide levels in the air, and any individual exposed to high cyanide levels show higher than average values of CN′ and CNS′ in their urine.

The cyanide values reported in this paper may be useful for the evaluation of analytical results from individual cases where poisoning from cyanide in the atmosphere is suspected.

An incident of suspected chronic poisoning of a goldsmith [22] had led to legal action in connection with the health-insurance of the victim. Samples of urine from this patient had been sent to and analyzed by the Government Laboratory for Forensic Chemistry according to a method published elsewhere [5].

* Present adress: see end of the paper.

The analytical procedure, originally designed for the measurement of lethal concentrations of cyanide in body fluids and tissues, was sensitive enough for the determination of cyanide levels also in this case of milder poisoning. However, it soon became evident that the interpretation of the analytical data was very difficult indeed. A search in the literature revealed a considerable number of papers on cyanide assay after lethal intoxications [4, 5, 9, 13, 28]. On the other hand, very little seems to be known about physiological cyanide levels and about those encountered upon sublethal exposure to cyanide (smokers and workers in industries using cyanide). Also, there was a lack of a screening method for the purpose of controlling exposure to cyanide through the assay of blood or urine samples. Such a method would be very desirable as a complement to the existing methods for the determination of cyanide in the air.

In massive, let alone lethal cyanide poisoning, the metabolic fate of cyanide is naturally of minor importance. However, in cases where small amounts of cyanide enter the body, metabolic transformations must be considered. So far, three enzymes or enzyme systems have been described, governing the equilibrium between cyanide and thiocyanate. One of these enzymes is rhodanese (thiosulfate cyanide sulfurtransferase, I. U. B. no. 2.8.1.1.) discovered by Lang in 1933 [14] and studied in detail by Sörbo [24, 25] and others [16, 30]. Rhodanese catalyzes the reaction

$$CN' + S_2O_3'' \rightleftharpoons CNS' + SO_3''.$$

Another enzyme is β-mercaptopyruvate *trans*-sulfurase (3-mercaptopyruvate: cyanide transferase, I. U. B. no. 2.8.1.2.) which catalyzes the reaction

$$CN' + HS\cdot CH_2—CO—COO' \rightleftharpoons CNS' + CH_3—CO—COO'.$$

This reaction was first noted by Wood and Fiedler in 1953 [32], who, however, did not ascribe it to a new enzyme system. The history of the recognition and identification of this *trans*-sulfurase has been outlined by Sörbo [25].

A third enzyme or enzyme system catalyzes the reverse reaction: thiocyanate can be oxidized to cyanide by thiocyanate oxidase (lacks I. U. B. no.), first described by Goldstein and Rieders [10] and later localized in erythrocytes by Pines and Crymble [21]. The enzyme may well be a peroxidase [26].

The thiocyanate formed by rhodanese and β-mercaptopyruvate *trans*-sulfurase is excreted in the urine, in the saliva, and in the sweat.

Rabbits and dogs seem capable of oxidizing cyanide to CO_2 [23], but for man such a mechanism has not been demonstrated.

Since some of the enzymes responsible for the interconversion of cyanide and thiocyanate are active in erythrocytes, it would appear that the analysis of blood samples for the purpose of detecting cyanide exposure is not very suitable. Besides, both ionic species can be bound by serum proteins, thus further complicating the analysis [27].

When dealing with cyanide and thiocyanate concentrations which can be considered physiological, one has to be aware of the possible sources of common cyanide intake. One of these sources are cyanogenetic glycosides, the widest known of which is the amygdalin of bitter almonds. Reviews of certain groups of such glycosides have been published by Virtanen [29] and by Montgomery [19]. Another recognized source of cyanide is tobacco smoke. A number of authors have found significantly higher thiocyanate levels in the blood and the urine from smokers than from non-smokers [6–8, 12, 15, 18, 27]. Their results will be discussed below. In all investigations concerning exposure of humans to relatively low cyanide concentrations, smoking habits must be considered.

Materials and Methods

The majority of cases investigated in this study concerned workers in various industries where cyanide is used. Air samples from the working areas of each of the industrial workers investigated were analyzed for HCN with a commercial sampler (Draeger Spürgerät). Blood and urine samples were taken at the same time, and a questionaire was filled in concerning age, exposure time, and smoking habits of each individual.

In addition, a number of smokers and non-smokers employed at the authors' laboratories submitted blood and urine samples for the analysis. Such specimens were also used for control experiments in which known amounts of cyanide or thiocyanate were added to urine samples of non-smokers.

One milliliter of 0.1 N NaOH was added to each 100 ml of urine, and the samples were then stored at +4° until analyzed. Storage time was, however, limited to a few days since losses were observed on prolonged storage.

Blood samples (10–15 ml) were taken from the cubital vein and heparine was added. These samples were also stored for limited periods at +4°.

Three types of tests were carried out, i.e. (i) analysis of blood and urine samples for volatile cyanide (after distillation), (ii) assay of urine samples for volatile cyanide formed from thiocyanate by oxidation, and (iii) determination of "total" thiocyanate directly in the urine without distillation; in this procedure bound cyanide, bound thiocyanate, and probably various other compounds of unknown nature were also determined.

In all three types of assay the same color reaction was employed, which simplified the procedure. There are a great number of methods available for the determination of cyanide ion down to concentrations of about 1 ppm, but only a few which allow measurements in the part per billion range. Discussions of the methods described in the literature can be found in recent reviews [11, 17].

The technique used in the present work is essentially a modification [5] of the method of Asmus and Garschagen [2]. The cyanide is transformed into cyanogen chloride (CNCl) by the action of chloramine (*p*-toluenesulfonic acid chloramide), a reaction first used by Aldridge [1]. The cyanogen chloride formed is then allowed to react with pyridine and barbituric acid. A stable blue violet polymethine dye is formed which has a flat absorption maximum at 580 mμ.

Asmus and Garschagen [2] claim that the reaction is specific for cyanide, and that thiocyanate reacts very sluggishly unless a ferric salt is added as a catalyst. We could not confirm this; in spite of using specially cleaned glass-ware and analytical grade chemicals, thiocyanate reacted at the same rate as cyanide within the limits of experimental error. The pH during the action of chloramine on the cyanide present in the sample is critical and should lie between 3 and 4. In the original procedure this is achieved by careful additions of acid or alkali. We found that the pH adjustment is greatly facilitated by using a phosphate-citrate buffer. This does not have any effect on the rate or course of the oxidation step or the subsequent color formation.

When distilling the blood or urine samples in acid solution, only hydrocyanic acid passes into the distillate and the reaction is not disturbed by the presence of thiocyanate.

In order to assay thiocyanate, a preliminary oxidation step was employed whereby cyanide is formed. Such a procedure was apparently first suggested by Bauman *et al.* [3] who used chromic acid at 50° for this purpose. Boxer and Rickards [6] could show that a milder method (1 mM $KMnO_4$ at room temperature) gave good yields without leading to the oxidative destruction of other compounds, such as amino acids, and consequent liberation of non-CNS-cyanide. We have modified the method of Boxer and Rickards slightly, mainly by increasing the permanganate concentration and by using all-glass equipment.

Procedure for the Assay of Volatile Cyanide

Blood or urine (10–25 ml) and 30% (w/v) $CuSO_4 \cdot 5\,H_2O$ (25 ml) are added to a silicone-treated flask. 5 N H_2SO_4 (5 ml) is added, and the contents are distilled without delay (gas or infrared burner). The distillate is collected in a graduated cylinder containing N NaOH (2 ml), while lowering the cylinder in such a way that the outlet tube always barely touches the surface of the liquid. Twenty milliliter of distillate (including the NaOH originally present) is collected.

The distillate is quantitatively transferred into a 50 ml volumetric flask. N H_2SO_4 (4 ml) and buffer (10 ml, made by adding water to 8.0 g of citric acid and 3.5 g of $Na_3\,PO_4 \cdot 2\,H_2O$ to a final volume of 1.0 liter) are added. The pH should be 3–4 and is adjusted to that range if needed. After adding 1% (w/v) chloramine in water (1.0 ml) and waiting for 1 to 10 minutes, 3 ml of the color reagent is pipetted into the solution. The color reagent is prepared by treating 3.0 g of analytical grade barbituric acid with 5 ml of water and 15 ml of pyridine in a 50 ml volumetric flask. Water is then added in small portions until the acid is dissolved. Then 3.0 ml of conc. hydrochloric acid is added, the solution is allowed to cool and is made up to 50 ml with water. The color solution must be freshly prepared for each day.—After adding the color solution, the sample is well mixed and is left standing for 8 minutes. After this period of time the absorbance is read at 570, 575, *580*, 585, and 590 mμ versus a blank which had been prepared in the same way as the sample, replacing the distillate with 18 ml of water. The use of a manual spectrophotometer gives more reliable results than can be obtained in a recording instrument. The color is stable for about 20 minutes, but fades on prolonged standing.

Standards are prepared by adding 2, 4, 6, 8, and 10 μg of CN′ to a series of 50 ml flasks and carrying out the procedure as described. In our laboratories,

12 nanograms of CN′ per ml of final solution gave a reading of 0.100 at 580 mμ. The calibration curve should be a straight line. Losses during the distillation step were found to be smaller than the experimental error of the remainder of the procedure.

Procedure for the Assay of Total Cyanide and Thiocyanate

Urine (0.5–5.0 ml) and citrate-phosphate buffer (cf. above 10 ml) are mixed and the pH is adjusted to 3–4. After centrifugation, a known volume of supernatant (as much as possible) is transferred to a 50 ml volumetric flask and the color reaction carried out as described above. A standard curve is prepared with thiocyanate. We obtained a straight line corresponding to a reading of 0.100 at 580 mμ for 50 nanograms of CNS′ per ml of final solution.

Even though cyanide reacts in the same way as thiocyanate, the results were calculated in terms of thiocyanate only since the concentration of this ion predominates over that of cyanide ion in the urine samples investigated by about two orders of magnitude. Very probably bound forms of cyanide and thiocyanate also react, and other compounds present in the urine may also give positive results. The extent of these sidereactions has not been investigated by us, but these sources of error are included in the term "total" thiocyanate used in this paper.

Procedure for the Assay of Volatile Cyanide Formed by the Oxidation of Thiocyanate

Thiocyanate was oxidized to cyanide which then was transferred to another vessel by a stream of nitrogen using the apparatus of Boxer and Rickards [6], modified as shown in Fig. 1.

The urine sample (0.2 to 2.0 ml) is added to tube (a). 6N H_2SO_4 (3.0 ml) and 0.1 N $KMnO_4$ (5 ml) are added to funnel (b). N NaOH (2 ml) is placed into tube (c) which has a graduation mark for a volume of 10.0 ml. The stopcock is opened (start stopwatch) and a stream of nitrogen is passed through the assembly for one minute. Then the gas flow is stopped and the stopcock is closed. Dilute tin [2] chloride solution [1.0 ml of a mixture of 1 volume of 40% (w/v) $SnCl_2$ in concentrated HCl and 9 volumes of water, stable for a few days if kept refrigerated] and water (2 ml) are added to the funnel (b) and the nitrogen source is attached. Exactly 3.0 minutes after the addition of the permanganate the stopcock is opened and nitrogen is passed through the apparatus. If the solution is not decolorized, one adds dilute tin chloride solution in 1-ml portions until the color of permanganate disappears.

The hydrocyanic acid is now swept into the vessel (c) by a stream of nitrogen (50–75 ml per minute) for 40 minutes. For this step, several apparatuses can be connected in series.

The gas inlet tube for vessel (c) is withdrawn and rinsed with 1 ml of water. Citrate-phosphate buffer (4.0 ml cf. above) and 6N sulfuric acid (0.36 ml) are added to (c). The pH is adjusted to 3–4 if necessary. Now, 0.1% (w/v) aqueous chloramine (2.0 ml) is added. After mixing and waiting for at least one minute, color reagent (1.0 ml, cf. above) is pipetted into the tube and the volume is brought to the 10.0 ml mark with water. The tube is stoppered and the contents are mixed by a few inversions of the tube. Eight to ten minutes after the addition of the color reagent, the absorbance of the solution is read versus a blank prepared by mixing buffer (4.0 ml) and chloramine solution (2.0 ml), and adding color reagent (1.0 ml) and water to give a final volume of 10.0 ml.

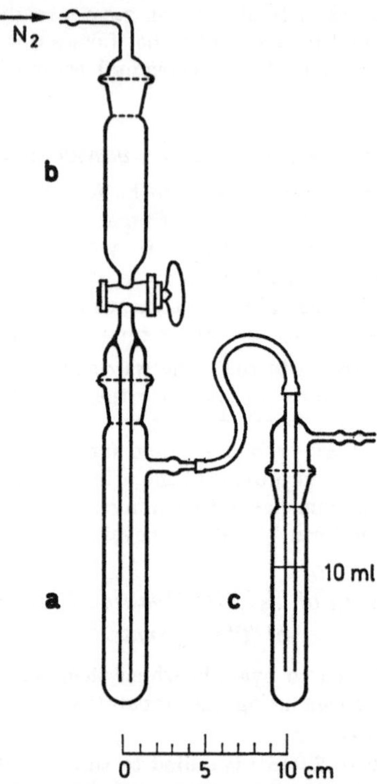

Fig. 1. The aeration apparatus used for the determination of "free" thiocyanate in the urine. The apparatus is a modification of that used by Boxer and Rickards [6]. The symbols are explained in the text

The reduction of the volume from 50 ml in the original method to 10 ml increases the sensitivity of the method, so that 0.5 μg of CNS′ per assay can be conveniently determined.

Results

Blood and urine samples from 140 volunteers, most of them industrial workers, were collected, from 20 of them at two different dates. Some samples proved to be too small or were otherwise not suitable for analysis, but 54 blood samples and 125 urine samples were successfully analyzed. The results obtained are tabulated in Tables 1, 2 and 3, and some of them are plotted in Figs. 2 and 3.

Table 1 lists the cyanide concentrations in blood and urine from 11 non-smokers who had not been exposed to cyanide. A few determinations of thiocyanate in the urine are also included. In Table 2 the corresponding data are collected for non-exposed smokers.

Table 1. *The results from the analyses of blood and urine samples from 11 non-smokers who had not been exposed to cyanide (control group). The data are arranged in the order of increasing levels of free cyanide ion in the urine. Cyanide levels in the blood are also shown in 6 cases*

Volunteer no.	Age years	μg of CN′ per 100 ml of	
		blood	urine
9	26	10.1	0.1
3	52	5.5	0.6
93	36	—	0.6
91	17	—	0.7
125	23	—	0.8
124	24	—	0.8
6	34	4.5	1.0
7	47	7.5	1.1
2	?	7.5	1.1
90	22	—	1.6
5	32	3.5	2.5

The concentration of "free" thiocyanate (cf. text) was 1.1 ppm (no. 91), 3.2 ppm (no. 90), and 3.8 ppm (no. 7) in the urine. No. 7 had 11.0 ppm of "total" thiocyanate (cf. text).

The results of blood and urine tests from exposed workers are not presented here in tabular from because of their large number (39 no-smokers and 55 smokers) and because in individual cases no direct relationship was shown to exist between exposure or smoking on the one hand, and cyanide or thiocyanate levels on the other hand. However, the tables are available to readers upon request.

Since the data for all groups of volunteers turned out to be very scattered (especially in the urine specimens), urine samples from 20 of the occupationally exposed individuals were collected in duplicate with a time-interval of about two months. In 13 of these cases, all pertinent analyses could be successfully carried out and are collected in Table 3. In general, there is a fairly good agreement between different samples from the same individual.

It becomes clear from these data that the levels of cyanide and of "free" thiocyanate in the urine reflect an uptake of cyanide, be it from smoking or from occupational exposure. On the other hand, the cyanide content of the blood proved to be unaffected by exposure to cyanide at the levels encountered in this study. A similar indeterminate situation prevails in direct determinations of thiocyanate in the urine without oxidation or distillation ("total" thiocyanate).

It follows therefore that the urine, not the blood, is the material of choice when checks for undue exposure to cyanide are to be carried

Table 2. *The results of the assay for cyanide in blood samples and for cyanide as well as thiocyanate in urine samples from 22 non-exposed smokers. The "smoking index" is arrived at by adding the number of cigarettes and the grams of pipe tobacco smoked per day and adjusting the result to the nearest multiple of five. The cases are arranged in the order of increasing cyanide concentrations in the urine*

Volunteer no.	Age	Smoking index	μg of CN′ per 100 ml		μg of CNS′ per ml of urine	
			of blood	of urine	"free"	"total"
34	39	30	8.5	0.2	—	—
35	39	20	13.0	0.5	—	—
36	22	20	8.5	0.5	—	16.0
40	66	?	3.5	0.5	—	9.0
10	48	25	2.0	1.8	—	—
13	24	35	3.5	1.8	—	—
14	60	15	3.5	2.0	3.1	9.0
33	43	10	5.5	2.0	3.1	—
8	49	20	2.0	2.5	2.6	14.8
37	?	15	4.5	2.5	—	—
11	59	10	4.5	3.2	—	—
92	61	10	—	4.0	5.2	—
38	22	20	2.0	4.5	9.1	9.5
32	34	20	4.5	6.5	5.3	37.5
4	20	10	5.5	6.5	8.3	28.5
15	27	15	4.5	6.8	—	—
89c	44	40	—	6.8	—	—
1	33	15	7.5	12.0	—	—
39	28	35	4.5	36.0	6.5	17.0
12	30	25	4.5	—	—	—
41	29	40	3.5	—	—	—

out, at least when the exposure is rather moderate, and further that a distillation or oxidation-aeration step is necessary prior to the assay. The determination of cyanide is simpler to perform, but at least 10 ml of urine is needed for giving reliable results. The assay for free thiocyanate usually requires only one half milliliter of urine, but the experimental procedure is more complicated.

The relationship between the various categories of volunteers on the one hand, and the levels of cyanide and "free" thiocyanate on the other hand are graphically represented in Fig. 2. The concentration of CNS′ is, on the average, about 140–150 times higher than that of CN′, and therefore the scale for the CN′ concentration in Fig. 2 is 150 times greater than that for CNS′. The relative concentrations of both ionic species show, however, a striking parallelism.

It cannot be clearly demonstrated by examining the blood whether the cyanide levels of non-exposed individuals are increased by smoking:

Table 3. *Duplicate urine assays for 13 exposed workers, 5 of whom are non-smokers. The cases are arranged in the order of increasing cyanide concentrations in the urine (sum of both values) and are expressed as μg of CN′ per 100 ml of urine, and μg of CNS′ per ml of urine (ppm) respectively. The terms "total" and "free" CNS′ are explained in the text. The meaning of the "smoking index" is explained in the caption of Table 2. The concentration of cyanide in the air at the working station of each volunteer (e.g. over a bath, rather than in the locality in general) is expressed as ppm of HCN*

Volunteer no.	Age (years)	Smoking index	Date of sampling month/day		Cyanide concentration				Thiocyanate concentration in the urine (μg/ml)		
					in the air (ppm)		in the urine (μg/100 ml)		"total"		"free"
			no. 1	no. 2	no. 1	no. 2	no. 1	no. 2	no. 1	no. 2	
46	21	15	4/1	6/7	8	?	1.5	1.4	24.6	16.0	9.2
47	54	0	4/5	6/7	8	5	1.1	2.0	16.0	26.4	7.4
22	53	0	4/4	6/12	1.5	1	1.2	2.0	—	—	—
24	32	0	4/4	6/12	1.5	1	0.8[a]	2.6	15.0	—	2.7
28	55	0	4/4	6/12	5–7	4	2.5	2.0	—	—	—
57	49	20	4/6	5/30	6	5	1.3	3.4	19.0	21.0	—
51	54	25	4/6	5/30	5	2	0.8[a]	4.4	14.4	—	—
54	48	25	4/6	5/30	2	2	4.5	5.5	22.4	15.6	16.0
29	23	0	4/4	6/12	5–7	4	8.5	3.4	21.0	—	6.9
52	21	30	4/6	5/30	5	2	7.0	5.0	26.0	21.0	3.2
26	40	10	4/4	6/12	1.5	1	2.5	9.6	—	—	—
43	46	10	4/5	5/30	8	10	11.0	5.0	—	—	—
53	55	10	4/5	5/30	8	10	30.0	22.5	17.0	—	—
Average concentrations					5.1	3.8	5.3	5.5	23.0	20.0	—

[a] These values are probably too low since the urine samples had been standing at +4° for 10—12 days.

neither the average values nor the maximal values show significant differences for the various groups of subjects investigated.

The cyanide levels in the urine of non-exposed individuals, however, are higher in smokers than in non-smokers. To a large extent this is due to the great number of high values among the smokers—the lower limits are nearly the same. There is no clear-cut relationship between the amount of smoking and the cyanide concentration found in the urine (cf. Table 2).

When comparing the exposed and the non-exposed among the non-smokers as a group, one can neither detect a significant difference of the average values nor a lower limit of urinary cyanide levels. Some

Table 4. *Cyanide levels in the blood, and thiocyanate levels in the urine of smokers and non-smokers not exposed to cyanide in the atmosphere. The data of this paper are compared with the results of earlier papers*

Authors	Smoking habits	Range of results	Number of cases
A. *Free cyanide in blood* (μg of CN′ per 100 ml)			
Feldstein and Klendshoj [9]	smokers and non-smokers	0–14	?
Wilson and Matthews [31]	non-smokers	0.35–0.45[a]	8
	smokers	0.51–0.63[a]	12
This paper	non-smokers	3.5–10.1	6
	smokers	2.0–13.0	19
B. "*Free*" *thiocyanate in the urine* (μg of CNS′ per ml)			
Boxer and Rickards [6]	smokers and non-smokers	8.3–17.2	3
Nyström and Sörbo [20]	smokers and non-smokers	0.7–5.1	18
Maliszewski and Bass [18][b]	non-smokers	0.9–3.2	6
	smokers	6–14	8
Lawton *et al.* [15][b]	non-smokers	0.3–0.7	5
	smokers	3–12	6
This paper	non-smokers	1.1–3.8	3
	smokers	3.1–6.5	8

[a] In plasma, not whole blood.
[b] Recalculated by dividing the total amount excreted during one day by 12.

of the exposed individuals, however, showed values way above those of the control group (no smoking, no industrial exposure).

The average urinary cyanide levels in exposed and non-exposed smokers respectively do not differ significantly from each other. This supports the premise that smoking generally is a more relevant factor for increased cyanide levels than industrial exposure. A further fact confirming this conclusion are the higher cyanide levels in *all* smokers (exposed or not) compared to those in *all* non-smokers (exposed or not).

The data on "total" thiocyanate concentrations show a similar trend as those on "free" thiocyanate levels, but the scatter is considerably greater.

A reasonable statistical treatment of the data was not possible owing to the uneven distribution of individual values within each group. However, a closer look at Fig. 2 gives a fair general impression of the trends

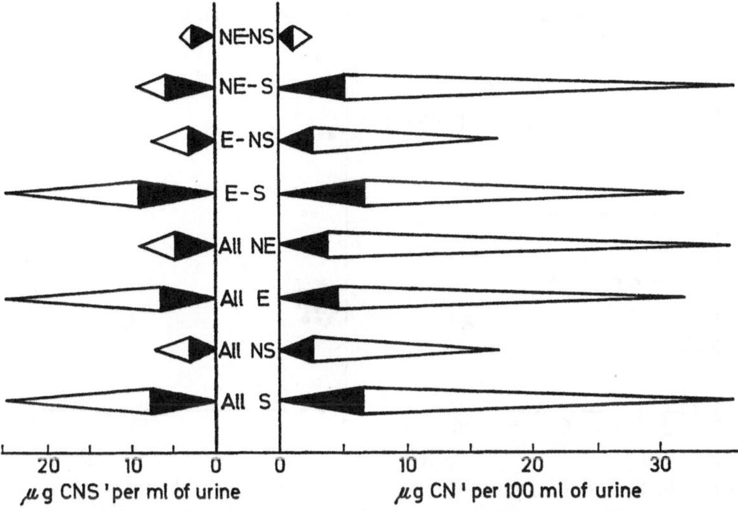

Fig. 2. A summary of urine assays for the various groups of volunteers investigated. Cyanide concentrations are plotted on the right side, free thiocyanate concentrations on the left side. The scale of the thiocyanate concentration is compressed 150 times as compared with the scale of the cyanide values. The mean values for each group of volunteers lie at the maximal width of each area plotted. It can easily be seen that, a) the scatter of values is larger for the cyanide than for the thiocyanate data; b) the scatter is relatively small below the mean value, but large above it, especially with smokers; and c) the mean values for the thiocyanate concentrations are almost exactly 150 times larger than those for the cyanide concentrations. The 8 groups of volunteers studied in this paper and plotted in the figure are: *1* non-exposed non-smokers (NE–NS), *2* non-exposed smokers (NE–S), *3* exposed non-smokers (E–NS), *4* exposed smokers (E–S), *5* all non-exposed volunteers (All NE), *6* all exposed volunteers (All E), *7* all non-smokers (All NS), *8* all smokers (All S)

observed and also of the scatter obtained in the data reported in this paper.

The situation becomes quite different if one considers the individual data, rather than statistical averages. In Fig. 3a and b all free cyanide values in the urine, except those of the doubly exposed category (smokers, exposed to cyanide), are plotted. In both figures, the abscissa is the cyanide concentration in the urine. The ordinate in Fig. 3a represents the "smoking index", i.e. the number of cigarettes plus the grams of pipe tobacco smoked per day. The ordinate of Fig. 3b is the cyanide concentration in the air close to the working area of the subject. Ideally, the product of the cyanide concentration in the atmosphere and the duration of the exposure should be plotted on the ordinate. Estimates

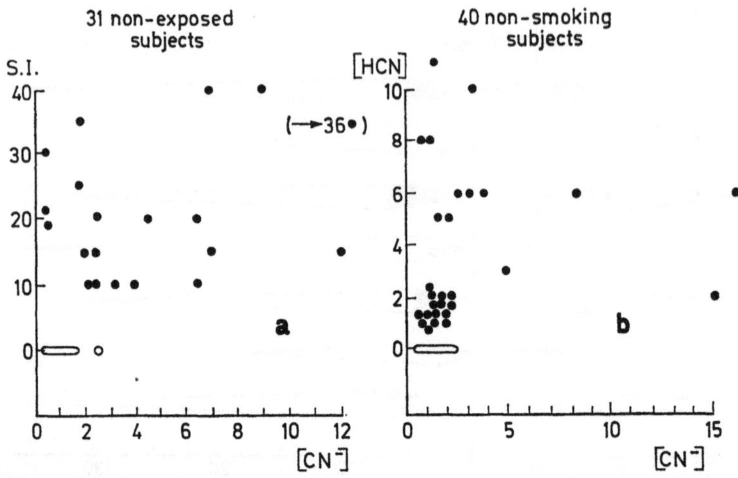

Fig. 3a and b. Scatter diagrams of cyanide concentration in the urine of volunteers plotted versus exposure. Abscissa: Cyanide concentration in μg CN′ per 100 ml of urine. a Exposure to smoking alone (no occupational exposure) ordinate. *S.I.* smoking index, explained in the text. b Occupational exposure to cyanide in the air alone (no smoking). Ordinate ppm of HCN in the atmosphere as estimated from the readings of the air testing equipment. The HCN concentration at the actual place of work was used. Full circles: exposed subjects. Empty circles: non-exposed non-smokers

of the exposure time were, however, difficult to obtain since each subject was, as a rule, on the move between areas with higher HCN levels (over galvanizing baths etc.) and areas with lower levels.

In both parts of Fig. 3, the 11 non-exposed non-smokers are well grouped at the left side of the diagram and most of them are symbolized by a line rather than by individual points.

Discussion

It is well known that smokers have higher thiocyanate concentrations in their blood [15, 31] and urine [6–8, 12, 15, 18]; data on cyanide or thiocyanate levels in persons exposed to cyanide through their occupation (goldsmiths, electroplating workers etc.) have not been published so far as the authors are aware of, nor was it known which type of compound should be assayed for and which kind of body fluid should be tested for checking the exposure levels.

The data presented in this study show a considerable scatter of individual values, similar to that reported previously in the literature [3, 6, 9, 18, 20, 27], but certain pertinent facts emerge:

(i) Blood samples are not suitable for the detection of exposure to low concentrations of cyanide. This is not very surprizing in view of the enzymatic processes taking place in the blood.

(ii) The urine levels of "total" thiocyanate seem not to be a reliable measure for an exposure to cyanide since this type of assay also measures other compounds reacting with chlorine (from *p*-toluenesulfonic acid chloramide) and the color reagent used.

(iii) The concentration of free cyanide and "free" thiocyanate in the urine both reflect an exposure of the subject to cyanide, due to either smoking or occupational conditions, but the effect is clearly evident only when a statistically significant number of subjects is analyzed and compared.

(iv) The levels of "free" thiocyanate in the urine were found to be 140–150 times higher than those of free cyanide.

A comparison with data from the literature shows generally good mutual agreement (cf. Table 4). The results of Wilson and Matthews [31] are an exception: these authors reported blood cyanide levels which were only about 10% of the values found by Feldstein and Klendshoj [9] and by us.

It is not easy to give reliable limits for "normal" levels of cyanide and thiocyanate in the urine. One may safely state, however, that non-smokers who have more than 2 μg of free cyanide or more than 400 μg of "free" thiocyanate per 100 ml of urine should be given repeated tests. If concentrations above these values persist, a thorough check of the working conditions is indicated. For smokers, 8 μg of CN′ and 1 mg of "free" CNS′ per 100 ml of urine may be tolerated. A test period, during which the subject refrains from smoking would be desirable in cases where those values are exceeded but will, no doubt, be hard to enforce.

Acknowledgements. The authors want to express their special thanks to Dr. Bo Sörbo, The Research Institute of National Defence, for valuable suggestions and discussions. Thanks are also due to Mr. Hans Lindström who carried out all the analyses reported here and to Mr. Tor-Emil Jennerstad, Factory Inspector, who examined the working premises. The project was made possible by a grant from Kungl. Arbetarskyddsstyrelsen, Stockholm (The National Board of Industrial Safety).

References

1. Aldridge, W. N.: New method for the estimation of microquantities of cyanide and thiocyanate. Analyst **69**, 262 (1944).
2. Asmus, E., Garschagen, H.: Über die Verwendung der Barbitursäure für die photometrische Bestimmung von Cyanid and Rhodanid. Z. anal. Chem. **138**, 414 (1953).
3. Baumann, E. J., Sprinson, D. B., Metzger, N.: The estimation of thiocyanate in urine. J. biol. Chem. **105**, 269 (1934).

4. Bernt, A., Kerde, C., Prokop, O.: Zur Frage der Verwendbarkeit von Cyanbefunden im Leichenmaterial. Dtsch. Z. ges. gerichtl. Med. **51**, 522 (1961).
5. Bonnichsen, R., Maehly, A.C.: Poisoning by volatile compounds. III. Hydrocyanic acid. J. forens. Sci. **11**, 516 (1966).
6. Boxer, G. E., Rickards, J. C.: Determination of thiocyanate in body fluids. Arch. Biochem. **89**, 292 (1952).
7. Densen, P. M., Davidov, B., Bass, D. E., Jones, E. W.: A chemical test for smoking exposure. Arch. environm. Hlth **14**, 865 (1967).
8. Djuric, D., Raisevic, P., Konstantinovics, I.: Excretion of thiocyanates in urine of smokers. Arch. environm. Hlth **5**, 12 (1962).
9. Feldstein, M. A., Klendshoj, N. C.: The determination of cyanide in biological fluids by microdiffusion analysis. J. Lab. clin. Med. **44**, 166 (1954).
10. Goldstein, F., Rieders, F.: Formation of cyanide in dog and man following administration of thiocyanate. Amer. J. Physiol. **167**, 47 (1951).
11. Guatelli, M. A.: The toxicology of cyanides. In: Methods of forensic science (F. Lundquist, ed.), vol. 3, p. 233. New York: Wiley (Interscience) 1964.
12. Heino, J., Vilhunen, R., Hernberg, S.: Urinary thiocyanate concentrations in smokers and non-smokers. Wk-Environ.-Hlth **5**, 12 (1968).
13. Klendshoj, N. C., Rejent, T. A.: Tissue levels of some poisoning agents less frequently encountered. J. forens. Sci. **11**, 75 (1966).
14. Lang, K.: Die Rhodanbildung im Tierkörper. Biochem. Z. **259**, 243 (1933).
15. Lawton, A. H., Sweeney, T. R., Dudley, H. C.: Toxicology of acrylonitrite (vinyl cyanide). III. Determination of thiocyanate in blood and urine. J. industr. Hyg. **25**, 13 (1943).
16. Ludewig, S., Chanutin, A.: Distribution of enzymes in the livers of control and x-irradiated rats. Arch. Biochem. **29**, 441 (1950).
17. Maehly, A. C.: Volatile toxic compounds. In: Progress in chemical toxicology (A. Stolman, ed.), vol. 3, p. 63. New York: Academic Press 1967.
18. Maliszewski, T. F., Bass, D. E.: "True" and "apparent" thiocyanate in body fluids of smokers and non-smokers. J. appl. Physiol. **8**, 289 (1955).
19. Montgomery, R. D.: The medical significance of cyanogen in plant foodstuffs. Amer. J. clin. Nutr. **17**, 103 (1965).
20. Nyström, C., Sörbo, B.: The thiocyanate content in urine and blood from cases of toxemia of pregnancy. Scand. J. clin. Lab. Invest. **9**, 223 (1957).
21. Pines, K. L., Crymble, M. M.: In vitro conversion of thiocyanate to cyanide in the presence of erythrocytes. Proc. Soc. exp. Biol. (N.Y.) **81**, 160 (1952).
22. Sandberg, C. G.: A case of chronic poisoning with potassium cyanide? Acta med. scand. **181**, 233 (1967).
23. Smith, R. G., Mukerji, B., Seabury, J. H.: Thiocyanate formation in cyanide poisoning as affected by methylene blue and sodium nitrite. J. Pharmacol. exp. Ther. **68**, 351 (1940).
24. Sörbo, B. H.: On the substrate specificity of rhodanese. Acta chem. scand. **7**, 32 (1953).
25. — Enzymatic conversion of cyanide to thiocyanate. Proceedings of the First International Pharmacological Meeting, vol. 6, p. 121. Oxford: Pergamon Press 1962.
26. — Ljunggren, J. G.: The catalytic effect of peroxidase on the reaction between hydrogen peroxide and certain sulfur compounds. Acta chem. scand. **12**, 470 (1958).
27. Støa, K. F.: Studies on thiocyanate in serum. M.D. Thesis, University of Bergen, Norway, Medical Series no 2 (1957).

28. Sunshine, I., Finkle, B.: The necessity of tissue studies in fatal cyanide poisonings. Int. Arch. Gewerbepath. Gewerbehyg. **20**, 558 (1964).
29. Virtanen, A. I.: Über die Chemie der Prassica-Faktoren, ihre Wirkungen auf die Funktion der Schilddrüse und ihr Übergehen in die Milch. Experientia (Basel) **17**, 241 (1961).
30. Westley, J., Green, J. R.: Crystalline beef kidney rhodanese. J. biol. Chem. **234**, 2325 (1959).
31. Wilson, J., Matthews, D. M.: Metabolic inter-relationships between cyanide, thiocyanate and vitamin B_{12} in smokers and non-smokers. Clin. Sci. **31**, 1 (1966).
32. Wood, J. L., Fiedler, H.: Mercaptopyruvate, a substrate for rhodanese. J. biol. Chem. **205**, 231 (1953).

Andreas C. Maehly, Ph. D.
The National Laboratory
of Forensic Science
S-17120 Solna 1

Åke Swensson, MD
Clinic of Occupational Medicine
Karolinska Sjukhuset
S-10401 Stockholm 60

Int. Arch. Arbeitsmed. 27, 210—220 (1970)

Schwefelkohlenstoff-Einwirkungen auf die rhino-otologischen Funktionen der Beschäftigten in der Kunstfaser-Industrie

H. Zenk

Deutsches Zentralinstitut für Arbeitsmedizin Berlin-Lichtenberg
(Direktor: OMR Dr. H. G. Häublein)

Eingegangen am 14. Juli 1970

CS_2-Effects upon Olfactory and Auditory Functions of Employees in the Synthetic-Fiber Industry

Summary. Examinations of nasal and auditory functions were performed on a number of different age groups of people exposed to CS_2 in the synthetic-fiber industry. In people thus exposed, dry nasal mucous membranes as well as a deficit in olfactory functioning was evident. The auditory examinations showed a reduction of thresholds in the high frequences, a predominance of calorically caused nystagmus, and an increase in pathological forms of nystagmus.

The vestibular symptoms precede other clinical evidence and are to be regarded as early symptoms of an intoxication. These vestibular examinations are recommended in all cases where it is difficult to use the EEG. It seems that neither exposure to CS_2 alone nor such exposure in combination with the prevailing noise levels in the synthetic-fiber industry led to a reduction of the acoustic information in the cochlea.

Zusammenfassung. Im Rahmen von Reihenuntersuchungen verschiedener Altersgruppen CS_2-Exponierter in der Kunstfaser-Industrie werden unter Berücksichtigung dort herrschender Lautstärken die rhino-otologischen Funktionen untersucht. Bei den Exponierten zeigten sich vermehrt trockene Nasenschleimhäute sowie ein olfaktorisches Funktionsdefizit. Bei den otologischen Funktionen fanden sich Reduzierung der Tonschwellen in den hohen Frequenzen, Überwiegen des calorisch bedingten Nystagmus bei der Warmspülung und vermehrte pathologische Nystagmusformen. Die Vestibularisbefunde gehen anderen klinischen Erscheinungen voraus und sind als Frühsymptom einer Intoxikation zu werten. Die Vestibularisprüfung wird in den Fällen empfohlen, wo die Anwendung des EEG auf Schwierigkeiten stößt. Die Auswirkungen im Bereich der Cochlea führen weder durch CS_2 allein noch in Kombination mit den in der Kunstfaser-Industrie herrschenden Lautstärken zu einer Einschränkung der akustischen Information.

Gutachterlich an uns herangetragene Fragen bezüglich der Auswirkungen der Schwefelkohlenstoff-Exposition (CS_2) auf die rhino-otologischen Funktionen der Beschäftigten in Kunstfaserbetrieben veranlaßten uns, in diesem Rahmen komplexe Reihenuntersuchungen vorzunehmen. Den arbeitsmedizinischen Untersuchungen stellten wir Tierexperimente voran, bei denen Kaninchen beiderlei Geschlechts einer CS_2-Exposition von durchschnittlich 675 mg/m³ während 18 Monaten unterworfen wurden. Über die Ergebnisse der histologisch-histotopochemischen tierexperimentellen Befunde der Nasenschleimhäute wurde bereits berichtet (Gohlke u. Zenk, 1968).

Material und Methode

Die arbeitsmedizinischen Untersuchungen erfolgten in den Jahren 1965 und 1966 in zwei Kunstfaserfabriken der DDR. Es wurden 4 betriebliche Kollektive zu je 20 CS_2-Exponierten gebildet und bezüglich Beschwerden, Funktion und Befund der Respirationsschleimhäute und des Ohres erfaßt. Die Beschränkung in der Zahl der Probanden ergab sich aus den Schwierigkeiten der Einweisung der Exponierten aus der Produktion zur stationären Aufnahme. Die Kollektive umfaßten die Altersgruppen der 20—29jährigen (Gruppe I), der 30—39jährigen (Gruppe II), der 40—49jährigen (Gruppe III) und der 50—59jährigen (Gruppe IV). Die jüngeren Probanden wurden einbezogen, um gegebenenfalls den Faktor der Physiosklerose als begünstigendes Moment einer CS_2-Intoxikation erfassen zu können. Den Exponierten wurden altersmäßig gleiche Kontrollgruppen gegenübergestellt, die ausschließlich ambulant untersucht wurden. Bei ihnen handelt es sich um Probanden mit annähernd entsprechender körperlicher Tätigkeit. Bei der Auswahl der Probanden wurden alle Personen ausgeschieden, die in der Anamnese Hinweise auf vorausgegangene Einwirkungen gewerblicher Noxen, überstandene Schädeltraumen, entzündliche Ohrerkrankungen, Infektionen sowie antibiotische Behandlungen boten.

Die Spinnereiarbeiter waren in einem Zellstoff- und Zellwollwerk in den Jahren 1956/58 gegenüber Raumluftkonzentrationen von 192—470 mg/m³ CS_2 exponiert. In den Jahren 1960/62 lagen die Werte zwischen 51 und 340 mg/m³. In den folgenden Jahren bewegte sich der CS_2-Gehalt zwischen 36 und 291 mg/m³, bei Spitzenwerten bis zu 683 mg/m³. In dem anderen Werke traten Spitzenwerte bis zu 1291 mg/m³ beim Reinigen der Sulfidiertrommeln auf, was 1967 durch Beschichtung der Trommeln mit Teflon reduziert werden konnte. Die Dauer der CS_2-Exposition in den einzelnen Altersgruppen veranschaulicht Tabelle 1.

Tabelle 1. *CS_2-Exposition in Jahren*

Altersgruppe	kürzeste	längste	durchschnittliche
I (20—29 J.)	1	8	2,7
II (30—39 J.)	3	15	7,8
III (40—49 J.)	2	27	19,7
IV (50—59 J.)	1	28	11,9

Diese Werte und die Dauer der Exposition bedingen eine CS_2-Gefährdung in einer Größenordnung, die chronische Intoxikationen entstehen lassen können, zumal bei Kontrollen und Maschinenreparaturen mit hohen Konzentrationen von CS_2 den Forderungen nach Tragen von Atemschutzgeräten nicht immer entsprochen wird. Hinzu kommt, daß sowohl bei unvorschriftsmäßigem Anspinnen wie auch infolge freier Durchführung der Spinnkabel zu den Schneidtürmen, bei verzögerter

Beseitigung abgezogener Spinnkabel sowie bei Arbeiten im Mischerraum wie auch infolge aerodynamischer Verhältnisse die gemessenen Werte noch überschritten werden können.

Im Gegensatz zu dem durch betriebspezifische Vorgänge wechselnden CS_2-Luftgehalt war die Lärmbelastung konstant. Der Lärm im Spinnsaal entstand durch Spinnmaschinen einschließlich Walzentrios, Schneide- und Nachbehandlungsmaschinen. Zur Überwachung der Maschinen und Beseitigung von Störungen läuft das Bedienungspersonal in den Gängen sowie auf der Schneidebühne. Messungen an verschiedenen Punkten mit dem Schallpegelmesser LSM 2 ergaben Lautstärken, die um die N 85 lagen. Die Frequenzanalyse offenbarte ein Geräusch mit gleichmäßiger Zusammensetzung in den verschiedenen Bereichen, so daß auch nach Jahren keine entscheidende Höreinbuße im sozialen Sprachbereich zu erwarten ist. Bei den CS_2-Luft-Analysen im Betrieb wurde im gleichen Arbeitsgang auch Schwefelwasserstoff (H_2S) bestimmt, dessen Anteil im Verhältnis zu CS_2 etwa das 7fache betrug.

Anamnestische Erhebungen

Bei den anamnestischen Erhebungen wurden Gefäßerkrankungen, Diabetes, Unfälle, Intoxikationen, Infektionen, Lebererkrankungen sowie vorausgegangene Behandlung mit Antibiotica erfragt. Die Aufmerksamkeit galt ferner Schädel-, Baro- und Elektrotraumen, Allergien und dysregulatorischen Durchblutungsstörungen. Ferner wurden vorausgegangene oder bestehende Augen- und entzündliche Ohrerkrankungen berücksichtigt, wobei wir auf die Angaben des Probanden angewiesen waren. Daneben interessierten Alkohol- und Rauchgewohnheiten. Diesbezügliche Erhebungen erfolgten in Anlehnung an die Tabellen von Wynder und Graham (1950).

An subjektiven Beschwerden registrierten wir Schwindel, Kopfschmerzen, Hörminderungen, Ohrensausen, Geruchs- und Geschmackseinschränkungen, Schlafstörungen, Gewichtsabnahme, Parästhesien der Extremitäten sowie allgemeine Beschwerden.

Respirationsorgane

Die Untersuchungen der Respirationsorgane, der die Inspektion und Prüfung der Durchgängigkeit der Nase voranging, umfaßten neben den Nasenschleimhäuten die röntgenologischen Befunde der Nasennebenhöhlen. Das Geruchsvermögen (Minimum perceptible) wurde qualitativ und quantitativ mit Bittermandelwasser, Zimt, Lavendelspiritus, Zitronenöl, Kaffee, Salmiakgeist, Eisessig, Chloroform und Pyridin ermittelt, wobei wir uns im quantitativen Bereich an Elsberg anschließen, was sich bei unseren arbeitsmedizinischen Untersuchungen bewährt hatte.

Das Geschmacksvermögen wurde mit den 4 Hauptqualitäten des Geschmackssinnes (süß, sauer, salzig, bitter) bei punktförmiger Auftragung der Testlösung in steigender Konzentration geprüft. Elektrische Reizstromwerte (Elgustometrie) wurden durch ein von unserer technischen Abteilung hergestelltes Gerät ermittelt, das im Prinzip aus einer 100 V Anodenbatterie als Energiequelle besteht. Von dieser werden mittels Drehwiderständen Gleichströme von 1—37 EGU (Electric-Gust-Units) zur Schwellenbestimmung entnommen.

Da die Schleimhäute der Nase und Nasennebenhöhle funktionell eine Einheit bilden, hatten wir neben den funktionellen und klinischen Untersuchungen auch die röntgenologischen Untersuchungen der Nasennebenhöhlen eingeschlossen. Hierzu wählten wir den occipito-frontalen Strahlengang. Die Röntgenbefunde trugen gleichzeitig dazu bei, Angaben von Kopfschmerzen und Schwindel sowie Pharyngitiden und Laryngitiden als Folge von Nasennebenhöhlenerkrankungen zu klären.

Ohr

Am Ohr legten wir nach vorausgegangenen otoskopischen Untersuchungen bei Exponierten und Probanden die Hörschwelle mittels der Audiometrie fest. Für die Untersuchung im Betrieb verwandten wir das Atlas-Audiometer EM42, wobei der jeweilige Raumstörpegel unvermeidlich in das Meßergebnis einging. Für die klinische Untersuchung stand das Audiometer MA3 der Firma Clamann & Grahnert, Dresden, zur Verfügung. Luft- und Knochenleitung wurden untersucht. Erforderliche Differenzierungen zwischen Haarzell- und retroganglionärer Schädigung wurden durch überschwellige Teste (Geräuschaudiometrie nach Langenbeck) ermittelt. Bei der Auswertung wurden nur Audiogramme berücksichtigt, die annähernd den gleichen Verlauf der Luft- und Knochenleitung aufwiesen. Zwecks Beurteilung etwaiger eingetretener Hörverluste wurden neben der altersmäßigen Kontrollgruppe die physiologischen Schwellenwerte von Jatho und Heck herangezogen, die etwa mit denen von Bunch, de la Rosée und der American Standard Association (ASA) übereinstimmen.

Die Vestibularisuntersuchungen wurden unter Fortfall der Rotation nach dem in unserm Institut gebräuchlichen Untersuchungsgang durchgeführt, der neben der Schwindelanamnese die Koordinations-, Erregbarkeits- und Lageprüfungen beinhaltet. Die Beobachtungen des Nystagmus erfolgten unter der Leuchtbrille. Unabhängig von der von uns behandelten Problematik bildet die cochleo-vestibuläre Symptomatik in den letzten zwei Jahrzehnten das Thema zahlreicher Veröffentlichungen (Bärtschi-Rochaix, Dechner, Moritz, Pfalz, Wahlen, Boennighaus, Flock), wobei auch pathologische Veränderungen der Halswirbelsäule (HWS) ursächlich diskutiert werden. Daher zogen wir zum Ausschluß derartiger Störungen und zur Differentialdiagnostik röntgenologische Aufnahmen der HWS in unsern Untersuchungsgang ein. An weiteren Untersuchungen wurden die Blutdruckmessungen und bei einigen Probanden elektroencephalographische Untersuchungen durchgeführt.

Ergebnisse

Die allgemeinen Beschwerden einschließlich der Sensibilitätsstörungen waren bei den Exponierten mit 158 gegenüber 50 bei den Kontrollprobanden deutlich erhöht. Einzelheiten sind der Tabelle 2 zu entnehmen.

Die rhinoskopischen Untersuchungen ergaben bei den Kontrollgruppen I—III unauffällige Schleimhautbefunde. Lediglich die Gruppe IV zeichnete sich durch vermehrt atrophische Schleimhäute aus. Die Prüfungsergebnisse des Geruchsvermögens zeigt Tabelle 3.

Zwecks rechnerischer Aufbereitung wurden in den einzelnen Altersstufen die Gruppen der Exponierten (CS_2-Exp.) der zahlenmäßig gleichen Kontrollgruppe (Kontrollgr.) gegenübergestellt und der Anteil der Personen mit Hyposmie (H) und Anosmie (A) bestimmt. Das Ergebnis ist der Tabelle 4 zu entnehmen.

Die Prüfung der Signifikanz wurde mittels der X^2-Methode in Vierfeldertafeln vorgenommen. Die nichtexponierten Kontrollgruppen wiesen nur in 10—20 % der Fälle Hyposmie und Anosmie auf. Die exponierte Gruppe bis 30 Jahre hatte mit 25 % den niedrigsten Anteil von Hyposmie und Anosmie (H + A) aller exponierten Gruppen. Der Unterschied zwischen Kontrollgruppe und exponierter Gruppe ist hier statistisch

Tabelle 2. *Subjektive Beschwerden 80 CS_2-Exponierter und altersmäßiger Kontrollgruppen*

Beschwerden	Altersgruppe I (20—29 J.) Exp.	I Kontr.	II (30—39 J.) Exp.	II Kontr.	III (40—49 J.) Exp.	III Kontr.	IV (50—59 J.) Exp.	IV Kontr.
Schwindel								
Dreh-,	—	—	2	1	2	1	3	1
Schwank-,	—	—	4	—	6	2	6	2
Lift-	2	—	—	—	—	—	—	—
Kopfschmerzen								
Stirn-,	3	—	—	—	2	—	3	—
Schläfen-,	4	—	5	2	8	3	8	—
Hinterhaupt-	1	—	—	2	—	—	—	—
Hörminderung	—	—	—	—	5	—	5	—
Ohrensausen	—	—	1	2	2	1	1	—
Riechminderung	2	—	2	—	2	1	5	1
Geschmacksminderung	2	—	2	—	—	—	6	1
Schlafstörungen	—	—	2	3	7	—	9	4
Gewichtsabnahme	8	—	—	1	4	—	2	—
Beschwerden allgemein	5	2	8	5	10	8	9	7
Summe der geklagten Beschwerden	27	2	26	16	48	16	57	16

Tabelle 3. *Geruchsqualitäten 80 CS_2-Exponierter und altersmäßiger Kontrollgruppen*

Geruchsqualität	I Exp.	I Kontr.	II Exp.	II Kontr.	III Exp.	III Kontr.	IV Exp.	IV Kontr.
Ausreichend	15	18	8	16	8	18	9	18
Hyposmie	5	2	10	4	12	2	10	2
Anosmie	—	—	2	—	—	—	1	—

nicht signifikant. Bei den übrigen exponierten Altersgruppen lag der Anteil der Personen mit Hyposmien und Anosmien bei 60 %, er war also gegenüber den Kontrollgruppen statistisch signifikant mit dem in der Tabelle angegebenen Signifikanzniveau.

Tabelle 4. *Prozentualer Anteil der Exponierten und Kontrollprobanden an Hyposmie und Anosmie*

Altersgruppen	Exp. Gruppe (%)	Kontrollgruppe (%)	Signifikanzniveau (%)
I	25	10	nicht sign.
II	60	20	5
III	60	10	1
IV	55	10	1
II—IV	58,3	13,3	0,1

Die Geschmacksprüfungen erbrachten nur vereinzelte Unterschiede innerhalb beider Gruppen. Die exponierten Probanden gaben jedoch an, daß der CS_2-Geschmack nach Expositionsende im Gegensatz zum Geruch länger, teilweise bis zu 3 Std anhält. Nach erfolgter Exposition bevorzugten 60 % der Exponierten kalte gegenüber warmen Speisen, während der Rauchgenuß nach übereinstimmenden Aussagen durch CS_2 nicht behindert wird.

Die Rachenschleimhäute wiesen nur 3 Atrophien in der Gruppe III auf. Sonst fanden sich keine Unterschiede innerhalb der Kollektive. Der Rachenreflex war bei allen Probanden auslösbar. Stimmlippen und Kehlkopf zeigten im wesentlichen unauffällige Schleimhautbefunde. Bei den Exponierten der Gruppe I und II war in 5 Fällen geringe Infiltration zu erkennen. In 5 Fällen (Gruppe III: 4, Gruppe IV: 1) fanden sich Rötung der Stimmlippen gegenüber 4 Fällen bei den Kontrollprobanden. Die Motilität war weder bei Exponierten noch bei Kontrollprobanden eingeschränkt. Hinweise für CS_2-bedingte oro-nasale oder infraglottische Erkrankungsherde fanden sich weder im Kehlkopfbereich noch an den Trachealabschnitten, soweit sie der indirekten Spiegelung zugänglich waren.

Die Schwellenkurven der cochlearen Funktionen in den Gruppen I, II und IV der Exponierten und der Kontrollprobanden verlaufen etwa innerhalb der physiologischen Schwankungsbreite bei angedeuteter Überschreitung im mittleren und oberen Frequenzbereich.

Die zahlenmäßige Verteilung der Audiogramme der einzelnen Gruppen läßt nachstehende Tabelle 5 erkennen.

Hierbei ist auffallend, daß sich bei den Exponierten der Altersstufe I im Gegensatz zur Kontrollgruppe 7 Audiogramme von pancochlearem Typ fanden. Fassen wir die 4 Altersstufen zusammen, so zeigten sich bei den 80 Exponierten im Gegensatz zu den Kontrollgruppen 9 Audiogramme pancochlearen Typs.

Tabelle 5

	Gruppe I		Gruppe II		Gruppe III		Gruppe IV	
	Exp.	Kontr.	Exp.	Kontr.	Exp.	Kontr.	Exp.	Kontr.
Cochleo-basaler Typ	1	4	4	4	7	—	3	3
Pancochlearer Typ	7	—	2	—	—	—	—	—
Physiologische Audiogramme	12	16	14	16	13	20	17	17

Die Untersuchung des Gleichgewichtsorgans ergab bei 72 Exponierten gegenüber 36 der Kontrollprobanden abweichende Nystagmusformen. Eine Varianzanalyse der thermisch ermittelten Werte bei den Exponierten und der Kontrollgruppe ergab keine signifikanten Unterschiede zwischen den Mittelwerten der Rechts-Links-Werte der Nystagmusdauer. Deshalb wurden die Werte von je zwei zusammengehörigen Rechts-Links-Gruppen zusammengefaßt. Die Ergebnisse in den einzelnen Gruppen sind der Tabelle 6 zu entnehmen. Die Spülung mit 27° zeigte bei der Kontrollgruppe zunächst einen Abfall der Mittelwerte mit dem Alter bei einem Gleichverlauf der Mittelwerte der Altersgruppe III (40—49 J.) und IV (50—59 J.). Bei der Exponiertengruppe folgt einem schwachen Abfall am Anfang und Ende der Kurve ein starker Anstieg in der Mitte. Bei der Spülung mit 45° ist der Verlauf bei beiden Gruppen ähnlich. Einem langsamen Abfall der Mittelwerte bis zur Gruppe III (40—49 J.) folgt ein stärkerer Anstieg bis zum Alter von 59 Jahren.

Für die Werte bei 27° wurde eine Varianzanalyse durchgeführt, die keine signifikanten Unterschiede zwischen beiden Kollektiven ergab. Da jedoch bei den Gruppen I (20—29 J.) und II (30—39 J.) in der Kontrollgruppe höhere Werte, bei den Gruppen III und IV niedere Werte auftraten, wurde mit dem *t*-Test geprüft, ob der Unterschied zwischen Kontroll- und Expositionsgruppe bei den Mittelwerten der Gruppen I und II zusammen signifikant ist. Der Test erbrachte eine Signifikanz mit 1 % Irrtumswahrscheinlichkeit. Bei den Gruppen III und IV zusammen ergab sich keine Signifikanz. Für die Werte bei 45° ergab die Varianzanalyse einen mit 1 % Irrtumswahrscheinlichkeit gesicherten signifikanten Unterschied in den Mittelwerten zwischen Kontroll- und Versuchsgruppe, während sich zwischen den Mittelwerten der Gruppen nur bei denen der Gruppen III und IV ein signifikanter Unterschied zeigte, der mit 5 % Irrtumswahrscheinlichkeit statistisch signifikant ist.

Die röntgenologischen Untersuchungen der Nasennebenhöhlen sind dahingehend zusammenzufassen, daß bei den Exponierten in 78,5 %, bei den Kontrollprobanden in 80 % die Nasennebenhöhlenschleimhäute

Tabelle 6. *Mittelwerte der Nystagmusdauer bei der calorischen Prüfung der CS_2-Exponierten (E) und Kontrollprobanden (K)*

Temperatur	Alter	Gruppe	Anzahl	V (sec)	X	$s_{\bar{x}}$ (sec)	s (sec)
27°	−30 J.	E	30	50—180	119,4	± 5,7	31,2
		K	40	80—306	138,3	± 6,6	41,8
	−40 J.	E	40	82—180	118,0	± 5,4	34,3
		K	40	32—265	131,2	± 7,6	48,1
	−50 J.	E	36	82—290	135,2	± 6,3	37,8
		K	40	60—180	126,2	± 3,8	23,9
	60 J. +	E	34	70—200	130,1	± 4,4	25,8
		K	40	90—167	126,3	± 3,5	22,4
45°	−30 J.	E	30	45—180	113,3	± 6,0	33,1
		K	40	30—212	102,0	± 7,2	45,3
	−40 J.	E	40	52—180	108,5	± 6,3	40,1
		K	40	00—170	99,1	± 6,3	39,6
	−50 J.	E	36	40—190	105,9	± 5,9	35,3
		K	40	38—145	92,9	± 4,4	27,6
	60 J. +	E	34	70—160	117,0	± 3,8	22,4
		K	40	55—157	108,0	± 3,9	24,7

V = Variationsbreite (Höchster-niedrigster Wert). — X = arithm. Mittelwert. $s_{\bar{x}}$ = mittlerer Fehler. s = Standardabweichung.

ausreichende Pneumatisation zeigten. Der prozentuale Anteil der randständigen und solitären Verschattungen ließen mit 10 % bei den Exponierten und 8,8 % bei den Kontrollprobanden keine Unterschiede erkennen.

Den prozentualen Anteil der Veränderungen der Halswirbelsäule unserer Exponierten und Probanden veranschaulicht Tabelle 7. Inwieweit die erhobenen Nystagmusbefunde durch Veränderung der HWS und nicht toxisch bedingt sein können, ist im Einzelfall nicht immer zu beurteilen. Wie aus der Tabelle 7 hervorgeht, ist der prozentuale Anteil der pathologischen HWS-Veränderungen der Kontrollgruppe gegenüber den Exponierten nur andeutungsweise erhöht. Durch krankhafte Veränderungen der HWS bedingte pathologische Vestibularisbefunde müßten daher bei Exponierten und Kontrollprobanden gleich häufig auftreten, was nicht der Fall ist. Sowohl bei Exponierten wie bei Kontrollprobanden fehlt ferner Ohrensausen pulsierender Art mit betonter Einseitigkeit, wie es beim cervicalen Syndrom häufig gefunden wird. Demgegenüber sind objektive Vestibularisbefunde in der CS_2-Gruppe häufiger, was den ursächlichen Zusammenhang zwischen CS_2-Intoxikation und vermehrter Vestibularissymptomatik unterstreicht.

Tabelle 7. *Röntgenologische Veränderungen der Halswirbelsäule bei 80 CS_2-Exponierten und Kontrollprobanden*

Altersgruppe	HWS-Veränderung (Osteochondrose, Spondylose)	Ergebnisse anderer Untersucher		CS_2-Exp.	Kontr.-Gruppe
		Schoen u. Süsse (%)	in unserm Institut (%)	(%)	(%)
I	keine	—	—	100	100
	beginnende	—	6	—	—
	deutliche	—	1,1	—	—
II	keine	—	—	85	75
	beginnende	25	6,7	10	20
	deutliche		23,8	5	5
III	keine	—		30	35
	beginnende	40	12,5	20	15
	deutliche		56,7	50	50
IV	keine	—	—	5	—
	beginnende	71	10,9	5	20
	deutliche		75,6	90	80

Tabelle 8

EEG-Befunde	Altersgruppen			
	I	II	III	IV
Physiologisch	6 (5)	11 (10)	15 (12)	8 (8)
Möglich toxisch bedingt	—	1 (1)	2 (2)	6 (6)
Sicher toxisch bedingt	—	1 (1)	1 (1)	2 (2)

Die durchschnittlichen Blutdruckwerte unserer Exponierten und der Kontrollprobanden zeigen keine auffallenden Unterschiede zwischen beiden Gruppen.

Die EEG-Befunde der Exponierten in Verbindung mit den Vestibularisbefunden (in Klammern) werden in Tabelle 8 wiedergegeben. Hierbei wird differenziert zwischen physiologischem Ablauf, möglicherweise toxisch-bedingten und sicher toxisch-bedingten Abweichungen im EEG. Pathologische Nystagmusbefunde sind in Klammern gesetzt.

Die Exponierten mit möglich und sicher toxisch bedingten Encephalogrammen wiesen in allen Fällen pathologische Vestibularisformen (Spontan-, Lage- und Lagerungsnystagmus) auf, während bei den physiologisch bewerteten 40 Encephalogrammen in 35 Fällen pathologische Nystagmusformen zur Beobachtung kamen.

Diskussion der Ergebnisse

An der Spitze der subjektiven Beschwerden standen Kopfschmerzen (42,5 %), Schwindel (31,2 %) sowie Beschwerden allgemeiner Art (40 %), die nicht an klinische Befunde gebunden waren. Klinisch zeigten die Exponierten vermehrt trockene Nasenschleimhäute, Hypo- und Anosmien, teils mit Krustenbildung als Ausdruck eines lokalen Summationseffekts, u.a. von CS_2 und H_2S. Die Röntgenaufnahmen der Nasennebenhöhlen ergaben bezüglich der Schleimhäute keine Unterschiede beider Gruppen, was auch klinisch bezüglich des Pharynx, des Larynx und der oberen Trachealabschnitte gesagt werden kann. Im Pharynx waren die Reflexe auslösbar. Die Stimmplippen wiesen bei Exponierten und Kontrollprobanden ausreichende Motilität auf. Die Prüfung des Hörvermögens brachte sowohl gegenüber den Kontrollgruppen wie auch gegenüber den altersphysiologischen Werten angedeutete Abweichungen. Im Vergleich zu den Kontrollprobanden lagen die Ergebnisse an der unteren Grenze der physiologischen Schwankungsbreite, die sie teils auch überschreiten, ohne ursächlich hierfür die Lärmexposition ansehen zu können. Vielmehr ist daraus zu entnehmen, daß sich in den hohen Frequenzen die toxischen Auswirkungen des CS_2 bemerkbar zu machen beginnen. Auffallend war die Zahl der pathologischen Vestibularisformen der Exponierten, wofür ursächlich pathologische Veränderungen der HWS ausgeschlossen werden konnten. Abweichende Nystagmusformen lagen in der Kontrollgruppe zahlenmäßig niedriger als bei den Exponierten, wie auch das Überwiegen der kalorisch bedingten Nystagmusdauer bei der Warmspülung der Exponierten signifikant war. Entsprechend der Tabelle 8 findet sich eine gewisse Übereinstimmung zwischen den im EEG festgestellten Abweichungen und den Nystagmusbefunden, so daß Vestibularisprüfungen empfohlen werden können, wo die Anwendung des EEG auf Schwierigkeiten stößt. Diese Nystagmusbefunde, die von der Norm abweichen und auf Grund der Kontrolluntersuchungen als pathognomonisch gewertet werden, gehen anderen klinischen Befunden voraus. Sie sind als Frühsymptome einer Intoxikation zu werten, was ihre Bedeutung für die Prophylaxe unterstreicht.

Literatur

Bärtschi-Rochaix, W.: Migraine cervicale. Bern: H. Huber 1949.

Boenninghaus, H. G.: Nystagmographische Untersuchungen bei Kopfstellungsänderungen während der kalorischen Reizung. Arch. Ohrenheilk. **169**, 405 (1956).

Bunch, C. C.: Age variations in auditory acuity. Arch. Otolaryng. **9**, 625 (1929).

Decher, H.: Störung des optokinetischen Nystagmus durch cervicale Irritation. Z. Laryng. Rhinol. **45**, 791 (1966).

Elsberg, Ch. A.: The new aspects of olfactory physiology and their diagnostic applications. Arch. Neurol. Psychiat. (Chic.) **37**, 223 (1937).

— The sense of smell. I—XVI. Bull. neurol. Inst. N.Y. **4**, 5 (1935), **20**, 264, 479, **6**, 118, 253, 403 (1937), **7**, 78, 165 (1938).

Flock, H.: Halswirbel und ohrenfachärztliches Gutachten. HNO (Berl.) **11**, 229 (1963).
Gohlke, R., Zenk, H.: Histologisch histotopochemische Befunde der Nasenschleimhäute schwefelkohlenstoffexponierter Kaninchen. Arch. klin. exp. Ohr.-, Nas.- u. Kehlk.-Heilk. **190**, 36 (1968).
Jatho, H., Heck, K.-H.: Schwellenaudiometrische Untersuchungen über die Progredienz und Charakteristik der Altersschwerhörigkeit in den verschiedenen Lebensabschnitten (zugl. ein Beitrag zur Pathogenese der Presbyakusis). Z. Laryng. Rhinol. **38**, 72 (1959).
Moritz, W.: Das cervicale Sympathicus-Syndrom und seine praktische Bedeutung. Z. Laryng. Rhinol. **32**, 270 (1953).
Pfalz, C. R.: Differentialdiagnostische Probleme bei Vestibularisstörungen. HNO (Berl.) **8**, 193 (1960).
Rosée, B. de la: Untersuchungen über das normale Hörvermögen in den verschiedenen Lebensaltern unter besonderer Berücksichtigung der Prüfung mit dem Audiometer. Z. Laryng. Rhinol. **32**, 414 (1953).
Schoen, D.: Röntgenologische Untersuchungen über die Morbidität der Halswirbelsäule und deren klinische Wertigkeit. Klin. Wschr. **34**, 897 (1956).
Süsse, H. J.: Die Häufigkeit der Zervikalchondrose. Kongr.-Ber. I. Tagg. Med.-Wiss. Ges. Röntgenologie. DDR, Leipzig: Volk u. Gesundheit 1957.
Wahlen, G.: Zur klinischen und gutachterlichen Beurteilung des Dandy-Syndroms. HNO (Berl.) **11**, 233 (1963).
Wynder, E. L., Graham, E. A.; Zit. bei Breslow, L., Moaglin, L., Rasmussen, G., Abrams, H.-K.: Occupations- and cigarette smoking as factors in lung cancer. Amer. J. publ. Hlth. **44**, 171 (1954).

MR Dr. H. Zenk
DDR-42 Merseburg
Carl-von-Basedow-Krankenhaus

Int. Arch. Arbeitsmed. 27, 221–227 (1970)

The Influence of Nicotinic Acid upon the Disturbances in Lipid Metabolism Caused by Carbon Disulphide in Rats

Teresa Wrońska-Nofer
Department of Biochemistry, Institute of Occupational Medicine, Łódź, Poland
(Director: Prof. Dr. med. Jerzy Nofer)

Received May 27, 1970

Summary. Rats were exposed to carbon disulphide in concentration of 1.5 to 1.8 mg/l over several months and during certain time periods part of the animals were fed 30 mg of nicotinic acid per day. In the serum cholesterol, phospholipids and triglycerides were determined in time intervals ranging from 30 to 300 days of exposure. An increased level of all lipids in serum due to CS_2 exposure was found; that increase could be prevented by feeding the nicotinic acid. The hypolipemic effect was observed only within the treatment period. Advanced hyperlipaemia could be removed by nicotinic acid treatment without interrupting the exposure to carbon disulphide.

The increased levels of lipids in serum were observed in chronic experimental intoxication with carbon disulphide in animals (Cohen *et al.*, 1959; Patterni *et al.*, 1958; Prerovska *et al.*, 1961; Wrońska-Nofer and Nofer, 1966), as well as in workers exposed to this compound in industry (Ambrosio *et al.*, 1957; Harashima *et al.*, 1960; Meinhold, 1960; Nofer *et al.*, 1961). In the author's previous experiments it was shown that the exposure of rabbits and rats to carbon disulphide resulted in similar disturbances of the lipid metabolism (Wrońska-Nofer and Nofer, 1966). Treatment of the rabbits with nicotinic acid while exposed to carbon disulphide prevented the increase of the levels of serum lipids (Wrońska-Nofer, 1968).

In the present experiment an attempt was made to reproduce the above effect in rats and to learn more about the conditions necessary for manifestation of the protective effect of nicotinic acid. Answers to two specific questions were objectives of this study: a) whether it is possible to eliminate the changes in lipid levels, already existing when treatment with nicotinic acid was introduced at a later stage of exposure to carbon disulphide, and b) whether the protective effect achieved by this treatment persists beyond the treatment period.

Experimental Methods

The experiment was performed on 50 female rats of the Wistar strain with a mean body weight (at the beginning of experiment) of 230 g. The animals were

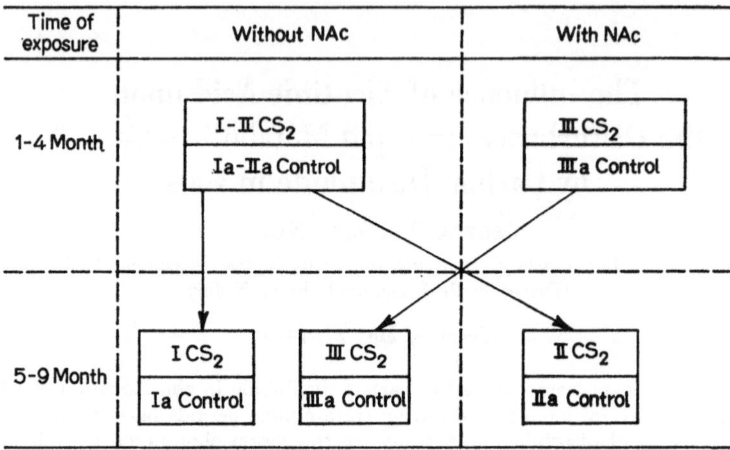

Fig. 1. Summary of the experimental design. Groups divided under the angle of nicotinic acid (NAc) administration. Concentration of CS_2 1.5–1.8 mg/l daily dose of NAc 30 mg/rat

divided into two basic groups: 25 rats exposed to carbon disulphide and 25 control rats. A summary of the experiment is presented in Fig. 1.

The animals were divided into different groups, using the criterion of the initial values of body weight and of serum cholesterol and the same mean level was obtained for all groups. As shown in Fig. 1, one group was selected (I) to be kept throughout the experiment without the nicotinic acid. In groups II and III, the administration of this vitamin was either introduced later, after 4 months (Group II) of the duration of the experiment or discontinued at the same time (Group III). Dividing the initial combined Group I–II into separate ones, the mean values of the serum lipids were held approximately the same in both groups. This was equal or close to the mean values given in Tables 1–3 for the joint groups I–II after 120 days of exposure. The same was true also for the respective control groups.

During the experiment all the animals were fed standard LSM diet[1]. The nicotinic acid[2] was supplied in drinking water at a daily rate of 30 mg per rat. The animals were exposed to 1.5–1.8 mg/l carbon disulphide in a dynamic chamber described in details by Szymczykiewicz (1957). The exposure lasted 5 hours a day and was continued daily (except for Sundays) over a period of 10 months. The concentrations of carbon disulphide in the air were determined colorimetrically with alcoholic diethylamine and cupric acetate according to Kęsy (1950).

On the 30th, 60th, 120th, 180th, 240th and 300th days of exposure, blood was taken from the tail vain of rats for the lipid determinations. Samples were taken from all the animals on the same day. The determinations of lipids in serum included cholesterol, phospholipids and triglycerides. Cholesterol was determined according to Sperry and Webb (1950), phospholipids after Dmochowski *et al.* (1960), triglycerides after Kaplan and Lee (1965). The differences found between groups were evaluated statistically, using the Students *t*-test.

1 Produced by Wytwórnia Pasz, Łowicz.

2 Product of Polfa, Poland.

Table 1. *Serum cholesterol level of control and exposed rats after different periods of exposure expressed in mg/100 ml. Groups II and III subjected to the exchange after 4 month with respect to NAc treatment. For details see Fig. 1*

Group		Number of animals	Successive day of exposure					
			30	60	120	180	240	300
Exposed to CS_2	I II	16	45 ± 6.6	51.5 ± 5	54 ± 6.5	65 ± 9.1[a] 56 ± 5.6[a]	66.5 ± 2.2[a] 58.5 ± 2.2[a]	66.5 ± 6.9[a] 48.1 ± 5.1[a]
	III	10	40 ± 4.3	37.4 ± 3.1	44 ± 7.7	60.8 ± 5.2[a]	64.5 ± 7.6[a]	54 ± 6.1[a]
Control	I II	16	37 ± 2.1	35.3 ± 3.6	43 ± 5.5	49 ± 2.2 51.2 ± 7.1	47.5 ± 3.3 50 ± 3.3	42.5 ± 2 8 43.7 ± 4.3
	III	10	30 ± 4.3	32.1 ± 1.2	44 ± 4	47.6 ± 6.4	50 ± 3 3	44.7 ± 2.8

[a] Difference statistically significant from control data.

Table 2. *Serum phospholipids levels of control and exposed rats after different periods of exposure expressed in mg/100 ml. Groups II and III subjected to the exchange after 4 month with respect to NAc treatment. For details see Fig. 1*

Group		Number of animals	Successive day of exposure					
			30	60	120	180	240	300
Exposed to CS_2	I II	16	110.6 ± 16.7[a]	106 ± 12.7[a]	110 ± 22.8[a]	114 ± 18.5[a] 76 ± 20	113 ± 5.3[a] 82.5 ± 11.4	105 ± 6.2[a] 81 ± 7.7
	III	10	100.6 ± 11.7[a]	87 ± 11.7	91.5 ± 16.6	100 ± 8.3	103.5 ± 9.1[a]	90.6 ± 19.4
Control	I II	16	77 ± 6.4	77.5 ± 4.6	81.5 ± 14.7	77 ± 7.8 79 ± 9.7	82.5 ± 10.8 83.5 ± 7.4	75 ± 4 76 ± 6.2
	III	10	84 ± 11.6	68 ± 6.7	82.5 ± 10.7	80 ± 10.1	8.4 ± 9.1	73 ± 4.4

[a] Difference statistically significant from control data.

Table 3. *Serum triglycerides level of control and exposed rats after different periods of exposure expressed in mg/100 ml. Groups II and III subjected to the exchange after 4 month with respect to NAc treatment. For details see Fig. 1*

Group		Number of animals	Successive day of exposure					
			30	60	120	180	240	300
Exposed to CS_2	I II	16	94.6 ± 30.3	101 ± 14.7	116 ± 14	114 ± 27[a] 108.8 ± 11.5	113.3 ± 1.5[a] 79.2 ± 12.8	126 ± 30.7[a] 56 ± 16.6
	III	10	83 ± 18	67 ± 20.8	108 ± 19.7	119 ± 11.2	105 ± 10.3	104 ± 29.2
Control	I II	16	86.1 ± 18.6	78 ± 22.9	78 ± 27.3	53 ± 11.6 41.3 ± 15.1	76.2 ± 8.6 76.2 ± 8.6	64 ± 11.1 75 ± 20.1
	III	10	80 ± 21.8	73.5 ± 17	77 ± 16.1	63.7 ± 7.1	73.2 ± 8.6	64 ± 28.3

[a] Difference statistically significant from control data.

Results

After 6 months of exposure, rats of Group I displayed typical symptoms of chronic carbon disulphide intoxication such as loss of motor equilibrium, muscular weakness and loss of body weight. After 9 months of exposure paraplegia of the posterior limbs appeared. The disturbances were less pronounced in groups treated with nicotinic acid during CS_2 exposure.

For each kind of determination, the results obtained are presented separately: cholesterol (Table 1), phospholipids (Table 2), triglycerides (Table 3).

Discussion

The results obtained in this study confirmed the author's previous finding (Wrońska-Nofer and Nofer, 1966) that prolonged exposure to carbon disulphide results in disturbances of the lipid metabolism not only in rabbits (Wrońska-Nofer, 1968; Wrońska-Nofer *et al.*, 1969), but also in rats in which, as it is commonly believed, it is much more difficult to produce changes of the atherosclerotic type. Moreover it seems that in comparable conditions of exposure the increase of serum cholesterol and phospholipids in rats is more pronounced and more rapid than in rabbits.

The daily administration of nicotinic acid during the exposure to carbon disulphide prevented the manifestation of the changes in cholesterol, triglycerides and phospholipids levels in rat serum. It has to be noted that in rabbits this compound seemed to be less effective, at least with respect to the levels of phospholipids (Wrońska-Nofer, 1968).

The hypolipemic action of nicotinic acid in rats intoxicated with carbon disulphide is shown here for the first time. Attempts of this kind had already been made in experimental atherosclerosis induced by other factors, but with different results. Whereas some authors succeded such as Duncan and Best (1958), Gaylor *et al.* (1960), Jacobs (1965) and Schön (1958), others failed to achieve the hypolipemic effects of this compound (Duncan and Best, 1960; Friedman and Byers, 1959; Nath *et al.*, 1959).

The mechanism of hypolipemic action of nicotinic acid in chronic carbon disulphide intoxication is not known. In this report it has been shown that similarily to the experimental hyperlipemia induced by other factors Galbraith *et al.* (1959), Nava *et al.* (1958), the protective effect of nicotinic acid is limited to the period over which the treatment is continued. Discontinuation of the administration resulted in a gradual increase of the concentration of all investigated lipids in serum.

An essential finding of this report seems to be that treating the animals with nicotinic acid enables one to abolish the changes in the lipid levels which developed earlier as results of exposure to carbon disulphide. This may be of some importance with regard to human beings in whom the exposure to carbon disulphide has already brought about a hyperlipemia. It seems also interesting that the existing disturbances of the lipid metabolism may be removed without discontinuation of the exposure to carbon disulphide.

It seems, however, that the benefits of this finding cannot yet be utilized in practical treatment of people. The main contraindication follows from the large dosages (about 120 mg/kg/day) of nicotinic acid used in this experiment to achieve the hypolipemic effect. This dose was lower than that applied by Lipton (1965) in rabbits fed hyperlipemic diet (about 350 mg/kg/day); nevertheless it was still far beyond the normal requirement for this vitamin which in rat is only 0.2 mg/kg/day. Although many authors, such as Altschul *et al.* (1955), Friedman and Byers (1959), Galbraith *et al.* (1959), Merill and Lamley-Stone (1957), Miller *et al.* (1958), think that only large dosages of nicotinic acid (on the order of 100 mg/kg/day) may be effective in preventing experimental hyperlipemia, this question still seems open to further investigation.

References

Altschul, R., Hoffer, A., Stephen, J. D.: Influence of nicotinic acid on serum cholesterol in man. Arch. Biochem. **54**, 558 (1955).

Ambrosio, L., Marsico, F., Piccoli, P.: Sulfocarbonismo Professionale. Folia med. Napoli) **40**, **544** (1957).

Cohen, A. E., Scheel, L. P., Kopp, J. F., Stochel, R. F., Keeman, R. G., Mountain, J. T., Paulus, H. J.: Biochemical mechanism in carbon disulphide poisoning. Amer. industr. Hyg. Ass. J. **20**, 203 (1959).

Dmochowski, A., Krajewski, T., Urbanek, H.: Microdehermination of phosphorus by way of mineralisation by the dry way [Poln.] Chemia Analityczna **5**, 683 (1960).

Duncan, Ch. H., Best, S.: Effect of nicotinic acid on cholesterol metabolism of the rat. Circulation **18**, 490 (1958).

— — Lack of nicotinic acid on cholesterol metabolism in rat. J. Lipid Res. **1**, 159 (1960).

Friedman, M., Byers, S. O.: Evaluation of nicotinic acid as an hypocholesterolemic and antiatherogenic substance. J. clin. Invest. **38**, 1328 (1959).

Galbraith, P. A., Perry, W. F., Beamisch, R. E.: Effect of nicotinic acid on serum lipids in normal and atherosclerotic subject. Lancet **1959I**, **222**.

Gaylor, J. I., Hardy, R. W., Bauman, M. M.: Effect of nicotinic acid and related compounds on sterol metabolism in the chick and rat. J. Nutr. **70**, 293 (1960).

Harashima, S., Toyama, T., Sakurai, T.: Serum cholesterol level of viscose rayon workers. Keio J. Med. **9**, 81 (1960).

Jacobs, R. S.: Effect of nicotinic acid on serum triglyceride cholesterol and chylomicrons in rats. Proc. Soc. exp. Biol. (N.Y). **119**, 1117 (1965).

Kaplan, A., Lee, V. E.: A micromethod for determination of serum triglycerides. Proc. Soc. exp. Biol. (N.Y) **118**, 296 (1965).

Kesy, I.: Colormetric method of determining Carbondisulfide in air. [Poln.]. Med. Pracy **1**, 16 (1950).

Lipton, P., Michels, J. G.: The effects of nicotinic acid on rabbit hypercholesterolemia and atherogenesis. Geriatrics **20**, 379 (1965).

Merill, J. M., Lamley-Stone, J.: Effects of nicotinic acid on serum and tissue cholesterol in rabbits. Circulat. Res. **5**, 617 (1957).
Meinhold, H.: Schwefelkohlenstoffeinwirkung und Gefäßsystem. Z. ges. Hyg. **4**, 207 (1960).
Miller, O. N., Hamilton, J. G., Goldsmith, G. A.: Studies on the mechanism of effect of large dose of nicotinic acid and nicotinic amide on serum lipids of hypercholesterolemic patients. Circulation **18**, 489 (1958).
Nath, N., Happer, A. E., Elvehjene, A.: Diet and cholesterolemia. IV. Effect of carbohydrate and nicotinic acid. Proc. Soc. exp. Biol. (N.Y). **102**, 571 (1959).
Nava, A., Comesano, F., Lozano, E., Fishleder, L., Soldi-Pallates, D.: The effect of nicotinic acid, phenyl-ethyl-acetamide and a combination of both drugs of hypercholesterolemic dogs. Amer. Heart J. **56**, 558 (1958).
Nofer, J., Chojnowski, J., Kawecka, M., Kieć, E., Wrońska-Szpakowa, T., Wyszomirska, Z.: Influence of occupational exposition to carbondisulfide on the genesis of atherosclerosis. [Poln.]. Med. Pracy **12**, 101 (1961).
Patterni, L., Pusic, G., Teodori, S.: Intossicazione lenta da CS_2 e arteriosclerosi da dicta ipercolesteronica del conglio. Folia med. (Napoli) **41**, 705 (1958).
Prerovska, L., Vanecek, R., Kubat, K.: Influence of carbon disulfide on experimental arteriosclerosis in rabbits [Chech.]. Acta Univ. Carol. Med. (Praha), Suppl. **14**, 177 (1961).
Schön, H.: Effect of nicotinic acid on the cholesterol contents of rat liver. Nature (Lond.) **182**, 534 (1958).
Sperry, W. M., Webb, M.: A revision on the Schoenheimer-Sperry method for cholesterol determination. J. biol. Chem. **187**, 97 (1950).
Szymczykiewicz, K.: Influence of vitamin B_1 (thiamin) on the chronic CS_2 intoxication in albino rats. [Poln.]. Med. Pracy **8**, 235 (1957).
Wrońska-Nofer, T., Nofer, J.: Recherches experimentales sur les troubles du metabolisme des lipides sous l'influence du sulfure de carbone. Excerpta Medica Monograph „Toxicology of carbon disulphide", Prague, 1966, p. 161.
— Influence of nicotinic acid on the level of serum lipids in rabbits with carbon disulfide intoxication. [Poln.]. Med. Pracy **19**, 426 (1968).
— Gorny, R., Szyc, M.: Influence of nicotinic acid amide on the level of serum lipids in rabbits with carbon disulfide intoxication. [Poln.]. Med. Pracy **20**, 565 (1969).

Dr. Teresa Wrońska-Nofer
Institute of Occupational Medicine
P.O. Box 199, Lódz, Poland

Int. Arch. Arbeitsmed. 27, 228—233 (1970)

Behandlung chronischer Quecksilbervergiftungen mit Methycillin

St. Kośmider und J. Kłopotowski
Klinik für Innere und Berufskrankheiten der Schlesischen Medizinischen Akademie sowie der Klinik für Berufskrankheiten des Institutes für Arbeitsmedizin im Berg- und Hüttenwesen in Zabrze (Polen)

Eingegangen am 11. Mai 1970

The Use of Methycillin in Cases of Chronic Mercurialism

Summary. Urinary excretion of mercury has been observed in 15 patients with chronic mercurialism after the administration of semisynthetic penicillin (methycillin). It has been shown that methycillin has a chelating effect and in patients with chronic mercurialism produces an increase of excretion of mercury with urine of the same range as the administration of BAL. The elimination of the metabolite of serotonin is also increased. In view of the slight toxicity of this antibiotic and the possibility of its application over a long period of time, it can be used in the treatment of chronic mercurialism.

Zusammenfassung. Bei 15 mit metallischem Quecksilber beruflich chronisch Vergifteten wurde die Quecksilberausscheidung mit dem Harn nach Verabfolgung von halbsynthetischem Penicillin (Methycillin) beobachtet und mit den entsprechenden Werten nach einer BAL-Medikation verglichen. Untersucht wurde bei den Kranken gleichfalls die Ausscheidung des Serotonin-Metaboliten und der Einfluß der quecksilbereliminierenden Mittel auf diese Werte.

Es konnte nachgewiesen werden, daß Methycillin komplexbildend wirkt und bei chronisch Vergifteten die Hg-Ausscheidung mit dem Harn beschleunigt, wobei die Harnquecksilberwerte etwa denen nach Verabreichung von BAL entsprechen. Dank seiner geringen Toxicität und der Möglichkeit einer protrahierten Medikation dürfte dieses Antibioticum in die Therapie der chronischen Quecksilbervergiftungen Eingang finden. Methycillin steigert, wie alle quecksilbereliminierenden Mittel, gleichfalls die Ausscheidung des Serotoninmetaboliten mit dem Harn.

Infolge Automatisierung und Hermetisierung aller mit metallischem Quecksilber verbundenen technischen Prozesse beobachtet man gegenwärtig lediglich leichte Formen von Quecksilbervergiftung, ein prophylaktischer Erfolg also, der ausschließlich dem technischen Fortschritt zu verdanken ist. Im Gegensatz dazu macht die Therapie der Quecksilbervergiftungen seit einigen Jahren keinerlei Fortschritte. Sie hat grundsätzlich zum Ziel, die toxische Wirkung des Metalls im Körper zu neutralisieren und seine Ausscheidung zu beschleunigen. Das meistangewandte Mittel ist hier BAL, dessen zwei SH-Gruppen die Hg-Ionen zu binden vermögen. Wie aus den bisherigen Beobachtungen hervorgeht, hat es einen günstigen, wenn auch begrenzten therapeutischen Effekt. Bei akuten Vergiftungen sind mit BAL gewisse Erfolge nur in den ersten Stunden nach der Intoxikation zu verzeichnen; eine spätere Verabfolgung des Medikaments ist bereits viel weniger wirksam (Borbely, 1960). Daraus versteht sich seine geringe Wirksamkeit bei chronischer Vergiftung mit bereits bestehenden organischen Veränderungen (Moeschlin, 1965; Zahorski, 1963). Es bleibt noch zu betonen, daß BAL selbst toxische Eigenschaften besitzt und daß eine Dosis von 5 mg/kg Körpergewicht nicht überschritten werden darf. Weiterhin kann es längere Zeit hindurch nicht schadlos verabreicht werden. Versuche BAL durch organische Verbindungen von geringerer Toxicität, wie das Milchsäurederivat des Thiopan (Maranzano, 1953) oder Dimethylcystein (Penicillamin) (Smith u. Miller, 1961) zu ersetzen, zeigten bei chronischen Quecksilbervergiftungen nicht den erwarteten Erfolg. Auch das Versen (Ca-EDTA) (Glömme u. Gustavson, 1959) ist der überwiegenden Meinung nach bei solchen Vergiftungen ein wirkungsloses Therapeuticum (Kölsch, 1959).

Methycillin (ein halbsynthetisches Penicillin), das bei einem Fall chronischer Quecksilbervergiftung infolge coincidenter bakterieller Infektion verabreicht werden mußte, führte überraschend zu vermehrter Quecksilberausscheidung mit dem Harn. Diese Beobachtung warf die Frage auf, ob halbsynthetische Penicilline komplexbildende Eigenschaften aufweisen und in die Therapie der Quecksilbervergiftungen Eingang finden könnten.

Zwecks Klärung dieser Frage wurden bei Patienten mit chronischer Quecksilbervergiftung folgende klinische Untersuchungen durchgeführt.

Material und Methodik

Das Krankengut bestand aus 12 Frauen und 3 Männern im Alter von 20 bis 45 Jahren, die sich im Verlauf einer 2—10 Jahre dauernden Beschäftigung an Elektrolytsäuren, in Laboratorien oder bei Produktion oder Handhabung quecksilberhaltiger Meßgeräte eine chronische Quecksilbervergiftung zugezogen hatten. Die Quecksilberdampfkonzentration in der Luft der Arbeitsräume, in denen die Kranken einige Stunden täglich verbrachten, betrug 0,000028—0,00022 mg/l (Zahorski, 1963). [Die zugelassene Höchstdosis für Hg beträgt in Polen 0,00001 mg/l (Zahorski, 1963).]

Der Vergiftungsgrad wurde bei den Kranken durch folgende Daten bestimmt: Das klinisch-neurologische Bild sowie die Quecksilberausscheidung im Harn nach der Dithizonmethode (Dutkiewicz et al., 1964). Weiterhin wurde das Harnquecksilber vor und nach dreitägiger Verabreichung von BAL (2,5 mg/kg Körpergewicht pro die) bestimmt. Um festzustellen, ob Methycillin die Quecksilberausscheidung mit dem Harn beschleunigt, wurde das Antibioticum 2 Tage nach Beendigung der BAL-Medikation in Dosen von 2,0 pro die 3 Tage hindurch i.m. verabreicht und das Harnquecksilber jeweils vor und nach der Verabreichung registriert. Bei

5 Kranken wurde ebenso 10 Tage hindurch verfahren, wobei man gleichzeitig auf das subjektive Befinden ein Augenmerk richtete. Die Möglichkeit einer Störung des Serotonin-Stoffwechsels wurde durch Bestimmung der 5-Hydroxyindol-Essigsäure im Harn nach Baliant (1963) vor Behandlung und nach Verabfolgung von BAL und Methycillin in Betracht gezogen. Die Kontrollgruppe für den Serotoninmetaboliten-Test bestand aus 25 gesunden Frauen im entsprechenden Alter. Die erhaltenen Ergebnisse wurden statistisch mittels des Student-Tests *t* analysiert.

Untersuchungsergebnisse

BAL führte bei chronischer Quecksilbervergiftung zu statistisch signifikanter Vermehrung der Quecksilberausscheidung mit dem Harn. Ebenfalls statistisch signifikant waren die Ergebnisse nach Methycillin (Tabelle 1).

Die Werte für Harnquecksilber waren nach Methycillin ein wenig höher als nach BAL. Die zehntägige Methycillinverabfolgung führte zu

Tabelle 1. *Einfluß des BAL und Methycillin auf die Quecksilberausscheidung im Tagesharn bei chronisch Vergifteten*

Fall Nr.	Tagesausscheidung des Quecksilbers in γ		
	Gruppe I (bei Nichtbehandelten)	Gruppe II (nach 3tägiger BAL-Verabreichung)	Gruppe III (nach 3tägiger Methycillinverabreichung)
1	0	0	200
2	33	31	35
3	120	144	95
4	44	60	68
5	20	67	46
6	0	32	25
7	0	123	84
8	35	90	54
9	0	0	39
10	218	215	312
11	118	87	93
12	37	140	42
13	0	58	48
14	20	40	88
15	0	64	0
Arithmetisches Mittel	43	77	81

Statistische Signifikanz:

Zwischen Gruppe I und II: $t = 3{,}0$; $\alpha < 0{,}02$. Zwischen Gruppe I und III: $t = 2.61$; $\alpha < 0{,}02$.

Tabelle 2. *Tagesausscheidung von 5-Hydroxyindol-Essigsäure im Harn bei Gesunden, bei Quecksilbervergifteten vor Behandlung sowie nach BAL und Methycillin-Verabreichung (in Milligramm)*

	Gesunde	Quecksilbervergiftete		
	I	II	III	IV
		vor Behandlung	nach 3tägiger BAL-Medikation	nach 3tägiger Methycillinverabreichung
Anzahl der Fälle	25	15	15	15
Arithmetisches Mittel (m)	8,9	10,8	12,7	14,6
Differenz	m_1—m_2: 1,9		m_2—m_3: 1,9	m_2—m_4: 3,8
Signifikanztest der Differenzen (t)		1,46	1,6	2,0
Statistische Signifikanz (α)	nicht signifikant		nicht signifikant	nicht signifikant

anwachsender Quecksilberausscheidung die ganze Medikationszeit hindurch. Das subjektive Befinden der mit dem Antibioticum Behandelten besserte sich zusehend. Bis jetzt konnte bei den Kranken kein für Quecksilbervergiftung spezifischer Metabolit im Harn ebenso konnten auch keine spezifischen Veränderungen im Bereich der Enzyme entdeckt werden. Die Ausscheidung der 5-Hydroxyindol-Essigsäure im Harn war bei den Vergifteten im Vergleich zu den Kontrollen höher, wenn auch statistisch unsignifikant. Die Applikation von BAL und besonders von Methycillin führte zu einer Steigerung der Ausscheidung dieses Metaboliten mit dem Harn (Tabelle 2).

Diskussion

Die Untersuchungen ergaben eine Steigerung der Quecksilberausscheidung nach Methycillin. Diese war jedoch im Verhältnis zu den Werten nach BAL nicht signifikant höher. Wenn man jedoch die Toxicität des BAL der sehr geringen Toxicität des Methycillin gegenüberstellt und die Möglichkeit einer protrahierten Verabreichung des letzteren berücksichtigt, so dürfte dieses Medikament zur klinischen Anwendung bei chronischer Quecksilbervergiftung durchaus geeignet sein. Die Beobachtungen an dem verhältnismäßig kleinen Krankengut erläutern natürlich nicht die Frage der Wirksamkeit einer Methycillinbehandlung bei chronischer Quecksilbervergiftung. Immerhin sind die erhaltenen Ergebnisse interessant genug, um zu weiteren Untersuchungen an umfangreicherem Krankengut anzuregen.

Die Untersuchungsergebnisse zeigen, daß das halbsynthetische Penicillin Methycillin-komplexbildende Eigenschaften besitzt. Der Mechanismus dieser Wirkung ist völlig unbekannt, und es bedarf noch klärender Untersuchungen. Es wirft sich nämlich die Frage auf, ob dieses Antibioticum nur Quecksilber chelatiert oder ob es aus dem Organismus auch andere Metalle eliminiert. Diese letztere Möglichkeit hätte nämlich enorme praktische Bedeutung, da Penicillin häufig Schwangeren, und das im Stadium der embryonalen Organopoese, verabreicht wird. Eine gleiche Wirkung könnten auch andere Penicillinarten ausüben; jedenfalls wurde auch bei Tetracyclin eine chelatierende Wirkung festgestellt (Dolusio u. Martin, 1963).

Bekanntlich kumuliert sich bei chronischen Quecksilbervergiftungen das Metall vorzugsweise im Nervengewebe (Bidstrup, 1964) und das klinische Bild beherrschen neurologische Störungen (Kośmider et al., 1969). Deshalb richtete man ein besonderes Augenmerk auf das Serotonin, das reichlich im Hypothalamus und Gehirnstamm auftritt (Papara, 1962). Es wird angenommen, daß es als Neurohormon an der Reizübertragung im Hirn teilnimmt und als Mittler zwischen dem Zentralnervensystem und dem autonomen parasympathischen System fungiert. Unsere Untersuchungen zeigten bei chronischer Quecksilbervergiftung eine vermehrte Ausscheidung des Serotoninmetaboliten mit dem Harn. Eine weitere Steigerung erfuhr diese Ausscheidung nach Verabfolgung von Hg-eliminierenden Mitteln wie BAL und Methycillin. Welche Relationen zwischen der Wirkung von BAL oder Methycillin und dem Serotoninmetabolismus besteht, ist bisher noch nicht geklärt. Die Ausscheidung von 5-Hydroxyindol-Essigsäure mit dem Harn ist jedoch bei Quecksilbervergiftung nicht in dem Maße vermehrt, als daß diese Werte diagnostischen Wert hätten.

Folgerungen

1. Methycillin besitzt komplexbildende Eigenschaften und führt bei chronischer Quecksilbervergiftung zu vermehrter Quecksilberausscheidung mit dem Harn.

2. Die Ausscheidungswerte nach Methycillin entsprechen etwa denen nach BAL.

3. Die geringe Toxicität des Antibioticum läßt es für den klinischen Gebrauch bei chronischer Quecksilbervergiftung als geeignet erscheinen.

4. Bei den Vergifteten beobachtet man eine vermehrte Ausscheidung von 5-Hydroxyindol-Essigsäure mit dem Harn.

5. Sowohl BAL wie auch Methycillin steigern zusätzlich die Ausscheidung dieses Serotonin-Metaboliten mit dem Harn.

Literatur

Baliant, P.: Klinische Laboratoriumsdiagnostik. Berlin: VEB Volk und Gesundheit 1963.

Bidstrup, L.: Toxicity of mercury and its compounds. Amsterdam-London-New York: Elsevier Publ. Comp. 1964.

Borbely, F.: Die Quecksilbervergiftung. Z. Unfallmed. Berufskr. **57**, 31 (1960).

Dolusio, J. T., Martin, A. N.: Metal complexation of the tetracycline hydrochlorides. J. Med. Chem. **6**, 16 (1963).

Dutkiewicz, T., Piotrowski, J., Kęsy-Dąbrowska, G.: Chemische Untersuchungen biologischen Materials in der industriellen Toxikologie [Polnisch]. Warszawa: P.Z.W.L. 1964.

Glömme, J., Gustavson, K. H.: Treatment of experimental acute mercury poisoning by chelating agents BAL and EDTA. Acta med. scand. **164**, 175 (1959).

Koelsch, F.: Handbuch der Berufskrankheiten. Jena: Fischer 1959.

Kośmider, St., Wocka-Markowa, T., Kujawska, A.: Beurteilung der Brauchbarkeit biochemischer und enzymatischer Teste in der Frühdiagnostik der Quecksilbervergiftung. Int. Arch. Gewerbepath. Gewerbehyg. **25**, 232 (1969).

Maranzano, P.: Malattie causate da mercurie. Università degli Studi di Genovo Inst. di Medicina Legale e delle Assicurazioni. Roma: Edizzioni I.N.A.I.L. Filippuci 1953.

Moeschlin, S.: Poisoning, diagnosis and treatment. New York-London: Grune and Stratton Inc. 1965.

Papara, M.: Serotonina (5-hydroksytryptamina). Pol. Tyg. lek. **17**, 106 (1962).

Smith, A. D., Miller, J. W.: Treatment of inorganic mercury poisoning with N-acetylo-D,L-Penicyllamine. Lancet **1**, 640 (1961).

Zahorski, W.: Berufskrankheiten [Polnisch]. Warszawa: P.Z.W.L. 1963.

Doz. Dr. Stanisław Kośmider
ul. 3 Maja 13
Zabrze (Polen)

Int. Arch. Arbeitsmed. 27, 234—243 (1970)

Akute Wirkung von 5 ppm NO_2 auf die Lungen- und Kreislauffunktion des gesunden Menschen

G. VON NIEDING

Institut für Wasser-, Boden- und Lufthygiene im Bundesgesundheitsamt, Berlin

H. KREKELER und U. SMIDT

Krankenhaus Bethanien für die Grafschaft Moers, Moers

K. MUYSERS

Physiologisches Institut der Universität Bonn

Eingegangen am 9. Juli 1970

Acute Effects of 5 ppm NO_2 on the Function of the Lung and Circulation of Healthy Subjects

Summary. 13 healthy persons—18 to 40 years old—breathed room-air or a mixture of 20.9% O_2, 5% Ar, rest N_2, then the same mixture with 5 ppm NO_2 and finally room-air again in three consecutive periods of 15 min.

The following measurements were performed:

1. f, $\dot{V}_E$, V_T and $\dot{V}_{O_2}$,
2. Pa_{O_2}, Pa_{CO_2}, pHa, $P\bar{v}_{O_2}$, $P\bar{v}_{CO_2}$ and $pH\bar{v}$,
3. $P_{A_{O_2}}$, $P_{A_{CO_2}}$ and $P_{A_{Ar}}$; the ventilation quotient $\dot{V}_A/V_A$ for one or two compartments, the diffusing capacity DL_{O_2} app., the AaD-O_2 and aAD-CO_2,
4. heart rate, cardiac output, stroke volume and systolic pulmonary artery pressure,
5. lung-scintigrams before and after inhalation of NO_2.

As a relevant finding of this study $P_{A_{O_2}}$ remained unchanged, while Pa_{O_2} decreased significantly. The resulting increase of AaD-O_2 was accompanied by a significant increase of Pa pulm sy. 10 min after NO_2-inhalation initial values were reached again.

Zusammenfassung. 13 gesunde Versuchspersonen im Alter von 18—40 Jahren atmeten in drei unmittelbar aufeinanderfolgenden Intervallen von 15 min Raumluft, oder ein Gemisch mit 20,9% O_2, 5% Argon, Rest-N_2, danach dasselbe Gemisch mit einem Zusatz von 5 ppm NO_2 und schließlich wieder Raumluft.

Es wurden bestimmt:

1. f, $\dot{V}_E$, V_T, $\dot{V}_{O_2}$,
2. Pa_{O_2}, Pa_{CO_2}, pHa, $P\bar{v}_{O_2}$, $P\bar{v}_{CO_2}$ und $pH\bar{v}$,
3. $P_{A_{O_2}}$, $P_{A_{CO_2}}$ und $P_{A_{Ar}}$; dazu der Belüftungsquotient $\dot{V}_A/V_A$ für ein bzw. zwei Kompartments, DL_{O_2} app., AaD-O_2 und aAD-CO_2,
4. f_{Puls}, $\dot{Q}$, V_{str} und Pa pulm sy,
5. Perfusionsscintigramme vor und nach NO_2-Inhalation.

Als wesentliches Ergebnis stellte sich heraus, daß $P_{A_{O_2}}$ unverändert blieb, während Pa_{O_2} deutlich erniedrigt war. Die sich daraus ergebende Erhöhung der AaD-O_2 ging mit einer deutlichen Zunahme des Druckes in der Arteria pulmonalis einher. Während der 15minütigen Nachphase gingen alle Größen auf die Ausgangswerte zurück.

Einleitung

Die Luftverschmutzung hat in den letzten Jahren ständig zugenommen; parallel zu dieser Entwicklung wurden statistisch gesicherte Korrelationen zwischen dem Grad der Luftverschmutzung und der Häufigkeit von Atemwegserkrankungen festgestellt [15, 17, 23]. Um diese Entwicklung aufzuhalten, müssen vom Gesetzgeber Maßnahmen ergriffen werden, die Quellen dieser zunehmenden Luftverunreinigung zu beseitigen und gegebenenfalls auch die MIK- und MAK-Werte für verschiedene Stoffe neu festzulegen. Hauptquellen sind zur Zeit Abgase aus Kraftfahrzeugen, Industrie und Hausbrand; daneben ist zu berücksichtigen, daß auch Zigarettenrauch erhebliche Mengen an Schadstoffen enthält. Wesentliche Einzelkomponenten sind CO, Kohlenwasserstoffe, Stickoxide, Schwefelverbindungen und Blei; auf die Treibstoffmenge von 1000 l bezogen stößt z.B. ein Kfz-Motor je nach Hubraum und Betriebszustand etwa 360 kg CO, 26—28 kg Kohlenwasserstoffe, 6—8 kg Stickoxide, 0,6 kg Aldehyde, 0,6—1,2 kg Schwefelverbindungen, 0,24 kg Ammoniak und 36 g feste Stäube aus [21]. In den USA wurde als Folge der Kraftstoffverbrennung in Motoren und Abgaserzeugung der Industrie eine jährliche Emission von 77 Mill. Tonnen CO, 26 Mill. Tonnen SO_2, 19 Mill. Tonnen Kohlenwasserstoffen, 13 Mill. Tonnen NO_x, 0,2 Mill. Tonnen Blei und 12 Mill. Tonnen festen Stäuben geschätzt [6].

Wir halten es beim gegenwärtigen Stand der Wirkungsforschung von Luftverunreinigungen für sinnvoll, zunächst Einzelkomponenten aus dem Abgasgemisch in ihren MAK-Wert-Konzentrationen und dann in den üblicherweise vorkommenden Konzentrationen, die z.B. für NO_2 in der Umweltluft gelegentlich Spitzenwerte von über 1,5 ppm erreichen können [24], zu untersuchen und deren akute Schädlichkeit auf den menschlichen Organismus festzustellen. Danach müßte dann überprüft werden, ob die einzelnen Komponenten im Gemisch additive oder gar potenzierende Wirkung zeigen.

Zur Objektivierung der akuten oder chronischen schädlichen Wirkung von NO_2 wurden zahlreiche Untersuchungen an Pflanzen und Tieren vorgenommen [18, 13, 11, 14, 4, 19, 26, 3]. Über die Wirkungen akuter und besonders chronischer NO_2-Exposition auf den menschlichen Organismus liegen bisher aber nur wenige Befunde vor, die überwiegend aus dem Bereich der Arbeitsmedizin stammen [29, 16, 1, 5]. Experimentelle

Untersuchungen über den akuten Einfluß von NO_2 in MAK-Wert-Konzentrationen auf die Ventilation und Perfusion sowie deren Verteilung, den respiratorischen Gasaustausch und die Kreislauffunktion des Menschen lagen bisher nicht vor.

Eigene Untersuchungen [27] haben gezeigt, daß NO_2 in Konzentrationen zwischen 20 und 50 ppm am isolierten Herz-Lungen-Präparat des Kaninchens zu einer deutlichen Erhöhung des Druckes in der A. pulmonalis führt. Beim Menschen konnten nach kurzfristiger Inhalation von 5 ppm NO_2 in Raumluft eine deutliche Zunahme der Atemwegswiderstände nachgewiesen werden [25]. Auf Grund dieser Beobachtungen wird in der vorliegenden Arbeit untersucht, welchen Einfluß die kurzfristige Inhalation von NO_2 in MAK-Wert-Konzentrationen auf die Lungen- und Kreislauffunktion beim Menschen hat.

Methodik

Verwendete Symbole und Dimensionen

$AaD\text{-}O_2$ = endexspiratorisch-arterielle Sauerstoffdruckdifferenz [Torr]
$aAD\text{-}CO_2$ = arteriell-endexspiratorische Kohlensäuredruckdifferenz [Torr]
DL_{O_2} app = scheinbare Diffusionskapazität für Sauerstoff [$ml\ O_2 \cdot min^{-1} \cdot Torr^{-1}$]
f = Atemfrequenz [min^{-1}]
f_{Puls} = Pulsfrequenz [min^{-1}]
$P_{A_{Ar}}$ = endexspiratorischer Argondruck [Torr]
$P_{A_{CO_2}}$ = endexspiratorischer Kohlensäuredruck [Torr]
$P_{A_{O_2}}$ = endexspiratorischer Sauerstoffdruck [Torr]
Pa_{CO_2} = arterieller Kohlensäuredruck [Torr]
Pa_{O_2} = arterieller Sauerstoffdruck [Torr]
Pa pulm sy = systolischer Blutdruck in der Art. pulmonalis [mmHg]
pHa = arterielle Wasserstoffionenkonzentration
$pH\bar{v}$ = gemischt-venöse Wasserstoffionenkonzentration
$P\bar{v}_{CO_2}$ = Kohlensäuredruck im venösen Mischblut [Torr]
$P\bar{v}_{O_2}$ = Sauerstoffdruck im venösen Mischblut [Torr]
$\dot{Q}$ = Herzminutenvolumen [$l \cdot min^{-1}$]
V_A = Alveolarvolumen [ml]
$\dot{V}_A$ = alveolare Ventilation [$ml \cdot sec^{-1}$]
$\dot{V}_A/V_A$ = Belüftungsquotient [sec^{-1}]
$\dot{V}_E$ = Atemminutenvolumen [$l \cdot min^{-1}$]
$\dot{V}_{O_2}$ = Sauerstoffaufnahme [$ml \cdot min^{-1}$]
V_{str} = Schlagvolumen [ml]
V_T = Atemvolumen [ml]

Zur Untersuchung wurden 13 Freiwillige (12♂, 1♀) im Alter von 18—40 Jahren herangezogen. 10 der Untersuchten waren Raucher. Anamnestisch, klinisch, röntgenologisch, funktionsanalytisch und perfusionsscintigraphisch ergaben sich keine Hinweise für eine Erkrankung des bronchopulmonalen Systems.

Die Probanden atmeten für je 15 min im Liegen über ein Klappenventil (50 ml Totraum) unmittelbar nacheinander zunächst Raumluft oder ein Gemisch mit 20,9% O_2, 5% Argon, Rest N_2, danach dasselbe Gemisch mit einem Zusatz von 5 ppm NO_2 [22] und schließlich wieder Raumluft.

5 min vor Beginn der NO_2-Atmung, 10 min nach Beginn der NO_2-Atmung und 10 min nach Ende der NO_2-Atmung wurden folgende Größen bestimmt:

1. Atemfrequenz (f), Atemminutenvolumen ($\dot{V}_E$), Atemvolumen (V_T) und Sauerstoffaufnahme ($\dot{V}_{O_2}$),

2. am hyperämisierten Ohrläppchen die arteriellen und über einen Einschwemmkatheter die mischvenösen Blutwerte: arterieller Sauerstoff- und Kohlensäuredruck (Pa_{O_2} und Pa_{CO_2}), arterielle Wasserstoffionenkonzentration (pHa), mischvenöser Sauerstoff- und Kohlensäuredruck ($P\bar{v}_{O_2}$ und $P\bar{v}_{CO_2}$) und die mischvenöse Wasserstoffionenkonzentration ($pH\bar{v}$) (Eschweiler-Elektroden),

3. die endexspiratorisch-alveolären Gasdrucke: $P_{A_{O_2}}$, $P_{A_{CO_2}}$ und $P_{A_{Ar}}$ (Massenspektrometer 150 GM, VARIAN-MAT; Kompensationsschreiber Rika-Denki); dazu aus den während der kontrollierten Auswaschung von Argon registrierten endexspiratorisch-alveolären Argon-Partialdrucken der Belüftungsquotient ($\dot{V}_A/V_A$) für ein Kompartment oder zwei Kompartments [2], die Diffusionskapazität für O_2 (DL_{O_2} app. [20]), die AaD-O_2 und die aAD-CO_2,

4. die Herzfrequenz (f_{Puls}), Herzminutenvolumen ($\dot{Q}$), Schlagvolumen (V_{str}) und der systolische Druck in der A. pulmonalis (Pa pulm sy),

5. vor Beendigung der NO_2-Inhalation wurden bei 7 Probanden 200 μC ^{131}J-MAA intravenös in die Cubitalvene injiziert und nach Beendigung des Versuches ein Lungenscintigramm geschrieben (Picker Magnascanner V). Zum Vergleich war bei allen Probanden 3 Wochen vor dem Versuch ebenfalls ein Perfusionsscintigramm unter im übrigen gleichen Bedingungen geschrieben worden.

Die Berechnung der Signifikanzen erfolgte nach Wilcoxon [30].

Ergebnisse

In der Tabelle 1 sind die Einzel- und Mittelwerte sowie die Standardabweichungen der Mittelwerte der Größen, die bei der Untersuchung eine signifikante Änderung erfahren haben, zusammengestellt.

Signifikante Unterschiede haben sich für f, V_T, Pa_{O_2}, AaD-O_2, DL_{O_2} app. und Pa pulm sy, bei $\dot{V}_A/V_A$ für das 2. Kompartment ergeben. V_T verringerte sich von 511 auf 476 ml ($0{,}05 > p > 0{,}01$), Pa_{O_2} von 93 auf 86 Torr ($p < 0{,}001$), DL_{O_2} app. von 14,6 auf 9,2 ml · min^{-1} Torr^{-1} ($p < 0{,}001$) und $\dot{V}_A/V_A$ für das 2. Kompartment von 0,16 auf 0,10 min^{-1} ($0{,}01 > p > 0{,}001$), während sich f von 12,8 auf 13,4 ($0{,}05 > p > 0{,}01$), AaD-O_2 von 10 auf 19 Torr ($p < 0{,}001$) und Pa pulm sy von 19,0 auf 20,6 Torr ($0{,}01 > p > 0{,}001$) erhöhten.

Für alle anderen Größen ließen sich keine signifikanten Änderungen nach Inhalation von NO_2 nachweisen: $\dot{V}_E$ ($p = 0{,}05$), $\dot{V}_{O_2}$ ($p > 0{,}1$), Pa_{CO_2} ($p > 0{,}1$), pHa ($p > 0{,}1$), $P\bar{v}_{O_2}$ ($p > 0{,}1$), $P\bar{v}_{CO_2}$ ($p > 0{,}1$), $pH\bar{v}$ ($p > 0{,}1$), $P_{A_{O_2}}$ ($0{,}10 > p > 0{,}05$), $P_{A_{CO_2}}$ ($p > 0{,}1$), aAD-CO_2 ($0{,}10 > p > 0{,}05$), f_{Puls} ($p > 0{,}1$), $\dot{Q}$ ($p > 0{,}1$), V_{str} ($p > 0{,}1$) und $\dot{V}_A/V_A$ für das 1. Kompartment ($p > 0{,}1$).

Tabelle 1. *Atemfrequenz (f), Atemvolumen (V_T), arterieller Sauerstoffdruck (Pa_{O_2}), scheinbare Diffusionskapazität für O_2 (DL_{O_2} app.) und systolischer Druck in der A. pulmonalis (Pa pulm sy) vor (v), während (w) und nach (n) Inhalation von 5 ppm NO_2 in Raumluft. R/NR = Raucher/Nichtraucher*

	n	Alter	f			V_T (ml)			Pa_{O_2} (mm Hg)			AaD-O_2 (mm Hg)			DL_{O_2} app. (ml min^{-1}) ($Torr^{-1}$)			Pa pulm sy (mm Hg)		
			v	w	n	v	w	n	v	w	n	v	w	n	v	w	n	v	w	n
R	1	28	15	17	16	347	300	353	89	80	—	9	21	—	9,1	8,6	9,2	—	—	—
NR	2	33	14	15	14	400	400	410	103	86	—	1	21	—	18,9	7,3	17,5	20,3	22,4	20,5
R	3	30	19	19	18	353	359	365	91	86	91	13	20	14	8,7	7,8	9,0	15,2	18,2	16,0
R	4	37	9	10	9	722	640	715	93	86	94	7	14	8	13,9	10,6	14,3	22,8	25,6	22,5
R	5	29	12	9	10	533	667	550	84	80	84	16	17	15	10,9	10,4	10,5	10,4	10,4	10,5
R	6	31	11	12	10	491	433	474	92	83	91	0	9	5	37,8	13,4	31,8	22,6	22,9	22,6
R	7	32	12	13	12	458	400	445	91	85	93	13	19	7	9,2	7,3	10,3	25,2	25,2	25,0
R	8	40	10	11	11	700	664	685	104	86	104	15	35	15	—	—	—	—	—	—
R	9	23	21	21	20	352	329	362	100	94	98	8	14	—	11,2	9,0	11,8	19,5	23,9	19,8
R	10	40	10	11	10	720	564	713	84	80	90	24	34	22	6,7	4,8	8,2	11,6	13,6	11,5
NR	11	18	11	11	11	682	618	695	100	95	96	0	9	6	27,3	14,4	25,5	27,5	29,1	27,6
R	12	23	12	14	13	467	393	473	90	82	91	18	26	17	8,2	6,8	8,7	15,1	15,1	15,0
NR	13	32	10	11	10	420	427	415	94	89	—	3	9	4	13,0	10,0	14,2	—	—	—
$\bar{x}$			12,8	13,5	12,6	511	476	512	93	86	93	10	19	11	14,6	9,2	14,3	19,0	20,6	19,1
$S\bar{x}$			0,97	0,97	0,97	34	38	39	3,2	2,2	2,6	2,0	2,3	2,1	2,7	0,8	2,1	1,8	1,9	1,8
n			13	13	13	13	13	13	13	13	10	13	13	10	12	12	12	10	10	10
p			$>0,05$			$>0,05$			$<0,001$			$<0,001$			$<0,001$			$<0,001$		
				$>0,1$			$>0,1$			$>0,1$			$>0,1$			$>0,1$			$>0,1$	

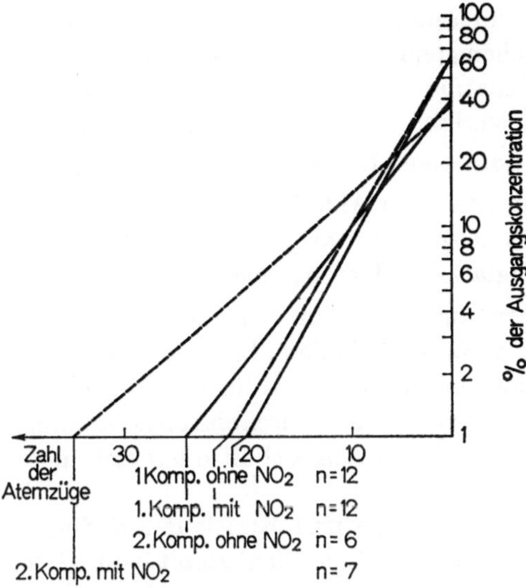

Abb. 1. Verlauf der aus den Einzelversuchen gemittelten beiden Argon-Auswaschkurven vor und am Ende der Inhalation von 5 ppm NO_2 über 15 min

Tabelle 2. *Belüftungsquotient $\dot{V}_A/V_A$ für zwei Kompartments vor und nach Inhalation von 5 ppm NO_2 in Raumluft*

Proband	$\dot{V}_A/V_A$ vor NO_2		$\dot{V}_A/V_A$ nach 10 min NO_2	
	1. Komp.	2. Komp.	1. Komp.	2. Komp.
1	0,15	—	0,15	0,08
2	0,22	—	0,22	0,13
3	0,09	—	0,11	—
4	0,20	0,11	0,18	—
5	0,20	—	0,30	—
6	0,10	—	0,16	—
7	0,21	0,15	0,33	0,11
8	0,28	0,13	0,30	0,13
9	0,18	—	0,13	—
10	0,50	0,30	0,26	0,09
11	0,25	0,15	0,21	0,12
12	0,38	0,12	0,19	0,06
$\bar{x}$	0,23	0,16	0,21	0,10
$S\bar{x}$	0,03	0,07	0,02	0,01
P	$> 0,01$ (1. Komp. vor / nach)			
		$0,01 > p > 0,001$ (2. Komp. vor / nach)		

Abb. 1 zeigt im semilogarithmischen System den Verlauf der aus den Einzelversuchen gemittelten beiden Argon-Auswaschkurven vor und am Ende der Inhalation von 5 ppm NO_2 über 15 min. Aus diesen Kurven sind nach dem Verfahren von Briscoe [2] die Belüftungsquotienten $\dot{V}_A/V_A$ für die homogene Lunge oder zwei Kompartments berechnet worden. Es zeigt sich nach Abb. 1 und Tabelle 2, daß $\dot{V}_A/V_A$ im Mittel während der Inhalation von NO_2 abnimmt. In den Fällen, wo schon vor der NO_2-Inhalation 2 Kompartments zu unterscheiden waren, hat nach der NO_2-Atmung $\dot{V}_A/V_A$ für das 2. Kompartment immer, für das 1. Kompartment in 5 von 7 Fällen abgenommen.

Das Perfusionsscintigramm zeigte in keinem der untersuchten Fälle eine deutliche Änderung der Durchblutungsverteilung. Die relative Durchblutung einzelner Lungenabschnitte hat sich hiernach nicht nachweisbar geändert.

Die Reaktion von Lunge und Kreislauf auf die NO_2-Atmung war bei Rauchern und Nichtrauchern nicht signifikant verschieden.

Diskussion

Beim Labortier (Nagetier, Hund, Affe) sind nach akuter NO_2-Exposition funktionelle [4, 8, 11, 12, 14, 19, 28], nach chronischer NO_2-Exposition auch morphologische Veränderungen der Lungen bekannt [3, 9, 10]. Das Ausmaß der akuten Schädigung ist dabei abhängig von der Konzentration des Reizgases und reicht von einer Abnahme der Leistungsfähigkeit, vorübergehender Zunahme der Strömungswiderstände in den Atemwegen, Zunahme der Atemfrequenz und Abnahme des Atemvolumens bis zum Lungenödem. Ratten und Mäuse, die chronisch NO_2-Konzentrationen von 2—40 ppm für 6—8 Wochen oder bis zu mehreren Monaten ausgesetzt wurden, zeigten makroskopisch den Befund einer emphysematösen Lunge und histologisch typische Veränderungen der *Bronchioli terminales* und *Ductus alveolares*. Auch beim Menschen wurde als eine der Ursachen für die chronische Bronchitis und das Lungenemphysem die chronische NO_2-Exposition vermutet [5, 16, 29].

Nach den vorliegenden Untersuchungen an menschlichen Probanden, die im akuten Versuch im Mittel 4,9 ppm NO_2 über 15 min atmeten, nimmt die Atemfrequenz bei praktisch unverändertem Atemminutenvolumen auf Kosten des Atemvolumens zu; daraus resultiert eine Abnahme des Belüftungsquotienten $\dot{V}_A/V_A$. Eine alveoläre Hypoventilation trat jedoch nicht auf, wie die unveränderten alveolären O_2- und CO_2-Drucke zeigen. Ähnliche Befunde zeigten sich auch im Tierversuch, wobei allerdings die geatmeten NO_2-Konzentrationen über 9 ppm lagen [19].

In vitro-Untersuchungen [27] am isolierten Herz-Lungen-Präparat des Kaninchens ergaben, wenn die pro Zeiteinheit perfundierte Flüssigkeitsmenge konstant gehalten wurde, regelmäßig nach NO_2-Begasung mit 20 ppm NO_2 einen Druckanstieg in der *A. pulmonalis*, was eine Zunahme des Gefäßwiderstandes in der Lunge bedeutet. Den gleichen Befund zeigen die hier dargelegten Druckmessungen in der *A. pulmonalis* des Menschen, wo es nach akuter NO_2-Inhalation zu einem signifikanten Druckanstieg von 1,6 mm Hg kam, während sich die Pulsfrequenz, das Herzminutenvolumen und das Schlagvolumen nicht signifikant änderten.

In einer früheren Untersuchung [25] konnte nach Inhalation von 5 ppm NO_2 beim Menschen gezeigt werden, daß die körperplethysmographisch bestimmten Strömungswiderstände in den Atemwegen vergrößert waren. Die in der vorliegenden Arbeit gefundene Abnahme des arteriellen O_2-Druckes und die Vergrößerung der AaD-O_2 steht mit den oben genannten Befunden — Zunahme der Atemwegswiderstände und Anstieg des Druckes in der *A. pulmonalis* — in Einklang. Die Abnahme von Pa_{O_2} läßt sich dabei durch eine Störung des respiratorischen Gasaustausches auf Grund einer regionalen Erhöhung der Atemwegswiderstände und damit verbundener Minderbelüftung einzelner Lungenabschnitte erklären. Die durch die inhomogene Obstruktion hervorgerufene ventilatorische Verteilungsstörung führt möglicherweise über den Euler-Liljestrand-Reflex [7] zu einer regionalen Vasoconstriction ohne vollständiges Angleichen der Perfusion an die gestörte Ventilation, was zu einer Abnahme von Pa_{O_2} und zu einer Erhöhung der AaD-O_2 führt. Dabei ist noch ungeklärt, ob die Widerstandserhöhung in den Atemwegen direkt durch den Reiz des NO_2 auf die Schleimhaut oder über eine Freisetzung biogener Amine führt.

Die Beobachtungen von Thomas [26] an Rattenlungen, wo es nach akuter Begasung mit NO_2 zu Veränderungen an den Mastzellen kam, könnten für den zweiten Mechanismus sprechen. Andererseits könnte die Ursache für den Anstieg des Pa pulm sy in einer direkten Wirkung des NO_2 auf die Lungencapillaren mit einer Constriction oder Verquellung des Capillarepithels oder sekundär in einer Schwellung des Interstitiums mit Kompression der Capillaren von außen liegen. Die Abnahme von Pa_{O_2} und die Zunahme der AaD-O_2 wären dann auch durch eine Verlängerung der Diffusionsstrecke für O_2 zwischen Alveole und Capillare zu deuten.

Nach den vorliegenden Befunden wurden in der sich an die 15 min dauernde NO_2-Exposition anschließenden Nachphase wieder Werte gemessen, die den Ausgangswerten entsprachen. Es ist denkbar, daß eine länger dauernde Exposition beim Menschen zu nachhaltigeren Veränderungen der Lungen- und Kreislauffunktion führt.

Wir danken Herrn Dipl.-Met. G. Caroli für seine Unterstützung bei der statistischen Auswertung.

Literatur

1. Becklake, M. R., Goldman, H. I., Bosman, A. R., Fred, C. C.: Long-term effects of exposure to nitrous fumes. Amer. Rev. Tuberc. **76**, 398 (1957).
2. Briscoe, W. A., Becklake, M. R., Rose, T. F.: Intrapulmonary mixing of helium in normal and emphysematous subjects. Clin. Sci. **10**, 37 (1951).
3. Buckley, R. D., Loosli, C. G.: Effects of nitrogen dioxide inhalation on germ-free mouse lung. Arch. environm. Hlth **18**, 588 (1969).
4. Carson, T. R., Rosenholtz, M. S., Wilinski, F. T., Weeks, M. H.: The responses of animals inhaling nitrogen dioxide for single short-term exposures. Amer. industr. Hyg. Ass. J. **23**, 457 (1962).
5. Darke, C. S., Warrack, A. J. N.: Bronchiolitis from nitrous fumes. Thorax **13**, 327 (1958).
6. Ebel, R. H.: In: Advances in environmental sciences and technology, vol. I, p. 206. New York: Viley-Interscience 1969.
7. Euler, S. v., Liljestrand, G.: The regulation of respiration during muscular work. Acta physiol. scand. **12**, 268 (1946).
8. Fairchild, E. J. II, Murphy, S. D., Stokinger, H. E.: Protection by sulfur compounds against the air pollutants ozone and nitrogen dioxide. Science **130**, 861 (1951).
9. Freeman, G., Haydorn, G. B.: Covert pathogenesis of NO_2 induced emphysema in the rat. Arch. environm. Hlth **11**, 776 (1965).
10. — Crane, S. C., Stephens, R. J., Furiosi, N. J.: Environmental factors in emphysema and a model system with NO_2. Yale J. Biol. Med. **40**, 566 (1968).
11. Gray, E. L.: Oxides of nitrogen: Their occurence, toxicity hazard—a brief review. Arch. industr. Hlth **19**, 479 (1959).
12. — Patton, F. M., Goldberg, S. B., Kaplan, E.: Toxicity of the oxides of nitrogen: II. Acute inhalation toxicity of nitrogen dioxide, red fuming nitric acid, and white fuming nitric acid. Arch. industr. Hyg. **10**, 418 (1954).
13. Haut, H. van, Stratmann, H.: Experimentelle Untersuchungen über die Wirkung von Stickstoffdioxid auf Pflanzen. Schriftenreihe der Landesanstalt für Immissions- und Bodennutzungsschutz des Landes Nordrhein-Westfalen, H. 7, S. 50 (1967).
14. Kleinerman, J., Wright, G. W.: The reparative capacity of animal lungs after exposure to various single and multiple doses of nitrite. Amer. Rev. resp. Dis. **83**, 423 (1961).
15. Lawther, P. J., Waller, R. E., Coulson, J.: Air pollution and bronchitis. Bronchitis. II. Second Internat. Symposium Groningen, p. 319. Assen (Netherlands): Royal Vangorcum, Publ. 1964.
16. Lowry, T., Schuman, L. M.: "Silo-Filler's disease"—a syndrom caused by nitrogen dioxide. J. Amer. med. Ass. **162**, 153 (1956).
17. Martin, A. E.: Mortality and morbidity statistics and air pollution. Proc. roy. Soc. Med. **57**, 969 (1964).
18. Middleton. J. T., Darley, D. F., Brewwer, R. F.: Damage to vegetation from polluted atmospheres. Proc. Amer. Petrol Inst., Sect. III, Refining, Philadelphia (1957).
19. Murphy, S. D., Ulrich, C. E., Frankowitz, S. H., Xintaras, C.: Altered function in animals inhaling low concentrations of ozone and nitrogen dioxide. Amer. industr. Hyg. Ass. J. **25**, 246 (1964).

20. Piiper, J.: Beitr. Silikose-Forsch., S.-Bd. **5**, 345 (1963). Zit. nach: Dahners, H., Lotz, P., Pichotka, J. P., in: Pflügers Arch. ges. Physiol. **312**, R 50 (1969).
21. Public Health Service. Motor vehicles, air pollution and health. Washington: US Govt. Printing Office 1962.
22. Saltzman, B. E.: Colorimetric microdetermination of nitrogen dioxide in the atmosphere. Justus Liebigs Ann. Chem. **26**, 1949 (1954).
23. Sterling, T. D., Phair, J. J., Pollack, S. V., Schumsky, D. A., De Groot, J.: Urban morbidity and air pollution. Arch. environm. Hlth **13**, 158 (1966).
24. Stern, A. C.: Air pollution, vol. I, p. 37. New York and London: Academic Press 1962.
25. Stresemann, E., Nieding, G. v.: Akute Wirkung von 5 ppm NO_2 auf den Atemwegswiderstand des Menschen. Staub **30**, 259 (1970).
26. Thomas, H. V., Mueller, P. K., Wright, R.: Response of rat lung mast cells to nitrogen dioxide inhalation. APCA J. **17**, 33 (1967).
27. Tušl, M., Nieding, G. v.: In vitro-Untersuchungen am perfundierten Herz-Lungen-Präparat des Kaninchens nach Begasung mit NO_2. (Veröffentlichung in Vorbereitung.)
28. — Stresemann, E., Wagner, M.: Einfluß von NO_2 auf die Schwimmleistung der Ratte. (Veröffentlichung in Vorbereitung.)
29. Vigdortschik, N. A., Adreeva, E. C., Mattusswitch, I. L., Nikulina, M. M., Frumina, L. M., Striter, V. A.: Symptomatology of chronic poisoning with oxides of nitrogen. J. industr. Hyg. **19** (1937).
30. Wilcoxon, F.: Individual comparison by ranking methods. Biomet. Bull. **1**, 80 (1945).

Dr. G. von Nieding
D-1000 Berlin 21
Essener Straße 19

Int. Arch. Arbeitsmed. 27, 244—256 (1970)

Berufliche Asbeststaubexposition und obstruktive Ventilationsstörungen*

H.-J. Woitowitz

Institut für Arbeits- und Sozialmedizin der Universität Erlangen-Nürnberg und Poliklinik für Berufskrankheiten (Direktor: Prof. Dr. med. H. Valentin)

Eingegangen am 29. September 1970

Occupational Asbestos Dust Exposure and Chronic Obstructive Lung Disease

Summary. The problem of causality between chronic obstructive lung diseases and occupational asbestos dust exposure has actual significance in the field of occupational medicine above the single case of professional disease. The presented results are based on cross section examinations on 465 workers and 31 pensioners with valuable asbestos dust exposure as well as on the results from 69 cases of asbestosis. Methodically body plethysmography and spirography had been used. Statistically the data obtained from asbestos workers and from the cases of asbestosis do not admit of the supposition, that the asbestos dust exposure can be regarded for the most important partial cause for the occurrence of chronic obstructive lung diseases. In many individual cases chronic bronchitis has been proved. On behalf of the findings obtained from the group of long term exposed pensioners with and without asbestosis, the causality has to be examined individually by considering all concomitants.

Zusammenfassung. Die Zusammenhangsfrage zwischen dem Auftreten obstruktiver Ventilationsstörungen und Asbeststaubexposition am Arbeitsplatz besitzt über den einzelnen Berufskrankheitenfall hinaus aktuelle arbeitsmedizinische Bedeutung. Die hier vorgelegten Ergebnisse stützen sich auf Querschnittsuntersuchungen von 465 Werktätigen und 31 Rentnern mit schätzbarer Asbeststaubexposition, sowie auf die Befunde von 69 Asbestosekranken. Methodisch fanden die Ganzkörperplethysmographie und Spirographie Verwendung. Statistisch berechtigen die Ergebnisse an Werktätigen und Asbestosekranken nicht zu der Annahme, daß der Asbeststaubexposition generell das Gewicht einer überragend bedeutsamen Teilursache am Zustandekommen obstruktiver Ventilationsstörungen beizumessen ist. Bei den in zahlreichen Einzelfällen nachgewiesenen chronischen Bronchitiden wird wegen der Resultate aus den Gruppen langjährig exponierter Rentner mit und ohne Asbestose die Kausalität stets individuell unter Würdigung sämtlicher Begleitumstände geprüft werden müssen.

1. Einleitung

Als praktisch bedeutendste Form der obstruktiven Ventilationsstörung kommt der chronischen Bronchitis im Zusammenhang mit

* Mit Unterstützung durch die Deutsche Forschungsgemeinschaft Bad Godesberg.

beruflicher Asbeststaubexposition besondere Aktualität zu (Valentin et al., 1967; Valentin, 1969). Pathologisch-anatomische Befunde legen es dem klinisch tätigen Arzt nahe, die feingeweblichen Veränderungen infolge Asbeststaubeinwirkung vorwiegend den Endverzweigungen der Luftwege, den Bronchioli respiratorii, zuzuordnen (Wood et al., 1934; König, 1960; Wagner, 1965; Otto, 1970). So wurden eine rein mechanische Verstopfung mit Asbestnadeln (Wegelius, 1947), eine Obstruktion durch manschettenförmige Fibrosierung (McPheeters, 1936), aber auch Bronchiolektasien beschrieben (Dreesen et al., 1938; Spencer, 1963). Darüber hinaus konnten Bronchiektasien wiederholt bronchographisch und autoptisch nachgewiesen werden (Dreesen et al., 1938; Wedler, 1943; Böhme, 1959; Jacob et al., 1960; Leathart, 1960; Spencer, 1963). Offensichtlich nimmt ihre Häufigkeit mit der Schwere der Asbestose zu (Stone, 1940). Ebensowenig mangelt es an kasuistischen Mitteilungen über eine relativ hohe Prävalenz chronisch-entzündlicher Bronchialreaktionen bei Asbestlungenfibrose (Cooke, 1924; Krüger et al., 1931; Stone, 1940; Wedler, 1943; Jacob et al., 1955; Böhme, 1959; Jacob et al., 1960; DeRosa et al., 1964; Bader et al., 1965). Uneinheitlicher sind dagegen die Verhältnisse aus epidemiologischer Sicht. Einerseits soll bei Patienten mit Asbestose nur wenig Atemwegsobstruktion meßbar sein. Andererseits soll es bei diesem Personenkreis jedoch oft zu „bronchitis" und „chest infection" kommen (McVittie, 1965). Selbst der Einsatz adäquater Untersuchungsverfahren — wie der Ganzkörperplethysmographie — zur Quantifizierung obstruktiver Ventilations- und Verteilungsstörungen, hat den Sachverhalt kaum überschaubarer gemacht. An kleineren Fallzahlen Asbestosekranker wurden keine (Tierstein et al., 1960), selten schwer (Thomson et al., 1965) oder signifikant gering erhöhte (Worth, 1968) bronchiale Strömungswiderstände gemessen.

Wegen dieses widersprüchlichen Sachverhaltes soll im folgenden zu zwei praktisch bedeutsamen arbeitsmedizinischen Fragen Stellung genommen werden:

1. Ist ein Ursachenzusammenhang obstruktiver Ventilationsstörungen mit beruflicher Asbeststaubexposition nachweisbar?

2. Wie ist die obstruktive Ventilationsstörung bei Asbestose im Rahmen der Ziffer 30 der geltenden Berufskrankheitenverordnung zu beurteilen?

2. Patientengut und Methodik

Im Rahmen einer arbeitsplatznahen Feldstudie wurden 465 männliche und weibliche Werktätige eines der größten rohasbestverarbeitenden Betriebe der Bundesrepublik Deutschland untersucht. Einbestellt werden konnte darüber hinaus ein Rentnerkollektiv der gleichen Firma. Hieraus seien die Ergebnisse von 31 männlichen Abgekehrten herangezogen. Als ein Ergebnis der epidemiologischen Studie führte das Röntgenbild 48mal zur Diagnose Asbestose (Woitowitz, in Vorbereitung). Weitere 21 Asbestosefälle entstammen dem routinemäßigen Patientengut des Institutes.

Zur Stadieneinteilung der Asbestose nach dem Röntgenbild wurde die Klassifikation Saupe's (Krüger et al., 1931; Saupe, 1938, 1939; Bohlig et al., 1960) benutzt.

Die Asbeststaubexposition wurde durch rangmäßige Schätzung ermittelt. Verwendung fand eine Skala betriebsspezifisch definierter Gefahrenklassen G[1]. Aus dem personengebundenen mittleren G-Wert und der zugehörigen Zahl Berufsjahre t folgte die individuelle Asbeststaubdosis in „Gefahrenjahren" über $\sum_{i=1}^{n} G_i \times t_i$, abgekürzt $G \times t$. Werktätige mit Werten von $\sum_{i=1}^{n} G_i \times t_i < 1$ wurden dem Bereich minimalen Risikos zugeordnet und als Vergleichskollektiv ($n = 113$) zusammengefaßt. Die entsprechenden Definitionen für den Bereich des mäßigen und erhöhten Risikos lauteten $1 \leqq G \times t < 10$, bzw. $G \times t \geqq 10$. Bezüglich weiterer Einzelheiten, insbesondere der Absicherung des Schätzverfahrens durch gravimetrische Staubmeßergebnisse sei auf eine frühere Veröffentlichung verwiesen (Woitowitz et al., 1970).

Als Parameter der obstruktiven Ventilationsströmung diente neben dem spirometrisch ermittelten absoluten (AST) und relativem Atemstoßwert (AST/VK[2]) speziell der ganzkörperplethysmographisch gemessene Atemwegswiderstand, die Resistance, R_t. Zu den zahlreichen methodischen Details der Ganzkörperplethysmographie[3], einschließlich der Kurvenberechnung, sei auf entsprechende Vorveröffentlichungen unseres Arbeitskreises hingewiesen (Woitowitz, H.-J., et al., 1967; Woitowitz, R., et al., 1968; Woitowitz, H.-J., et al., 1968; Woitowitz, H.-J., et al., 1969; Woitowitz, H.-J., im Druck).

3. Ergebnisse

Unsere Antwort auf die eingangs gestellten Fragen stützt sich auf Querschnittsuntersuchungen mit dreierlei Ansatz:

3.1. Das epidemiologische Verhalten der Atemwegswiderstände Werktätiger in Abhängigkeit von der Asbeststaubexposition $G \times t$.

3.2. Das Verhalten der Atemwegswiderstände und des Atemstoßwertes in Abhängigkeit vom röntgenologischen Asbestosebefund bei Rentnern.

3.3. Das Verhalten der Atemwegswiderstände bei Asbestosekranken in Abhängigkeit vom röntgenologischen Schweregrad der Pneumokoniose.

3.1. Atemwegswiderstandsmessungen bei asbeststaubexponierten Werktätigen

Die Tabelle zeigt den mittleren Atemwegswiderstand als R_t in den einzelnen Gruppen unter und über 40jähriger Männer und Frauen in Abhängigkeit von der Asbeststaubexposition $G \times t$.

---

1 $G_0 \triangleq$ nicht staubbelastet; $G_3 \triangleq$ stark staubbelastet; ferner Zwischenstufen.

2 VK = Vitalkapazität, BTPS. Vitalograph-Spirometer, Fa. Vitalograph Ltd., Buckingham.

3 Siregnost, FD 91, Fa. Siemens AG., Erlangen.

Werte des Atemwegswiderstandes von $R_t > 3{,}5$ cm H_2O/l/sec gelten bekanntlich als nicht mehr normal. Die Tabelle läßt erkennen, daß keine der 12 in Abhängigkeit von Geschlecht, Alter und Asbeststaubexposition untersuchten Gruppen im Mittel die genannte obere Normgrenze überschreitet. Bereits die Vergleichskollektive umfassen jedoch Streubereiche $\bar{x} \pm s$ von $R_t = 1{,}9 \pm 0{,}8$ bis $3{,}2 \pm 2{,}0$ cm H_2O/l/sec. In 3 der 4 Gruppen jüngerer und älterer Männer und Frauen stellen sie zwar den niedrigsten Mittelwert. Die Abweichungen gehen jedoch nicht mit den beiden Bereichen des mäßigen oder höheren Risikos parallel. Bei den jüngeren Männern und älteren Frauen zeigen sich die höchsten Mittelwerte nicht in den Teilkollektiven mit den meisten Gefahrenjahren. Statistisch auffällig erhöht gegenüber dem Vergleichskollektiv ist der Atemwegswiderstand lediglich bei den jüngeren Frauen. Zu erwähnen ist ferner das Verhalten der R_t bei den älteren Männern. Hier finden sich die relativ höchsten Werte nicht in den asbeststaubexponierten Gruppen, sondern beim Vergleichskollektiv.

Mehr als die Mittelwertbetrachtung berücksichtigt die regressionsanalytische Darstellung die Besonderheiten des Einzelfalles. Folgende Abbildungen kennzeichnen das epidemiologische Verhalten der R_t Werktätiger in Abhängigkeit von der Asbeststaubexposition (Abb. 1 und 2).

Der Abb. 1 sind wesentliche Mittelwertdifferenzen zwischen den

Tabelle. *Mittelwerte $\bar{x}$, Standardabweichungen $\pm s$ und Irrtumswahrscheinlichkeit P nach dem varianzanalytischen Vergleich der ganzkörperplethysmographisch als $R\bar{x}$ gemessenen Atemwegswiderstände. Die je 3 Teilkollektive jüngerer und älterer Männer und Frauen wurden nach der Asbeststaubexposition $G \times t$ gebildet*

		Männer						Frauen					
		< 40 Jahre			≥ 40 Jahre			< 40 Jahre			≥ 40 Jahre		
	G × t	< 1	< 10	≥ 10	< 1	< 10	≥ 10	< 1	< 10	≥ 10	< 1	< 10	≥ 10
	n	46	65	41	31	61	70	23	33	16	13	38	28
Atemwegswiderstand	$\bar{x}$	2.1	2.3	2.2	3.1	2.4	2.8	1.9	2.7	2.7	2.5	3.5	3.4
R_t [cm H_2O/l/sec]	*s*	1,0	1,0	1,1	2,0	1,1	1,8	0,8	1,3	1,2	1,8	1,7	1,7
	P		>0,05			>0,05			<0,05			>0,05	

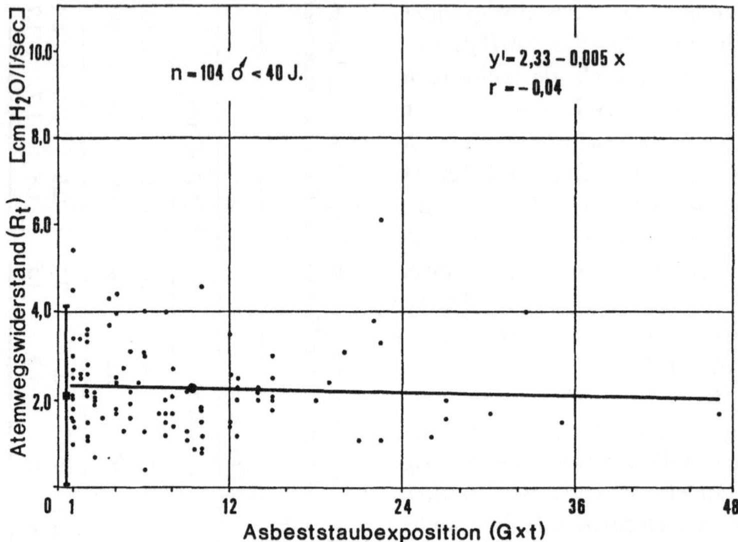

Abb. 1. Korrelationsdiagramm mit Regressionsgerade y', ihrem Mittelwert (•) und dem Korrelationskoeffizienten r für die Atemwegswiderstände bei 104 Männern unter 40 Jahre in Abhängigkeit von der Asbeststaubexposition $G \times t$. Für die $n = 46$ Werktätigen des zugehörigen Vergleichskollektivs mit $G \times t < 1$ ist der Mittelwert $\bar{x}$ (▪) und die zweifache Standardabweichung $\pm 2s$ eingetragen

kaum asbestbelasteten Arbeitnehmern und den mehr oder weniger stark exponierten Personen nicht zu entnehmen. Nur 6 von 104 asbestexponierten Männern weisen Resistancewerte außerhalb des Streubereiches $\bar{x} \pm 2s$ des Vergleichskollektivs auf. Eine straffe Korrelation besteht bei $r = -0,04$ nicht ($P > 0,05$ für $r \neq 0$). Entsprechend ist der Regressionskoeffizient $b = -0,005$ statistisch nicht von Null different. Mit anderen Worten läßt sich nach der vorliegenden Befundkonstellation nicht sichern, daß bei jüngeren Männern mit zunehmender Asbeststaubexposition der Atemwegswiderstand als Kennzeichen obstruktiver Ventilationsstörungen ebenfalls zunimmt.

Das gleiche gilt für die korrelationsstatistische Gegenüberstellung der 130 über 40jährigen asbeststaubexponierten Männer mit ihrem Vergleichskollektiv ($n = 31$). Die entsprechende Regressionsformel lautet $y' = 2,22 + 0,02\,x$ bei $r = 0,25$. Dieser Korrelationskoeffizient r und damit der Regressionskoeffizient $b = 0,02$ sind zwar signifikant von Null verschieden. Die Ausgleichsgerade erreicht jedoch erst bei nicht weniger als 45 Gefahrenjahren den Mittelwert des zugehörigen Vergleichskollektivs.

Wie Abb. 2 erkennen läßt, erlauben auch die Untersuchungsergebnisse der jüngeren Frauen trotz der statistisch auffällig unterschiedenen Mittel-

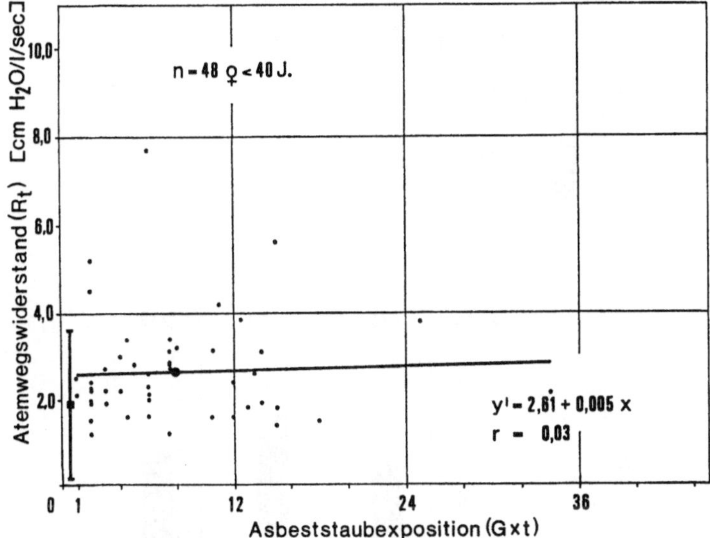

Abb. 2. Korrelationsdiagramm mit Regressionsgerade y' für die Atemwegswiderstände bei $n = 48$ Frauen unter 40 Jahren in Abhängigkeit von der Asbeststaubexposition $G \times t$. Für die $n = 23$ Arbeitnehmerinnen des zugehörigen Vergleichskollektivs ist der Mittelwert $\bar{x}$ (▪) und der Streubereich $\pm 2s$ eingetragen. Übrige Abk.: vgl. Legenden zu Abb. 1

wertdifferenzen insgesamt keineswegs abweichende Schlußfolgerungen. Dies trifft ebenso für die älteren Frauen zu ($y' = 3{,}45 + 0{,}001\,x$; $r = 0{,}009$).

Schließlich ist auf die relative Häufigkeit pathologisch erhöhter Atemwegswiderstände in den nach der Asbeststaubexposition $G \times t$ unterteilten Gruppen jüngerer und älterer Männer und Frauen hinzuweisen (Abb. 3).

Zwar finden sich die relativ wenigsten Fälle mit krankhaften Resistancewerten in 3 der 4 Teilkollektive bei den praktisch nicht staubbelasteten Personen. Andererseits weisen bei den älteren Männern gerade die Werktätigen des Vergleichskollektivs mit 34,0% im χ^2-Test auffällig häufig obstruktive Ventilationsstörungen auf. Hinzu kommt, daß lediglich die jüngeren Frauen das Leiden entsprechend der Asbeststaubexposition zunehmend häufiger zu zeigen scheinen. Für dieses Verhalten steht die statistische Sicherung jedoch aus. Dies gilt nicht für das überzufällige ($P < 0{,}05$) Vorhandensein erhöhter Atemwegswiderstände bei den älteren Frauen des mäßigen Risikobereiches. Wegen des bevorzugten Betroffenseins der mehr als 40jährigen männlichen und

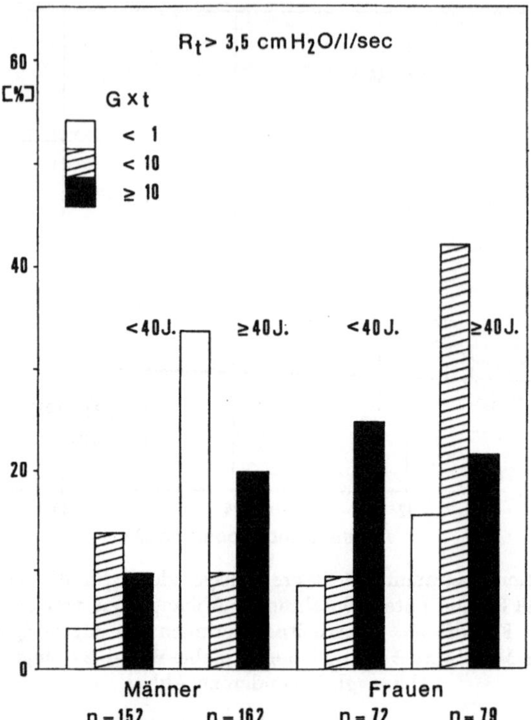

Abb. 3. Relative Häufigkeit pathologisch erhöhter Atemwegswiderstände in den nach der Asbeststaubexposition $G \times t$ unterteilten Gruppen unter und über 40jähriger Männer und Frauen

weiblichen Arbeitnehmer sind offensichtlich andere Ursachenfaktoren als die berufliche Staubbelastung in Erwägung zu ziehen.

Insgesamt stützen die ganzkörperplethysmographisch gemessenen Atemwegswiderstände asbestexponierter Männer und Frauen nicht die Vermutung, daß für die in zahlreichen Einzelfällen nachgewiesenen obstruktiven Ventilationsstörungen epidemiologisch der beruflichen Staubexposition das Gewicht der wesentlichen Teilursache zukommt.

3.2. Atemwegswiderstandsmessungen bei Rentnern mit und ohne Asbestose

Bei den Rentnern wurden 10 Personen[4] mit den für die Asbestlungenfibrose typischen Veränderungen im Röntgenbild[5] 21 weitere Männer[6]

4 $G \times t = 55{,}8 \pm 29{,}7$.
5 Stadium 0—I: 1mal; I: 4mal; I—II oder II: 5mal.
6 $G \times t = 27{,}2 \pm 17{,}1$.

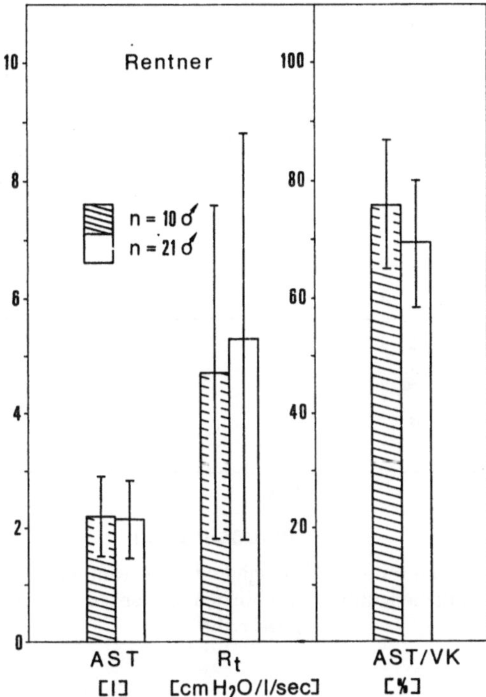

Abb. 4. Ergebnisse der spirographischen und ganzkörperplethysmographischen Untersuchung hinsichtlich des Vorhandenseins obstruktiver Ventilationsstörungen bei $n = 10$ Rentnern mit und $n = 21$ ohne Asbestose. Abk.: AST ≙ absoluter Atemstoßwert; AST/VK ≙ Atemstoß in Prozent der Vitalkapazität

ohne radiologisch erkennbare Pneumokoniose gegenübergestellt. Bezüglich der Parameter einer obstruktiven Ventilationsstörung ergibt sich folgendes Bild (Abb. 4).

Der Mittelwertvergleich nach dem zweiseitigen Student-t-Test läßt die Nullhypothese weder für den Atemwegswiderstand noch für den absoluten und relativen Atemstoß ablehnen. Vergleichbare Gruppen langjährig asbeststaubexponierter Rentner mit und ohne Asbestose weisen demnach keineswege eine unterschiedliche Prävalenz obstruktiver Ventilationsstörungen auf. Gleichsinnig wie die Mittelwerte verhalten sich die Standardabweichungen $\pm s$. Dabei ist jedoch zu beachten, daß die Resistancewerte beider Kollektive bereits im Mittel deutlich im pathologischen Bereich liegen. Die Atemwegswiderstände von 12 der 21 Rentner ohne Asbestose und von 5 der 10 Asbestosekranken befinden sich oberhalb der Normgrenze. Bei entsprechend langer Staubbelastung kann

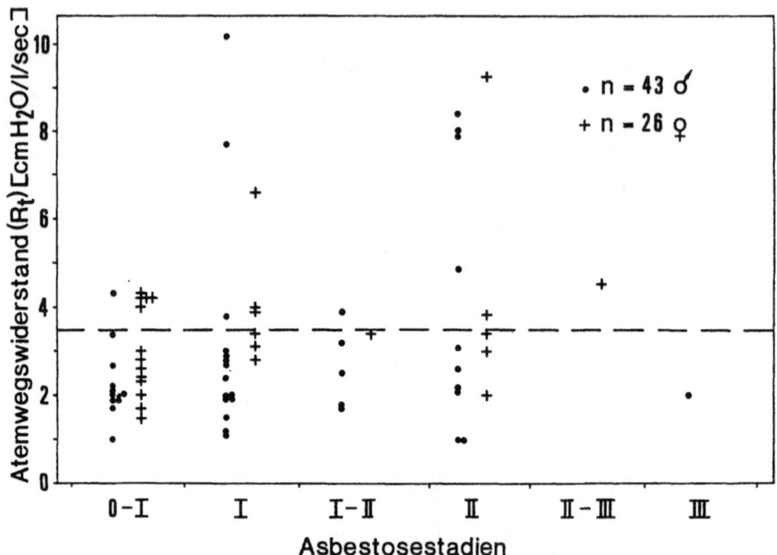

Abb. 5. Atemwegswiderstände in Abhängigkeit vom röntgenologischen Asbestosestadium bei 43 männlichen und 26 weiblichen Patienten. Obere Normgrenze der R_t gestrichelt

folglich bei jedem zweiten Rentner — unabhängig vom radiologischen Asbestosebefund — mit dem Vorkommen obstruktiver Ventilationsstörungen gerechnet werden.

3.3. Atemwegswiderstand und röntgenologischer Asbestose-Schweregrad

Ebenfalls für die eingangs genannten Fragen von Interesse ist die Gegenüberstellung der Resistancewerte in Abgängigkeit vom röntgenologisch sichtbaren Schweregrad der Asbestose (Abb. 5).

Soweit die begrenzte Fallzahl bereits Schlußfolgerungen zuläßt, kann aus Abb. 5 nicht entnommen werden, daß die obstruktive Ventilationsstörung generell häufiger oder ausgeprägter bei radiologisch fortgeschrittener Asbestose auftritt.

4. Diskussion

Die Kenntnis epidemiologischer Daten über die Beziehungen zwischen Asbeststaubexposition, der chronischen Bronchitis und dem Lungenemphysem wurde wiederholt für erforderlich gehalten (NN: Report and recommendations ..., 1965; Cralley et al., 1968). Dabei kann davon ausgegangen werden, daß zur Beurteilung der obstruktiven Ventilationsstörung der ganzkörperplethysmographisch bestimmte Atemwegswiderstand heute das geeignetste Kriterium darstellt. Mit Zunahme der Bronchialobstruktion werden im Ganzkörperplethysmogramm höhere Werte der Resistance meßbar. Somit besteht die Möglichkeit einer Objektivierung der genannten Zusammenhangsfrage.

Stellt man zunächst eine *Mittelwertbetrachtung* der Atemwegswiderstände unterschiedlich stark asbeststaubexponierter Personen an, so zeigt sich, daß die obere Normgrenze von $R_t = 3{,}5$ cm H_2O/l/sec stets unterschritten bleibt. Bemerkenswert ist jedoch bereits die mit $R_t - 3{,}2 \pm 2{,}0$ cm H_2O/l/sec hohe Streubreite im Vergleichskollektiv der praktisch nicht staubbelasteten älteren Männer. Sie deutet auf eine nicht unwesentliche höhere Zahl von Patienten mit obstruktivem Syndrom gerade unter den kaum exponierten Werktätigen gegenüber ihren stärker gefährdeten Kollegen hin. In den übrigen 3 der 4 nach Geschlecht und Alter unterteilten Vergleichskollektive finden sich zwar die relativ niedrigsten mittleren Resistancewerte. Die zu erwartende schrittweise Zunahme der Atemwegswiderstände — entsprechend der abgestuften Asbeststaubexposition — besteht jedoch nicht.

Die *regressionsstatistische Darstellung* der Befunde sichert die Ergebnisse der Mittelwertbetrachtung wesentlich ab. Die Regressionskoeffizienten aus den 3 Teilkollektiven der unter 40jährigen Männer und der Frauen beider Altersgruppen lassen einen statistisch gesicherten Anstieg der Resistance mit zunehmender Asbeststaubexposition vermissen. Von dieser Feststellung auszunehmen sind die über 40jährigen Männer. Die ihnen zugehörige Ausgleichsgerade erreicht jedoch erst bei nicht weniger als 45 Gefahrenjahren den Mittelwert des entsprechenden Vergleichskollektivs.

Eine Untersuchung der *relativen Häufigkeiten* pathologisch erhöhter Atemwegswiderstände in den 12 nach Geschlecht, Alter und Risikobereichen der Asbeststaubexposition gebildeten Gruppen stützt weitgehend die aus der Mittelwertbetrachtung zu folgernde Aussage. Speziell läßt das bevorzugte Betroffensein der über 40jährigen Männer und Frauen andere Ursachenfaktoren als die berufliche Staubbelastung diskutieren. Nennen möchten wir die endogene Minderbelastbarkeit des Respirationstraktes, rezidivierende Infektionen durch Bakterien und Viren und nicht zuletzt die Rauchgewohnheiten (Valentin et al., 1967).

Von besonderem Interesse erscheinen die ganzkörperplethysmographischen Ergebnisse der Rentnerkollektive mit und ohne Asbestose. Die Mittelwerte der Resistance befinden sich mit $4{,}7 \pm 2{,}9$ cm H_2O/l/sec bei den 10 Personen mit Asbestose und mit $5{,}3 \pm 3{,}5$ bei den 21 Männern ohne röntgenologische Staublungenveränderungen ohne gesicherte Differenzen im pathologischen Bereich. Zugrunde liegen diesem Ergebnis bei

5 der 10 bzw. bei 12 der 21 Abgekehrten krankhaft erhöhte Atemwegswiderstände. Die Prävalenz obstruktiver Ventilationsstörungen beträgt somit unter der Voraussetzung einer entsprechend langen Asbeststaubexposition rund 50% — und zwar unabhängig vom röntgenologischen Asbestosebefund. Die Erkrankungshäufigkeit übersteigt unserer Erfahrung nach diejenige vergleichbarer Rentnerkollektive somit nicht unwesentlich. Auch die Resistancemessungen bei 69 Patienten mit Asbestose unter Berücksichtigung des jeweiligen Stadiums nach Saupe legen nicht den Schluß nahe, daß mit Fortschreiten der röntgenologischen Asbestosezeichen das obstruktive Syndrom stets häufiger und ausgeprägter in Erscheinung tritt.

Insgesamt lassen sich die eingangs gestellten Fragen wie folgt beantworten. Unsere epidemiologischen Ergebnisse an Werktätigen und Asbestosekranken berechtigen nicht zu der Annahme, daß der beruflichen Asbeststaubexposition *generell* das Gewicht einer überragend bedeutsamen Teilursache am Zustandekommen obstruktiver Ventilationsstörungen beizumessen ist. Auch in zeitlicher Hinsicht läßt sich regressionsanalytisch nicht ableiten, daß für stärker asbeststaubexponierte werktätige Personen die Atemwegsobstruktion im allgemeinen einen besonderen Gefährdungstatbestand darstellt. Bei den in zahlreichen Einzelfällen nachgewiesenen Bronchitiden wird die Zusammenhangsfrage stets individuell unter Würdigung sämtlicher Begleitumstände geprüft werden müssen. Dies legen insbesondere die Resultate der langjährig exponierten Rentnergruppen mit und ohne Asbestose nahe.

Literatur

Bader, M. E., Bader, R. A., Tierstein, A. S., Selikoff, I. J.: Pulmonary function in asbestosis: Serial tests in a longterm prospective study. Ann. N. Y. Acad. Sci. **132**, 391—405 (1965).

Böhme, A.: Asbestose und Lungenkarzinom. I. Arch. Gewerbepath. Gewerbehyg. **17**, 384—395 (1959).

Bohlig, H., Jacob, G., Müller. H.: Die Asbestose der Lungen. Genese, Klinik, Röntgenologie, 1. Aufl. Stuttgart: Thieme 1960.

Cooke, W. E.: Fibrosis of the lungs due to the inhalation of asbestos dust. Brit. med. J. **1924**, 147.

Cralley, L. J., Cooper, W. C., Lainhart, W. S., Brown, M. C.: Research on health effects of asbestos. J. occup. Med. **10**, 38—41 (1968).

DeRosa, R., Eliseo, V., Mole, R., Sessa, G.: L'apparato respiratorio negli addetti alla lavorazione dell'amianto. Folia med. (Napoli) **47**, 637—655 (1964).

Dreesen, W. C., Dallavalle, J. M., Edwards, T. J., Miller, J. W., Sayers, R. R.: Study of asbestos in asbestos textile industry. Publ. Hlth Bull. (Wash.) **241**, 1—126 (1938).

Jacob, G., Bohlig, H.: Die röntgenologischen Komplikationen der Lungenasbestose. Fortschr. Röntgenstr. **14**, 515—525 (1955).

— — Das Verhalten des Bronchialbaumes bei der Asbestlungenfibrose. Arch. Gewerbepath. Gewerbehyg. **18**, 247—257 (1960).

König, J.: Über die Astbestose. Arch. Gewerbepath. Gewerbehyg. **18**, 159—204 (1960).

Krüger, E., Rostoski, O., Saupe, E.: Über Lungenasbestose. Arch. Gewerbepath. Gewerbehyg. **2**, 558—590 (1931).

Leathart, G. L.: Clinical, bronchographic, radiological and physiological observations in ten cases of asbestosis. Brit. J. industr. Med. **17**, 213—225 (1960).

McPheeters, S. B.: A survey of a group of employees exposed to asbestos dust. J. industr. Hyg. **18**, 229—239 (1936).

McVittie, J. C.: Section III. Human exposure to asbestos: Industrial populations. Asbestosis in Great Britain. Ann. N. Y. Acad. Sci. **132**, 128—138 (1965).

N. N.: Report and recommendations of the working group on asbestos and cancer. Ann. N. Y. Acad. Sci. **132**, 706—721 (1965).

Otto, H.: Persönliche Mitteilung, 1970.

Saupe, E.: Röntgenatlas der Asbestose der Lungen, S. 12—33. Leipzig: Thieme 1938.

— Weitere Beiträge zur Röntgendiagnose der Lungenasbestose. Arch. Gewerbepath. Gewerbehyg. **9**, 391—406 (1939).

Spencer, H.: Asbestosis. In: Pathology of the lung, ed. by H. Spencer. Oxford: Pergamon Press 1963.

Stone, M. J.: Clinical studies in asbestosis. Amer. Rev. Tuberc. **41**, 12—21 (1940).

Thomson, M. L., Pelzer, A.-M., Smither, W. J.: The discriminant value of pulmonary function tests in asbestosis. Ann. N. Y. Acad. Sci. **132**, 421—436 (1965).

Tierstein, A. S., Gottlieb, A., Bader, M. E., Bader, R. A., Selikoff, I.: Pulmonary mechanics in asbestosis of the lungs. Clin. Res. 8, 256 (1960).

Valentin, H.: Der gesundheitsgefährdende Arbeitsplatz. Dtsch. Ärztebl. **66**, 1791—1796 (1969).

— Woitowitz, H.-J.: Chronische Bronchitis und Lungenemphysem als arbeitsmedizinisches Problem. Internist (Berl.) 8, 165—172 (1967).

Wagner, J. C.: The sequelae of exposure to asbestos dust. Ann. N. Y. Acad. Sci. **132**, 691—695 (1965).

Wedler, H. W.: Über den Lungenkrebs bei Asbestose. Dtsch. Arch. klin. Med. **191**, 189—209 (1943).

Wegelius, C.: Changes in the lungs in 126 cases of asbestosis observed in Finland. Acta radiol. (Stockh.) **28**, 139—152 (1947).

Woitowitz, H.-J.: Kap. 8. Atemmechanik, 9. Spirographie. In: Lehrbuch ausgewählter klinisch-physiologischer Methoden in der inneren Medizin, hrsg. von W. Koenig (im Druck).

— Arbeitsmedizinisch-epidemiologische Untersuchungen zu den unmittelbaren Gesundheitsgefahren durch Asbest (in Vorbereitung).

— Buchheim, F. W., Woitowitz, R.: Zur Theorie und Praxis der Ganzkörperplethysmographie in der Lungenfunktionsanalyse. Prax. Pneumol. **21**, 449—471 (1967).

— Günthner, W., Woitowitz, R.: Some experiences with electronic simulation of BTPS conditions in body plethysmography. Progr. Resp. Res. **4**, 50—60 (1960).

Woitowitz, H.J., Schäcke, G., Woitowitz, R. H.: Rangmäßige Schätzung der Staubexposition und arbeitsmedizinische Epidemiologie. Staub — Reinh. Luft **30**, 419—422 (1970).
— Woitowitz, R.: Ganzkörperplethysmographische Lungenfunktionsanalyse beim chronisch unspezifischen Atemwegsyndrom. Med. Klin. **63**, 1316—1320 (1968).
Woitowitz, R., Woitowitz, H.-J.: Die Ganzkörperplethysmographie und die Berechnung ihrer Meßgrößen. Elektromedizin **13**, 145—151 (1968).
Wood, W. B., Gloyne, S. R.: Pulmonary asbestosis. A review of one hundred cases. Lancet **1934**, 1383—1385.
Worth, G.: Zusammenfassung: II. Internationale Konferenz über die biologischen Wirkungen des Asbestes. Dresden 22.—25. 4. 1968.

Dr. med. H.-J. Woitowitz
Institut für Arbeits- und Sozialmedizin
der Universität Erlangen-Nürnberg
D-8520 Erlangen, Schillerstr. 25

Int. Arch. Arbeitsmed. 27, 257—280 (1970)

Beitrag zur Problematik der Elektroschweißerpneumokoniose

J. Slepička

Abteilung für Berufskrankheiten des Kreiskrankenhauses mit Poliklinik in Ostrau (Vorstand: Prim. Dr. med. L. Eisler)

K. Kadlec, Z. Tesař und V. Škoda

Institut für Arbeitshygiene und Berufskrankheiten in Ostrau (Direktor: Doz. Dr. med. K. Kadlec CSc.)

P. Miřejovský

I. Pathologisch-Anatomisches Institut der Karls-Universität — Fakultät der allgemeinen Medizin in Prag (Vorstand: Prof. Dr. med. B. Bednář Dr. Sc.)

Eingegangen am 1. September 1970

Contribution to the Problem of Electric-Welders Pneumoconiosis

Summary. Fourty electric-welders' pneumoconiosis were recorded in 1951–1968 in the Department of Occupational Diseases. 6 cases were of the "m, n" and 34 of the "L" form of the International X-ray classification of pneumoconioses. The biopsy was performed in two cases and the post mortem examination in one case (an electric-welder who died because of a purulent peritonitis), and the authors were able to compare the X-rays and the histological results of their medical examination. A hygienic evaluation showed a bad state of the working place where high dust rates prevalled. This paper deals with a group of electric-welders who used rutil or basic types electrodes during the welding process. All of them were clinically examined and did not show any abnormalities except dyspnae and X-ray lung changes similar to pneumoconiosis. The examination of lung functioning was showed a low lung compliance. The histological examination of the biopsies and post-mortem material showed an interstitial focal coniosis with production of reticulin and collagen tissue. This finding led the authors to deal systematicaly with the evaluation of the electric-arc welding process. They examined a group of 65 electric-welders and the hygienic conditions of their working place. Furthermore they investigated ventilation in 15 electric-welders who developed pneumoconiotic changes in 1951–1968. A comparison of the examined group with a control group of workers from non-hazard work places and a group of 380 coal miners was performed. By estimating the dust in the atmosphere of working places, the dust rates reached 1364.5 mg/m^3 in most hazard places, while the rates of fluorides varied from 0 to 3 mg/m^3. The atmosphere was polluted by different toxic substances which did not exceed the MAC, but were considered one of the etiological factors in diseases of respiratory ways.

With the help of examinations of lung functioning lungs low values of dynamic lung compliance were revealed which are in line with the histological and X-ray findings. The characteristic of the dust arising from arc-welding process with coated electrode E 4211 were studied in dusted rats lungs, which showed morphological changes similar to those in pneumoconiosis and confirmed the fibrogenic effect of this dust.

Statistical tests showed that the syndrom of chronic bronchitis was more frequent in electric-welders than in the control group, that the mucopurulent chronic bronchitis existed in electric-welders at a higher rate than in coal miners, and that the rate of obstructional chronic bronchitis is higher in the two groups than in the control group. According to X-ray and histological findings, pneumoconiosis of electric-welders is very similar to that of coal miners. The authors did not find any severe forms of pneumoconiosis ("A, B, C" forms of the International Classification of Pneumoconiosis), neither did they observ any X-ray changes in electric welders which left the profession for less hazardous work.

Zusammenfassung. In den Jahren 1951—1968 wurden an der Abteilung für Berufskrankheiten bei 40 Elektroschweißern koniotische Lungenveränderungen festgestellt. Es handelte sich um 6 Fälle der „m-, n"- und 34 der „L"- Form nach der Genfer Klassifikation. Bei 2 von diesen Fällen wurde eine bioptische Lungenuntersuchung angestellt, und einer von diesen Elektroschweißern kam nach einer purulenten Peritonitis zur Sektion, so daß wir die röntgenologischen und histologischen Befunde vergleichen konnten. Die Rekonstruktion der hygienischen Verhältnisse zeigte schlechte Arbeitsbedingungen mit einigen Hundert Milligramm Flugstaub im Kubikmeter Luft. Alle in der Kasuistik angeführten Schweißer arbeiteten vorwiegend mit Rutil- oder basischen Elektroden. Der klinische Befund bei der Hospitalisation wies keine Abnormitäten aus, außer einer Atemnot bei Aussteigung und koniotische Lungenveränderungen im Röntgenbild. Bei der Lungenfunktionsprüfung konnten wir Lungenkompliance-Werte an den unteren Grenzen der Norm finden. Die histologischen Befunde des bioptischen sowie auch des Sektionsmaterials zeigten eindeutig eine interstitielle Herd-Koniose mit Neubildung reticuliner und kollagener Fasern. Diese Feststellungen führten uns zu einer systematischen Studie der Elektroschweißerarbeit. Wir untersuchten eine Gruppe von 65 Elektroschweißern und stellten auch eine hygienische Untersuchung ihrer Arbeitsatmosphäre an. Weiter haben wir bei 15 Elektroschweißern, bei denen wir in den Jahren 1951—1968 koniotische Lungenveränderungen fanden, eine Lungenfunktionsprüfung durchgeführt. Unsere Befunde bei den Elektroschweißern verglichen wir mit einer Kontrollgruppe nichtstaubexponierter Arbeiter und mit 380 Kohlenhauern.

Unsere Ergebnisse zeigten, daß man an sehr exponierten Arbeitsplätzen eine Flugstaubkonzentration bis 1364,5 mg/m^3 finden kann, wobei Fluoridkonzentration von 0—3 mg/m^3 vorkommt. Die Konzentration flüchtiger Noxen sind zwar unter den MAC-Werten, können aber in bezug zur Ätiologie der Bronchitis nicht vernachlässigt werden. Von den Lungenfunktionsbefunden sind die niedrigen Werte der dynamischen Lungencompliance mit den röntgenologischen und histologischen Befunden im Einklang. Im Tierexperiment an Wistar-Ratten mit dem Flugstaub der Elektrode E 4211 konnten wir den fibrogenen Charakter dieses Staubes bestätigen. Das Vorkommen der chronischen Bronchitis ist bei den Elektroschweißern häufiger als bei der Kontrollgruppe. Der Anteil der mucopurulenten chronischen Bronchitis ist bei den Elektroschweißern höher als bei den Kohlenhauern; das Vorkommen der chronischen obstruktiven Bronchitis ist bei den beiden letztgenannten Gruppen höher als bei der Kontrollgruppe. Im röntgenologischen Bild, sowie auch in den histologischen Befunden ist die Elektroschweißerkoniose der Pneumokoniose der Kohlenhauer sehr ähnlich. Schwerformen des Types ABC der Genfer Klassifikation haben wir nicht gefunden. Nach Aufgabe der Elektroschweißerarbeit haben wir keinen Rückgang der koniotischen Röntgenbefunde gesehen.

Die Ende des vorigen Jahrhunderts erfundene und eingeführte Lichtbogenschweißung fand bis heute eine massenhafte Verbreitung. In dem umfangreichen Fachschrifttum, welches die Gesundheitsprobleme dieser Schweißmethode behandelt, findet man verschiedene und auch widersprechende Anschauungen. Die Ursache dieser Abweichung liegt vor allem in der vielfaltigen Gestaltung der Arbeitsplätze, was oft beträchtlich die Arbeitsatmosphäre beeinflußt; auch die stets fortschreitende Entwicklung der Technologie kann die hygienischen Bedingungen erheblich verändern.

Die beim Elektroschweißen entstehenden Noxen vermögen je nach den lokalen Arbeitsbedingungen verschiedene Gesundheitsschäden hervorzurufen, die akuter sowie auch chronischer Natur sein können. Darunter stellen die röntgenologischen Lungenveränderungen den am häufigsten vorkommenden objektiven Befund dar. Seitdem Doig und McLaughlin im Jahre 1936 als erste diese Lungenveränderungen beschrieben hatten [8], werden die pathologisch-anatomischen Befunde und ihre Ursachen diskutiert. Bei den ersten Beobachtungen betrachteten beide Verfasser die Veränderungen als eine röntgenologische Semiotik eines entzündlichen, fibrotischen oder Stauungsprozesses in der Lunge. Nachdem sie aber 9 Jahre später bei 2 dieser Personen, die die Exposition unterbrochen hatten, einen röntgenologischen Rückgang dieser Veränderungen wahrgenommen hatten, kamen sie zur Ansicht, daß es sich um eine reine Siderose handelt und daß das Eisenoxyd auch nach Jahren aus der Lunge eliminiert werden kann [9].

Unterdessen beschrieben Enzer und Sander [11] im Jahre 1938 die ersten Sektionsbefunde der Schweißerlunge als eine reine Siderose ohne fibrotische Reaktion, was später auch andere Verfasser bestätigten [2, 31, 20]. Erst in den letzten Jahren erschienen histologische Beschreibungen einiger Fälle (Charr 1953—1956 [15—17]; Mann und Lecutier, 1957 [24]; Harding, 1958 [14], Friede und Rachow [12] u.a.), wo außer koniotischen, reaktive Veränderungen erwähnt sind. Meyer u. Mitarb. [25] fanden im Jahre 1967 im resezierten Lungengewebe eines Elektroschweißers außer erhöhtem Eisengehalt auch einen beträchtlich hohen Gehalt an Silicium. Dieser Befund führte sie zur Meinung, daß die fibrotischen Veränderungen in den Schweißerlungen durch die Anwesenheit des Siliciums hervorgerufen werden.

In den Jahren 1951—1968 konnten wir bei 40 Elektroschweißern röntgenologische Lungenveränderungen feststellen. Laut der Genfer Klassifikation handelte es sich bei 6 Fällen um eine „m, n“-Form (durchschnittliche Expositionszeit 22 Jahre, Durchschnittsalter 47,3 Jahre) und bei 34 Fällen um eine „L“-Form (durchschnittliche Expositionszeit 15,5 und Durchschnittsalter 42 Jahre). Im Jahre 1968 und 1969 hatten wir die Gelegenheit bei 2 von diesen röntgenologisch festgestellten Fällen eine bioptische Untersuchung des Lungenparenchyms durchzuführen und bei einem am Sektionstisch den Röntgenbefund mit dem makroskopischen und histologischen Lungenbefund zu vergleichen.

Kasuistische Beobachtungen

Diese 3 Fälle wollen wir nun näher betrachten.

1. Patient F. D., geb. 1924, arbeitete ursprünglich als Schneider mit Ausnahme des Jahres 1947 indem er in einer Kohlengrube über Tags an einem staubfreien Arbeitsplatz beschäftigt war. Ab 1953 war er in einer Autoreparaturwerkstätte als Elektroschweißer beschäftigt und arbeitete vorwiegend mit Rutilelektroden E 4211 und 4216. Er teilte seine kleine $6 \times 6 \times 3$ m große Schweißerwerkstatt mit einem anderen Schweißer. Die Werkstatt hatte keine Absaugvorrichtung und die hygienischen Bedingungen waren schlecht. Die Konzentration fester Aerosolteilchen in der Atmosphäre des Arbeitsplatzes erreichte einige 100 mg auf 1 m^3. Unter diesen Bedingungen arbeitete er täglich vom Jahre 1953 bis 1967 (14 Jahre) 8 Std. Er war von jeher Nichtraucher und stets gesund. Die letzten 5 Jahre klagte er über Kopfschmerzen bei der Arbeit, brennende Brustschmerzen, unregelmäßig auftretende Schmerzen hinter dem Processus phoideus sterni, Atemnot bei Berg- und Stiegensteigen und schnellerem Gehen in der Ebene, er schwitzte leichter, aber hustete nicht. Der Lungenbefund einer generalisierten Nodulation („*n*“-Typ) wurde im Jahre 1967 bei der Reihenuntersuchung wahrgenommen. Das Röntgenbild im Jahre 1962 wurde zwar als normal klassifiziert; heute aber, unter dem Eindruck des letzten Befundes betrachtet, erkennt man schon hier eine netzförmige Verstärkung der Lungenzeichnung („L“). Aus differentialdiagnostischen Gründen wurde der Patient in der Abteilung für Tuberkulose und Respirationskrankheiten vom November 1967 bis Februar 1968 hospitalisiert. Er wurde nicht mit Antituberkulotica behandelt und nach durchgeführter Punktionsbiopsie an unsere Abteilung am 1. 2. 68 überwiesen.

Der interne Befund war normal, über den Lungen wurde vesiculäre Atmung ohne Nebenphänomene wahrgenommen. Am Röntgenbild sah man in beiden Lungenfeldern symmetrisch, dicht gestreut kleine Fleckschatten, beide Hilusschatten waren verstärkt. Die Schichtbilder bestätigten diesen Befund und schließen ein Zusammenfließen der Fleckschatten aus. Magen und Zwölffingerdarm wiesen einen normalen röntgenologischen Befund aus. Ebenfalls war das EKG normal. Die Ergebnisse sämtlicher Laboruntersuchungen blieben im Bereich der Normalwerte (Blutsenkung, Blutbild, Flokulationsteste, Elektrophorese der Serumalbumine, Cholesterolverhalten und Magenchemismus). Der Nachweiß von Mangan im Harn war negativ.

Mantoux II: 20 mm, BCG-Test: 15 mm. Im Sputum wurden keine BK, aber Alpha-Streptokokken nachgewiesen. Die Lungenfunktionsprüfung zeigte normale Ventilationsgrößen mit einer normalen Atemstoßkurve und normalen Lungenvolumina (Residual-Volumen); die Blutgaswerte in Ruhe waren normal, die der dynamischen Lungencompliance waren herabgesetzt und wiesen auf eine restriktive Störung hin. Der pharmakodynamische Lungenfunktionstest mit Acetylcholin-Aerosol-Inhalation zeigte eine leichte bronchospastische Reaktion, die bei der Verfolgung der dynamischen Lungencompliance bei höheren Atemfrequenzen durch deutlichen Anstieg der Strömungswiderstände markant wurde.

Im histologischen Bild des transthorakalen Lungenpunktates stehen Staubablagerungen von grob- und feinkörnigem Material, welches grobgekörnt schwarz, in feiner Körnung rostfarben ist, im Vordergrund. Diese Staubablagerungen füllen völlig Alveolarmakrophagen aus, sind aber auch im Interstitium zu finden. Es entstanden so mäßig zipfelige, manchmal auch abgerundete, knotenförmige, an das Bild der Kohlenhauerkoniose stark erinnernde Gebilde [38]. Fibrose in ihrer Umgebung war nicht stark, aber doch eindeutig wahrzunehmen. Das Staubzellenplasma (Makrophagen) färbte sich durch die Pearlssche Reaktion diffus positiv in gleicher Intensität wie in der Kohlenhauerlunge; das Pigment selbst reagierte nicht. Bei Einwirkung der 4N Salzsäure [21] zeigte sich aber eine das dreiwertige Eisen kennzeichnende positive Reaktion. Das mikroskopische Diffraktionsbild [13] zeigte eine mäßige Anwesenheit von Quarzteilchen, die die Befunde bei der normalen Bevölkerung nicht überschreitet.

2. Patient Z. K., geb. 1932, ausgelernter Schmied, arbeitete bis zum Jahre 1954 an staubfreiem Arbeitsplatz. 1954—1960 war er als Elektroschweißer in einer Autoreparaturwerkstatt beschäftigt und schweißte vorwiegend mit basischen Elektroden. Ab 1960 war er in einem anderen Betrieb wieder als Elektroschweißer beschäftigt und arbeitete in einer mit Deckenventilatoren versehenen Werkstatt vorwiegend mit basischen, weniger mit saueren und speziellen Elektroden. Bei hygienischer Kontrolle dieses Arbeitsplatzes wurden für die nichtflüchtigen Aerosole Werte, die die MAC-Norm überschritten und sich 500 mg auf einen Kubikmeter näherten, festgestellt. Die MAC-Normen wurden bei Analysen auf Fe und Mn als überschritten gefunden. Der Patient wurde im Jahre 1968 auf einen weniger staubexponierten Arbeitsplatz versetzt. Die anamnestischen Angaben waren bedeutungslos. Öfter hatte er nach der Arbeit Metallfieber bekommen und einige Male auch eine Insolationsconjunctivitis erlitten. Seit einigen Jahren hat er beim Treppensteigen und schnelleren Gehen in der Ebene Atemnot, er hustet und expektoriert das ganze Jahr, klagt über Brustschmerzen und Atembeschwerden bei Wetteränderung. Er raucht 15 Zigaretten täglich.

Im April 1968 wurde er mit einer fieberhaften, exacerbierten Bronchitis in die Abteilung für Tuberkulose und Respirationskrankheiten eingeliefert, wo er bis Juni in stationärer Behandlung blieb. Der Röntgenbefund der Lungen — eine Retikulation mit diskreter Nodulation — führte aus differentialdiagnostischen Gründen zu einer Punktionsbiopsie; danach wurde der Patient an unsere Abteilung überwiesen.

Am 2. 7. 68 konnten wir bei der Untersuchung über beiden Lungen ein verlängertes Exspirium mit diffusem Giemen und Pfeifen wahrnehmen. Der übrige interne Befund war außer einer Fettsucht normal. Das Röntgenbild zeigte eine symmetrische retikuläre Lungenzeichnung, die in den Mittelfeldern beider Lungen von kleinkörnigen, diffus gestreuten Opazitäten durchdrungen war. Beide etwas verlängerte Hillusschatten zeigten eine starke Zeichnung. Im Schichtbild sah man eine reiche bronchovasculäre Zeichnung mit kleinkörnigen Opazitäten in beiden Mittelfeldern. Im zweiten Rippenzwischenraum rechts konnte man einen geringen Herdschatten wahrnehmen.

Die Ergebnisse der Laboruntersuchungen wiesen Normalwerte aus (Blutsenkung, Blutbild, Elektrophorese der Serumalbumine); normal war auch der Plasmaeisenwert (165 γ-%). Der Nachweis von Mangan im Harn war negativ.

Die Lungenfunktionsprüfung konnte eine mittelschwere obstruktive Atemstörung feststellen; die Lungenvolumina waren normal, sowie auch die Blutgaswerte in Ruhe. Die dynamische Lungencompliance zeigte Werte, die an der unteren Grenze des Normalbereiches liegen. Durch den pharmakodynamischen Acetylcholin-Inhalationstest konnten wir eine latente bronchospastische Reaktion feststellen.

Im histologischen Bild des transthorakalen Lungenpunktats (Abb. 1) fanden wir eine beträchtliche Menge rostigen, in kleine Schollen agglomerierten Pigments,

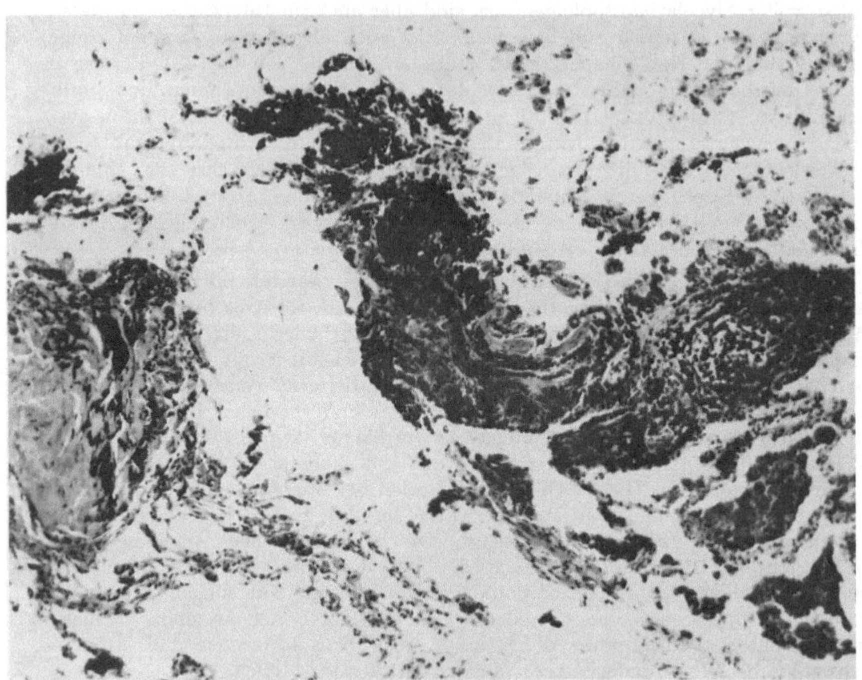

Abb. 1. Patient 2. Zentrale Staubablagerung, in der Ecke alveoläre Obliteration durch Staubzellen, hyalinisierter Herd, der nur am Rand pigmentiert ist, wahrscheinlich tuberkulöser Ätiologie. (Vergr. 1:130, bei Reproduktion verkleinert auf $^3/_4$)

das an Stellen stärkerer Anhäufung schwarze Tönung annahm. Fast ausschließlich findet man das Pigment intracellulär, in den Makrophagen abgelagert, deren Anhäufungen manche Alveolen obliterieren. Eine Gruppe dieser Gebilde fanden wir mit dem Interlobulärseptum verschmolzen, wobei es zu Inklusionen granulärer Pneumocyten mit deutlicher Neubildung retikulärer und kollagener Fasern kam. Diese Veränderungen entsprechen einer interstitiellen Herdkoniose [38]. Ein großer Anteil der Koniophagen (Staubzellen) zeigte eine diffuse Positivität der Pearls-Reaktion, das Pigment selbst reagierte nicht. Die Reaktion nach Einwirkung der 4N-Salzsäure gab praktisch das gleiche Ergebnis.

3. Patient M. R., geb. 1922 war in den, Jahren 1943—1945 in einer Waggonfabrik angestellt, wo er mit basischen Elektroden arbeitete, weiter war er bei derselben Arbeit in einem Brückenbaubetrieb unter schlechten hygienischen Bedingungen beschäftigt; rund ein Drittel der Arbeitszeit schweißte er in halbgeschlossenen Räumen der Brückenkonstruktion.

Die hygienischen Messungen zeigten, daß die MAC-Werte für nichtflüchtige Aerosole auch auf offenen Arbeitsplätzen in dieser Werkstatt ungefähr 10mal überschritten waren und auch die Konzentration von Mangan und Eisen in der Atmosphäre des Arbeitsplatzes hohe Werte auswies. In den halbgeschlossenen Arbeitsräumen wurden Konzentrationen von einigen hundert Milligramm bis zu einem Wert von 1364 mg/m³ gemessen. Gleichfalls überschritten die Werte für Mangan (2 mg/m³) und Eisen (10 mg/m³) ca. 10mal die MAC-Werte. Die Werte für Fluorverbindungen (1 mg/m³) sind auf allen (geschlossenen und offenen Arbeitsplätzen) 2—3mal höher als die Norm zuläßt. Dagegen wurden die Konzentration von Stickstoffoxyden, Schwefeldioxyd, Zyanwasserstoff und Kohlenmonoxyd weit unter den MAC-Werten gefunden. In der Krankenvorgeschichte finden wir außer einer Lungen- und Rippenfellentzündung im Jahre 1954 nichts Bemerkenswertes. Bei der periodischen Untersuchung auf unserer Abteilung am 12. 3. 69 hatte er keine Atembeschwerden, hustete nicht, beklagte sich aber, daß er bei der Schweißarbeit in halbgeschlossenen Räumen der Brückenkonstruktion immer von starkem Reizhusten und Atemnot befallen wird und an Nausea, Appetitlosigkeit und Kopfschmerzen leidet. Einige Male bekam er nach dieser Arbeit ein Metallfieber. Außerhalb der Arbeit hatte er keine Beschwerden. Der interne sowie auch der übliche Laborbefund (Blutsenkung, Blutbild und Harn) waren normal, Mangan war im Harn negativ. Auf dem Röntgenbild konnte man eine symmetrische, gut ausgeprägte retikuläre Zeichnung des Lungenparenchyms und im linken Oberfeld einen calcifizierten Primärkomplex wahrnehmen; die rechte Zwerchfellkuppel war abgeflacht und der Zwerchfellwinkel rechts eingeschmolzen. Eine Lungenfunktionsprüfung wurde nicht durchgeführt, weil der Patient plötzlich erkrankte und an einer nichtspezifischen Peritonitis starb.

Am Sektionstisch sahen wir eine auffallende schwarze Marmorierung beider Lungen, der Hilusdrüsen und der Luftröhre. Der histologische Befund wies im Prinzip alle Zeichen der von Šikl [38] beschriebenen interstitiellen Herdkoniose aus. An mehreren Stellen kann man längliche oder auch angedeutet sternförmige Gebilde fibrotischen Charakters mit unregelmäßiger Retraktion der benachbarten Alveolen sehen. Staubablagerungen findet man einerseits hier und da in den alveolären Makrophagen (Staubzellen), andererseits aber auch reicher im Gewebe der lobulären Hili. Der Staub gab eine positive Pearls Reaktion.

Diese Befunde, vor allem der histologische Nachweis einer interstitiellen Herdkoniose mit eindeutiger Neubildung retikulärer und kollagener Fasern [38], führte uns zu weiteren systematischen Untersuchungen einer ganzen Gruppe von Elektroschweißern. Bei der Untersuchung beachteten wir vor allem jene Untersuchungsmethoden, die die erwähnten, pathologisch erwiesenen Lungenveränderungen klinisch wahrnehmen könnten.

Methodik

Zur histologischen Verarbeitung wurde das Material in 5 μ-Serienschnitten zerlegt und mit üblichen Färbemethoden weiter behandelt (Hämatoxylin-Eosin, van Gieson-Resorcinfuchsin, van Gieson-Saturnrot, Gomori). Zur histochemischen Identifikation der Staubdepositen benutzten wir die Pearls-Reaktion und die Turnbulblau-Färbung mit und ohne Reduktion durch Ammoniumsulfid. In derselben Weise behandelten wir die Schnitte mit Bathfenantrolin und schließlich versuchten wir noch die von Highman (zit. Lillie [21]) empfohlene Methode mit Kaliumhexazyanferrat nach vorhergehender Einwirkung von 4N-Salzsäure.

Um den hygienischen Zustand der Arbeitsplätze zu ermitteln, verfolgten wir folgende Parameter: die Konzentration nichtflüchtiger Aerosole in der Atmosphäre des Arbeitsplatzes mit Membranultrafilter, die chemische Zusammensetzung des Elektrodenmaterials und dessen Flugstaub, den Quarzgehalt in diesem Material mittels der Differentialthermoanalyse (DTA) und Röntgendiffraktionsmethode sowie auch dessen mineralogische Zusammensetzung und die Form und Größe der Aerosolteilchen elektronenmikroskopisch. Bei Rutilelektroden wurde noch die Flugstaubmenge nach Verbrennung einer Elektrode bestimmt.

Tabelle 1. *Charakteristik der untersuchten Gruppen*

Gruppe	Anzahl	Durchschnittsalter	Durchschnittsexposition	Nichtraucher	Raucher (Zig./Tag)		
					1—15	15—25	Über 25
Schweißer	65	41,5 ± 7,5	16,3 ± 3,7	54[a]	30[a]	13	3
Bergleute	380	44,4 ± 5,4	20,6 ± 7,9	32[a]	54[a]	12	2
Kontrollgruppe	112	46,3 ± 5,05	0	51	26	19	4

[a] ($p = 0{,}01$) statistisch signifikant.

Die grundlegenden Daten der untersuchten Gruppen sind in der Tabelle 1 wiedergegeben. Bei der Untersuchung fragten wir nach Beschwerden bei der Elektroschweißarbeit und bei Gebrauch des Fragebogens des British Medical Research Council und der WHO ermittelten wir das Vorkommen der chronischen Bronchitis [45—47]. Außer der klinischen Untersuchung wurden bei allen Personen ein Lungen-Röntgenbild (35 × 35 cm) und ein Elektrokardiogramm angefertigt. Die Entwicklungsstufen der Pneumokoniose wurden röntgenologisch nach den Kriterien der Genfer Klassifikation ausgewertet [44]. Außerdem wurde bei allen Untersuchungen das Blutbild, die Blutsenkung und das Plasmaeisen-Niveau überprüft.

Zur Beurteilung der Lungenfunktion ermittelten wir spirographisch die Ventilationswerte, den 1 sec-Wert der Vitalkapazität, die Lungenvolumina inbegriffen, das Residualvolumen mit „Nitrogen washout" Methode. Die Sollwerte berechneten wir nach Baldwin-Cournad. Weiter führten wir bei allen Untersuchten einen pharmakodynamischen Inhalationstest durch. Zur Bronchoconstriction benutzten wir ein Acetylcholin, zur Dilatation dann ein Isopropylnoradrenalin Aerosol (Euspiran). Die Bronchomotorische Reaktion beurteilten wir mit der Atemstoßkurve und der dynamischen Lungencompliance, die tussigene Reaktion nach den Kriterien von Tiffeneau [41]. Die Blutgase und das acidobasische Gleichgewicht ermittelten wir mit der Mikro-Astrup Methode und Siggard-Anderson Nomogram. Als spezifische Methode, die eine Information über Gewebsveränderungen der Lunge geben kann, gebrauchten wir die Messung der dynamischen Lungencompliance in Ruhe und bei erhöhter Atemfrequenz. Die Compliance-Werte wurden auf Liter des Residualvolumens berechnet und mit der spezifischen Compliance verglichen [22].

Zur Beurteilung der bronchopulmonalen Obstruktion benutzten wir früher ausgearbeitete Kriterien [39], die in der Tabelle 9 wiedergegeben sind.

Die untersuchte Gruppe verglichen wir mit einer Kontrollgruppe von 112 Eisenbahnangestellten und 380 Steinkohlenhauern [19] des Ostrauer Steinkohlenreviers (Tabelle 1). Bei statistischer Auswertung des Anteils von Rauchern und Nichtrauchern in den verglichenen Gruppen zeigte sich, daß der Anteil der Nichtraucher in der Gruppe der Elektroschweißer im Vergleich mit den Steinkohlenhauern statistisch bedeutend höher war ($p < 0{,}01$). Auch der Anteil der 1 bis 15 Zigaretten rauchenden Kohlenhauer war im Vergleich mit den Elektroschweißern höher ($p < 0{,}01$). Die anderen Korrelationen waren statistisch unbedeutend.

Um auch Veränderungen der Lungenfunktion bei länger exponierten und einen schwereren Röntgenbefund ausweisenden Elektroschweißern verfolgen zu können, untersuchten wir 15 Personen, die zur Kontrolle kamen und zu der Zahl der 40 in den Jahren 1951—1968 ermittelten Pneumokoniosen gehören. 9 Personen mit einem Durchschnittsalter von 52,7 Jahren und durchschnittlicher Expositionszeit von 27,1 Jahren hatten ein Lungen-Röntgenbild des Typs „L" und 6 mit einem Durchschnittsalter von 47,3 und durchschnittlicher Exposition von 22 Jahren des Typs „m, n". 53% von diesen 15 Personen waren Nichtraucher und 47% rauchen 1—15 Zigaretten pro Tag. Vorwiegend arbeiteten alle Elektroschweißer dieser Gruppe mit basischen Elektroden, insbesondere in den letzten 10—15 Jahren. Diese Gruppe war zu klein und entsprach nicht den statistischen Forderungen der Auswahl und wurde deswegen nicht mit den anderen Gruppen verglichen.

Ergebnisse

I. Hygienischer Teil

Die Konzentration sämtlicher nichtflüchtiger Aerosole auf den Arbeitsplätzen unserer kasuistischen Fälle bewegte sich je nach Arbeitsplatzbedingungen und Art der Technologie zwischen 15—1 364,5 mg/m^3, die Konzentration der Fluoride zwischen 0—3 mg/m^3. Die Konzentration flüchtiger Noxen hielt sich unter den MAC-Werten.

Am Arbeitsplatz unserer 65 Mann zählenden Schweißergruppe fanden wir eine Konzentration von festen Aerosolen, die nur leicht den MAC-Wert übertreten hat (10—15 mg/m^3). Der Eisengehalt betrug in dieser Arbeitsatmosphäre 5—7 mg/m^3, und die Fluorid-Werte waren 0,04 bis 0,26 mg/m^3, was ein Viertel der zulässigen Konzentration beträgt. Bei wiederholter Messung fanden wir nur 2 mal Nitrose-Gase tief unter der zulässigen Grenze in einer Konzentration von 0,6—0,8 mg/m^3, und Kohlenmonoxyd erreichte nie eine meßbare Konzentration. Weiter verfolgten wir gravimetrisch den Gehalt der festen Aerosole am Arbeitsplatz des 1. Patienten unserer kasuistischen Mitteilung, in der Atmoshpäre mit Membranultrafilter, die bei Staubkörnung über 0,1 μm keine Verluste ausweisen. In der Tabelle 2 sind die Werte langfristiger (langzeitiger) Messungen angeführt, wobei die Staubentnahme im Mittelpunkt des Arbeitsbereichs vorgenommen wurde. Die Tabelle 3 bringt Meßwerte, die mit der gleichen Apparatur bei einer Staubentnahme in der nächsten Nähe der Maske eines Schweißers (in einer maximalen Entfernung von 0,5 m) während des Schweißens gewonnen wurden.

Da die Rutilelektroden am meisten gebraucht werden und auch unser Patient Nr. 1 ausschließlich mit diesen Elektroden arbeitete, ermittelten wir die Menge des Flugstaubes, die der Verbrennung einer Elektrode entspricht. So konnten wir feststellen, daß die Elektrode E 4211, 628 mg und die Elektrode 4216, 306 mg Flugstaub gibt. In beiden Fällen wurden nur Staubteilchen bis zu 2 μm gespeichert. Der auf diese Weise gewonnene Flugstaub diente zu weiteren Analysen und zu den Tierexperimenten. Durch Vergleich der chemischen Analyse des nativen Elektrodenmantels und des Flugstaubes konnten wir die qualitativen Veränderungen einzelner Elektrodenmantelbestandteile verfolgen

Tabelle 2. *Langzeitige Staubentnahmen*

Nr.	Messungszeit (min)	Anzahl der Elektroden	Staubkonzentration (mg/m^3)	Anzahl der Schweißer
1	36	7	4,4	1
2	50	10	4,2	1
3	20	4	3,5	1
4	60	11	2,7	1
5	17	4	1,5	1
6	45	13	10,2	2
7	60	14	4,4	2
8	30	11	5,4	2
9	60	15	5,8	2

Tabelle 3. *Staubentnahme in der Atmungszone*

Nr.	Staubkonzentration (mg/cm^3)
1	49,2
2	87,4
3	97,5
4	71,2
5	105,5
6	83,5

Tabelle 4. *Chemische Analyse des Flugstaubes*

Elektrode	SiO_2	Fe_2O_3	TiO_2	Mn_3O_4	P_2O_5	MgO	Al_2O_3	Na_2O	K_2O	Quarz
4211 Flugstaub	28,9	37,0	5,6	7,2	1,6	1,1	3,3	0,5	11,3	Nicht nachweisbar
4216 Flugstaub	22,0	46,6	3,3	7,4	1,9	2,1	2,4	0,8	11,6	Nicht nachweisbar
4211 Elektrodenmantel	12,5	25,3	47,2	9,9	0,7	3,1				in Spuren
4216 Elektrodenmantel	18,6	10,2	50,1	11,8	0,3	6,1				4,3

(Tabelle 4). Durch die Röntgendiffraktionsanalyse konnten wir feststellen, daß im Flugstaub nur eine kleine Menge von kristallinischem Fe_2O_3 anwesend ist und sonst keine kristallinischen Stoffe mit dieser Methode zu finden sind. Die elektronenmikroskopische Aufnahme des Flugstaubes zeigte, daß der Flugstaub aus kugelförmigen, im Durchmesser 2 μm messenden Teilchen besteht.

Bei der röntgenologischen Untersuchung der 65 Mann zählenden Elektroschweißergruppe konnten wir nur initiale Stadien der Pneumokoniose finden. Die Befunde sind in den Tabellen 4 und 5 wiedergegeben. Die Auswertung der chronischen Bronchitis mittels des BMRC-Fragebogens zeigt eine höhere Anfälligkeit der Elektroschweißer in bezug zu beiden verglichenen Gruppen (Abb. 1). Der Anteil einzelner Typen der chron. Bronchitis ist im zweiten Teil der graphischen Darstellung wiedergegeben. Der höhere Anteil der einfachen chron. Bronchitis war bei den Elektroschweißern im Vergleich zu den Kohlenhauern nicht statistisch signifikant. Dagegen war der Anteil der chron. mucopurulenten Bronchitis bei den Elektroschweißern statistisch höher als bei der Gruppe der Kohlenhauer ($p < 0,05$). Der Anteil der obstruktiven chron. Bronchitis war in der Gruppe der Elektroschweißer nicht höher als in der Kontrollgruppe ($p > 0,05$).

Von den subjektiven Beschwerden zeigte die Arbeitsdyspnoe einen mit der Schwere des Röntgenbefundes parallel ansteigenden Trend. Von den anderen subjektiven Angaben konnten wir bei den Elektroschweißern in 10% Kopfschmerzen während der Arbeit und in 7% auch außer der Arbeit feststellen. 4% der Untersuchten gab Metallfieber nach der Arbeit an.

Bei den Elektroschweißern fanden wir auch einen Anstieg der klinischen sowie auch röntgenologischen Zeichen einer Lungenblähung, im Einklang mit dem zunehmenden röntgenologischen Befund. Die Durchschnittswerte der Laborbefunde sind in der Tabelle 6 wiedergegeben; alle hier angegebenen Werte sind im Bereich normaler Befunde. Die anscheinend kleinen Unterschiede im roten Blutbild und Blutfarbstoff zeigen sich bei der statistischen Auswertung als signifikant ($p < 0,05$).

Bei den 15 Elektroschweißern mit Pneumokoniosebefund aus der Gruppe der ursprünglich ermittelten Pneumokoniosen fanden wir bei Gebrauch der BMRC-Methode bei 13 (86,7%) ein Syndrom der chronischen Bronchitis, wovon es sich in 4 Fällen um eine einfache, 1 mal eine mucopurulente und in 8 Fällen um eine chronische obstruktive Bronchitis handelte.

Die Entwicklung der röntgenologischen koniotischen Lungenveränderungen weiter bei dieser Gruppe zu verfolgen, war sehr schwierig. Im

Tabelle 5. *Röntgenologische Befunde*

RTG	Anzahl	%	Durchschnitts-exposition	Durchschnitts-alter
O	20	30,9	16,3 ± 4,3	40,4 ± 10,9
Z	27	41,5	15,8 ± 3,9	43,8 ± 6,7
L	18	27,6	16,8 ± 3,0	40,3 ± 5,0
p, m, n	0	0	0	0
A, B, C	0	0	0	0

Tabelle 6. *Hämatologische Befunde*

Gruppe	Anzahl	Erythrocyten	Hämoglobin	Hb-Konzentration	Hämatokrit	Leukocyten
Schweißer	65	4610000 ± 190000	14,99 ± 1,16	31,64 ± 1,48	47,12 ± 3,34	7940 ± 1027
Kontrollgruppe	100	4530000 ± 307400	14,30 ± 1,07	30,9 ± 1,15	46,06 ± 3,72	6651 ± 1454

Gruppe	Anzahl	S	St.	E	B	Gr. M.	L	Serumeisen
Schweißer	65	60,45	3,62	1,76	0,14	2,15	32,82	102,59 ± 36,71
Kontrollgruppe	100	56,83	4,5	2,4	0,13	2,55	33,6	106,73 ± 24,4

Durchschnitt war der Abstand von der ersten Untersuchung zur Kontrolle im Jahre 1969 8,4 Jahre. In dieser Zeitspanne kam es bei der Großzahl der Untersuchten zu einem Arbeitsplatzwechsel im Sinne einer Entfernung aus dem Staubrisiko. 6 Patienten haben die Schweißarbeit völlig verlassen; im Durchschnitt war die Zeit vom Verlassen der Schweißarbeit bis zur Kontrolluntersuchung 5,3 Jahre [3—13]. Bei der Kontrolluntersuchung konnten wir weder ein Zunehmen noch einen Rückgang der röntgenologischen Lungenveränderungen wahrnehmen.

II. Die Ergebnisse der Lungenfunktionsprüfungen

Bei allen Untersuchten führten wir eine komplette Lungenfunktionsprüfung durch. In den Tabellen und der Abb. 1 angeführten Gruppen O, Z und L sind homogen und entsprechen der Zusammensetzung der Belegschaft des untersuchten Betriebes. Die Gruppe der früher festgestellten Pneumokoniosen „L" und „m, n" ist separat angeführt.

Die Tabelle 7 zeigt eine Übersicht der wichtigsten Lungenvolumina und Ventulationswerte und die der dynamischen Lungenkompliance in einzelnen Entwicklungsstadien der Schweißerlungenveränderungen. Wir sehen, daß die Lungenvolumina und Ventilationswerte sich im Bereich der Normalwerte befinden und keine Schlüsse auf eine Störung der Lungenfunktion erlauben. Dagegen sind die Werte der dynamischen Lungenfunktion bedeutend, vor allem in der Gruppe „L", herabgesetzt.

Die Werte der dynamischen Lungencompliance in den einzelnen Entwicklungsstadien der Elektroschweißerlunge ergaben, daß die Senkung der dynamischen Lungencompliance in der Gruppe „L" im Vergleich zur Kontrollgruppe und Gruppe „O" statistisch gesichert ($p < 0{,}01$) ist.

In der Tabelle 8 sind Angaben über den Blutgasspiegel und das acidobasische Gleichgewicht in Ruhe und bei Belastung von 0,5 W/kg Körpergewicht wiedergegeben. Die Blut-pH- und -p_aCO_2-Werte halten sich im Normalbereich, dagegen aber befinden sich die Werte des P_aO_2 insbesondere bei schwereren röntgenologischen Lungenbefunden (Pneumokoniose) auf der unteren Grenze der Norm; in diesem Stadium finden wir auch eine niedrige O_2-Diffusibilität. Die kleinen Zahlen in diesen Gruppen erlauben aber keine statistische Auswertung. Das Vorkommen der obstruktiven Störungen der Atmung nach den in der Tabelle 9 angeführten Kriterien ergab folgendes: Die Incidenz der obstruktiven Störungen war in der Gruppe der Elektroschweißer und in der Kontrollgruppe gleich niedrig, einen höheren Anteil dieser Störung wies aber die Gruppe der Kohlenhauer aus. Die Schweregrade der Obstruktion waren in allen Gruppen gleich. Die statistisch nicht ausgewertete Gruppe der 15 früher erfaßten Pneumokoniosen wies eine 60%ige Incidenz der obstruktiven Funktionsstörung aus; davon konnte man 26,7% als leicht, 26,7% als mittelgradig und 6,6% als schwer bewerten.

Eine latente durch Acetylcholin-Inhalationstest nachweisbare bronchopulmonale spastische Reaktion fanden wir in gleichem Maße bei allen 3 verfolgten Gruppen. In 73% fanden wir diese Reaktion positiv in der Gruppe der 15 mit Pneumokoniose „L", „m, n" befallenen Elektroschweißer. Die tussigene Acetylcholinreaktion war in der Gruppe der 65 Elektroschweißer sowie auch in der Kontrollgruppe in gleichem Prozentsatz vorhanden. Bei den 15 Pneumokoniosen „L" und „m, n" konnten wir diese Reaktion in 47% wahrnehmen.

III. Die experimentellen Ergebnisse

Um unsere histologischen, klinischen und physikal-chemischen Befunde zu überprüfen, haben wir die fibrinogene Aggressivität des beim Elektroschweißen entstehenden Flugstaubes im Tierexperiment nachgeprüft [27, 27]. Vorläufig haben wir nur den Flugstaub der

Tabelle 7. *Ventilationsgrößen und Werte der Lungenkompliance bei den einzelnen röntgenologischen Stadien der Pneumokoniose*

Nr.	RTG	Anzahl	Alter ⌀	Exposition ⌀	VC % NH	FEV_1 % NH	FEV_1 % F	FEV_1 % T	RV %	FRC %	TC % NH	C dyn *f* Ruhe
I.	O	20	40,4 ±10,9	16,3 ±4,3	117 ±16,2	117 ±9,3	79 ±9,2	89 ±14,7	—	—	—	0,21 ±0,01
	Z	27	43,8 ±6,7	15,8 ±3,9	118 ±14,0	112 ±20,3	72 ±13,6	90 ±9,16	27 ±8,1	53 ±9,43	117 ±22,0	0,19 ±0,06
	L	18	40,3 ±5,0	16,8 ±3,0	106 ±13,5	104 ±13,7	78 ±14,8	72 ±18,7	30 ±7,6	49 ±13,0	113 ±22,2	0,11 ±0,03
II.	L	9	52,4 ±9,2	27,1 ±7,3	93 ±13,1	91 ±28,7	73 ±15,4	69 ±24,4	37 ±20,3	59 ±16,8	107 ±17,1	0,13 ±0,04
	m, n	6	47,3 ±6,3	22,0 ±7,6	108 ±22,9	100 ±21,6	73 ±11,6	79 ±16,6	31 ±7,6	48 ±5,7	117 ±26,0	0,16 ±0,05

Tabelle 8. *Werte der Blutgase und des acidobasischen Gleichgewichtes in Ruhe und nach Belastung bei den einzelnen röntgenologischen Stadien der Pneumokoniose*

Nr.	RTG	Anzahl	Act. pH	Act. P_aCO_2	mE/2 BE	mE/2 BB	mE/2 SB	mE/2 act bic.	mE/2 tot CO_2	P_aO_2	Sat. O_2 %	Belastung
I.	O	4	7,405	39,4	−0,2	46,7	23,7	23,4	25,5	87,0	95,8	
		4	7,399							94,0	96,1	0,5 Wkg
	Z	16	7,393	37,7	−1,4	46,2	22,7	22,7	23,8	88,0	96,0	
		8	7,375							95,6	96,8	0,5 Wkg
	L	10	7,386	38,5	−1,6	45,9	22,6	23,4	24,7	83,3	95,4	
		4	7,378							93,1	96,4	0,5 Wkg
II.	L	11	7,384	40,0	−0,8	46,5	23,4	24,1	25,4	85,0	95,4	
		11	7,384							88,3	95,8	0,5 Wkg
	m, n	5	7,373	40,2	−1,6	46,5	22,7	23,3	24,5	84,7	95,5	
		4	7,375							88,8	95,9	0,5 Wkg
	Normalwerte		7,36 bis 7,44	34—46	+2,5 bis −2,5		22—26	22—26	23—27	∅ 95	∅ 97	

Tabelle 9. *Kriterien für die Auswertung der bronchopulmonalen Obstruktion*

	Vc	FEV_1	FEV_1 % F	FEV_1 % T	$FEV_{K.V.}$	Knick und Charakter der Atemstoßkurve	Pharmakodynamische bronchomot. Test
Ohne Merkmale	N[a] −9%	N −9%	N (< 75%)	N (80%)	< 1,0	steile Kurve, N Knick nach $^2/_3$ der VK	0
Leichte Obstruktion	−10 bis 20%	−10 bis 20%	65—75%	79—70%	> 1,0—0,5	Ablauf leicht abgeflacht, Knick nach der $^1/_2$ der VK	0 +[b]
Mittelschwere Obstruktion	−21 bis −30%	−21 bis 30%	55—64%	69—60%	> 0,5—0,0	Ablauf deutlich abgeflacht, Knick nach der oder in der $^1/_2$ der VK	0 +
Schwere Obstruktion	−31 und weniger	−31 und weniger	45—54% und mehr	59% und mehr	> 0,0	Ausgeprägt flacher Verlauf, Knick vor oder knapp nach der $^1/_2$ der VK	0 +
Latente spastische Reaktion (selbständig)	N	N	N	N	N	N	+
Nicht auswertbar	—	—	—	—	—	—	—

[a] N Sollwert, + Vorhandensein der latenten spastischen Reaktion.
[b] 0 Latente spastische Reaktion nicht vorhanden.

Tabelle 10. *Biologischer Test der Fibrogenität bei Ratten*

Typ der Elektrode	Anzahl der Versuchstiere	Gewicht der Ratten (g)	Lungenfeuchtgewicht (g)	Aceton-Trocken-Substanz der Lunge (%)	Hydroxyprolin in γ/Lunge
E 4211	3	289	2,17	20,20	3870
E 4216	3	295	1,92	19,57	3376
Kontrolltiere	3	304	1,28	17,60	2510

Elektroden E 4211 und 4216, welche von unserem Patient Nr. 1 gebraucht wurden, im Tierexperiment angewandt. Wir instillierten intratracheal 50 mg des Flugstaubes in 1 ml physiologischer Rohsalzlösung 3 Monate alten männlichen Wistar-Ratten. Die 2 verschiedenen Staubarten verabreichten wir je 10 Tieren, 6 Tiere dienten als Kontrolle. Nach 3 Monaten konnten wir eine deutliche, wenn auch leichte Neubildung retikulärer und fibrotischer Fasern nachweisen. Zur quantitativen Auswertung dieser Gewebsreaktion geben wir die Werte des gesamten Hydroxyprolins in den Lungen der Versuchstiere an (Tabelle 10). Die Angaben des feuchten Lungengewichtes waren wegen Anwesenheit einer frischen entzündlichen Reaktion nicht zuverlässig, obwohl sie den gleichen Trend wie das Hydroxyprolin auswiesen. Eine statistische Auswertung haben wir wegen der Unhomogenität der Befunde in der Gruppe mit Flugstaub der Elektroden E 4216 bestaubten Tiere nicht durchgeführt und mußten uns mit der Feststellung eines statistisch auswertbaren Unterschieds zwischen der Gruppe mit dem Flugstaub der Elektroden E 4211 und der Kontrolltiere zufrieden geben. Bei 5%iger Wahrscheinlichkeit fanden wir $t = 3{,}475$.

Diskussion

Die Elektroschweißerpneumokoniose, auch Elektroschweißerlunge genannt, wird zu den Siderokoniosen [33], die allgemein durch langdauernde Inhalation von Eisenoxydstaub in reiner Form oder auch gemischt mit anderen Staubarten entsteht, gezählt. Eine reine Siderokoniose kann man bei Silberputzern, die vorwiegend Eisenoxydstaub mit einer kleinen Beimischung von Silberstaub inhalieren, sehen; die Schädigung des Lungenparenchyms ist hier minimal. Nach langdauernder Inhalation von Eisenoxydstaub mit einer Quarzbeimischung, wie es bei Bergleuten in Hämatitgruben der Fall ist, entstehen Lungenveränderungen, die einer durch Eisenoxydstaub modifizierten Silikose entsprechen.

Der histologischen Befunde der in unserer Kasuistik angeführten Fälle entsprechen weder der reinen Siderose noch der Siderosilikose. Unsere Befunde haben den Charakter einer interstitiellen Herdkoniose mit Neigung zur Bildung eines perifokalen Emphysems, wie es Šikl bei der Kohlenhauerpneumokoniose beschrieben hat [38]. Im Vordergrund der von uns beschriebenen Befunde steht eine Neubildung kollagener und retikuliner Fasern, die man als eine durch die Staubablagerung hervorgerufene reaktive Fibrose betrachten muß. In dem bioptischen Material des ersten Patienten konnten wir erst durch die von Highman [21] empfohlene Einwirkung der 4N-Salzsäure histochemisch Eisen nachweisen, was auf die Anwesenheit schwerlöslicher Eisenoxyde hindeutet. In den 2 weiter beschriebenen Fällen zeigten die Staubteilchen immer eine mehr oder weniger ausgeprägte Pearls Reaktion, wobei aber auch das Plasma der Pigmentphagocyten eine diffuse positive Reaktion auswies. Eine Reaktion dieser Art kann man aber auch bei der Silikose oder Kohlenhauerpneumokoniose sehen [42] und wird üblich als Folge der hämolytischen Quarzwirkung beschrieben [34, 28]. In der Demarkationszone verschiedener Fremdkörper, wie es auch z. B. der Fall bei Asbestkörpern ist, kommt es zu einer eisenhaltigen Eiweißablagerung, die dann eine positive Pearls Reaktion gibt. Im elektronmikroskopischen Bild sieht man, daß diese Fremdkörperhülle Ferritin [7] und verschiedene Hämosiderine [35] enthält, was mit unseren Ergebnissen im Einklang ist. Man kann also sagen, daß die positive Pearls Reaktion nicht immer durch Eisenoxydablagerungen bedingt ist. Histochemische Reaktionen für andere Metalle sind z. Z. leider in einer unseren Ansprüchen genügenden Form nicht vorhanden [23]. Da die bioptischen Proben nur wenig Material gaben, konnten wir keine Histospektrographie und Mikroincineration durchführen und haben diesen Mangel teilweise durch eine Analyse des Flugstaubes ersetzt.

Die Ergebnisse unserer klinischen Untersuchungen sollen in Einklang mit den hygienischen Befunden betrachtet werden, denn es ist klar, daß die Ausprägung der klinischen und röntgenologischen Befunde der Menge der angebotenen Noxen entspricht. Die Mannigfaltigkeit der hygienischen Parameter der verschiedenen Arbeitsplätze kann dann eine sehr bunte Skala der klinischen Befunde verursachen und dadurch auch verschiedene Meinungen hervorrufen [37, 5].

Länger als 15 Jahre arbeitete unsere homogene Gruppe von 65 Elektroschweißern in verhältnismäßig gut belüfteter Halle, wo der Flugstaub aus basischen Elektroden nur leicht die MAC-Werte überschritt. Bei einem Viertel der Mitglieder dieser Gruppe haben wir eine Pneumokoniose leichten Grades des Typs „L" nach einer durchschnittlichen Exposition von 16,8 Jahre gefunden. Die Incidenz des chronischen bronchitischen Syndroms, mit Fragebogen der BMRC ermittelt, fanden wir zwar statistisch signifikant höher, wobei aber das Vorkommen eines obstruktiven Syndroms das bei der Kontrollgruppe nicht überschritt. Dagegen zeigten die Ergebnisse der Lungenfunktionsprüfungen einen höheren Prozentsatz obstruktiver Störungen als in der Kontrollgruppe. Da der Anteil der Raucher in beiden Gruppen gleich war, kann man als ätiologischen Faktor dieser obstruktiven Atemstörungen die Noxen der Arbeitsatmosphäre betrachten. Da die Konzentration der flüchtigen Noxen in der Arbeitsatmosphäre ganz unbedeutend war, muß man außer dem Flugstaub auch die Anwesenheit der Fluoride in Betracht ziehen, wenn auch deren Konzentration nur ein Viertel der MAC-Werte erreichte; einige Verfasser betrachten diese Noxe [1, 42] als ätiologischen Faktor der professionellen chronischen Bronchitis. Im Einklang mit einem anderen Verfasser [3] konnten wir bei dieser Gruppe höhere Hämoglobin-Werte aber keinen Anstieg des Plasmaeisens feststellen.

Wie wir schon in den histologischen Befunden unserer kasuistischen Fälle zeigen konnten, steht im Vordergrund der Gewebsveränderungen eine fibrotische Reaktion. Als Äquivalent dieser Veränderungen konnten wir eine restriktive Störung der Atmung, die durch einen statistisch signifikanten Abfall der dynamischen Lungencompliance in den röntgenologisch leichtesten Stadien der Elektroschweißerpneumokoniose („L“) gekennzeichnet wurde, nachweisen. In den schwereren Entwicklungsstadien weisen die meisten Pneumokoniosen eine kombinierte restriktiv-obstruktive Störung der Atmung aus. In den Anfangsstadien dagegen, wo es noch nicht zu einer Bildung des perifokalen Emphysems kam und auch noch keine obstruktive Veränderungen vorhanden sind, ist es dann möglich, die initiale fibrotische Reaktion bei der Messung der Lungencompliance durch deren niedrige Werte wahrzunehmen. In dieser Hinsicht sind unsere Befunde bei den Elektroschweißern denen der Kohlenhauer mit leichter Pneumokoniose sozusagen gleichwertig [18]. Bei den 15 früher untersuchten Elektroschweißerpneumokoniosen, die allgemein eine lange Expositionszeit auswiesen, fanden wir einen großen Anteil chronischer Bronchitis vorwiegend obstruktiven Charakters, was auch die Lungenfunktionsprüfungen zeigen konnten; desgleichen war der Prozentsatz der positiven, spastischen und tussigenen Reaktionen bei dem Inhalationstest mit Acetylcholin groß. Wenn wir auch bis auf einige Ausnahmen das Expositionsrisiko dieser 15 Elektroschweißer nicht objektivieren konnten, muß man bei der Entstehung pneumokoniotischer Befunde, die dem Stadium „m, n“ entsprechen, eine schwere Staubexposition zulassen. Auch hier sehen wir kombinierte restriktiv-obstruktive Störungen der Atmung, wie wir es bei schwereren Pneumokoniosen üblich finden. Auch das Röntgenbild entspricht den Befunden der Kohlenhauerpneumokoniose und ist von dieser nicht zu unterscheiden.Das Bild der Nodulation scheint durch die physikalisch-chemischen Eigenschaften des deponierten Staubes, vor allem den Metallgehalt, bedingt zu sein. Da es auch nach langjähriger Abkehr der Betroffenen aus den staubreichen Arbeitsplätzen in hygienisch gute Bedingungen zu keinem Rückgang der röntgenologischen Lungenveränderungen, wie es einige Verfasser beschreiben [9], kam, müssen wir an eine Siderofibrose denken, wenn auch die fibrotische Reaktion die röntgenologischen Veränderungen nicht erklären kann.

Unsere Staubkonzentrationsmessungen haben gezeigt, daß an halbgeschlossenen Arbeitsplätzen öfters Staubkonzentrationen gemessen werden, die die an den schlechtest belüfteten Arbeitsplätzen in den Kohlengruben überschreiten. Diese Feststellung kann man vom ätiologischen Standpunkt bei schweren Elektroschweißerpneumokoniosen bestimmt nicht vernachlässigen, denn der Flugstaub besteht hier ausschließlich aus lungengängigen Staubteilchen. Bei diesen hohen Staubkonzentrationen finden wir in der Arbeitsatmosphäre regelmäßig auch höhere als die zulässige Mangan- und Eisengehaltwerte. Bei dem heutzutage vorwiegenden Gebrauch basischer Elektroden findet man auch hohe Fluoridwerte. Die Konzentrationen von O_3, NO_2 und CO haben wir bei unseren Messungen unter den MAC-Werten gefunden. Wieweit diese gasförmigen Noxen als ätiologischer Faktor des chronischen bronchitischen Syndroms in Betracht kommen, ist schwer zu beantworten.

Die Grundfrage der medizinischen Elektroschweißerproblematik müssen wir unseren Erachtens aber in der Ätiologie der fibrotischen Lungengewebsveränderungen, die wir in unseren kasuistischen Fällen sowie auch im Tierexperiment feststellen konnten, sehen. Da Eisen, Mangan und Titan sowie auch Ozon, Nitrooxydul (NO_2) und Kohlenstoff-monoxyd in den gefundenen Konzentrationen keine fibrotische Reaktion hervorrufen können, müssen wir an die vorhandenen Siliciumverbindungen denken. Die von uns ermittelten chemischen Veränderungen der Elektrodenhülle, zu der es bei der Verbrennung der Elektrode kommt, sind markant und im Einklang mit den literarischen Angaben [40, 10]. Vor allem kommt es zu einem Anstieg des gesamten Siliciumoxydgehaltes und Verschwinden des krystallinischen Quarz, was sich folgendermaßen erklären läßt. Erstens können die Quarzteilchen im Flugstaub so gering sein, daß sie für die gebrauchten Methoden (DTA- und RTG-Diffraktion) unerfaßbar bleiben, zweitens können bei der hohen Temperatur alle Quarzteilchen mit den basischen Substanzen der Elektroden reagieren, so daß Silicate entstehen [10] und schließlich kann sich der Quarzstaub in amorphe Siliciumoxydteilchen verwandeln [6], die durch unsere analytischen Methoden, die kristallinische Struktur beanspruchen, nicht erfaßt werden können. Die hohe Temperatur des Lichtbogens bringt alle festen Bestandteile der Elektrodenhülle zum Schmelzen, wobei es leicht zu den erwähnten chemisch-physikalischen Veränderungen kommen kann. Bei der schnellen Abkühlung entsteht dann wie bei Glas eine amorphe nichtkristallinische feste Lösung, die im elektronenmikroskopischen Bild kugelförmige Teilchen ausweist. Da Silicate sowie auch das amorphe Siliciumoxyd im Tierversuch, wenn auch eine geringe, aber doch wahrnehmbare fibrotische Reaktion zeigen [29, 32, 43, 4], muß man in der Ätiologie der Elektroschweißerpneumokoniose diese beiden Faktoren zulassen. Es besteht auch die Möglichkeit, daß es bei langdauernder Ablagerung der amorphen Staubteilchen zu einer Rekristallisierung kommt und daß auf dieser Weise die fibrogene Wirkung des deponierten Staubes an Intensität zunimmt. Die übrigen Komponenten des Flugstaubes kommen als ätiologische Faktoren der fibrinogenen Reaktion nicht in Frage; man hat sogar experimentell nachweisen können, daß Eisenoxyd am Anfang der Einwirkung die fibrotische Reaktion des Quarzstaubes dämpft [36]. Da die Anwesenheit vom Siliciumoxyd in der Elektrodenhülle und im Flugstaub eine konstante, wenn auch in ihrem Prozentsatz etwas variierende Komponente ist [40, 10, 6], kann man als Maß der Fibroproduktion sowie auch der Gesundheitsgefährdung den Anteil des Siliciumoxydes betrachten.

Schlußfolgerungen

1. Bei allen 3 histologisch bestätigten Elektroschweißerpneumokoniosen konnten wir eine mäßige Fibroproduktion mit dem Charakter einer interstitiellen Herdkoniose feststellen.

2. Bei der hohen Temperatur des Lichtbogens befinden sich alle festen Bestandteile im geschmolzenen Zustand, so daß es leicht zu einer chemischen Reaktion kommen kann. Die schnelle Abkühlung des Flugstaubes verursacht seine amorphe Struktur. Die fibrinogenen Eigenschaften des Flugstaubes muß man in dem Anteil der Silicate und des amorphen SiO_2 suchen. Da der Flugstaub der meisten Elektroden in verschiedenem Prozentsatz SiO_2 enthält, kann man als Maß der Fibroproduktion das Angebot dieser Noxe in der Arbeitsatmosphäre betrachten. Eine reine Siderose wird man heute bei den Elektroschweißern nur in Ausnahmefällen finden können.

3. Die festen Anteile des Flugstaubes der Rutilelektroden E 4211 und E 4216 zeigten im biologischen Versuch eine leichte fibrogene Reaktion, die bei der Elektrode E 4211 statistisch signifikant war ($p < 0,05$). Wir konnten so die fibrogene Aggressivität des Flugstaubes der basischen Elektroden, mit welchen der Patient unseres zweiten kasuistischen Falles arbeitete, beweisen. Im röntgenologischen Befund handelte es sich um eine „n“ Pneumokoniose, die bei bioptischer Untersuchung als interstitielle Herdkoniose wahrgenommen wurde.

4. Auch an Arbeitsplätzen, wo die Staubmesswerte nur leicht die Norm überschreiten können, entstehen, nach 15 Jahren leichte Formen von Pneumokoniosen, wobei aber kein bedeutend höheres Vorkommen obstruktiver Atemstörung gefunden werden kann.

5. Bei initialen Formen der Elektroschweißerkoniose findet man eine statistisch bestätigte Senkung der Ruhewerte dynamischen Lungencompliance, was im Einklang mit den oben erwähnten fibrotisierenden Prozessen ist. In den späteren Stadien der Elektroschweißerpneumokoniose finden wir dann eine kombinierte restriktiv-obstruktive Störung der Atmung. Die Evolution der Lungenfunktionsveränderungen bei Elektroschweißern ist der der Kohlenhauer sehr ähnlich.

6. In halboffenen Arbeitsräumen, wie es z.B. beim Schweißen großer Brückenkonstruktionen vorkommt, findet man hohe Flugstaubkonzentrationen, so daß diese Arbeitsplätze zu den stark staubgefährdeten gezählt werden müssen. Die zulässigen Werte für Mn, Fe und Fluoride werden hier auch überschritten. Man darf auch die Anwesenheit der gasförmigen Noxen, die üblich die MAC-Werte nicht überschreiten, nicht unterschätzen. Bei den an diesen Arbeitsplätzen Tätigen finden wir häufiger Pneumokoniosen des „m, n"-Typs, einen höheren Prozentsatz chronischer Bronchitiden vorwiegend obstruktiven Charakters, eine hohe Incidenz obstruktiver Atemfunktionsstörungen, niedrige P_aO_2-Werte und eine herabgesetzte Sauerstoffdiffusibilität bei Belastung.

7. Der röntgenologische Befund zeigte in keinem Fall einen Rückgang und ist von der Kohlenhauerpneumokoniose nicht zu unterscheiden. Auch das histologische Bild dieser Lungenveränderungen und die Lungenfunktionsstörung erinnert sehr an die Kohlenhauerpneumokoniose.

8. Die schwereren Formen der Elektroschweißerpneumokoniose sollte man als entschädigungspflichtige Berufskrankheit betrachten und bei ihnen auch einen Arbeitsplatzwechsel veranlassen.

Literatur

1. Ahlmark, A.: Clinical examination of one hundred ten welders with more than five year's continuous welding experience. Nord. hyg. T. No 11—12, 238 (1953). Ref.: Industr. Hyg. occup. Med. **9**, 353 (1954).
2. Angervall, L., Hansson, G., Röckert, H.: Pulmonary siderosis in electrical welder. Acta path. microbiol. scand. **49**, 373 (1960).
3. Barbořík, M.: Der Einfluß der Elektroschweißarbeit auf die Gesundheit [tschechisch]. Acta Univ. Olomouc **46**, 69—89 (1967).
4. Bohlig, H.: Staublungenerkrankungen und ihre Differentialdiagnose. Stuttgart: Thieme 1964.
5. Brückner, L., Mautner, B.: Elektroschweißerpneumokoniose im bronchographischen Bild [tschechisch]. Pracov. Lék. **11**, 233—235 (1959).
6. Buckup, H., Dessler: Silicic acid in welding smokes. VIII-311-67, Welding and Health — The work of comm. VIII, 1967 by Gideon Gerhardsson, Internat. Inst. of Welding.

7. Davis, J. M.: Elektron mikroscope studies of asbestosis in man and animals. Ann. N. Y. Acad. Sci. **132**, 98 (1965).
8. Doig, A. T., McLaughlin, A. I. G.: X-ray appearances of the lungs of elektric arc welders. Lancet **1936**I, 771.
9. — Clearing of x-ray shadows in welders siderosis. Lancet **1948**I, 789.
10. — Challen, P. J. R.: Respiratory hazards in welding. Ann. occup. Hyg. **7**, 223—231 (1964).
11. Enzer, N., Sander, O. A.: Chronic lung changes in electric arc welders. J. industr. Hyg. **20**, 333 (1938).
12. Friede, E., Rachow, D. O.: Symptomatic pulmonary disease in arc welders. Ann. intern. Med. **54**, 121 (1961).
13. Gross, P., Tolker, E. B.: Dust particles in lung sections. Arch. environm. Hlth **12**, 213 (1966).
14. Harding, H. E., McLaughlin, A. I. G., Doig, A. T.: Clinical radiographic and pathological studies of the lungs of electric arc and oxyacetylene welders. Lancet **1958**II, 394.
15. Charr, R.: Respiratory disorders among welders. J. Amer. med. Ass. **152**, 1520 (1953).
16. — Respiratory disorders among welders. Amer. Rev. Tuberc. **71**, 877 (1955).
17. — Pulmonary changes in Welders. A report of Three Cases. Ann. intern. Med. **44**, 806 (1956).
18. Kadlec, K., Tesař, Z.: Die Bedeutung der Lungencomplianceermittlung bei der Kohlenhauerpneumokoniose [tschechisch]. Vnitřín Lék. **16**, 224—231 (1970).
19. Kandus, J.: Chronische Bronchitis und Lungenemphysem in dem Ostrauer-Karwinner Kohlenrevier. Diskuss. Beitrag am V. intern. Staublungentagung 1967. Münster. Fortschritte der Staublungenforschung, Bd. 2 654—655. Dinslaken: Niederrheinische Druckerei 1967.
20. Koelsch, F.: Handbuch der Berufskrankheiten. Stuttgart: G. Fischer 1962.
21. Lillie, R. D.: Histopatologic technique und practical histochemistry. New York: Blakiston 1954.
22. Lim, T. P. K., Luft, U. C.: J. appl. Physiol. **14**, 164 (1959).
23. Lison, L.: Histochimie et cytochimie animales. Paris: Gauthier-Villars 1953.
24. Mann, B. T., Lecutier, E. R.: Arc-welders lung. Brit. med. J. **1957**I, 921.
25. Meyer, E. C., Kratzinger, S. F., Miller, W. H.: Pulmonary fibrosis in arc welder. Arch. environm. Hlth **15**, 462—469 (1957).
26. Miřejovskj, P.: Lungenveränderungen bei Elektroschweißer. Dissertation, Prag (1969).
27. — Lungenveränderungen bei Elektroschweißer (tschechisch). Čs. pat. (imDruck).
28. Munder, P. G., Modolell, M., Ferber, E., Fischer, H.: Effect of polymeric silicic acid and of tridymite on membrane phospholipids. Biochem. Z. **344**, 310 (1966).
29. Nemetschek, Hahn, Nemetschek: Frühstadien der Wechselwirkung zwischen amorphen SiO_2 und Lungengewebe. Vortrag Münster (1967).
30. Otto, H.: Morphologie und pathologisch-anatomische Begutachtung der Silikose. Würzburg 1963.
31. Poinso, R., Charpin, J., Payan, H., Redon, M.: Miliaire pulmonaire bronzeé ou miliaire des soudres à larc ? Presse méd. **60**, 1576 (1952).
32. Rüttner, J. R., Willy, W., Bauman, H.: Tierexperimentelle Studien zur Wirkung von amorpher kolloidaler und krystalliner Kieselsäure. Schweiz. Z. allg. Path. **17**, 352 (1954).
33. Spencer, H.: Pathology of the lung. New York: Pergamon Press, Inc. 1962.
34. Stöhr, W.: Silikose und Auflösung von Siliziumdioxyd. Med. Welt **17**, 2313 (1966).

35. Suzuki, Y., Churg, J.: Structure and development of the asbestos body. Amer. J. Path. **55**, 79 (1969).
36. Svensson, S.: Der Einfluß der Eisenoxide und Eisenhydroxyde auf die fibrigenen Eigenschaften des Quarzstaubes (auf Ratten). Vortrag, Prag (1967).
37. Ševčík, M., Chalupa, B., Hrazdíra,Č.: Gesundheitsbefunde bei Elektroschweißer [tschechisch]. Pracov. lêk. **12**, 229 (1960).
38. Šikl, H.: Pathologische Anatomie und Histologie der Lungen der ostrauer Bergleute [tscheschisch]. Pracov. lêk. **5**, 246 (1953).
39. Tesař, Z.: Pharmakodynamische, ventilatorische und tussigene Reaktion bei Bergleuten der Ostrava-Karviná Kohlenrevier [tschechisch]. Pracov. Lék. **20**, 2—3, 0-83 (1968).
40. Thrysin, E., Gerhardson, G., Forssman, S.: Fumes and gases in arc welding. Arch. industr. Hyg. **6**, 381 (1952).
41. Tiffeneau, R.: Capacite vitale et capacite pulmonaire utilisable áll effort. Criteres statistique et dynamique de la ventilation pulmonaire. Paris méd. **39**, 543 (1949).
42. Waelschová, A.: Der Einfluß der Elektroschweißerarbeit auf die Gesundheit (tschechisch). Pracov. Lék. **3**, 5-88 (1951).
43. Zaidi, S. H., King, E. J., Nagelschmidt, G., Harrison, C. V.: Fibrogenetic activity of different forms of free silica. Arch. industr. Hlth **13**, 112—121 (1956).
44. Bureau International du Travail: Classifikation internationale des opacités radiologiques pulmonaires persistantes a l'inhalation de poussieéres minérales. Genève 1958.
45. Definition and classifikation of chronic bronchitis. A report to the Medical Research Council by their Committee on aetiology of chronic bronchitis. Lancet **1965**II, 775.
46. Medical Research Council: Standardized questionnaire on respiratory symptoms. Brit. med. J. **1960**II, 1665.
47. WHO-Survey on the prevalence of ischemic heart diseases in certain European countries — report on a technical meeting, Copenhagen, Mimeographed document WHO Regional Office for Europe, Copenhagen (1963).

Dr. med. Jiří Slepička
Ostrava 1, Osvoboditelů 49, ČSSR

Int. Arch. Arbeitsmed. 27, 281—292 (1971)

Estimation of Trichloroethylene Exposure by Biological Materials

Kazuo Nomiyama
Department of Hygiene, Gunma University School of Medicine, Maebashi, Japan

Received November 25, 1970

Summary. The relation between concentration of trichloroethylene in environmental air and trichloroethylene in expired air, as well as urinary excretion of total trichloro-compounds was studied. Application of the derived equations to data previously reported leads to close agreement between actual concentration of trichloroethylene in environmental air and that calculated either from respiratory elimination of trichloroethylene measured 2–6 hours after exposure or from urinary excretion of total trichloro-compounds determined 2–6 days later.

Introduction

Many workers have attempted to estimate the concentration of organic solvents in environmental air by assay of biological samples. Thus, urinary excretion of metabolites of organic solvents was suggested as a good index of exposure, and attempts were made to determine the ratio of urinary excretion of organic solvent metabolites by workers to environmental organic solvent concentration (Elkins, 1954; Teisinger, 1961; Tada, 1969; Ogata *et al.*, 1969b). The question now arises whether the concentration of organic solvent in environmental air can be deduced from samples collected several days after exposure. To answer this question the present paper correlates the concentration of trichlorethylene in environmental air with subsequent urinary excretion of trichloroethylene metabolites as well as with respiratory elimination of trichloroethylene.

Estimation of Environmental Trichloroethylene by Measurement of Trichloroethylene in Expired Air

After the cessation of exposure to trichloroethylene, respiratory elimination of trichloroethylene follows the equation (Nomiyama *et al.*, 1971):

$$\log \mathrm{Cet} = \log \mathrm{Ceo}' - kt \qquad (1)$$

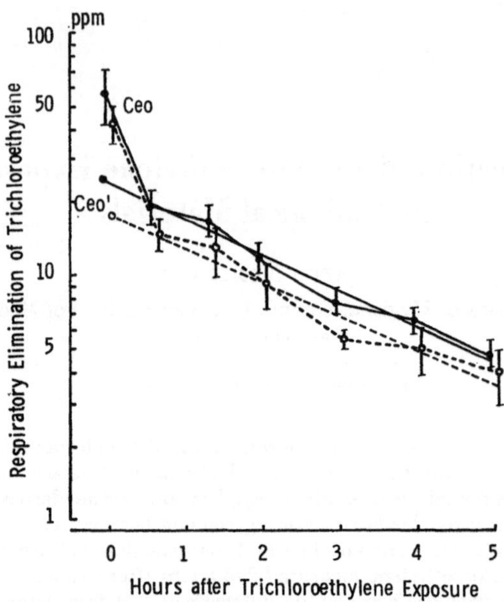

Fig. 1. Respiratory elimination of trichloroethylene after exposure to 250–380 ppm trichloroethylene for 160 minutes. Solid and dotted lines represent males and females, respectively. Vertical lines show one standard deviation. (Nomiyama and Nomiyama, 1971)

where

Cet = Concentration of trichloroethylene in expired air t hours after exposure.

Ceo′ = Theoretical concentration of trichloroethylene in expired air just after exposure.

k = A rate constant, 0.14 $hour^{-1}$.
(2–6 hours after exposure) (Nomiyama *et al.*, 1971).

Concentration of trichloroethylene in expired air just after exposure, which was experimentally measured, was found two and a half times as much as the theoretical trichloroethylene concentration predicted equation (1) (Nomiyama *et al.*, 1971).

$$\begin{aligned} \mathrm{Ceo} &\doteqdot 2.5 \times \mathrm{Ceo}' \\ &= 2.5 \times \mathrm{Cet} \times 10^{0.14t} \end{aligned} \quad (2)$$

where

Ceo = Actual concentration of trichloroethylene in expired air just after exposure.

The ratio of respiratory elimination of trichloroethylene to trichloroethylene in environmental air was reported by Nomiyama *et al.* (1971) to be 23% in males and 17% in females.

$$0.23 \times \mathrm{Ci} = \mathrm{Ceo} \tag{3}$$

in males, and

$$0.17 \times \mathrm{Ci} = \mathrm{Ceo} \tag{4}$$

in females.

Therefore, the concentration of trichloroethylene in environmental (inspired) air (Ci) can be estimated by measuring trichloroethylene concentration of expired air t hours after exposure by the following equation:

$$\mathrm{Ci} = \frac{\mathrm{Ceo}}{\text{Retention of Trichloroethylene}}$$

$$= 10.1 \times \mathrm{Cet} \times 10^{0.14t} \tag{5}$$

in males, and

$$= 14.7 \times \mathrm{Cet} \times 10^{0.14t} \tag{6}$$

in females.

Accordingly it might be possible to estimate environmental trichloroethylene by the following equation

$$\mathrm{Ci} = a \times \mathrm{Cet}. \tag{7}$$

Values for the coefficient a at different times after exposure were calculated and are shown in Table 1.

Table 1. *Coefficient for estimating environmental trichloroethylene by trichloroethylene in expired air*

Hours after exposure	Coefficient a	
	Men	Women
0.5	11.8	17.2
1.0	13.9	20.3
1.5	16.4	23.8
2.0	19.3	28.1
2.5	22.6	32.9
3.0	26.6	38.7
3.5	31.2	45.4
4.0	36.7	53.4
4.5	43.1	62.8
5.0	50.6	73.6
5.5	59.5	86.5
6.0	69.9	101.7

Table 2. *Estimation of environmental trichloroethylene concentration by trichloroethylene in expired air*

Hours after exposure	Cet (ppm)	Ci		Time of exposure	No. of sub-jects	Reference
		Estimated (ppm)	Measured (ppm)			
6	56	3914	1500–2000	20 min	1	Powell (1945)
3	6.3	168	101–244	5 h	9	Souček *et al.* (1952)
5	5.6	283	179	5 h	1	Bartoniček *et al.*
5	1.3	66	179	5 h	1	(1962)
1	8.3	115	200	7 h	10	Stewart *et al.* (1970)
3	5.1	136				
6	3.3	231				
2	11.7	226	250–380	160 min	5	Nomiyama *et al.*
3	7.8	207				(1971)
4	6.5	239				
5	4.7	238				

Actual and calculated values for Ci, derived from data in previous reports (Powell, 1945; Souček *et al.*, 1952; Bartoniček *et al.*, 1962; Stewart *et al.*, 1970; Nomiyama *et al.*, 1971), are compared in Table 2 and are seen to be in reasonable agreement.

Estimation of Environmental Trichloroethylene by Measurement of Total Trichloro-Compounds in Urine

The ratio of total urinary trichloro-compounds (mg/l) to trichloroethylene (ppm) has been reported to be 6 (Bardodĕj *et al.*, 1958; Medek, 1958). It follows that the concentration of trichloroethylene in environmental air can be calculated by the following equation:

$$\mathrm{Ci} \doteqdot \frac{1}{6} \times \mathrm{Eo} \tag{8}$$

where

Ci = Concentration of trichloroethylene in environmental (inspired) air (ppm).

Eo = Urinary excretion of total trichlorocompounds (mg/day or mg/l, because urine volume is approximately 1 l/day).

After the cessation of exposure to trichloroethylene, total trichlorocompounds were excreted into urine according to the following formula (Nomiyama *et al.*, 1971):

$$\log \mathrm{Et} = \log \mathrm{Eo} - kt \tag{9}$$

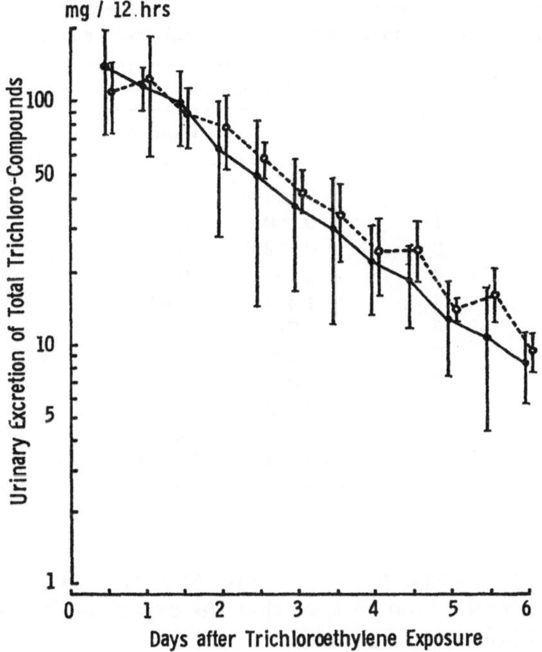

Fig. 2. Urinary excretion of total trichloro-compounds after exposure to 250–380 ppm trichloroethylene for 160 min (Nomiyama *et al.*, 1971)

where

Et = Urinary excretion of total trichloro-compounds t days after exposure (mg/day or mg/l).

k = A rate constant 0.23 day^{-1} in males and 0.20 in females (Nomiyama *et al.*, 1971).

Therefore, it should be possible to estimate the concentration of trichloroethylene in environmental air by determining total trichloro-compounds several days after exposure.

$$C_i \doteqdot \frac{1}{6} \times \text{Eo}$$

$$= \frac{1}{6} \times \text{Et} \times 10^{0.23t} \qquad (10)$$

in males, and

$$= \frac{1}{6} \times \text{Et} \times 10^{0.20t} \qquad (11)$$

in females.

Values for the coefficient $b = \frac{1}{6} \times 10^{0.23t}$ or $\frac{1}{6} \times 10^{0.20t}$ are shown in Table 3. Total trichloro-compounds in urine would be expected to parallel total retained trichloroethylene or, in other words, time of

Table 3. *Coefficient for estimating environmental trichloroethylene by urinary total trichloro-compounds after a trichloroethylene exposure*

Days after exposure	Coefficient b	
	Men	Women
0	0.167	0.167
1	0.280	0.265
2	0.472	0.423
3	0.794	0.673
4	1.337	1.071
5	1.717	1.699
6	3.784	2.716
7	6.368	4.315
8	10.719	6.881
9	18.004	10.962
10	30.339	17.450

exposure to trichloroethylene. An 8 hours work schedule usually consists of 7 hours work and 1 hour rest, so that the experimental exposure was calculated on 7 hours exposure basis

$$\mathrm{Ci} \doteqdot b \times \mathrm{Et} \times \frac{7\ (\mathrm{hrs})}{\text{Time of Exposure (hrs)}}. \tag{12}$$

Trichloroethylene concentration in environmental air was calculated from urinary excretion data of total trichloro-compounds as reported in previous papers (Souček *et al.*, 1959; Bartoniček, 1962; Bartoniček *et al.*, 1962; Ogata *et al.*, 1969c; Nomiyama *et al.*, 1971). The estimated values were found to agree reasonably well with the measured trichloroethylene concentration for as long as 6 days after the exposure to trichloroethylene. The concentration of trichloroethylene used for anesthesia was also estimated (Přerovska *et al.*, 1958; Ohmori, 1960). This figure might be far lower than the measured concentration, however, because time of trichloroethylene inhalation was probably significantly shorter than 7 hours.

Estimation of Environmental Trichloroethylene by Measurement of Total Trichloro-Compounds in Urine after Occupational Exposure for Several Days

Urinary total trichloro-compounds decreased as follows (Nomiyama *et al.*, 1971).

$$\mathrm{Et} = \mathrm{Eo} \times 10^{-kt}. \tag{13}$$

Table 4. *Estimation of environmental trichloroethylene concentration by total trichloro-compounds in urine*

Days after exposure	Et	Ci Estimated (ppm)	Ci Measured (ppm)	Time of exposure	No. of subjects	Reference
2	96 mg/day	63	82–159	5 h	5	Souček *et al.* (1959)
3	94	105				
4	72	134				
3	185 mg/day	206	194	5 h	8	Bartoniček (1962)
3	150 mg/day	167	179	5 h	1	Bartoniček *et al.* (1962)
5	90	217				
6	55	291				
3	160	178	179	5 h	1	
5	70	168				
6	30	160				
2	440 mg/l	208	170	7 h	—	Ogata *et al.* (1969)
4	90	120				
2	120	133	170	3 h	—	
4	40	124				
1	248 mg/day	181	250–380	160 min	5	Nomiyama *et al.* (1971)
2	162	199				
3	86	178				
4	52	184				
5	32	144				
6	19	189				
6	2000 mg/day	7568	anesthesia	—	1	Přerovská *et al.* (1958)
10	115	3489				
4	290 mg/l	388	anesthesia	—	1	Ohmori (1960)
6	85	322				
3	770	611	anesthesia	—		
4	740	989				
6	390	1476				

When a worker is exposed to trichloroethylene daily at the same concentration for same number of hours, urinary excretion of total trichloro-compounds follows the equation stated below:

$$E = \sum_{t=0}^{t} Et = Eo \sum_{t=0}^{t} 10^{-kt} \tag{14}$$

where

E = Urinary excretion of total trichloro-compounds after occupational exposure for *t* days,

when urine was collected as a spot sample in work time.

Trichloroethylene in environmental air can then be calculated for cases of continuous occupational exposure by

$$\mathrm{Ci} \doteqdot \mathrm{E} \times \frac{1}{6} \times \frac{1}{\sum_{t=0}^{t} 10^{-kt}} \qquad (15)$$

$$= c \times \mathrm{E}. \qquad (16)$$

The calculated values for coefficient c are collected in Table 5.

Table 5. *Coefficient for estimating environmental trichloroethylene by urinary total trichloro-compounds when a worker exposed to trichloroethylene at a same concentration for same hours in successive* t *days*

Days of exposure	$10^{-k(t-1)}$		Coefficient c	
	Men	Women	Men	Women
1	1.000	1.000	0.167	0.167
2	0.595	0.629	0.105	0.102
3	0.353	0.394	0.086	0.082
4	0.210	0.248	0.077	0.073
5	0.125	0.156	0.073	0 069
6	0 097	0.098	0.070	0.066
7	0.044	0.061	0.069	0.065
8	0.026	0.039	0.068	0.064
9	0.016	0.024	0.068	0.063
10	0.009	0.015	0.067	0.063

Table 6. *Estimation of averaged trichloroethylene exposure at a plate workshop*

Worker	Degrease operation on				Total trichloro-compounds in urine (mg/l)	Estimation of environmental trichloroethylene	(ppm)
	23	24	25	26 of August 1970			
A	×	×	○	○	213	213×0.105	=22.3
B	×	○	○	○	787	787×0.086	=67.4
C	×	○	×	○	222	222×1/6× 1/(1+10^{-0.266×2})	=27.3
D	×	×	○	×	148	148×0.280	=41.5
E	×	○	×	×	95	95×0.472	=44.8
F	×	×	○	×	165	165×0.280	=46.2
G	×	○	×	×	99	99×0.472	=46.7
H	×	×	×	○	222	222×0.167	=37.0
Average	1/6×(243.9±225.3 mg/l)=40.7±37.6 ppm						41.7±13.7 ppm
Coefficient of variance					92.4%		32.9%

The equation was applied to the estimation of averaged trichloroethylene in a plate workshop. Plate workers were exposed to trichloroethylene at 750–1000 ppm during degreasing of metal plate for several minutes a day; during the remainder of the day they worked mostly in a plate workshop polluted with 17–29 ppm trichloroethylene. The averaged trichloroethylene exposure was estimated from Eq. (16) and Table 5; results are shown in Table 6. The estimate (41.7±13.7 ppm) compares favorably with one based on Eq. (8) (40.7±37.6 ppm).

Discussion

Estimation of trichloroethylene in environmental air by biological materials has previously been attempted by Elkins (1954), Teisinger (1961), Tada (1969) and Ogata *et al.* (1969b). The relation between environmental trichloroethylene concentration and urinary excretion of trichloroacetic acid was also studied in trichloroethylene workers (Frant *et al.*, 1950; Friberg *et al.*, 1953; Elkins, 1954; Grandjean *et al.*, 1955; Fišerova-Bergerová, 1955; Weitbrecht, 1957). The ratio of environmental trichloroethylene to trichloroacetic acid, however, varied greatly between 1/1.5 and 1/7.5; this could be due to several reasons. Firstly, trichloroacetic acid is not the only metabolite of trichloroethylene (Butler, 1949; Souček *et al.*, 1952; Souček *et al.*, 1954; Bardoděj *et al.*, 1958; Bartoniček, 1962; Nomiyama *et al.*, 1971). Secondly, trichloroacetic acid was excreted into urine in fluctuating concentrations after exposure to trichloroethylene (Powell, 1945; Frant *et al.*, 1950; Ahlmark *et al.*, 1951; Souček *et al.*, 1952; Friberg *et al.*, 1953; Souček *et al.*, 1953; Přerovská *et al.*, 1958; Nomiyama *et al.*, 1971). Thirdly, sex and age differences were observed in urinary excretion of trichloroacetic acid (Grandjean *et al.*, 1955; Nomiyama *et al.*, 1971). It is not surprising, therefore, that estimation of environmental trichloroethylene concentration by urinary excretion of trichloroacetic acid does not lead to entirely satisfactory results.

Total trichloro-compounds, on the other hand, might offer a more reliable measurement of environmental trichloroethylene concentration. Total trichloro-compounds constitute all major metabolites of trichloroethylene (Butler, 1949; Souček *et al.*, 1952; Souček *et al.*, 1954; Bardoděj *et al.*, 1958; Bartoniček, 1962; Nomiyama *et al.*, 1971), and show a constant exponential decrease independent of sex (Nomiyama *et al.*, 1971). The ratio of trichloroethylene to total trichloro-compounds was utilized, in the present paper, to estimate concentrations of trichloroethylene in environmental air. There are yet very few reports on the relation between trichloroethylene and total trichloro-compounds in trichloroethylene workers (Bardoděj *et al.*, 1958; Medek, 1958; Tanaka *et al.*, 1968), and the ratio 6 used here might be revised by further surveys on trichloroethylene workers.

Several days after exposure it has not been previously possible to estimate trichloroethylene concentration. The constant exponential decrease of urinary excretion of total trichloro-compounds, reported in the previous paper (Nomiyama *et al.*, 1971), was here utilized to estimate environmental air levels and satisfactory results were obtained as shown in Table 4. Eq. (12) should be applied for this purpose within 1 week after exposure, because the rate constant might change thereafter and excessively high calculated concentrations of trichloroethylene in environmental air would result.

Estimation of environmental trichloroethylene by expired trichloroethylene was recommended by Stewart *et al.* (1970), who emphasized the advantage of estimating an average exposure to trichloroethylene and obtained better results for trichloroethylene exposure than were obtained from determination of urinary metabolites. Very little has been known of the respiratory elimination of trichloroethylene several days after exposure while respiratory elimination of trichloroethylene has been well studied within several hours after exposure to trichloroethylene (Powell, 1945; Souček *et al.*, 1952; Bartoniček *et al.*, 1962; Stewart *et al.*, 1970; Nomiyama *et al.*, 1971). Therefore the present paper dealt with estimation of environmental trichloroethylene only within several hours after exposure. Respiratory elimination of trichloroethylene just after exposure was found two and a half times as much as the concentration obtained by the Eq. (1). The empirically obtained coefficient 2.5 fitted quite well as shown in Table 2. It might further be possible to estimate environmental trichloroethylene several days after exposure by another rate constant k: 0.019 and coefficient 12, which were calculated from data of Stewart *et al.* (1970).

$$\begin{aligned} \mathrm{Ceo} &\doteqdot 12 \times \mathrm{Ceo}' \\ &= 12 \times \mathrm{Cet} \times 10^{0.019t}. \end{aligned} \tag{17}$$

Therefore,

$$\mathrm{C_i} \doteqdot 52 \times \mathrm{Cet} \times 10^{0.019t} \tag{18}$$

in males, and

$$\doteqdot 71 \times \mathrm{Cet} \times 10^{0.019t} \tag{19}$$

in females, in stead of Eq. (5) and (6).

The ratio of trichloroethanol to trichloroacetic acid, though not described in detail in the present paper, varied with time and decreased sharply after exposure (Bartoniček, 1962; Smith, 1966; Ogata *et al.*, 1969a; Nomiyama *et al.*, 1971).

Acknowledgement. The author thanks Mrs. H. Nomiyama for skillfull analyses of biological materials, and Dr. E. C. Foulkes for correcting the original manuscript. This study was supported in part by a research grant from the Japan Ministry of Education.

References

Ahlmark, A., Forssman, S.: The effect of trichlorethylene on the organism. Acta physiol. scand. **22**, 326 (1951).

Bardodĕj, Z., Krivucová, M.: Determination of trichloroethyl alcohol (urochloralic acid) as an exposition test on workers with trichloroethylene [in Czech.]. Čs. Hyg. **3**, 268 (1958).

Bartoniček, V.: Metabolism and excretion of trichloroethylene after inhalation by human subjects. Brit. J. industr. Med. **19**, 134 (1962).

— Teisinger, J.: Effect of tetraethyl thiuram disulphide (disulfiram) on metabolism of trichloroethylene in man. Brit. J. industr. Med. **19**, 216 (1962).

Butler, T. C.: Metabolic transformations of trichloroethylene. J. Pharmacol. exp. Ther. **97**, 84 (1949).

Elkins, H. B.: Analysis of biological materials as indices of exposure to organic solvents. Arch. industr. Hyg. **9**, 212 (1954).

Fišerová-Bergerová, V.: Trichloroacetic acid in the urine as test of trichloroethylene exposure [in Czech. with English abstract]. Pracov. Lék. **7**, 220 (1955).

Frant, R., Westendorp, J.: Medical control on exposure of industrial workers to trichloroethylene. Arch. industr. Hyg. **1**, 308 (1950).

Friberg, L., Kylin, B., Nyström, A.: Toxicities of trichloroethylene and tetrachloroethylene and Fujiwara's pyridine-alkali reaction. Acta pharmacol. (Kbh.) **9**, 303 (1953).

Grandjean, E., Münchinger, R., Turrian, V., Haas, P. A., Knoepfel, H. K., Rosenmund, H.: Investigation into the effects of exposure to trichloroethylene in mechanical engineering. Brit. J. industr. Med. **12**, 131 (1955).

Medek, V.: The relationship between trichloroethanol and trichloroacetic acid in the urine and trichloroethylene in the atmosphere. Ascertained by field work [in Czech. with English abstract]. Prac. Lék. (Praha) **10**, 135 (1958).

Nomiyama, K., Nomiyama, H.: Metabolism of trichloroethylene in human, sex difference in urinary excretion of trichloroacetic acid and trichloroethanol. Int. Arch. Arbeitsmed. (in press 1971).

Ogata, M., Takatsuka, Y., Tomokuni, K.: Urinary excretion of trichloroethanol and trichloroacetic acid after trichloroethylene inhalation in man [in Japanese], (at meeting). Jap. J. ind. Hlth **11**, 333 (1969a).

— Tomokuni, K.: Evaluation of organic solvent exposure by its metabolites [in Japanese]. Igakunoayumi **68**, 253 (1969b).

— — Takatsuka, Y.: Urinary excretion of trichloroethanol and trichloroacetic acid after human exposure to trichloroethylene (comparison to parachloroethylene) [in Japanese] (at meeting). Jap. J. ind. Hlth **11**, 178 (1969c).

Ohmori, K.: Studies on trichloroethylene metabolites in urine. Part III. The relation among Fujiwara-reaction-positive metabolites, alcohol-type metabolites and those glucuronides in urine [in Japanese with English abstract]. Jap. J. ind. Hlth **6**, 477 (1960).

Powell, J. F.: Trichlorethylene: absorption, elimination, and metabolism. Brit. J. industr. Med. **2**, 142 (1945).

Přerovská, I., Srbová, J., Stýblová, V.: The relationship between the clinical picture and the excretion of trichloroethylene metabolites in oral intoxications with trichloroethylene [in Czech. with English abstract]. Pract. Lék. (Praha) **10**, 417 (1958).

Smith, G. F.: Trichlorethylene: A review. Brit. J. industr. Med. **23**, 249 (1966).
Souček, B., Teisinger, J., Pavelková, E.: The absorption and elimination of trichlorethylene in man [in Czech. with English abstract]. Prac. Lék. (Praha) **4**, 31 (1952).
— Pavelková, E.: Excretion of trichloroacetic acid [in Czech. with English abstract]. Prac. Lék. (Praha) **5**, 62 (1953).
— Vlachová, D.: Further metabolites of trichlorethylene in man [in Czech. with English abstract]. Prac. Lék. (Praha) **6**, 330 (1954).
— — Metabolites of trichlorethylene excreted in the urine by man [in Czech. with English abstract]. Prac. Lék. (Praha) **11**, 457 (1959).
Stewart, R. D., Hugh, C. D., Gay, H. H., Erley, D. S.: Experimental human exposure to trichloroethylene. Arch. environm. Hlth **20**, 64 (1970).
Tada, O.: On the methods of evaluating the exposure to toxic substances by analysing the metabolites in the body [in Japanese with English abstract]. J. Sci. Labour (Tokyo) **45**, 171 (1969).
Tanaka, S., Ikeda, M.: A method for determination of trichloroethanol and trichloroacetic acid in urine. Brit. J. industr. Med. **25**, 214 (1968).
Teisinger, J.: Tests biologiques d'Exposition. Pure Appl. Chem. **3**, 253 (1961).
Weitbrecht, U.: Beurteilung der Trichloräthylen-Gefährdung im Betrieb. Zbl. Arbeitsmed. **7**, 55 (1957).

Kazuo Nomiyama, M. D.
Dept. of Hygiene
Gunma University School of Medicine
Showa-machi 3–39–22
Maebashi 371, Japan

Int. Arch. Arbeitsmed. 27, 293—299 (1971)

Zum Einfluß von Lärm auf die Herzfrequenz unter Anwendung von individuellen Gehörschutzmitteln während einer mittleren physischen Belastung

M. Quaas, R. Ackermann und W. Geiler

Institut für Arbeitshygiene der Medizinischen Akademie „Carl Gustav Carus' Dresden (Direktor: Prof. Dr. med. habil. M. Quaas)

Eingegangen am 6. Oktober 1970

The Influence of Noise on Heart Rate while Using Individual Protective Agents against Nosie during Moderate Physical Stress

Summary. Experimental investigations on the occurrence of vegetative reactions under the effect of a 90 dB broad-band sound during moderate physical stress (6 mkp/sec bicycle-ergometer) were performed in 6 young healthy male test persons. During the tests the sound reception by the accustic receptors was partially eliminated by use of protective agents against noise (protective helmets against noise). The heart rate was continuously recorded. The difference between the initial and the stress heart rate was significantly greater in 4 test persons in tests with noise compared with those without noise ($\alpha = 0.1\%$). Two test persons reacted to the stress with a non-significant decrease. Because of the large variance in the heart rate data, no definite statements can be made about the effects of stress.

The vegetative changes of the heart rate that are caused by the noise cannot be prevented by the use of protective helmets against noise under the above mentioned conditions. Appropriate theoretical and practical conclusions were drawn.

Zusammenfassung. An 6 jüngeren gesunden männlichen Versuchspersonen wurden laborexperimentelle Untersuchungen zur Frage des Auftretens von vegetativen Reaktionen unter Einwirkung eines 90 dB Breitbandgeräusches während einer mittelschweren körperlichen Belastung (6 mkp/sec-Fahrradergometer) bei teilweiser Ausschaltung des Weges der Schallaufnahme über den akustischen Rezeptor durch Gehörschutzmittel (Gehörschutzhelm) durchgeführt. Die Herzfrequenz wurde fortlaufend während der gesamten Versuchsdauer registriert.

Die Differenz zwischen Ausgangsherzfrequenz und Belastungsherzfrequenz ist bei 4 Versuchspersonen in den Versuchen mit Lärm gegenüber denen ohne Lärm signifikant ($\alpha = 0{,}1\%$) größer. 2 Versuchspersonen reagieren mit einer nicht signifikanten Verringerung. Hinsichtlich des Verhaltens der Streuung der Herzfrequenz lassen sich keine eindeutigen Aussagen treffen.

Der Gebrauch von Gehörschutzhelmen unter obengenannten Versuchsbedingungen kann das Auftreten von durch Lärm bedingten vegetativen Änderungen der Herzfrequenz nicht verhindern. Entsprechende theoretische und praktische Schlußfolgerungen werden gezogen.

Einleitung

Trotz zahlreicher technischer Maßnahmen stellt die Anwendung individueller Gehörschutzmittel noch immer eine weitverbreitete Schallschutzform dar. Die Dämmwirkung der verschiedenen individuellen Gehörschutzmittel (Gehörschutzdaune, plastischer und elastischer Gehörgangsverschlüsse, Gehörschutzkapseln und Gehörschutzhelme) in bezug auf ihr Schalldämpfungsvermögen ist bekannt (Zwislocki, 1956; Schröder 1959; Dieroff, 1962; Sauer, 1963; Börner, 1964; Glock u. Mitarb., 1968). Da aber Industrielärm nicht nur eine Schallschädigung des menschlichen Hörorganes hervorrufen kann, sondern über nervale Regulationsmechanismen auch das vegetative Nervensystem beeinflußt, erhebt sich die Frage, inwieweit bisher bekannte individuelle Gehörschutzmittel in der Lage sind, lärmbedingte Funktionsveränderungen des Organismus zu verhindern.

Bereits mehrfach wurde das Verhalten der Herzfrequenz unter Lärmeinwirkung untersucht. Neben Angaben über Zunahme der Herzfrequenz bei Lärmbelastung (Grandjean, 1959; Schepelin, 1959; Heinecker u. Zipf, 1960; Alekseev u. Suvorov, 1965; Fuchs-Schmuck, 1966, 1967; Hawel u. Starlinger, 1967; Quaas u. Mitarb., 1969) finden sich Ergebnisse über Abnahme der Herzfrequenz (Lehmann, 1957; Lehmann u. Tamm, 1958; Arkadjewskij, 1962; Willeke, 1963; v. Eiff, 1964; Strachov, 1964; Floss, 1964; Shatalov, 1965; Marinjako, 1966).

Untersuchungen durch Quaas u. Mitarb. (1970) ergaben, daß durch Gehörschutzdaune die lärmbedingten vegetativ-nervösen Veränderungen nicht verhindert werden können. Die Herzfrequenz liegt bei der überwiegenden Zahl der Versuchspersonen trotz Verwendung von Gehörschutzdaune unter Lärmeinwirkung (90dB Breitbandgeräusch) signifikant höher als unter Ruhebedingungen.

Mit der vorliegenden Untersuchung soll ein Beitrag über die Wirksamkeit von Gehörschutzhelmen als wirksamstes individuelles Gehörschutzmittel gegen das Auftreten von vegetativen Reaktionen während einer mittelschweren Belastung unter Einwirkung eines 90db Breitbandgeräusches geleistet werden.

Methodik

Wir untersuchten experimentell 6 gesunde männliche Versuchspersonen im Alter zwischen 25 und 35 Jahren auf dem Fahrradergometer und setzten sie folgenden Bedingungen aus:

1. 10 min Ruhe (auf dem Fahrradergometer sitzend); 30 min Dauerbelastung von 6 mkp/sec; 10 min Erholung (auf dem Fahrradergometer sitzend). Der Lärmpegel im Raum lag unter Ruhebedingungen bei etwa 50 dB.

2. Gleiche Versuchsanordnung wie bei 1.. Während der Dauerbelastung erfolgte die gleichzeitige Einwirkung eines Breitbandgeräusches von 90 dB, dessen Maximum bei 2000—8000 Hz lag.

Die Beschallung erfolgte so, daß sich die Versuchspersonen im diffusen Schallfeld befanden. Die Probanden trugen während beider Versuche einen gut sitzenden Gehörschutzhelm (Hersteller: Narodnik podnik Protetika—CSSR).

Die Dämmercharakteristik der Gehörschutzhelme war wie folgt angegeben:

Hz	250	500	1000	2000	4000	6000	8000
dB	7	16	26	19	29	32	35

Die Herzfrequenz wurde fortlaufend unter Einbeziehung einer Ruhe- und Erholungsphase von jeweils 10 min Dauer vor und nach der Ergometerbelastung registriert.

Zur Registrierung der Herzfrequenz wurde ein Elektrokardiotachograph (EKT-1) des VEB Meßgerätewerk Zwönitz (DDR) verwendet. Als Fahrradergometer diente das Modell Lanooy der Firma Lode (Holland). Ausgewertet wurden willkürlich festgelegte Zeitabschnitte mit einer Einzelwertfolge von 1,5 sec.

Für die Ruhephase wurden die 6.—9. min und während der Belastung die 4., 5., 6., 7., 8., 14., 15., 20., 21., 25., 26. und die 30. min zur Berechnung von Mittelwert und Streuung herangezogen.

Die Versuche wurden etwa zur gleichen Tageszeit im Abstand von 1—2 Tagen durchgeführt. Die klimatischen Bedingungen im Versuchsraum lagen im Behaglichkeitsbereich und zeigten nur geringfügige Schwankungen (Klimanorm-Entwurf).

Mit Hilfe des *t*- und *F*-Testes wurden die Ergebnisse statistisch abgesichert.

Ergebnisse

In der Tabelle 1 werden die Mittelwerte und Streuungen der Herzfrequenz für die Ruhephase und Belastung in beiden Versuchsreihen dargestellt.

Tabelle 1. *Herzfrequenz und deren Streuung der Versuchspersonen in beiden Versuchsreihen*

Versuchsperson	Versuchsabschnitt	Versuchsreihe I		Versuchsreihe II	
		$\bar{x}$	s	$\bar{x}$	s
A	Ruhe	87,40	12,22	86,49	10,64
	Belastung	128,20	2,58	131,32	2,31
B	Ruhe	65,55	6,63	55,12	3,10
	Belastung	95,87	4,52	92,80	3,81
C	Ruhe	88,31	5,53	83,60	7,06
	Belastung	115,49	2,66	115,81	3,24
D	Ruhe	70,85	6,50	86,81	5,20
	Belastung	110,24	3,15	102,60	4,26
E	Ruhe	92,83	5,20	97,92	5,03
	Belastung	111,35	2,69	115,28	2,19
F	Ruhe	76,24	4,90	71,51	5,15
	Belastung	111,86	2,41	111,18	2,57

Tabelle 2. *Differenz zwischen Ausgangsherzfrequenz und mittlerer Belastungsfrequenz der Versuchspersonen in beiden Versuchsreihen*

Versuchsperson	Belastungsfrequenz/Ruhefrequenz	
	Versuchsreihe I	Versuchsreihe II
A	40,80	44,83
B	30,32	37,68
C	27,18	32,21
D	39,39	33,79
E	18,52	17,36
F	35,62	39,67

Die Differenzen zwischen Ausgangsherzfrequenz und der Herzfrequenz während der Belastung sind in Tabelle 2 dargestellt.

Vier Versuchspersonen haben unter Lärmbedingungen eine höhere Differenz zwischen Ruhe- und Belastungspuls als unter lärmarmen Bedingungen (A, B, C und F). Dieser Anstieg erweist sich bei statistischer Prüfung ($\alpha = 0{,}1\,\%$) als signifikant. Die Verringerung der Differenz bei zwei Versuchspersonen (D und E) kann statistisch nicht abgesichert werden.

Der Vergleich der Streuungen hinsichtlich Unterschieden (Tabelle 3) zwischen den Serien I und II erfolgte mit Hilfe des F-Testes.

Tabelle 3. *Streuungen der Herzfrequenz bei Belastung*

Versuchsperson	Versuchsreihe I	Versuchsreihe II	F-Verteilung (1% Sicherheitspunkte)
A	2,58	2,31	$s_{I} > s_{II}$
B	4,52	3,81	$s_{I} > s_{II}$
C	2,66	3,24	$s_{I} < s_{II}$
D	3,15	4,33	$s_{I} < s_{II}$
E	2,69	2,12	$s_{I} > s_{II}$
F	2,41	2,57	$s_{I} = s_{II}$

Bei 3 Versuchspersonen verkleinerte sich signifikant die Streuung der Herzfrequenz unter Lärmeinwirkung ($\alpha = 1\,\%$), während zweimal signifikante Streuungsvergrößerung auftrat. Bei einer Versuchsperson ließ sich der Unterschied nicht statistisch sichern.

Diskussion

Anhand der Untersuchungsergebnisse zeigt sich, daß unter Lärmeinwirkung (90 dB Breitbandgeräusch) bei gleichzeitiger mittelschwerer körperlicher Belastung trotz Anwendung von Gehörschutzhelmen eine Beeinflussung des Herz-Kreislaufsystems über das vegetative Nervensystem auftritt.

4 von 6 Versuchspersonen reagieren gegenüber den Versuchen ohne Lärmeinwirkung in den Versuchen unter Lärm mit einer signifikanten Vergrößerung der Differenz zwischen Ausgangsherzfrequenz und Belastungsherzfrequenz. Bei 2 Versuchspersonen verkleinert sich diese Differenz nicht signifikant.

Hinsichtlich der Streuung der Herzfrequenz kann keine eindeutige Aussage getroffen werden. Bei 3 Versuchspersonen ist in Serie I (ohne Lärm) die Streuung größer als in Serie II, bei 2 Personen ist sie in Serie II größer als in Serie I. Bei einer Versuchsperson treten keine statistisch nachweisbaren Unterschiede auf. Offensichtlich besteht auch keine Korrelation zwischen der Veränderung der Differenz aus Ruhe- und Belastungsherzfrequenz und der Streuung der Herzfrequenz. Auf eine statistisch-korrelative Untersuchung wurde deshalb verzichtet.

Schlußfolgerungen

Es kann festgestellt werden, daß auch Lärmschutzhelme als zur Zeit wirksamste individuelle Lärmschutzmittel nicht in der Lage sind, die vegetativ-nervös gesteuerten Veränderungen der Herzfrequenz infolge Lärmeinwirkung zu verhüten. Die Ursachen dafür sind noch unbekannt. Auf Grund der Dämmwirkung des Helmes können höchstens 65—68 dB auf die akustischen Rezeptoren der Versuchsperson einwirken, wobei noch hinzugefügt werden muß, daß im Bereich über 1000 Hz diese Werte nur 50—55 dB betragen. Der Hauptanteil der auf den akustischen Rezeptor einwirkenden Schallenergie resultiert daher sicherlich aus den Frequenzen unter 1000 Hz. Zur Erklärung können folgende Möglichkeiten erwogen werden:

1. Die vegetativ-nervös gesteuerten Reaktionen des Organismus gegen Lärm treten schon bei niedrigeren Intensitäten auf als bisher angenommen.

2. Die unteren Frequenzen sind in gleichem Maße wie die höheren in der Lage, entsprechende vegetative Reaktionen hervorzurufen.

3. Es gibt außer dem akustischen Rezeptor noch andere, die schon relativ geringe Lärmintensitäten aufnehmen und weiterleiten. Inwieweit die Körperschalleitung zum Innenohr dabei eine nennenswerte Rolle spielt, läßt sich durch unsere Versuche nicht klären. Untersuchungen

mit Schmalbandgeräuschen der niederen Frequenzen und von geringerer Intensität erscheinen angezeigt.

Aus den Untersuchungsergebnissen ergibt sich die Forderung an die Technik, die Belange des Lärmschutzes stärker als bisher zu berücksichtigen. Es muß außerdem intensiv an der Verbesserung und Neuschaffung von Lärmschutzmitteln gearbeitet werden. Bei höheren Intensitäten ist dabei an den Schutz des gesamten Organismus zu denken.

Literatur

Aleksejev, S. V., Suvorov, G. A.: Zur Frage des Einflusses des Lärms mit breitem Spektrum auf einige physiologische Funktionen des Organismus. Gig. Tr. prof. Zabol. **9**, 8—12 (1965).

Arkadjewskij, A.A.: Hygienische Normen ununterbrochenen hochfrequenten Lärms. Gig. i Sanit. **27**, 25—28 (1962).

Börner, H.: Individueller Hörschutz. Technik **19**, 357—360 (1964).

Dieroff, H. G.: Der individuelle Lärmschutz und seine Indikation. Arbeitsökonomie u. Arbeitsschutz **6**, 543—550 (1962).

Eiff, A. W. v.: Funktionsspezifische Effekte und Gewöhnungsphänomene bei Lärm von unterschiedlicher Zeitstruktur. Psychologische Fragen der Lärmforschung, Colloquium Berlin-Steglitz 28. und 29. 2. 64 Deutsche Forschungsgemeinschaft Bad Godesberg, 109—114.

Floss, E. F.: Veränderungen physiologischer Funktionen bei lärmexponierten Schülern. Z. ges. Hyg. **10**, 81—96 (1964).

Fuchs-Schmuck, A.: Studien über das Pulsverhalten nach definiertem Industrielärm. Ökonomisches Versuchsplanen mit Hilfe der Sequenzanalyse, I. und II. Mitteilung. Int. Z. angew. Physiol. **22**, 1—9 (1966); **23**, 345—353 (1967).

Glock, E., Mahler, K. F., Wagner, H.: Praktische Erfahrungen mit individuellen Lärmschutzmitteln. Z. ges. Hyg. **14**, 413—418 (1968).

Grandjean, E.: Die Wirkung des Lärms auf vegetative und endokrine Funktionen. Z. Präv.-Med. **4**, 3—20 (1959).

— Die physiologischen und psychologischen Wirkungen des Lärms. Industr. Org. **24**, 35—38 (1964).

Hawel, W., Starlinger, H.: Einfluß von wiederholtem vierstündigen, intermittierenden, sogenannten rosa Rauschen auf Catecholaminausscheidung und Pulsfrequenz. Int. Z. angew. Physiol. **24**, 351—362 (1967).

Heinecker, R., Zipf, K. E.: Über den Einfluß von Licht- und Lärmreizen auf das Verhalten von Kreislauf und Atmung während und nach körperlicher Belastung. Z. Kreisl.-Forsch. **49**, 905—912 (1960).

Klimanorm-Entwurf: Deutsches Zentralinstitut für Arbeitsmedizin, Institut für Arbeitshygiene, Berlin-Lichtenberg, Februar 1968.

Lehmann, G.: Über Veränderungen der Kreislaufdynamik des ruhenden Menschen unter Einwirkung von Geräuschen. Int. Z. angew. Physiol. **16**, 217—227 (1957).

— Tamm, J.: Die Beeinflussung vegetativer Funktionen des Menschen durch Geräusche. Forschungsberichte des Landes Nordrhein-Westfalen, Nr. 257. Köln-Opladen: Westdeutscher Verlag 1956.

Marinjako, A. S.: Über die Bewertung von hochfrequentem Produktionslärm. Gig. Tr. prof. Zabol. **10**, 18—22 (1966).

Quaas, M., Geiler, W., Platzbecker, U., Zoellner, G.: Vegetative Veränderungen unter Einwirkung eines 90 dB Breitbandgeräusches bei teilweiser Verminderung der Reizung des akustischen Rezeptors während einer mittleren physischen Belastung. Z. ges. Hyg. (1970) (z. Z. im Druck).

— Lohs, M., Geiler, W., Platzbecker, U.: Zum Einfluß von Lärm auf die Herzfrequenz und den O_2-Verbrauch bei mittelschwerer physischer Belastung. Int. Z. angew. Physiol. **27**, 230—238 (1969).

Sauer, U.: Individueller Gehörschutz — Anwendung und Messung. Verk.-Med. **10**, 485—494 (1963).

Schepelin, O. P.: Zur Frage über den Einfluß von Impulsgeräuschen auf die Werktätigen unter den Bedingungen der Produktion. Gig. i Sanit. **24**, 26—32 (1959).

Schröder, K.: Individueller Lärmschutz. Dtsch. Gesundh.-Wes. **14**, 267—271 (1959).

Shatalov, N. N.: Über hämodynamische Veränderungen bei Einwirkung von Industrielärm. Gig. Tr. prof. Zabol. **9**, 3—7 (1965).

Strachov, A. B.: Der Einfluß von intensivem Lärm auf einige Funktionen des Organismus. Gig. i Sanit. **29**, 29—36 (1964).

Weber, E.: Grundriß der biologischen Statistik. Jena: Fischer 1967.

Willeke, R.: Die Einwirkung des Lärms auf den peripheren Kreislauf unter verschiedenen Bedingungen. Inaug. Diss., Medizinische Fakultät der Universität Freiburg i. Br. 1963.

Zwislocki, J.: Ear protection. Laryngoscope (St. Louis) **66**, 486—497 (1956).

Prof. Dr. med. habil. M. Quaas
Dr. med. R. Ackermann
Dr. med. W. Geiler
Medizinische Akademie
„Carl Gustav Carus“ Dresden
Institut für Arbeitshygiene
DDR-8019 Dresden, Fetscherstraße 74

Int. Arch. Arbeitsmed. 27, 300—308 (1971)

Ein gaschromatographisches Nachweisverfahren für Benzol und Toluol in kleinsten Blutproben

D. Szadkowski, U. Schröter*, H.-G. Essing, K.-H. Schaller und G. Lehnert

Institut für Arbeits- und Sozialmedizin der Universität Erlangen-Nürnberg (Direktor: Prof. Dr. med. H. Valentin)

Eingegangen am 31. Oktober 1970

Gaschromatographic Determination of Benzene and Toluene in Small Amounts of Blood

Summary. A quantitative gaschromatographic method for the determination of benzene and toluene in blood is described. By using a closemeshed steel sieve in the injector block and a flame ionization detector no chemical preparation of the blood is needed. So the total length of the analysis is less than 10 minutes. The retention times of benzene and toluene were 3.8 minutes and 6.4 minutes, respectively (carrier gas flow: 40 cm^3/min, column temperature: 130° C. The 10 feet 26″ column (0.2″ i.d.) was charged with 10% dioctylsebacinat on chromosorb W (42/60 mesh).

Calibration curves were linear. The detection limit was 2×10^{-5} µl or 2 µl/100ml blood for both solvents. Therefore 0.06 ml blood taken with a microhaematocrit capillary from the lobe of the ear was sufficient for the analysis. Assays upon exposed rabbits were performed.

Zusammenfassung. In der Arbeitsmedizin kommt den schädigenden Potenzen organischer Lösungsmittel wegen ihrer großen Verbreitung eine wesentliche Bedeutung zu.

In der vorliegenden Arbeit wird ein quantitatives gaschromatographisches Nachweisverfahren von aromatischen Lösemitteln (Benzol, Toluol) in Blutproben vorgestellt.

Durch eine geeignete Versuchsanordnung (feines Stahlsieb im Einspritzblock, Flammenionisationsdetektor) konnte ein direktes Aufgeben unvorbehandelter Blutproben erreicht werden. Dadurch ergab sich bei einer reinen Arbeitszeit von 2 min eine Gesamtanalysendauer von weniger als 10 min bei Retentionszeiten von 3,8 min (Benzol) und 6,4 min (Toluol). Entsprechende Eichkurven erwiesen sich als linear. Als Nachweisgrenze ergab sich für beide Lösemittel 2×10^{-5} µl bzw. 2 µl/100 ml Blut. Aufgrund dieser Empfindlichkeit reicht die Abnahme kleinster Blutproben mit Mikrohämatokritcapillaren (0,06 ml) aus dem Ohrläppchen aus, wie in entsprechenden Expositionsversuchen am Kaninchen demonstriert werden konnte.

Wie für die forensische Toxikologie (Weyrich u. Mitarb., 1967) kommt auch im Bereich der Arbeitsmedizin den schädigenden Potenzen

* D 29.

organischer Lösungsmittel wegen ihrer großen Verbreitung eine wesentliche Bedeutung zu. Bisher übliche Untersuchungsverfahren zur Ermittlung einer Lösemittelinkorporation bei beruflich Belasteten beschränkten sich meist auf einen weitgehend semiquantitativen Nachweis in der Atemluft mit sog. Prüfröhrchen oder die Ermittlung der vom Organismus ausgeschiedenen Lösemittelmetaboliten. Zum Studium lösemittelbedingter Einflüsse auf den Organismus ist jedoch eine exakte quantitative Analyse dieser Substanzen im biologischen Material anzustreben. In diesem Zusammenhang wurde von Stewart u. Mitarb. (1961a, b, 1962) die Infrarotspektrometrie zum Nachweis einiger halogenierter Kohlenwasserstoffe sowohl in der Ausatmungsluft als auch im Blut exponierter Probanden verwandt.

Gaschromatographische Verfahren wurden zunächst zur Bestimmung von Inhalationsnarkotica im Blut herangezogen (Butler u. Mitarb., 1961; Noehren u. Mitarb., 1961). Für Äthanol wurden ähnliche Methoden durch Wolthers (1956) sowie Weinig u. Mitarb. (1958, 1961) beschrieben. Sowohl für die infrarotspektrometrischen als auch für die gaschromatographischen Analysen war jedoch eine vorherige Aufarbeitung der Blutproben erforderlich. Ein direktes Aufgeben von nicht vorbehandelten Blutproben zur gaschromatographischen Bestimmung ihres Alkohol- bzw. Narkosemittelgehaltes wurde erstmals von Machata (1962) und später von Yokota (1967) versucht.

In der vorliegenden Arbeit wurde die Möglichkeit eines quantitativen gaschromatographischen Nachweises aromatischer Lösemittel (Benzol, Toluol) nach direkter Aufgabe von Blutproben untersucht. Hierbei interessierte weiterhin, ob die Empfindlichkeit dieser Methode auch für die Analyse von relativ kleinen Blutproben (Abnahme mit Mikrohämatokritcapillaren) ausreichend ist. Nach Optimierung der apparativen Arbeitsbedingungen wurde schließlich die praktische Brauchbarkeit der Methode in Expositionsversuchen am Kaninchen geprüft.

Methode

Zur *Gewinnung lösemittelhaltigen Blutes* wurde Konservenblut mit definierten Mengen Benzol bzw. Toluol versetzt und gründlich durchgemischt. Hiervon wurden Proben in Mikrohämatokritcapillaren (0,06 ml Inhalt) aufgenommen. Nach Einführen eines Metallstiftchens wurden die Capillaren an beiden Enden mit einem plastilinähnlichen Wachs verschlossen. Mit Hilfe des Metallstiftchens läßt sich unmittelbar vor der Probenaufgabe durch einen Magneten nochmals eine homogene Verteilung der Lösemittel in der Blutprobe erreichen.

Gaschromatographische Arbeitsbedingungen

Bei dem benutzten *Gaschromatographen*, einem GC-M Universalgerät der Firma Beckman, handelt es sich um ein Doppelsäulengerät, das mit einem Einspritzblock für Fest-Flüssigsysteme und einem Flammenionisationsdetektor (FID) ausgerüstet ist. Zur Retention corpusculärer bzw. coagulierender Bestandteile des Blutes ist der

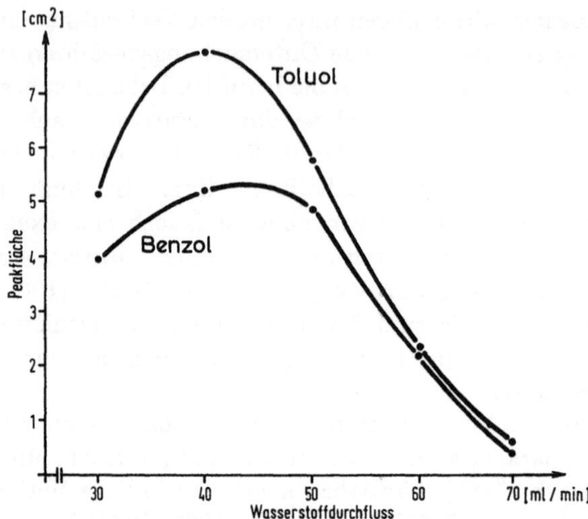

Abb. 1. Abhängigkeit der Peakfläche für reines Benzol und Toluol vom Wasserstoffdurchfluß im FID

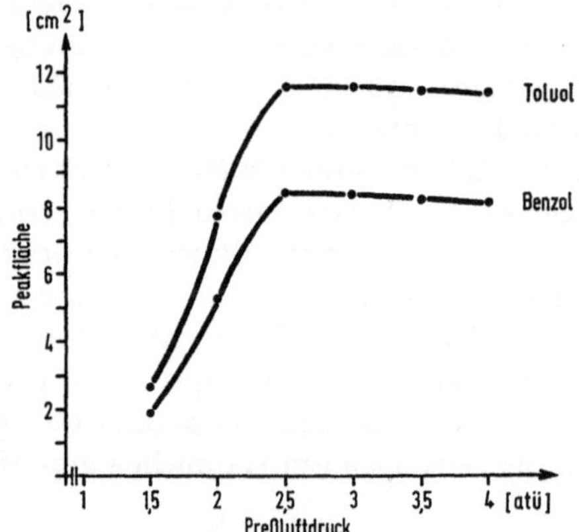

Abb. 2. Abhängigkeit der Peakfläche für reines Benzol und Toluol vom Preßluftdruck im FID

Einspritzblock mit einem *auswechselbaren Siebeinsatz* versehen. Die Aufzeichnung der Elutionsdiagramme erfolgte mit einem Kompensationsschreiber, dem eine Verstärkereinheit vorgeschaltet ist. Die Temperaturen von Einspritzblock, Säule und Detektor lassen sich durch getrennte Thermostateinheiten unabhängig voneinander variieren.

Die Metallsäule (3,64 m Länge, 0,5 cm innerer Durchmesser) war mit 10% Dioctylsebacinat auf Chromosorb W (42/60 mesh) gefüllt.

Zur *Ermittlung der maximalen Peakflächen* für konstante Mengen reinen Benzols bzw. Toluols wurde zunächst der Wasserstoffdurchfluß bei gleichbleibender Preßluftmenge variiert (Abb. 1). Es zeigte sich, daß für beide Lösemittel die optimale

Durchflußmenge bei 40 cm³/min lag. Bei dieser Brenngaseinstellung erbrachte eine Veränderung des Preßluftdruckes die größten Peakflächen bei 3 atü (Abb. 2). Ein *Trägergasfluß* (nachgereinigter Stickstoff) von 40 cm³/min ergab ausreichend kurze Retentionszeiten. Bei einer *Säulentemperatur* von 130° C und einer *Temperatur des Detektors* von 150° C wurde der Einspritzblock auf 250° C eingestellt, um ein schnelles Verdampfen der Probe zu gewährleisten.

Mit einer Mikroliterspritze (Fa. Hamilton, 1 µl) wurde nach Aufbrechen der Capillare 1 µl des Probengemisches aspiriert und unmittelbar in den Einspritzblock injiziert.

Aus den Chromatogrammen wurden die *Peakflächen* nach Cremer u. Mitarb. (1951, 1958) durch Multiplikation der Peakhöhe mit der Breite in halber Höhe berechnet. Die Fläche des Peaks ist proportional der Substanzmenge.

Zur Erstellung von *Eichkurven* wurde je 6 ml Konservenblut mit 1 µl, 3 µl und 5 µl Benzol bzw. Toluol versetzt. Von jeder Konzentrationsstufe wurden 10 Messungen durchgeführt und die mittleren Peakflächen den entsprechenden Lösemittelmengen zugeordnet.

Lösemittelexposition im Tierversuch

Zur Ermittlung einer *inhalativen Resorption* sowie der *Abklingquote* von Lösemitteln im Blut wurden in vivo-Versuche an einem Kaninchen durchgeführt. Durch eine Expositionskammer aus Plexiglas wurde mittels einer Wasserstrahlpumpe Luft gesaugt, die reproduzierbar mit Lösemitteldämpfen angereichert wurde. Hierzu mußte die Luft eine im Wasserbad temperierte Waschflasche mit dem entsprechenden Lösemittel durchströmen. Die Lösemittelkonzentration in der Expositionskammer konnte durch die Wasserbadtemperatur bzw. eine Luftzumischung variiert und mit Drägerröhrchen (Benzol 0,05, Toluol 5/a) kontrolliert werden. Der Durchfluß des gesamten Luftgemisches und der des Nebenlufteinganges ließ sich mit Hilfe einer Gasuhr messen.

Für die untersuchten Lösemittel wurde je ein Expositionsversuch durchgeführt, nachdem die Expositionskammer über 15 min zur Äquilibrierung mit dem jeweiligen Lösemittelluftgemisch durchströmt worden war. Während der Exposition wurden folgende Versuchsparameter eingehalten:

Für Benzol	Temperatur der Waschflasche	22—23° C
	Gesamtluftdurchfluß	8 l/min
	Nebenluftdurchfluß	4 l/min
	Lösemittelkonzentration	1300 ppm
	Dauer der Exposition	25 min
Für Toluol	Temperatur der Waschflasche	22—23° C
	Gesamtluftdurchfluß	7,6 l/min
	Nebenluftdurchfluß	4,8 l/min
	Lösemittelkonzentration	1800 ppm
	Dauer der Exposition	45 min

Unmittelbar nach Beendigung der Lösemittelexposition und zu 18 Zeitpunkten während der nächsten halben Stunde wurde Blut aus den Ohrvenen des Kaninchens mit Mikrohämatokritcapillaren entnommen. Die Lösemittelkonzentrationen wurden sofort anschließend mit der oben beschriebenen Methode gaschromatographisch bestimmt.

Ergebnisse

Die hier untersuchten aromatischen Lösemittel Benzol und Toluol lassen sich unter den gewählten Arbeitsbedingungen gut trennen (Abb. 3), ihre Retentionszeit beträgt im Mittel 3,76 min bzw. 6,38 min.

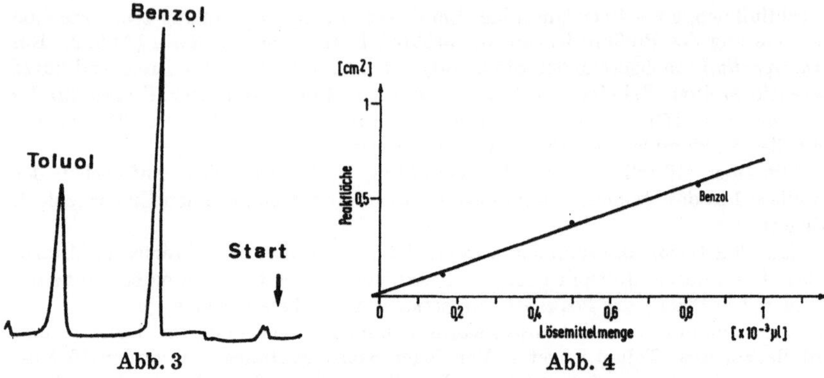

Abb. 3 Abb. 4

Abb. 3. Gaschromatogramm von Benzol und Toluol im Blut. Aufgabemenge 1 µl Blut

Abb. 4. Eichkurve für Benzol im Blut. Aufgabemenge 1 µl Blut

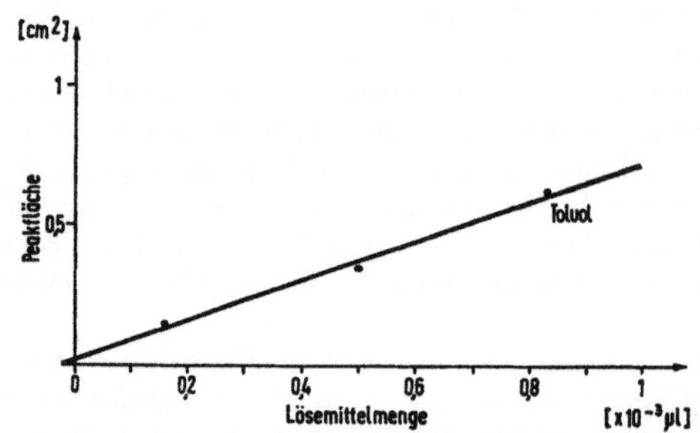

Abb. 5. Eichkurve für Toluol im Blut. Aufgabemenge 1 µl Blut

Tabelle. *Mittelwerte und Standardabweichungen der den einzelnen Lösemittelkonzentrationsstufen im Blut entsprechenden Peakflächen*

Benzol- bzw. Toluol-Konzentration (µl/100 ml Blut)	Peakfläche (cm^2)					
	Benzol			Toluol		
	n	$\bar{x}$	s	n	$\bar{x}$	s
16,6	10	0,122	0,010	10	0,143	0,017
50	10	0,368	0,028	10	0,348	0,014
83	10	0,577	0,020	10	0,610	0,010

Die aus den Chromatogrammen der Eichlösungen errechneten Peakflächen sind als Mittelwerte mit ihren Standardabweichungen in der Tabelle angegeben. In Abb. 4 und 5 sind die zugehörigen Eichkurven für Benzol und Toluol graphisch dargestellt.

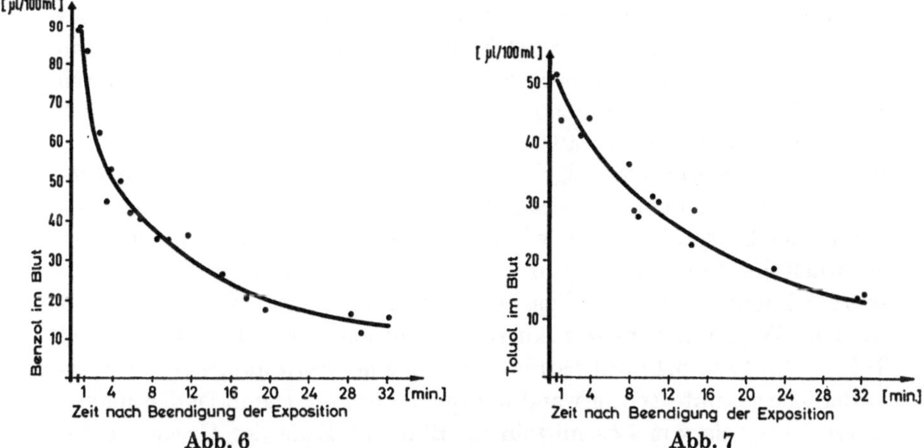

Abb. 6 Abb. 7

Abb. 6. Abklingkurve für Benzol im Blut nach entsprechender Lösemittelexposition eines Kaninchens. Aufgabemengen jeweils 1 µl Blut

Abb. 7. Abklingkurve für Toluol im Blut nach entsprechender Lösemittelexposition eines Kaninchens. Aufgabemengen jeweils 1 µl Blut

Bei der Lösemittelexposition im Tierversuch ergaben sich die in den Abb. 6 und 7 wiedergegebenen Ausflutungsraten für Benzol und Toluol.

Diskussion

Für arbeitsmedizinisch-toxikologische Überwachungsuntersuchungen lösemittelexponierter Werktätiger sind Analysenmethoden vorzuziehen, die bei hoher Empfindlichkeit zuverlässige Ergebnisse liefern und eines nur geringen Arbeitsaufwandes bedürfen. Noch strengere Kriterien sind bei Verfahren zu fordern, mit denen etwa Verteilungs- und Bilanzierungsuntersuchungen inkorporierter Lösemittel vorgenommen werden sollen.

Diese Anforderungen werden von dem hier vorgestellten gaschromatographischen Nachweisverfahren für Lösemittel im Blut weitestgehend erfüllt. Die fehlende Notwendigkeit, die Blutprobe vorbereitend chemisch aufzuarbeiten, verringert die erforderliche reine Arbeitszeit auf insgesamt etwa 2 min. Eine chemische Aufarbeitung, insbesondere eine Extraktion der Lösemittel aus der Blutprobe, ist dadurch umgangen worden, daß in dem Einspritzblock des Gaschromatographen ein feines, auswechselbares Stahlsieb angebracht wurde. Auf diese Weise wurden corpusculäre und in der Hitze (250° C) coagulierende Blutbestandteile retiniert, so daß sie nicht auf die Säule gelangen konnten. Das nach etwa 10 Analysen empfehlenswerte Auswechseln des Stahlsiebes erforderte keinen nennenswerten Arbeitsaufwand.

Eine weitere methodische Vereinfachung konnte durch die Wahl eines Flammenionisationsdetektors (FID) erreicht werden. Dieser Detektortyp spricht selektiv auf brennbare Substanzen an und wird gerade durch Wasser in der Analysenprobe in seiner Anzeige nicht beeinflußt. So ließ sich eine Abtrennung der wäßrigen Phase, also des Hauptanteils der Blutprobe, von ihrem Lösemittelgehalt auf einfache Weise umgehen. Tatsächlich werden von dem Gaschromatographen nur die Lösemittelkomponenten der Blutprobe erfaßt, wie Abb. 3 zeigt. Eine Elimination anderer eventuell im Chromatogramm störender Blutbestandteile (z.B. Fettsäuren) konnte durch die Zusammensetzung der Säulenfüllung erzielt werden. Wegen der relativ kurzen Retentionszeiten für Benzol und Toluol (3,8 bzw. 6,4 min) beträgt der für eine vollständige Analyse erforderliche gesamte Zeitaufwand weniger als 10 min. Damit ist der quantitative Nachweis von Lösemitteln im Blut mit Hilfe der Gaschromatographie auch für Routineuntersuchungen geeignet, zumal die Endauswertung wegen der Linearität der Eichkurven (Abb. 4 und 5) ohne größeren Aufwand erfolgen kann.

Die Nachweisgrenze für die hier interessierenden Substanzen läßt sich bei gaschromatographischen Verfahren aus einer hinreichend großen Zahl von Blindanalysen berechnen (Jentzsch, 1968). Für den kleinsten, noch als reell zu betrachtenden Meßwert $\underline{x}$ gilt dann bei einer statistischen Sicherheit von 99%:

$$\underline{x} = \bar{x}_{\text{blind}} + 3\, s_{\text{blind}}.$$

Für Benzol und Toluol wurde so bei einer Probenaufgabe von 1 µl Blut eine absolute Nachweisgrenze von 2×10^{-5} µl bestimmt. Dies entspricht einer noch nachweisbaren Konzentration von 2 µl Benzol bzw. Toluol in 100 ml Blut. Bei dieser niedrigen Nachweisgrenze ist zu erwarten, daß bei einer inhalativen Lösemittelexposition für Überwachungsuntersuchungen eine Venenpunktion zur Blutentnahme umgangen werden kann. Es sollte vielmehr ausreichen, Blutproben mittels Mikrohämatokritcapillaren aus dem Ohrläppchen zu entnehmen.

Die Expositionsversuche am Kaninchen demonstrieren einmal die Praktikabilität von Lösemittelanalysen aus derartig kleinen Blutmengen (0,06 ml). Dies erscheint generell für experimentelles Arbeiten mit kleinen Labortieren von Bedeutung. Wenn auch die Raumluftkonzentration bei den Expositionen relativ hoch war, so zeigten sich zum anderen nach der weitgehenden Ausflutung der jeweiligen Lösemittel noch Konzentrationen im Blut, die mit etwa 15 µl/100 ml weit oberhalb der Nachweisgrenze lagen. Ob allerdings unter Arbeitsplatzverhältnissen bei Raumluftkonzentrationen im Bereich des MAK-Wertes nachweisbare Lösemittelmengen im Blut erreicht werden, muß weiteren Untersuchungen vorbehalten bleiben. Weiterhin kann man den Expositionsversuchen am

Kaninchen entnehmen, daß die Ausflutung der Lösemittel relativ rasch erfolgt. Für einen eventuell möglichen Einsatz dieses gaschromatographischen Verfahrens zur Überwachung lösemittelexponierter Arbeiter wäre es daher notwendig, die Blutabnahme während der Exposition am Arbeitsplatz durchzuführen.

Bei entsprechenden Untersuchungen zeigte sich zwar, daß es bei einem mehrere Tage dauernden Transport zu einer Abnahme der Lösemittelkonzentrationen in den Mikrohämatokritcapillaren kommt. Da dieser Abfall jedoch reproduzierbar zu sein scheint, sollte er durch entsprechende Korrekturverfahren kompensiert werden können. Möglicherweise würde auch die Verwendung eines anderen Verschlußmaterials eine bessere Abdichtung der Capillaren erbringen.

Insgesamt erfüllt aber das hier vorgestellte gaschromatographische Verfahren zum quantitativen Nachweis von Lösemitteln in kleinsten Blutproben schon heute durchaus die eingangs skizzierten Anforderungen.

Literatur

Butler, R. A., Hill, D. W.: Estimation of volatile anaesthetics in tissues by gas chromatography. Nature (Lond.) **189**, 488 (1961).

Cremer, E., Müller, R.: Trennung und Bestimmung von Substanzen durch Chromatographie in der Gasphase. Z. Elektrochem. **55**, 217 (1951).

— Roselius, L.: Gaschromatographie. Angew. Chem. **70**, 42 (1958).

Jentzsch, D.: Gas-Chromatographie; Grundlagen, Anwendung, Methoden. Stuttgart: Franckh'sche Verlagsbuchhandlung 1968.

Machata, G.: Die Routineuntersuchung der Blutalkoholkonzentration mit dem Gaschromatographen. Mikrochim. Acta **4**, 691 (1962).

Noehren, T. H., Cudmore, J. W.: Ethyl ether in blood as determined by gas chromatography. Anesthesiology **22**, 519 (1961).

Stewart, R. D., Arbor, A., Gay, H. H., Erley, D. S., Hake C. L., Schaffer, A. W.: Human exposure to tetrachloroethylene vapour. Arch. environm. Hlth. **2**, 516 (1961a).

— Dodd, H. C., Erley, D. S., Holder, B. B.: Diagnosis of solvent poisoning. J. Amer. med. Ass. **193**, 1097 (1965).

— Gay, H. H., Erley, D. S., Hake, C. L., Peterson, J. E.: Observations on the concentrations of trichloroethylene in blood and expired air following exposure of humans. Amer. industr. Hyg. Ass. J. **23**, 167 (1962).

— — — — Schaffer, A. W.: Human exposure to 1,1,1-trichloroethane vapour: relationship of expired air and blood concentrations to exposure and toxicity. Amer. industr. Hyg. Ass. J. **22**, 252 (1961b).

Weinig, E., Lautenbach, L.: Die Gaschromatographie als neue Methode in der forensischen Toxikologie und Kriminalistik. Arch. Kriminol. **122**, 11 (1953).

— Schwerd, W., Lautenbach, L.: Die Neubildung von Äthanol, Methanol und anderen Alkoholen im Leichenblut und ihre forensische Bedeutung. Beitr. gerichtl. Med. **21**, 114 (1961).

Weyrich, G., Hauk, G., Zimmer, V.: Über die Anwendung der Gaschromatographie in der forensischen Toxikologie. Med. Welt 2, 119 (1967).
Wolthers, H.: Vapour fractometry (gas chromatography), separation of primary, aliphatic alcohols (C_1—C_5) in dilute, aqueous solutions; description of a simple experimental apparatus. Acta Med. leg. (Liège) 9, 325 (1956).
Yokota, T., Hitomi, Y., Ohta, K., Kosaka, F.: Direct injection method for gas chromatographic measurement of inhalation anesthetics in whole blood and tissues. Anesthesiology 28, 1064 (1967).

Dr. med. D. Szadkowski
Zentralinstitut für Arbeitsmedizin
BRD-2000 Hamburg 76
Postfach 5645
Deutschland

Int. Arch. Arbeitsmed. 27, 309—323 (1971)

Hämatologische und serologische Untersuchungen bei Byssinose-gefährdeten Arbeitern

Henryk Bomski, Jan Otawski und Halina Bomska
Abteilung für Innere- und Berufskrankheiten des Bezirkskrankenhauses Zgierz, Polen
(Chefarzt: Dr. med. H. Bomski)

Eingegangen am 28. September 1970

Hematological and Serological Studies on Workers Endangered by Bynossis

Summary. This study reports the results of hematological and serological tests performed on workers in the cotton industry. The data which were obtained during the firrst and last day of the work week were subjected to statistical treatment and compared with appropriate control groups. The following conclusions—pertaining to the cotton workers—seem warranted:

1. The number of leucocytes is normal.

2. The number of eosinophil granulocytes is slightly elevated in workers who have been in the cotton industry longer than 10 years, especially on the first day of the work week.

3. The number of thrombocytes is reduced on the first day of the work week. This reduction is independent of number of years of employment.

4. "Leukergie" (viz) is elevated in about 25% of the workers. This increase is independent of the day of testing and the length of the employment. It seems to be reduced during the second half of the work week (especially in persons with a short employment history).

5. The "Uro-precipitable-reaction" (viz) is positive in about 1/3 of the workers and their titer is elevated, especially during the first 10 years of work.

6. The level of the heparin-precipitable-factor is normal.

7. The post-vaccination titer of the Widal-reaction is elevated.

8. The anti-streptolysin 0-titer is elevated.

The results of the studies point to the complex development of pathological consequences stemming from the inhalation of cotton dust. The observed deviations contribute to a number of biological changes which are characteristic for the syndrome of early allergies and the effect of endotoxins.

It seems that the elevation of "Leukergie", the positive "Uro-precipitable-reaction" and the decrease of thrombocytes during the first hours of a new work week indicate a work-related disability in employees of the cotton industry with chronic bronchitis.

During a long-term exposure to cotton dust there are probably two time periods: an early one with predominantly immunological reactions, and a second period during which such reactions disappear, but are replaced by irreversible progressive changes in the respiratory system which lead to chronic C. pulmonale.

Zusammenfassung. In der vorliegenden Arbeit wurden die Ergebnisse hämatologischer und serologischer Untersuchungen zusammengestellt. Bestimmte biologische Reaktionen wurden bei Arbeitern aus der Baumwollindustrie am ersten und vorletzten Tag der Arbeitswoche überprüft. Die Befunde wurden mittels statistischer Methoden mit den Befunden bei Kontrollgruppen verglichen. Bei den Baumwollarbeitern wurde Folgendes festgestellt:

1. Die Zahl der Leukocyten ist normal.
2. Die Zahl der eosinophilen Granulocyten ist gering erhöht, besonders montags bei Personen mit mehr als 10jähriger Tätigkeit in der Baumwollindustrie.
3. Die Zahl der Thrombocyten ist montags vermindert, unabhängig von der Dauer der Beschäftigung in der Baumwollindustrie.
4. Die Leukergie ist bei etwa $^1/_4$ der Probanden vermehrt, unabhängig von dem Tag der Untersuchung sowie von der Dauer der Arbeitstätigkeit, mit einer Tendenz zur Abnahme in der zweiten Wochenhälfte bei Personen mit einer kürzeren Tätigkeitsdauer.
5. Die Uropräcipitätsreaktion ist bei etwa $^1/_3$ der Untersuchten positiv, ihr Titer ist erhöht, besonders in den ersten 10 Arbeitsjahren.
6. Der Spiegel der Heparin-Precipitable-Fraktion ist normal.
7. Der postvaccinale Titer der Widal-Reaktion ist erhöht.
8. Der Antistreptolysin 0-Titer ist erhöht.

Die Ergebnisse der Untersuchungen weisen auf die komplexe Ätiopathogenese der nachteiligen Folgen des Baumwollstaubes hin. Die festgestellten Abweichungen bilden eine Summe von biologischen Veränderungen, die sowohl für das Syndrom der frühen Allergie als auch für die Wirkung von Endotoxinen charakteristisch sind.

Es scheint, daß bei Personen mit chronischem Bronchialkatarrh, die beruflich mit Baumwollstaub in Berührung kommen, eine Steigerung der Leukergie, eine positive Uropräcipitätsreaktion, bzw. auch eine Abnahme der Blutplättchenzahl in den ersten Stunden der Montags-Arbeit auf eine Berufsschädigung hinweist.

Im Verlauf vieler Jahre einer baumwollstaub-exponierten Arbeit gibt es wahrscheinlich zwei Zeitperioden: eine erste mit dem Vorherrschen immunologischer Reaktionen, und eine zweite Periode, während der diese Reaktionen erlöschen, aber unabwendbare progressive Veränderungen im Respirationssystem hinterlassen, die zu einem chronischen cor pulmonale führen.

Die Ätiologie der Byssinose, einer Krankheit, die bei Arbeitern in Baumwollspinnereien auftritt, ist bis jetzt nicht geklärt. Es gibt eine allergische, eine endotoxische und andere Theorien. Klinisch ist die Krankheit durch einen Bronchialkatarrh charakterisiert, der nach mehreren Jahren zu einem chronischen cor pulmonale führt. Im ersten Stadium der Krankheit treten die Symptome lediglich in den ersten Tagen nach einer Ferien- bzw. Feiertags- oder dgl. Pause auf. Es erkrankt durchschnittlich $^1/_4$—$^1/_3$ der Arbeiter, vor allem in den Abteilungen, in denen mit verunreinigter Baumwolle gearbeitet wird. Anatomisch-pathologisch finden sich keine für diese Krankheit spezifischen Befunde.

Die Aufklärung der Ätiologie der Krankheit könnte dazu beitragen, daß Mittel und Wege gefunden werden, den irreversiblen Veränderungen in Form des cor pulmonale vorzubeugen. Die Ermittlung frühzeitiger, für Byssinose charakteristischer Symptome, würde erlauben, die von dieser Krankheit gefährdeten Personen an andere Arbeitsplätze zu versetzen. Die Auffindung von für Byssinose spezifischen oder nahezu spezifischen Veränderungen würde den ehemals in Baumwollspinnereien Beschäftigten eine Berufsrente sichern. Die Gutachten-Vorschriften der meisten Staaten sehen bis heute keine Berufsrente bei einem chronischen cor pulmonale vor, da bisher keine auf die berufliche Genese dieser Krankheit hinweisende Symptome bekannt sind.

In der vorliegenden Arbeit wurden die Ergebnisse der von unserer Arbeitsgruppe durchgeführten Untersuchungen zusammengestellt. Unsere Absicht war es, die biologischen Reaktionen des Menschen auf die Einwirkung des Baumwollstaubes zu erforschen. Es wurde daher eine ganze Reihe verschiedener Untersuchungen durchgeführt, deren Anwendung anscheinend wenigstens teilweise zur Klärung der eingangs besprochenen Probleme beitragen können.

Material und Methodik

Es wurden zwei Gruppen von Arbeitern aus der Baumwollindustrie untersucht, und zwar in einem Zeitabstand von etwa einem Jahr:

1. Arbeiter des Betriebes P., beschäftigt in der Baumwollspinnerei, und zwar in der Krempelei, Kratzerei und Ausschußspinnerei. Bei etwa der Hälfte der Personen wurden die Untersuchungen montags, bei den Übrigen freitags, also gegen Ende der Woche, vorgenommen. Die Staubkonzentration lag zwischen 5 und 10 mg/m^3.

Zur gleichen Zeit wurden identische Untersuchungen bei einer Kontrollgruppe, die aus Beschäftigten einer Wollspinnerei bestand, durchgeführt.

2. In der 2. Gruppe wurden Arbeiter des Betriebes Z. untersucht, die ebenfalls in einer Baumwollspinnerei beschäftigt waren: a) in der Krempelei, Kratzerei und Vorspinnerei-Abteilung (Abteilungen mit größerer Gefährdung), und b) in der Ringspinnerei und Umwicklungs-Abteilung (Abteilungen mit geringerer Bestäubung). Diese Gruppe wurde ebenfalls montags und freitags untersucht. Die Staubkonzentration in den Abteilungen größerer Gefährdung lag zwischen 7 und 30 mg/m^3, und in denjenigen geringerer Gefährdung betrug sie maximal 4 mg/m^3.

In einer Kontrollgruppe aus Arbeitern der Konfektionsindustrie wurden identische Untersuchungen zur gleichen Zeit wie in der 2. Gruppe durchgeführt.

In beiden Betrieben wurden Blut und Harn in der zweiten Hälfte der ersten Schicht, d.h. zwischen der 5. und 7. Arbeitsstunde (10—12 Uhr) entnommen.

Das Alter der Untersuchten lag zwischen 19 und 63 Jahren; es handelte sich zu etwa 60% um Frauen, zu etwa 40% um Männer. Die Alters- und Geschlechtsverteilung der Kontrollgruppen war praktisch die gleiche wie bei den Baumwoll-Arbeitern.

Folgende Laboratoriums-Untersuchungen wurden durchgeführt: Zählung der eosinophilen Granulocyten, unmittelbar in der Zählkammer; Zählung der Thrombocyten, unmittelbar in der Zählkammer, mittels Phasen-Mikroskop; Venenblut-Leukergie mit der Fleck-Methode [11]; Uropräcipitation im Betrieb P. mit der halbquantitativen Methode [15]; im Betrieb Z. mit der quantitativen); Heparin precipitable Fraction (HPF) mittels der Smith-Methode, angegeben von Singer [27], die von uns modifiziert und für die Eiweiß-Bestimmung mittels Tannin-Methode angepaßt wurde [6]. Die Widal-Reaktion (Verdünnung 1:5, 1:10, 1:20

Tabelle 1. *Zahl der eosinophilen Granulocyten bei den Arbeitern der Baumwollwerke P., untersucht an verschiedenen Wochentagen bei verschiedenen Personen*

Dauer der Arbeitstätigkeit	Montags-Untersuchungen		Freitags-Untersuchungen		Signifikanz der Differenzen t zwischen der Montags- und Freitags-Gruppe
	Zahl der Unter-such-ten	eosinophile Granulocyten in μl Mittlere ± Standard-Abweichung	Zahl der Unter-such-ten	eosinophile Granulocyten in μl Mittlere ± Standard-Abweichung	
Bis zu 10 Jahren	40	161,2 ± 92,0	22	164,0 ± 72,4	0,132
Von 11—20 Jahren	46	188,2 ± 113,9	65	144,7 ± 81,9	2,207
Arbeiter der Baumwollindustrie insgesamt	86	175,5 ± 105,1	87	149,6 ± 80,1	1,821
Kontrollgruppe	30	136,2 ± 81,9	32	128,9 ± 82,6	0,349
Signifikanz der Differenzen t zwischen der Kontrollgruppe und Beschäftigten im Umgang mit Baumwolle		2,095		1,222	—

usw. bis 1:160), der Antistreptolysin 0-Titer (AS 0), die Blutsenkungsgeschwindigkeit und andere routinemäßigen Laboratoriums-Untersuchungen wurden mit den üblichen Methoden durchgeführt.

Bei den statistischen Berechnungen bedienten wir uns der von Hill mitgeteilten Methode [14].

Untersuchungsergebnisse

Die Anzahl der *Leukocyten*, untersucht montags im Betrieb P., betrug bei der Kontrollgruppe von 30 Personen 6109 ± 1435/μl und war praktisch identisch mit der Leukocytose, die bei 86 Baumwollarbeitern (6415 ± 1483/μl) festgestellt wurde. Desgleichen wurden keine Unterschiede zwischen den Befunden an verschiedenen Wochentagen, sowie bei verschieden lange in der Baumwollindustrie tätigen Gruppen nachgewiesen.

Die Bestimmung der Zahl der *eosinophilen Granulocyten* wurde im Betrieb P. durchgeführt [3], wobei eine geringe Zunahme bei den Arbeitern dieses Betriebes im Vergleich mit der Kontrollgruppe (Tabelle 1) festgestellt wurde. Dieser Unterschied betraf vor allem die montags

Tabelle 2. *Zahl der Blutplättchen bei den Arbeitern der Baumwollwerke P., untersucht an verschiedenen Wochentagen bei verschiedenen Personen*

Dauer der Arbeitstätigkeit	Montags-Untersuchungen		Freitags-Untersuchungen		Signifikanz der Differenzen t zwischen der Montags- und Freitags-Gruppe
	Zahl der Untersuchten	Blutplättchen 1000/μl Mittlere ± Standard-Abweichung	Zahl der Untersuchten	Blutplättchen 1000/μl Mittlere ± Standard-Abweichung	
Bis zu 10 Jahren	39	177,5 ± 32,00	22	198,8 ± 35,21	2,343
Von 11—20 Jahren	40	166,1 ± 26,34	64	191,0 ± 22,42	4,959
Arbeiter der Baumwollindustrie insgesamt	79	171,7 ± 29,75	86	193,0 ± 26,46	4,843
Kontrollgruppe	27	193,9 ± 24,50	30	198,2 ± 22,96	0,682
Signifikanz der Differenzen t zwischen der Kontrollgruppe und Beschäftigten im Umgang mit Baumwolle		3,840		1,026	

gefundenen Werte der Arbeiter mit einer Tätigkeitsdauer von mehr als 10 Jahren. Bei der Kontrollgruppe waren die Montags- und Freitagswerte praktisch gleich.

Die Bestimmung der *Thrombocytenzahl* wurde in beiden Betrieben durchgeführt [3]. Im Betrieb P. wurde montags eine ausgeprägte, statistisch gesicherte Abnahme der Plättchenzahl, im Vergleich mit den freitags erzielten Werten, festgestellt (Tabelle 2). Bei der Kontrollgruppe war an beiden Wochentagen die Plättchenzahl gleich. Die Freitagswerte bei den Baumwollarbeitern waren mit denen der Kontrollgruppe identisch. Die Montags-Abnahme der Plättchenzahl war nicht durch die Zeitdauer der Gefährdung durch Baumwollstaub beeinflußt. Wie bereits erwähnt, umfaßten bei den ersten Testen (Betrieb P.) die Montags- und Freitags-Untersuchungen nicht die gleichen Personen. Dieselben Untersuchungen wurden auch in der zweiten Untersuchungsserie, im Betrieb Z. vorgenommen. Dort wurde dieselbe Personengruppe zweimal, montags und freitags untersucht. Dabei ergaben sich keine Schwankungen der Plättchenzahl im Laufe der Arbeitswoche (Tabelle 3). Die Montags- und Freitagswerte der Baumwollarbeiter und der Kontroll-

Tabelle 3. *Zahl der Blutplättchen bei den Arbeitern der Baumwollwerke Z., untersucht an verschiedenen Wochentagen bei denselben Personen*

Abteilung	Zahl der Unter-suchten	Blutplättchen in 1000/μl (Mittlere ± Standard-Abweichung)	
		Montags-Untersuchung	Freitags-Untersuchung
Abteilungen mit einer größeren Bestäubung	77	228,5 ± 37,11	226,8 ± 36,88
Abteilungen mit einer geringeren Bestäubung	86	233,8 ± 48,56	215,8 ± 44,60
Kontrollgruppe	49	219,4 ± 35,21	218,7 ± 43,13

gruppe waren praktisch gleich. Die Mittelwerte der Thrombocyten lagen in sämtlichen Gruppen um etwa 20000/μl höher, als bei den früheren Untersuchungen im Betrieb P. (Tabelle 2 und 3). Wir können für diese gegensätzlichen Befunde in den beiden Baumwollbetrieben, keine Erklärung finden. Es ist nicht ausgeschlossen, daß die atmosphärischen Verhältnisse (z.Z. der Untersuchungen herrschte im Betrieb Z. Hitze) oder andere uns unbekannte Faktoren einen Einfluß auf die Zunahme der Plättchenzahl und auf den Ausgleich der Montags-Freitags-Unterschiede ausübten.

Auf *Leukergie* wurden die Arbeiter beider Betriebe untersucht [2, 20]. Im Betrieb P. betrugen die Leukergie-Werte in der aus 57 Personen bestehenden Kontrollgruppe 6,3 ± 3,32%, jedoch in der aus 161 Personen bestehenden Gruppe der Baumwollarbeiter 9,0 ± 5,80%. Der Unterschied zwischen den beiden Gruppen ist statistisch signifikant ($t = 4{,}2715$). Die Mittelwerte der Kontrollgruppe lagen etwas höher, als die Werte 0—5%, die von Fleck als normal angegeben sind [11, 12]. Dies steht wahrscheinlich im direktem Zusammenhang mit der Arbeitstätigkeit, da das Blut zur Untersuchung in der zweiten Hälfte des Arbeitstages, d.h. nach körperlichen, die Leukergie steigernden Anstrengungen, entnommen wurde [11, 12, 21]. Bei fast $^1/_4$ der untersuchten Baumwollarbeiter lag der Leukergie-Wert höher als 13% und übertraf damit die bei der Kontrollgruppe gefundenen Werte um 2 σ (= 2 Standardabweichungen) (Tabelle 4). Es wurden dagegen keine grundsätzlichen Unterschiede zwischen den montags und freitags erzielten Leukergie-Werten, und auch keine Abhängigkeit dieser Reaktion von der Dauer der Arbeitstätigkeit festgestellt [2]. Eine Ausnahme bildete die Gruppe mit einer Tätigkeitsdauer bis zu 5 Jahren, wo unter den 21 montags untersuchten Personen 28,6% eine Leukergie von mehr als

Tabelle 4. *Der Prozentsatz der Arbeiter der Baumwollwerke P. mit einer Leukergie von 13% und höher (Mittelwert der Kontrollgruppe + 2 Standard-Abweichungen). Untersuchungen, durchgeführt an verschiedenen Wochentagen bei verschiedenen Personen*

Dauer der Arbeitstätigkeit	Prozentsatz der Personen mit einer Leukergie von 13% und höher			
	Montag		Freitag	
	Zahl der Unter-suchten	Prozent + mittlerer Fehler	Zahl der Unter-suchten	Prozent ± mittlerer Fehler
Bis zu 5 Jahren	21	28,6 ± 9,86	11	9,1 ± 8,67
Von 6—10 Jahren	18	27,8 ± 10,56	10	20,0 ± 12,65
Von 11—15 Jahren	16	25,0 + 10,82	25	24,0 ± 8,54
Von 16—20 Jahren	24	16,7 ± 7,61	36	25,0 ± 7,21
Insgesamt	79	24,1 ± 4,81	82	22,0 ± 4,58

Tabelle 5. *Uropräcipitations-Reaktion, bewertet halbquantitativ, bei Arbeitern, beschäftigt in Berührung mit Baumwollstaub*

	Beschäftigte in Berührung mit Baumwollstaub	Kontroll-gruppe
Zahl der Untersuchten	181	121
Negative Reaktion	55,2%	87,6%
Unsichere Reaktion (±)	13,8%	0%
Positive Reaktion (+ bis +++)	31,0%	12,4%

13% aufwiesen, während sich in der freitags untersuchten 11-Personengruppe lediglich 9,1% fanden. Der Unterschied ist jedoch statistisch nicht gesichert ($t = 1{,}485$), was wahrscheinlich mit der geringen Zahl von Fällen in dieser Gruppe zusammenhängt. Dies wird durch die später im Betrieb Z. vorgenommenen Untersuchungen bestätigt. Bei 26 Personen mit einer Tätigkeitsdauer bis zu 10 Jahren betrugen die Mittelwerte der Leukergie montags 13,2 ± 6,2%, und wiesen freitags eine Abnahme bis zu 8,8 ± 4,9% auf. Der Unterschied ist statistisch signifikant ($t = 3{,}520$).

Die *Uropräcipitäts-Reaktion* wurde in beiden Baumwoll-Betrieben überprüft [5]. Im Betrieb P. wurde eine positive Uropräcipitäts-Reaktion bei etwa $^1/_3$ der mit dem Baumwollstaub in Berührung kommenden Arbeiter festgestellt (Tabelle 5). Der Unterschied zu der Kontrollgruppe

Tabelle 6. *Titer der Widal-Reaktion 30 Tage nach anti-typhi-Vaccination*

	Zahl der Unter-suchten	Mittlere Verdünnung (Titer) ± Standard-Abweichung	
		Anti 0	Anti H
Arbeiter in der Baumwollindustrie	45	31,3 ± 19,25	53,1 ± 21,47
Kontrollgruppe	43	18,5 ± 15,35	40,0 ± 25,24
Mittlere Differenz ± Differenzfehler	—	12,8 ± 3,70	13,1 ± 5,01
Signifikanz der Differenz *t*	—	3,468	2,619

ist statistisch signifikant ($t = 4{,}078$). Der Prozentsatz der positiven Uropräcipität wies keine statistischen Unterschiede zwischen Gruppen mit verschiedener Dauer der Arbeitstätigkeit auf.

Im zweiten Teil der Untersuchungen, im Betrieb Z., wurden Titer-Bestimmungen der Uropräcipitäts-Reaktion durchgeführt, wobei höhere Titer (1:15,3 ± 1:11,4) bei den in den ersten 10 Arbeitsjahren besonders gefährdeten Personen festgestellt wurden. Der Unterschied zu der Kontrollgruppe, bei der der mittlere Titer 1:7,5 ± 1:10,5 betrug, ist an der Grenze der Signifikanz ($t = 2{,}000$).

Die „*Heparin Precipitable Fraction*“ (HPF) wurde gleichfalls in beiden Betrieben untersucht [6], allerdings nur in den stärker gefährdeten Abteilungen. Die Befunde waren in beiden Betrieben ähnlich, weshalb sie vereint dargestellt werden.

Der HPF-Spiegel bei den 102 Personen der Kontrollgruppe betrug im Mittel 108,5 ± 51,5 mg-%, bei den 234 Personen der Gruppe der Baumwollarbeiter im Mittel 116,8 ± 46,1 mg-%. Der Unterschied ist statistisch nicht gesichert ($t = 1{,}401$). Sowohl die Montags- und Freitags-Mittelwerte, als auch die der diversen Klassen der Tätigkeitsdauer, sind praktisch gleich [6]. Deshalb wurden oben die Montags- und Freitags-Untersuchungen aus dem Betrieb P. vereint zusammengestellt, und aus dem Betrieb Z. nur die Montags-Angaben, unabhängig von der Arbeitstätigkeitsdauer.

Die *Widal-Reaktion* wurde bei den Arbeitern des Betriebes P. 30 Tage nach der Schutzimpfung gegen Typhus überprüft [4]. Im Vergleich mit der Kontrollgruppe, der eine identische Menge des Anti-Typhus-Impfstoffes injiziert worden war (0,5 ml Vaccinum typhosum s.c.), wurde bei den Baumwollarbeitern ein höherer Titer der Widal-Reaktion festgestellt (Tabelle 6). Die Unterschiede sind statistisch signifikant. Im Hinblick auf die nicht allzu große Gruppe der Untersuchten wurde das Verhalten des Titers der Widal-Reaktion in den einzelnen Klassen der Tätigkeitsdauer nicht analysiert.

Bei den Arbeitern des Betriebes P. wurde gleichfalls der *Antistreptolysin 0-Titer* (AS0) bestimmt [4]. In der 112 Personen-Kontrollgruppe wurde ein Mittelwert von 47,1 $\pm$ 33,4 E/ml gefunden. In der 164 Personen-Gruppe der Baumwollarbeiter betrug er im Mittel 63,1 $\pm$ 56,2 E/ml. Der Unterschied ist zwar gering, doch statistisch signifikant ($t = 2{,}962$). Es wurden dagegen keine Unterschiede des Antistreptolysin 0-Titer festgestellt, die durch die Dauer der Arbeitstätigkeit bedingt wären [4].

In den Routine-Untersuchungen (Hb, Blutsenkungsgeschwindigkeit, allgemeine Harnuntersuchung) wurden keine Unterschiede zwischen den Kontrollgruppen und den Baumwollarbeitern festgestellt.

Besprechung der Ergebnisse

Die Ätiopathogenese der Byssinose bleibt nach wie vor unklar. Frühere Theorien (mechanische Reizung der Atemwege durch die Baumwollstaub-Partikel, der nachteilige Einfluß des dem Baumwollstaub beigemischten Schimmels) finden heutzutage keine Anhänger mehr. Nach modernen Theorien spielen immunologische Vorgänge eine Rolle. Sie differieren jedoch hinsichtlich der auslösenden Mechanismen. Ein Teil der Autoren hält allergische Vorgänge für verantwortlich. So haben z.B. Maitland, Heap und McDonald [19] bei Tieren histaminähnliche Wirkung des Baumwollstaub-Extraktes beobachtet. Harworth und MacDonald [13] glauben jedoch, daß der Histamin-Gehalt im Baumwollstaub zu gering sei, als daß er Symptome der Byssinose hervorrufen könnte. Sie vermuten, daß sich im Baumwollstaub zusätzliche, nicht identifizierte Faktoren befinden, die das Histamin auslösen oder dessen Wirkung steigern.

Schilling [26] meint, daß die Montags-Atembeschwerden wahrscheinlich durch ein Ödem der Bronchialschleimhaut, oder durch ein mit Bronchienkontraktion verbundenes Ödem hervorgerufen werden. Diese Symptome entstehen, laut Schilling, als Folge des Auslösens histaminähnlicher Substanzen in den Bronchien. Bouhuys u. Mitarb. [7, 8] wiesen experimentell nach, daß das Einatmen einer wässerigen Lösung von Kremplereistaub Atembeschwerden hervorruft, und daß eine intravenöse Injektion dieser Lösung bei Katzen zu einem Blutdruckabfall mit einem der klassischen Wirkung des Histaminliberators 48/80 ähnlichen Verlauf nimmt. Es gelang Antweiler [1] experimentell nachzuweisen, daß die Extrakte aus Kremplereistaub tatsächlich Histamin freisetzen.

Pernis u. Mitarb. aus der Vigliani-Schule [22, 30] vertreten dagegen die Meinung, daß Byssinose eine Folge der Einwirkung von Endotoxinen aus gram-negativen Bakterien (enthalten in dem Baumwollstaub) sei. Sie führen hierfür mehrere überzeugende Beweise an. Auch Przyłecka [24] neigt aufgrund eigener interessanter Untersuchungen zur bakterio-endotoxischen Theorie.

Die modernen Theorien der Ätiopathogenese der Byssinose beschränken sich also auf zwei immunologische Richtungen. Ein Teil der Autoren will in der Byssinose die Symptome einer Allergie vom frühen Typus sehen, die infolge der allergischen Reaktion durch das im Baumwollstaub enthaltene Histamin bzw. durch den Histaminliberator vom Typus 48/80 hervorgerufen werden. Andere Autoren sehen dagegen in der Byssinose die Folgen einer Endotoxin-Einwirkung.

Wie verhalten sich nun die von uns untersuchten biologischen Reaktionen zu diesen Theorien?

Die Anzahl der Leukocyten nimmt bei der Allergie vom frühen Typ ab [25]. Nach Verabreichung von Endotoxinen nimmt sie in der ersten Stunden ab, nachher aber steigt sie an [29, 32].

Die Zahl der Eosinophilen steigt bei der frühen Allergie bei etwa der Hälfte der allergischen Personen an, wobei sie selten 20% übersteigt [25]. Die Histamin-Liberatoren führen keine Eosinophilie herbei [25]. Auch die Endotoxine beeinflussen in der Regel die Zahl der Eosinophilen nicht, nur selten führen sie zu einer Eosinophilie [29, 32].

Die Zahl der Thrombocyten nimmt bereits etwa 1 Std nach Verabreichung des Allergens an den Kranken ab, es ist dies einer der zuverlässigsten Teste zur Allergie-Bestimmung [25]. Auch Endotoxine können Anlaß zu einer Thrombocytopenie geben [29].

Die von Fleck 1942 entdeckte leukergische Reaktion beruht auf der Neigung der Leukocyten zur Agglutination in kleinere bzw. größere Zellansammlungen. Die Agglutinierbarkeit der weißen Blutzellen steigt sowohl bei allergischen Reaktionen [18, 28, 34] als auch unter dem Einfluß von Endotoxinen an [12].

Die Uropräcipitätsreaktion beruht auf der Harn-Präcipiation mit dem eigenen Blutserum des Untersuchten. Die Reaktion ist positiv, falls im Harn ein vermutliches Antigen, von den Autoren dieser Methode „Urogen“ genannt, ausgeschieden wird [17]. In dem Serum tritt ein Faktor, „Reagin“ genannt, auf. Die Reaktion, entdeckt im Jahre 1942 gleichzeitig von Hirschfeld und Epstein [15], sowie von Fleck [10], wurde von diesen Autoren zur Diagnostizierung des Flecktyphus angewandt. Die positive Reaktion tritt bei verschiedenen Krankheiten auf, bei denen immunologische Faktoren eine pathogenetische Rolle spielen: bei rheumatischen Erkrankungen, bei der Tuberkulose und bei der Lungenentzündung [16, 17]. In Analogie kann beinahe mit Sicherheit angenommen werden, daß unter der Einwirkung von Endotoxinen gleichfalls eine positive Uropräcipitätsreaktion auftritt. Vermutlich war dieselbe bei den allergischen Zuständen nicht untersucht worden.

Die Heparin Precipitable Fraction ist ein mittels Heparin bei niedriger Temperatur präcipitierbares Plasma-Eiweiß, das von manchen Autoren für identisch mit der Fibrinogen-Fraktion gehalten wird. Nach der Verabreichung von Endotoxinen steigt der HPF-Spiegel an [23, 27, 29].

Unter der Einwirkung von Endotoxinen steigt die immunologische Aktivität des Serums sowie der Spiegel der im bakterientötenden System aktiven Antikörper an. Die Endotoxine verstärken die Antikörper-Produktion und vermehren dadurch die Widerstandsfähigkeit gegen viele durch Bakterien, u.a. durch Salmonella typhi hervorgerufene Infektionen [9a, 29, 32]. Hiervon geht die Konzeption der Untersuchung des Titers der post-vaccinen Widal-Reaktion aus. Wenn nämlich nach der Vaccination der Proband Tag für Tag der Einwirkung der Endotoxinen aus dem Baumwollstaub ausgesetzt ist, ist eine Zunahme der Antityphi-Antikörper (anti 0, anti H) zu erwarten. Ähnliche Überlegungen trugen wohl zur Einführung des AS0-Testes bei, mit dem Unterschied jedoch, daß die Erhöhung des Antistreptolysin-Spiegels auch mit der größeren Häufigkeit der bei Baumwollarbeitern auftretenden laryngologischen Erkrankungen in Beziehung stehen könnte [9]. Der Einfluß der frühen Allergie auf das Entstehen der Antikörper ist wahrscheinlich bis jetzt nicht überprüft worden.

Da uns die Schwierigkieten bei der Diagnostizierung der Byssinose bereits bekannt waren, wurden die oben erwähnten Untersuchungen bei sämtlichen in den untersuchten Abteilungen Tätigen durchgeführt. Wir sind zu der Meinung gekommen, daß es auf diese Weise möglich wird, etwaige Reaktionen — unabhängig von den klinischen Symptomen der Byssinose — zu erfassen, sowie man z.B. nach Penicillin-Therapie bei etwa 20% der Personen Antipenicillin-Antikörper feststellt, trotzdem ein Syndrom der Allergie-Symptome nicht auftritt [31].

Die eigenen Untersuchungsergebnisse wurden in Tabelle 7 zusammengestellt, die einen Vergleich derselben mit den Symptomen der frühen Allergie sowie der Endotoxin-Einwirkung erlaubt.

Aus dieser Zusammenstellung geht hervor, daß die Folgen der Baumwollstaub-Einwirkung ein kompliziertes Problem darstellen. Keine unserer Ergebnisse sprechen eindeutig für eine frühe Allergie oder für Endotoxin-Einwirkung. Die Ergebnisse unserer Untersuchungen entsprechen zwar völlig der Einwirkung des Histamin-Liberators vom Typus 48/80, es werden aber gleichzeitig auch Symptome festgestellt, die wahrscheinlich durch Endotoxine hervorgerufen sind (gesteigerte Antikörper-Produktion, positive Uropräcipitätsreaktion); nur eine Er-

Tabelle 7. *Gegenüberstellung des Verhaltens der untersuchten biologischen Reaktionen: bei Allergie vom frühen Typus, unter der Einwirkung von Endotoxinen, sowie bei den Betriebswerken, beschäftigt in Berührung mit dem Baumwollstaub*

Veränderungen in den untersuchten biologischen Reaktionen	Allergie von frühem Typus		Endotoxin-Einwirkung	Betriebswerker in der Baumwollindustrie
	„histamin“ bedingt	mit Histamin-Liberator von 48/80 Typ		
	Angaben aus der Literatur			Eigene Untersuchungen
Veränderungen der Zahl der weißen Blutkörperchen	±	?	±	∅
Eosinophilie	+	∅	±	±
Thrombocytopenie	+	+	±	±
Positive leukergische Reaktion	+	+ ?	+	+
Positive Uropräcipitationsreaktion	∅ ?	∅ ?	+ ?	+
Erhöhter HPF-Spiegel	∅ ?	∅ ?	+	∅
Erhöhte Antikörper-Produktion	∅ ?	∅ ?	+	+

+ Symptom-Vorliegen; ∅ Kein Vorliegen des Symptome; ? in der Literatur nicht festgestellt; ∅ ? in der Literatur nicht festgestellt, wahrscheinlich tritt das Symptom nicht auf; + ? in der Literatur nicht festgestellt, wahrscheinlich tritt das Symptom auf; ± unsicheres Symptom bzw. geringfügige Veränderungen.

höhung des HPF-Spiegels wurde nicht festgestellt. Es ist nicht ausgeschlossen, daß dies mit einer geringen Menge von Endotoxinen im Baumwollstaub zusammenhängt [1]. Die Einwirkung des Baumwollstaubes wäre also mit dem Vorkommen sowohl eines Histamin-Liberators als auch der Endotoxine im Staub verbunden. Dies wäre eine logische Zusammenfassung der beiden Haupttheorien. Das Vorhandensein sowohl von Endotoxinen als auch des Histamin-Liberators im Staub unterliegt, im Lichte der modernen Forschung, keinem Zweifel. Bei den Baumwollarbeitern würden also Symptome auftreten, die eine Summe des Komplexes einer frühen Allergie und der Endotoxin-Einwirkung darstellen. Es ist dabei charakteristisch, daß die Häufigkeit der positiven Leukergie ($^1/_4$ der Untersuchten) und der positiven Uropräcipitätsreaktion ($^1/_3$ der Untersuchten) mehr oder weniger der Häufigkeit des Byssinose-Auftretens entspricht. Es ist ohnehin bekannt, daß an Byssinose $^1/_4$ der Männer und $^1/_3$ der Frauen, die bei ihrer Arbeit in Berührung mit Baumwollstaub kommen, erkranken [33].

Die Aufgabe dieser Arbeit war — außer zur Klärung der Ätiopathogenese der nachteiligen Folgen des Baumwollstaubes beizutragen — ein Versuch, die primären Symptome der Byssinose zu erforschen. Ein rechtzeitiger Tausch des Arbeitsplatzes, um einen Kontakt mit Baumwollstaub zu vermeiden, könnte bei diesen Personen einer Krankheitsentwicklung vorbeugen, die zu einem irreversiblen Stadium des chronischen Cor pulmonale führt. Nach unseren Untersuchungen scheint es, daß bei Probanden mit chronischem Bronchialkatarrh, die eine gesteigerte Leukergie, eine positive Uropräciptätsreaktion, sowie eine montags nach einigen Stunden der Arbeit auftretende Thrombocytenverminderung zeigen, mit großer Wahrscheinlichkeit eine durch Baumwollstaub hervorgerufene Erkrankung vermuten werden kann. Das Problem bedarf jedoch weiterer Erforschung.

Eine weitere Aufgabe dieser Arbeit war der Versuch, diejenigen Symptome aufzudecken, die auf den Baumwollstaub als Ursache des chronischen cor pulmonale hinweisen, was derartigen Kranken die gesetzliche Sicherung einer Berufsrente ermöglichen würde. Die von uns untersuchten biologischen Reaktionen bei Baumwollarbeitern erfüllen leider diese Voraussetzungen nicht. Der höchste Uropräcipitätstiter in der ersten Periode der Arbeitstätigkeit, die Tendenz zum Leukergie-Absinken in der zweiten Hälfte der Arbeitswoche bei Personen mit einer kürzeren Arbeitstätigkeit, wären die Befunde, welche auf die Möglichkeit hinweisen würden, daß die immunologischen Prozesse, besonders in den ersten Jahren der Berührung mit Baumwollstaub, in den Vordergrund treten. Es gibt eine Wahrscheinlichkeit, daß dieselben in weiteren Jahren absinken oder sogar schwinden, wobei sie unabwendbare Veränderungen im Respirationssystem: ABE-Syndrom (Asthma, Bronchitis, Emphysem) hinterlassen. Es kann also bei den unsererseits angewendeten biologischen Reaktionen nicht auf irgendwelche, als spezifisch für die Diagnostizierung des beruflichen Hintergrundes des chronischen Cor pulmonale hingewiesen werden.

Literatur

1. Antweiler, H.: Byssinose, Bagassose und Farmerlunge. E.W. Baader: Handbuch der gesamten Arbeitsmedi in Bd. II/2. Berlin-München-Wien: Urban & Schwarzenberg 1961.
2. Bomski, H., Bomska, H., Otawski, J., Gryzel, J.: Leukergie bei den Betriebswerken in der Baumwollindustrie. Int. Arch. Gewerbepath. Gewerbehyg. **24**, 154 (1967).
3. — — — Dobiecka, B., Gryzel, J.: Die Zahl der Blutplättchen und der eosinophilen Granulozyten bei Betriebswerkern, beschäftigt in Berührung mit Baumwollstaub. VII. Tagg der Arbeitsmedizin. Poznań, November, 1965.

4. Bomski, H., Kuligowska, A., Otawski, J.: Der Titer der postvaccinen Widal-Reaktion und der Antistreptolysine bei Arbeitern, die mit Baumwolle beschäftigt sind (Im Manuskript.)
5. — Mielczarek, J., Majkowski, S., Kuligowska, A.: Uropräzipitätsreaktion bei den Betriebswerkern, beschäftigt in Berührung mit Baumwollstaub. Pol. Tyg. lek. **32**, 1111 (1967).
6. — Otawski, J., Szydłowska, G., Dobiecka, B.: Der HPF-Spiegel bei Arbeitern in der Baumwollindustrie (Im Manuskript).
7. Bouhuys, A.: Byssinosis (1959), Lt 1.
8. — Lindell, S. E., Lundin, G.: Experimental studies on byssinosis. Brit. med. J. **1960**, 324.
9. Durisko, J., Silbiger, Z.: Prakt. lek., Heft 2, 64—70 (1964) (Praha).
9a. Finger, H.: Steigerung der Serumantikörperbildung durch bakterielle Endotoxine. Dtsch. med. Wschr. **90**, 533 (1965).
10. Fleck, L.: Spezifische Antigen-Substanzen im Harn der Kranken mit Flecktypus [Poln.]. Pol. Tyg. lek. **1**, 663 (1946).
11. — Technik und Thematik der Leukergie [Poln.]. Pol. Tyg. lek. **6**, 866 (1951).
12. — Die Leukergie [Poln.]. Post. Hig. Med. dośw. **4**, 7 (1951).
13. Havorth, E., McDonald, A. D.: (1937), lt. 1.
14. Hill, A. B.: Statistik für Ärzte [Poln.]. Warszawa: P.Z.W.L. 1963.
15. Hirszfeld, L., Epstein, T.: Versuche der serologisch-bakteriologischen Flecktypus-Frühdiagnose [Poln.]. Pol. Tyg. lek. **1**, 329 (1946).
16. Hirszfeld, H., Słomska, J.: Die Uropräzipitätsreaktion der Rheumakrankheit [Poln.]. Pol. Tyg. lek. **5**, 932 (1950).
17. — — Die Uropräzipitätsreaktion in der Rheumakrankheit [Poln.]. Pediat. pol. **24**, 766 (1950).
18. Kasperlik, A.: Untersuchungen über Leukergie in Fällen von Drogen-Allergie [Poln.]. Pol. Tyg. lek. **17**, 45 (1962).
19. Maitland, H. B., Heap, H., McDonald, A. D.: (1932), lt. 1.
20. Majkowski, S., Otawski, J., Dobiecka, B., Bomska, H.: Weitere Untersuchungen über Leukergie bei Baumwollarbeitern [Poln.]. VII. Tagg. der Arbeitsmedizin Poznań, November (1965).
21. Pelaczarska, E., Fleck, E.: Der Leukergie-Test in Beurteilung des Gesundheitszustandes der Blutspender [Poln.]. Pol. Tyg. lek. **12**, 541 (1957).
22. Pernis, E., Vigliani, E., Cavagna, M.: (1960), lt. 1.
23. Prokopowicz, D.: Über das Verhalten von Heparin-präzipitierbarem Serumeiweiß (HPF) bei Kranken mit Virus-Hepatitis [Poln.]. Pol. Arch. Med. wewnet. **34**, 435 (1964).
24. Przyłecka, J., Szotor, J.: Immunologische Reaktionen bei Menschen, Tieren [Poln.]. Med. Pracy **17**, 5 (1966).
25. Rudzki, E.: Allergie [Poln.]. Warszawa: P.Z.W.L. 1961.
26. Schilling, R. S. F.: Lt. 1.
27. Singer, Z.: Quantitative Bestimmung der Heparinserumeiweiße, präzipitierbar bei niedriger Temperatur (HPF) [Poln.]. Pol. Tyg. lek. **14**, 1641 (1959).
28. Smoleńska, N.: Die Anwendung der Leukergie-Untersuchung nach einer Antigen-Provokation zwecks Nachweis einer System-Allergie gegen fremdes Eiweiß [Poln.]. Arch. Immun. Ter. Dośw. **8**, 141 (1960).
29. Ślopek, S.: Immunologie [Poln.]. Warszawa: P.Z.W.L. 1963.
30. Vigliani, E. C.: Fortschritte bei den Untersuchungen an Byssinose [Poln.]. Med. Pracy **14**, 43 (1963).

31. de Weck, A. L.: Penicillin-Allergie. Dtsch. med. Wschr. **91**, 999 (1966).
32. Zabłocki, B.: Theoretische Grundlagen der Immunpathologie [Poln.]. Warszawa: P.W.N. 1963.
33. Zahorski, W.: Berufskrankheiten [Poln.]. Warszawa: P.Z.W.L. 1963.
34. Zieliński, T., Łusnienko, N.: Ein Versuch zur Beurteilung immunologischer Phänomene bei der Tumorkrankheit auf Grund der Leukergie-Untersuchungen nach einer Antigen-Provokation [Poln.]. Pol. Tyg. lek. **11**, 961 (1956).

Dr. med. H. Bomski
Września/Polen
ul. Witkowska 11

Int. Arch. Arbeitsmed. 27, 324–330 (1971)

Lung Lipids and Pulmonary Silicosis in Rats

J. L. Kaw, G. S. D. Gupta, and S. H. Zaidi
Industrial Toxicology Research Centre, Lucknow, India

Received November 21, 1970

Summary. In the development of pulmonary silicosis in rats studies on changes in the total, esterified, free cholesterol and phospholipids were made in lungs, liver and blood plasma over a period of 200 days. Total cholesterol, its fractions and phospholipid content increased with time in the lungs of silicotic animals. Histochemically sudanophilic materials were observed in the cytoplasm of pulmonary macrophages. Changes similar to those of lungs were not observed in liver and blood plasma, and it has been concluded that the increased lipid content of lungs during experimental pulmonary silicosis may be due to the localised degenerative action of silica on macrophages.

Inhalation and intratracheal inoculation of quartz dust in rabbits and guinea pigs results in an increased or unaltered level of lipids in the lungs (Fallon, 1937; Harington *et al.*, 1959; Marks and Marasas, 1960; Tuma, 1966). Wherever an increase has been observed, it remains undecided whether it is due directly to an effect of quartz dust on the lungs, or indirectly to an alteration in the lipid content of other tissues which play a key role in fat metabolism. We have, therefore, studied this problem in rats, a species which has not been used earlier, to study the changes in the lung lipids during the development of pulmonary silicosis, in spite of the close resemblance of human silicotic nodule to that produced experimentally in rats (Belt *et al.*, 1940).

Material and Methods

Forty-five male MRC-strain rats, 120–150 g, were divided into two groups. One group of 25 animals was inoculated intratracheally with 1 ml of sterilized physiological saline containing 50 mg quartz of particle size less than 5 μ diameter, and the other group of 20 animals with 1 ml of sterilized physiological saline alone. The size distribution and chemical composition of the dust sample used in the present investigations was the same as that used earlier (Kaw and Zaidi, 1969).

The animals were killed at different time intervals up to 200 days, their lungs removed, and their total wet weight determined. The left lung was then inflated with 10% formal-saline and paraffin-embedded blocks prepared. Sections were stained with hematoxylin-eosin and silver impregnated for reticulin (Gordon and Sweet, 1936).

Collagen estimation was done on the portion of the left lung not used in tissue block preparation. It was dried at 105° C and to this was added paraffin-embedded blocks and tissue shavings. The whole was treated thrice with xylene at 37° C to remove paraffin and lipids. The tissues were again dried and weight recorded. This represented the total fat-free dry weight of the left lung, excluding 3 to 4 sections of 5 μ thickness used for histopathological studies. Collagen estimation on the whole tissue was done by the method of Stegemann (1958).

Lipid was estimated in the right lung, a portion of liver and in the plasma. The lung and the liver were weighed and homogenized separately in equal amounts of alcohol ether (3:1) and chloroform methanol (2:1). From the plasma the lipids were extracted by adding it drop by drop to the alcohol ether and chloroform methanol mixture. The extracts were then brought to a boil in a water bath maintained at 60° C, cooled and filtered. A known volume of the filtrate was made using chloroform methanol. In the aliquots, total cholesterol, free cholesterol and phospholipids were estimated (Zlatkis *et al.*, 1953; King, 1932). Lipid was stained in frozen sections with Sudans III and IV.

Results

With the development of pulmonary silicosis, an increase in the total wet and dry weight of lungs was observed which was highly significant ($P < 0.01$) from 100 days of inoculation. In the control animals, the increase was nonsignificant (Fig. 1). The mean values of total, esterified and free cholesterol in the lungs are shown in Table 1. In silicotic lungs an appreciable increase in the total and esterified cholesterol content was observed at 100 days ($P < 0.01$). Free cholesterol also showed a similar increase ($P < 0.05$ at 100 days and $P < 0.01$ at 200 days). Control animals did not reveal any comparable change. Total phospholipids increased appreciably in silicotic animals at 100 days ($P < 0.01$), without any significant change in the nonsilicotics (Table 2). Tables 3 and 4 show that in

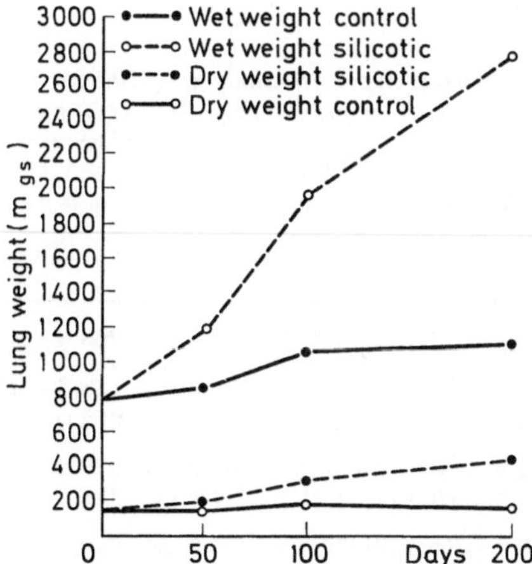

Fig. 1. Changes in the total wet and dry weight of lungs during the development of pulmonary silicosis in rats

Table 1. *Changes in the total, esterified and free cholesterol (mg wet weight) in the lungs of rats during the development of pulmonary silicosis*

Days from inoculation		Total cholesterol	Esterified cholesterol	Free cholesterol
0		5.2 ± 0.8 (4)[a]	2.5 ± 0.3 (4)	2.7 ± 0.6 (4)
50	Silicotic	7.0 ± 0.5 (5)	2.8 ± 0.5 (5)	4.3 ± 0.9 (5)
	Control	5.2 ± 0.4 (5)	2.4 ± 0.5 (5)	2.8 ± 0.2 (5)
100	Silicotic	14.4 ± 0.8 (4)	6.6 ± 0.5 (4)	7.7 ± 0.8 (4)
	Control	6.2 ± 1.5 (4)	2.0 ± 0.5 (4)	4.2 ± 1.2 (4)
200	Silicotic	15.1 ± 1.0 (9)	7.0 ± 0.6 (9)	8.1 ± 0.9 (9)
	Control	6.0 ± 0.9 (5)	1.4 ± 0.2 (5)	5.6 ± 0.8 (5)

[a] Number of animals used.

Table 2. *Changes in the total phospholipids (mg wet weight) and total collagen (mg dry weight) in the lungs of rats during the development of pulmonary silicosis*

Days from Inoculation		Phospholipids	Collagen
0		48.3 ± 5.6 (4)[a]	15.0 ± 2.6 (4)
50	Silicotic	47.5 ± 4.9 (5)	15.0 ± 1.2 (5)
	Control	49.7 ± 4.9 (5)	15.8 ± 2.5 (5)
100	Silicotic	108.5 ± 3.8 (4)	28.5 ± 3.4 (4)
	Control	48.3 ± 6.0 (4)	20.3 ± 3.1 (4)
200	Silicotic	104.8 ± 4.2 (9)	37.3 ± 4.2 (9)
	Control	50.8 ± 2.3 (5)	19.2 ± 3.5 (5)

[a] Number of animals used.

Table 3. *Changes in some liver lipid fractions (mg/100 gm wet weight) during the development of pulmonary silicosis in rats*

Days from inocu-lation		Total cholesterol	Esterified cholesterol	Free cholesterol	Phospho-lipids
0		563.0 ± 52.4 (4)[a]	300.3 ± 16.5 (4)	263.0 ± 35.7 (4)	7.3 ± 1.1 (4)
50	Silicotic	617.4 ± 10.2 (5)	489.0 ± 28.3 (5)	128.8 ± 19.5 (5)	4.6 ± 0.2 (5)
	Control	553.6 ± 47.1 (5)	276.6 ± 17.6 (5)	272.0 ± 40.4 (5)	7.6 ± 0.5 (5)
100	Silicotic	644.8 ± 25.2 (4)	374.8 ± 35.3 (4)	270.0 ± 17.4 (4)	6.0 ± 0.3 (4)
	Control	555.5 ± 80.6 (4)	281.3 ± 37.8 (4)	274.0 ± 49.1 (4)	7.7 ± 0.7 (4)
200	Silicotic	650.8 ± 34.9 (9)	330.3 ± 19.9 (9)	320.2 ± 31.8 (9)	5.0 ± 0.3 (9)
	Control	551.3 ± 42.1 (5)	306.3 ± 23.3 (5)	245.0 ± 47.5 (5)	6.0 ± 0.4 (5)

[a] Number of animals used.

Table 4. *Changes in some plasma lipid fractions (mg/100 ml) during the development of pulmonary silicosis in rats*

Days from inoculation		Total cholesteral	Esterified cholesteral	Free cholesterol	Phospholipids
0		54.1 ± 3.6 (4)[a]	37.5 ± 3.5 (4)	16.6 ± 0.5 (4)	0.9 ± 0.2 (4)
50	Silicotic	66.6 + 5.0 (5)	56.6 ± 4.0 (5)	10.1 ± 1.0 (5)	0.8 ± 0.2 (5)
	Control	55.0 ± 6.6 (5)	35.6 ± 6.7 (5)	19.2 ± 0.9 (5)	0.9 ± 0.2 (5)
100	Silicotic	57.9 ± 6.3 (4)	38.6 ± 2.3 (4)	19.3 ± 4.2 (4)	2.0 ± 0.2 (4)
	Control	60.3 ± 11.7 (4)	43.4 ± 7.1 (4)	16.9 ± 4.7 (4)	1.3 ± 0.4 (4)
200	Silicotic	74.6 ± 8.1 (9)	42.4 ± 3.0 (9)	32.3 ± 7.6 (9)	1.3 ± 0.2 (9)
	Control	77.0 ± 11.4 (5)	57.0 ± 13.4 (5)	20.2 ± 2.4 (5)	1.0 ± 0.1 (5)

[a] Number of animals used.

the liver and plasma of silicotic animals total, free and esterified cholesterol and phospholipids did not reveal any uniform and statistically significant increase comparable to that observed in the lungs. Total collagen increased after 50 days of inoculation; the difference between silicotic and control animals was highly significant at 200 days ($P < 0.01$).

Naked eye examination of the lungs at 50 days showed diffusely distributed dust foci, but at subsequent intervals the lesions became isolated and increased in size. The lesions were greater in the anterior aspects of the lung than in the posterior aspect. Microscopic studies at 50 days showed accumulation of sudanophilic material in the cytoplasm of macrophages, which were seen in the thickened alveolar septa and alveoli adjacent to bronchioles. Silver impregnation showed proliferation of reticulin fibers at these regions. One hundred days after inoculation the lipid droplets were focal, qualitatively more pronounced, and the cells containing them formed uniformly distributed cellular aggregates particularly in the vicinity of respiratory bronchioles. Reticulin fibers were thickened and branched. At 200 days the alveoli were packed with cellular aggregates containing large quantities of lipids (Fig. 2). Lipid material was also found in the cytoplasm of macrophages free in the alveolar lumen. The lesions were compact and formed of mature cellular collagen (Fig. 3).

In control animals lipids could not be observed histochemically and there was no comparable lung pathology.

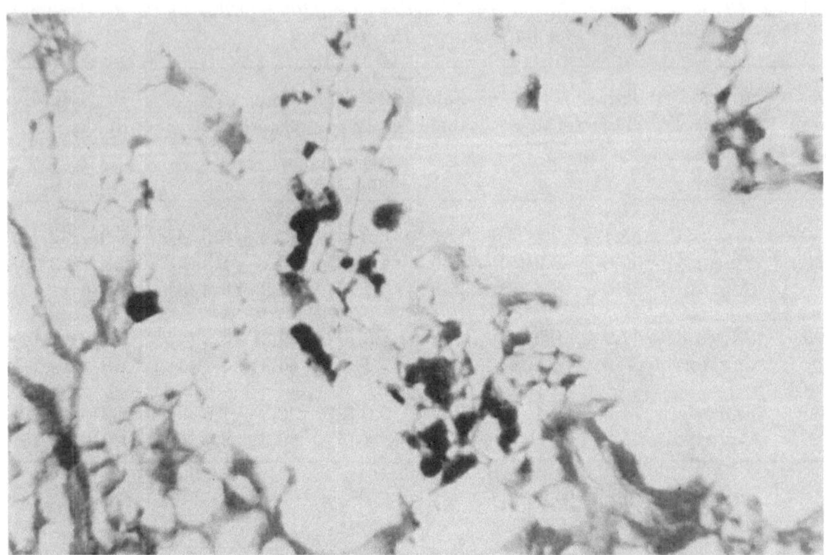

Fig. 2. Plentiful lipid materials situated either free in the alveolar lumen or attached to the alveolar walls at 200 days. (Sudans III and IV ×75)

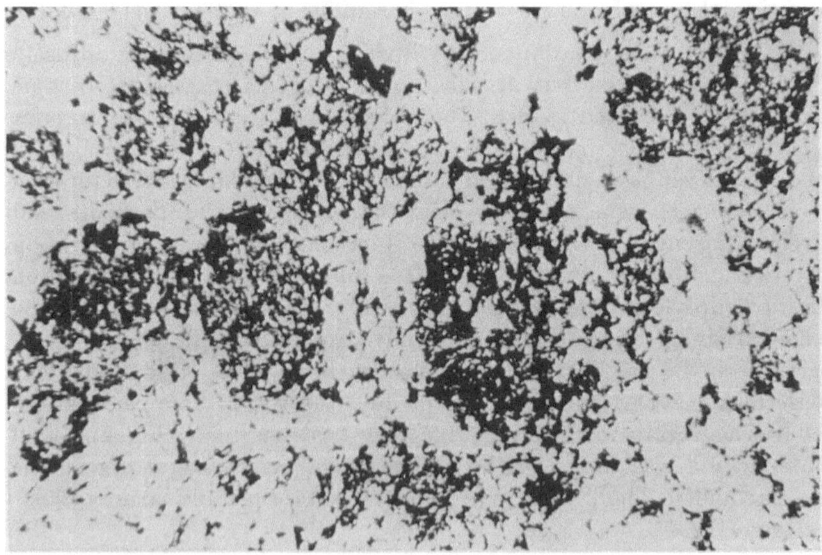

Fig. 3. Compact nodules containing coarse reticulin and collagen fibers at 200 days. (Silver Impregnation ×100)

Comments

The results presented show an increased accumulation of lipid in the lungs of rats unaccompanied by a similar change in the lipid content of liver and blood plasma during the development of pulmonary silicosis. The increase in the lipid content of lungs seems to be a localised phenomenon due to the degeneration of macrophages and other cell types by silica particles. Corrin and King (1969) believed that lipids could also be derived from alveolar epithelium. The lipids thus released from various degenerated cells perhaps serve as a secondary irritant which may presumably be responsible for the fibroplasia. This explanation seems feasible due to the fact that cholesterol has been observed to induce fibrous tissue formation in connective tissue (Spain and Aristizabal, 1962). Further, large quantities of fat and cholesterol have been reported in pulmonary infections (Waddell *et al.*, 1954), chronic interstitial pneumonitis (Waddell *et al.*, 1949), inhalation of antimony trioxide, chronically inflammed tissues and in association with cellular necrosis (Gross *et al.*, 1952).

With an increase in the cholesterol content of lungs a concurrent increase in the phospholipid content was observed. Phospholipids have been shown to have a protective effect against sclerosis induced by accumulation of cholesterol (Adam *et al.*, 1963). The role played by the increase of lung phospholipids in the present experiment should be the subject of further experimentation.

The increase in total cholesterol and its fractions and phospholipids in the lungs of silicotic animals took place mainly during the first 100 days of experimentation. Unelevated levels thereafter possibly implies that the progressive increase of lipid stopped somewhere between 100 and 200 days.

Acknowledgments. Thanks are due to Mr. Mohmmad Waseem for help in biochemical investigations, Mr. Pratap Singh for providing technical assistance, Mr. Panagat A. George for statistical analysis and Mr. Musleh Ahmed for photomicrography.

References

Adams, C. W. M., Bayliss, O. B., Ibrahim, M. Z. M., Webster, M. W., Jr.: Phospholipids in atherosclerosis. The modification of the cholesterol granuloma by phospholipid. J. Path. Bact. **86**, 431–436 (1963).

Belt, T. H., Ferris, A., King, E. J.: The silicotic nodule in human and experimental silicosis: A comparative study. J. Path. Bact. **51**, 263–267 (1940).

Corrin, B., King, E.: Experimental endogenous lipid pneumonia and silicosis. J. Path. **97**, 325–330 (1969).

Fallon, J. T.: Specific tissue reaction to phospholipids: A suggested explanation for the similarity of the lesions of silicosis and pulmonary tuberculosis. Canad. med. Ass. J. **36**, 223–228 (1937).

Gordon, H., Sweets, H. H., Jr.: A simple method for the silver impregnation of reticulin. Amer. J. Path. **12**, 545–552 (1936).
Gross, P., Brown, J. H. U., Hatch, T. F.: Experimental endogenous lipoid pneumonia. Amer. J. Path. **28**, 211–221 (1952).
Harington, J. S., Marasas, L. W., Melamed, M. D., Sutton, D. A., Dreosti, I.: Mucopolysaccharides and lipids in the lungs of experimental animals. In: Proceedings of the pneumoconiosis conference held at Johannesburg, 1959, ed. by A. J. Orenstein, p. 441–443. London: J. and A. Churchill 1960.
Kaw, J. L., Zaidi, S. H.: Effect of ascorbic acid on pulmonary silicosis of guinea pigs. Arch. environm. Hlth **19**, 74–82 (1969).
King, E. J.: The colorimetric determination of phosphorus. Biochem. J. **26**, 292–297 (1932).
Marks, G. S., Marasas, L. W.: Changes in the lung lipids of rabbits and guinea pigs exposed to the inhalation of silica dust. Brit. J. industr. Med. **17**, 31–35 (1960).
Spain, D. M., Aristizabal, N.: Rabbit local tissue response to triglycerides, cholesterol and its esters. Arch. Path. **73**, 82–85 (1962).
Stegemann, H.: Microdetermination of hydroxyproline with chloramine – T and *p* – dimethylaminobenzaldehyde. Hoppe-Seylers Z. physiol. Chem. **311**, 41–45 (1958).
Tuma, J.: Biochemical studies of experimental lung fibrosis. V. Composition of lung tissue lipids of quartz dusted and control rabbits at the end of a one year experiment. Scr. med. Fac. Med. Brun. **39**, 307–314 (1966).
Waddell, W. R., Sniffen, R. C., Sweet, R. H.: Chronic pneumonitis. Its clinical and pathologic importance. Report of the ten cases showing interstitial pneumonitis and unusual cholesterol deposits. J. thorac. Surg. 18, 707–737 (1949).
— — Whytehead, L. L.: Influence of blood lipid levels on inflammatory response in lung and muscle. Amer. J. Path. **30**, 757–770 (1954).
Zlatkis, A., Zak, B., Boyle, A. J.: A new method for the direct determination of serum cholesterol. J. Lab. clin. Med. **41**, 486–492 (1953).

Dr. J. L. Kaw
Institut für Lufthygiene und Silikoseforschung
BRD-4000 Düsseldorf, Gurlittstraße 53
Deutschland

Int. Arch. Arbeitsmed. 27, 331—337 (1971)

Über die Beziehung zwischen Delta-Aminolävulinsäure-Ausscheidung im Harn und Blutbleispiegel bei Arbeitern mit unterschiedlicher Bleiexposition

W. Müller und G. Holzapfel

Institut für Arbeitshygiene der Friedrich Schiller-Universität Jena
(Direktor: Obermedizinalrat Prof. Dr. med. habil. W. Ehrhardt)

Eingegangen am 30. Oktober 1970

The Relationship between ALA in Urine and Lead in Blood in Workers with Different Lead-Exposure

Summary. In three groups of differently exposed lead-workers the relationship between ALA in urine and lead in blood was investigated. This relationship is not constant and obviously depends on the kind and intensity of the exposure. Therefore, it is very difficult to establish an acceptable limit value of the ALA-output in urine. Women seem to be more sensitive to lead than men, according to the tests reported in this paper.

Zusammenfassung. Die Beziehung zwischen ALA-Ausscheidung im Harn und Blutbleispiegel wurde an drei Probandengruppen unterschiedlicher Bleiexposition untersucht. Diese Beziehung ist weder in korrelativer noch in quantitativer Hinsicht konstant und hängt offenbar von der Art und Intensität der jeweiligen Exposition ab. Es ist deshalb schwierig, einen akzeptablen Grenzwert für die ALA-Ausscheidung im Harn festzulegen. Frauen scheinen auf Blei hinsichtlich der Hämsynthesestörung empfindlicher zu reagieren als Männer.

Die Frage der Beziehungen zwischen verschiedenen Parametern, die zur Beurteilung des Grades der Bleigefährdung benutzt werden (Blei in Raumluft, Blut und Harn; Hämoglobin, Tüpfelzellen und Reticulocyten, Porphyrine und Delta-Aminolävulinsäure im Harn etc.), ist nicht nur von theoretischem Interesse, sondern von erheblicher praktischer Bedeutung.

Falls sich die Veränderungen von zwei oder mehreren dieser Faktoren unter Bleieinwirkung entsprechen, würde u. U. schon die Bestimmung *eines* Faktors genügen, um die gewünschte Information zu erhalten. Daß dies vor allem bei Routine-Überwachungsuntersuchungen größeren Stils sehr nützlich wäre, liegt auf der Hand.

Wir möchten hier auf das Verhältnis der ALA-Ausscheidung im Harn zur Höhe des Blutbleispiegels eingehen. Über dieses Verhältnis finden sich in der einschlägigen Literatur sehr unterschiedliche Angaben, die durch stark differierende Korrelationskoeffizienten charakterisiert sind:

Selander, Cramer und Hallberg (1966) fanden bei 15 Probanden eine bis 5 Wochen nach der Exposition zwischen ALA im Harn und Blutblei sowohl *vor* als auch *unter* einer entbleienden Behandlung mit Penicillamin eine hoch positive Korrelation ($r = +0{,}9$; $\alpha < 0{,}001$) [10]. Lehnert u. Mitarb. (1969) gaben für diese Beziehung lediglich Korrelationskoeffizienten zwischen $r = -0{,}06$ und $+0{,}35$ an (265 Probanden unterschiedlicher Exposition) [6].

Zwischen diesen beiden Extremen liegt der Wert von Williams, King und Walford (1969) mit $r = +0{,}68$ (30 Probanden) [13].

Wir haben diese Beziehung an drei verschiedenen Probandengruppen mit unterschiedlicher Bleiexposition untersucht:

a) An 92 bleiexponierten Anstreichern und Entrostern (ausschließlich Männer im Alter von 18—45 Jahren).

b) An 19 Arbeitern einer Buchdruckerei (14 Männer und 5 Frauen im Alter von 18—56 Jahren, und zwar Schriftsetzer, Monotype-Gießer und Stereotypeure).

c) An 20 Beschäftigten einer Keramischen Buntdruckerei, die bei der Herstellung von Abziehbildern mit bleihaltigen Puderfarben umgehen (ausschließlich Frauen im Alter von 18—60 Jahren).

In diesem Betrieb sind auch Messungen der Luftverunreinigung durch Blei im Arbeitsraum der Probanden durchgeführt worden (Membranfilter, ca. 640 Liter Luftdurchsatz pro Stunde, Probenahmezeit $^1/_2$ Std, Dithizonmethode). Unmittelbar an den Pudermaschinen in Nasenhöhe lag der Luftbleigehalt zwischen 1 und 2,4 mg/m^3; in der allgemeinen Raumluft wurden Konzentrationen zwischen 0,8 und 2,7 mg/m^3 gemessen (MAK-Wert 0,2 mg/m^3). Diese Differenzen waren im wesentlichen durch den unterschiedlichen Bleigehalt der verwendeten Farben bedingt.

Die ALA-Ausscheidung im Harn wurde bei der Gruppe a sowohl mit der Methode nach Mauzerall und Granick [7] als auch mit der Schnellmethode nach Grabecki u. Mitarb. [3] bestimmt.

Da zwischen den Ergebnissen beider Methoden eine lineare Beziehung besteht, obwohl die mit der Schnellmethode gefundenen Werte etwas höher liegen [8], haben wir zur Bestimmung der ALA in den Gruppen b und c ausschließlich die letztere benutzt. Da es sich nur um ambulantes Probandengut handelte, wurden Harnportionen verwendet, die morgens 8 Uhr vor Beginn der jeweiligen Untersuchung gelassen wurden. Dieses Verfahren hat sich uns als ausreichend bewährt. Die Blutbleibestimmung wurde polarographisch nach Teisinger durchgeführt [1].

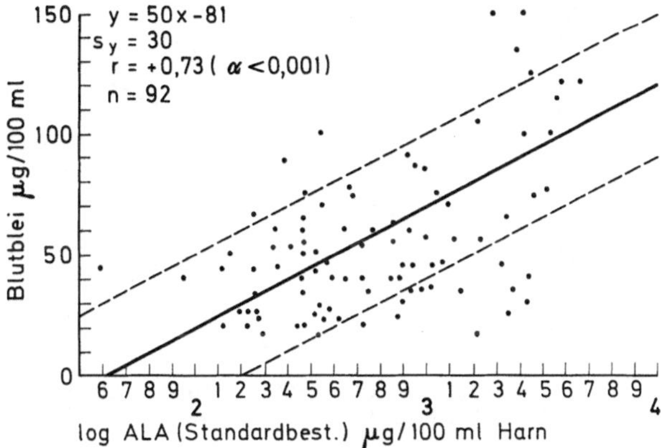

Abb. 1. Beziehung zwischen ALA-Ausscheidung im Harn (Methode nach Mauzerall und Granick) und Blutblei in Gruppe a

Ergebnisse

Gruppe a. Hier haben wir zunächst eine Regressions- und Korrelationsanalyse zwischen den mit der Methode nach Mauzerall und Granick gefundenen ALA- und den dazugehörigen Blutbleiwerten vorgenommen. Aus der Verteilung des Punkteschwarms war zu vermuten, daß es sich um eine nichtlineare Regression handelte und daß eine halblogarithmische Darstellung mit logarithmischer Unterteilung der Abszisse am besten diese Beziehung wiedergeben könnte (Abb. 1).

Die Regressionsgleichung ergab sich zu $y = 50 \log x - 81$. $s_y = 30$. $r = +0{,}73$. $\alpha < 0{,}001$. $n = 92$. (x = ALA in µg/100 ml, Bereich bis 4000 µg/100 ml; y = Blutblei in µg/100 ml.) Die Korrelationskoeffizienten wurden hinsichtlich ihrer Signifikanz mit der z-Transformation nach Fisher [11] geprüft.

Für die Beziehung ALA nach der Schnellmethode zu Blutblei, für die wir ebenfalls zunächst die halblogarithmische Darstellung wählten, ergab sich die Regressionsgleichung zu $y = 55{,}8 \log x - 111$. $s = 29{,}7$. $r = +0{,}61$. $\alpha < 0{,}001$. $n = 92$. (x = ALA in µg/100 ml, Bereich bis ca. 5000 µg/100 ml, y = Blutblei in µg/100 ml.) Außerdem berechneten wir zusätzlich die lineare Regression dieser Variablen für denselben Geltungsbereich zu $y = 0{,}0184\,x + 32$. $s_y = 30$. $r = +0{,}62$. $\alpha < 0{,}001$. $n = 92$ (Abb. 2). Da sich die Korrelationskoeffizienten sowohl bei halblogarithmischer als auch bei linearer Darstellung praktisch nicht unterschieden, haben wir der Einfachheit halber die lineare Darstellung auch weiter beibehalten.

Um noch zu detaillierteren Aussagen, besonders im Hinblick auf die Streuung der Blutbleiwerte (s_y) zu gelangen, haben wir die ALA-Werte

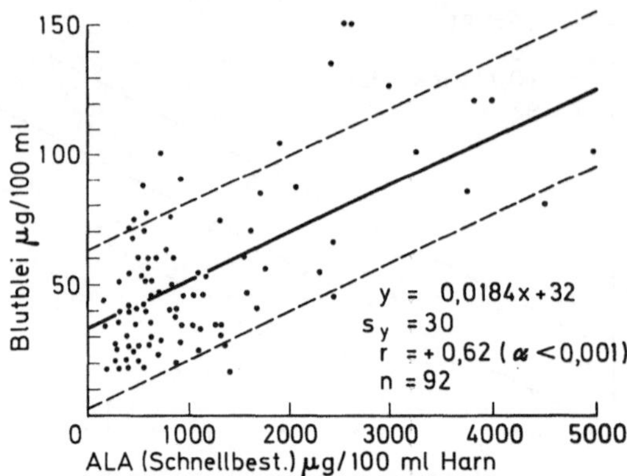

Abb. 2. Beziehung zwischen ALA-Ausscheidung im Harn (Methode nach Grabecki u. Mitarb.) und Blutblei in Gruppe a

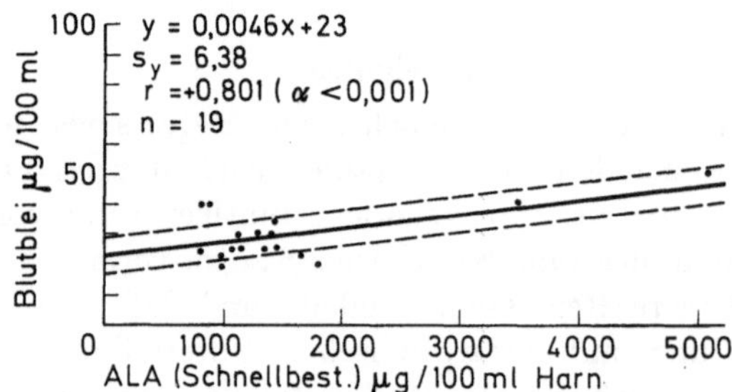

Abb. 3. Beziehung zwischen ALA-Ausscheidung im Harn (Methode nach Grabecki u. Mitarb.) und Blutblei in Gruppe b

in zwei Unterbereiche unterteilt, einmal *bis* 1700 µg/100 ml (von uns empfohlener akzeptabler Grenzwert für diese Methode [8], zum anderen *über* 1700 µg/100 ml.

Für den ersten Bereich ergab sich die Regressionsgleichung zu $y = 0{,}019\,x + 30$. $s_y = 13{,}5$. $r = +0{,}6$. $\alpha < 0{,}001$. $n = 75$. Für den Bereich über 1700 lautete die Gleichung $y = 0{,}0023\,x + 87$. $s_y = 33$. $r = +0{,}7$. $\alpha < 0{,}001$. $n = 17$.

Gruppe b. Auch hier ergab sich eine positive Beziehung der Variablen, ausgedrückt durch die Gleichung $y = 0{,}0046\,x + 23$. $s_y = 6{,}38$. $r = +0{,}801$. $\alpha < 0{,}001$. $n = 19$. Bereich bis 5100 µg ALA/100 ml (Abb. 3).

Gruppe c. Obwohl nach den gemessenen Raumluftwerten eine Bleigefährdung dieser Gruppe durchaus gegeben war, lag ihr durchschnittlicher Blutbleispiegel mit 24 µg/100 ml im Vergleich zu den Gruppen a und b (52 bzw. 30 µg/100 ml) am niedrigsten. Die Verteilung der

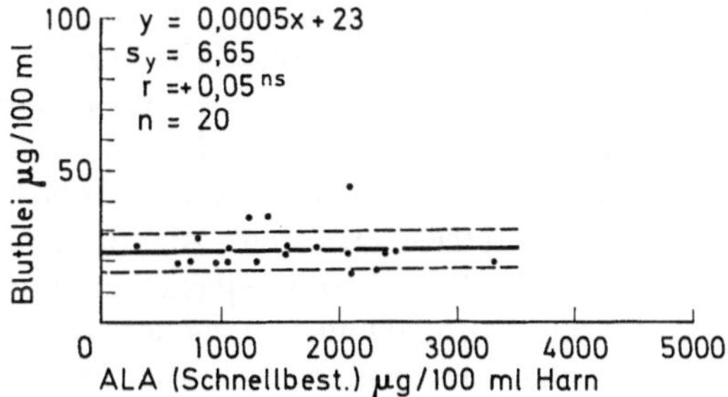

Abb. 4. Beziehung zwischen ALA-Ausscheidung im Harn (Methode nach Grabecki u. Mitarb.) und Blutblei in Gruppe c

Variablen war hier im Gegensatz zu den anderen beiden Gruppen stochastisch. Die Steigung der Regressionsgeraden war mit 0,0005 faktisch gleich 0, das gleiche galt für den Korrelationskoeffizienten $r = +0{,}05$ (Abb. 4). Es ergaben sich demnach in dieser Gruppe zwischen der ALA-Ausscheidung im Harn und der Höhe des Blutbleispiegels *keine* Beziehungen.

Diskussion

Bei den Probanden der Gruppe a und b bestand eine hochsignifikante Beziehung zwischen der ALA-Ausscheidung im Harn und der Höhe des Blutbleispiegels. Die Korrelationskoeffizienten lagen zwischen $+0{,}6$ und $+0{,}8$, mithin etwa in der Größenordnung des von Williams u. Mitarb. [13] angegebenen Wertes von $+0{,}68$. Die Steigung der Regressionsgeraden der Gruppe b war allerdings geringer als die der Gruppe a, d.h. bei durchschnittlich gleicher ALA-Ausscheidung wäre in der Gruppe b ein geringerer Blutbleiwert zu erwarten als in der Gruppe a (oder umgekehrt, bei gleichem Blutbleispiegel dürfte man in der Gruppe b eine höhere ALA-Ausscheidung erwarten als in der Gruppe a). Es ist schwierig, eine befriedigende Erklärung für dieses Phänomen zu finden. Offenbar war in der Gruppe b der Anteil der sog. stoffwechselaktiven Bleifraktion höher als in der Gruppe a, was durch eine größere Kontinuität der Exposition bedingt sein könnte. In der Gruppe c war eine Beziehung zwischen ALA-Ausscheidung und Blutbleispiegel nicht nachzuweisen.

Aus diesen Fakten läßt sich folgern, daß diese Beziehung sowohl in korrelativer wie in qantitativer Hinsicht nicht konstant ist, sondern offenbar weitgehend von der Art und Intensität der jeweiligen Bleiexposition abhängt. Hieraus lassen sich auch die entsprechenden unterschiedlichen Angaben in der einschlägigen Literatur erklären. Diese

Feststellung hat praktische Konsequenzen: Es ist auch bei Überwachungsuntersuchungen von Bleiexponierten üblich geworden, sog. *akzeptable Grenzwerte* der Parameter, die zur Beurteilung der Bleigefährdung benutzt werden, zu verwenden. Es sind Werte, die zwar über der Norm, aber noch in einem vertretbaren Grenzbereich liegen. Sie werden korrelationsanalytisch ermittelt. Als Bezugssystem wurde bei Bleiexposition in der Regel der Bleiblutspiegel, etwa in der Größenordnung zwischen 60 und 80 µg/100 ml, verwendet. Akzeptable Grenzwerte wurden u. a. für die Ausscheidung von Blei und KP, aber auch für die ALA-Ausscheidung im Harn aufgestellt. Die Angaben über den akzeptablen Grenzwert der ALA-Ausscheidung sind recht unterschiedlich, sie bewegen sich zwischen 10 und 25 mg/l Harn [9, 12]. Wenn jedoch, wie gezeigt, unter verschiedener Exposition bei gleichem Blutbleispiegel unterschiedliche ALA-Werte zu erwarten sind, bleibt zu überdenken, inwieweit der Versuch, *einen* akzeptablen Grenzwert für die ALA-Ausscheidung zu postulieren, überhaupt gerechtfertigt ist.

Das Fehlen einer Beziehung zwischen ALA und Blutblei in der Gruppe c läßt folgende Deutung zu: Nach der Höhe des durchschnittlichen Bleiblutspiegels (24 µg/100 ml) ist die Bleiexposition in dieser Gruppe am geringsten. Offenbar tritt bei dieser geringen Exposition die unterschiedliche individuelle Empfindlichkeit gegenüber Blei (Lane [5], Kehoe [4]) auch hinsichtlich der bleibedingten Hämsynthesestörung in den Vordergrund, wodurch der weite Streubereich der ALA-Ausscheidung bei fast übereinstimmenden Blutbleispiegeln erklärt werden kann. Bei höherer Exposition werden die individuellen Unterschiede offenbar mehr normiert, so daß eine Beziehung zwischen ALA-Ausscheidung im Harn und Blutbleispiegel zustande kommt. Es scheint uns hier noch ein weiterer Gesichtspunkt eine wichtige Rolle zu spielen: Wenn man den Quotienten aus durchschnittlichem Blutbleispiegel und durchschnittlicher ALA-Ausscheidung in den einzelnen Gruppen bildet, so ergibt sich folgendes Resultat:

Gruppe	Blutblei	ALA	Quotient
a	52	1108	1:21
b	30	1610	1:53
c	24	1570	1:65

Das bedeutet, daß die Beschäftigten der Gruppe c bei niedrigstem durchschnittlichem Blutbleispiegel die relativ höchste durchschnittliche ALA-Ausscheidung aufweisen. (Gruppe c ist von Gruppe b hinsichtlich ihrer Blutbleispiegel hochsignifikant ($\alpha < 0{,}01$) verschieden, aber nicht hinsichtlich ihrer ALA-Ausscheidung. Die Berechnung erfolgte mit dem Multiple-Range-Test nach Duncan [2].)

Bei den Probanden der Gruppe c handelt es sich aber, wie eingangs schon betont, ausschließlich um Frauen. Offenbar ist dies der Ausdruck einer geschlechtsbedingten größeren Empfindlichkeit gegenüber Blei auch im Hinblick auf die Hämsynthese.

Literatur

1. Brezina, M., Zuman, P.: Die Polarographie in Medizin, Biochemie und Pharmazie, S. 39. Leipzig 1956.
2. Clauss, G., Ebner, H.: Grundlagen der Statistik, S. 285. Berlin 1967.
3. Grabecki, J., Haduch, T., Urbanowicz, H.: Die einfachen Bestimmungsmethoden der Delta-Aminolävulinsäure im Harn. Int. Arch. Gewerbepath. Gewerbehyg. **23**, 226 (1967).
4. Kehoe, R. A.: Industrial lead poisoning. In: Industrial hygiene und toxicology, vol. II, pp. 942, 955, ed. Frank A. Patty, sec. revised ed. New York-London-Sydney 1967.
5. Lane, R. E.: The care of the lead worker. Brit. J. industr. Med. **6**, 125 (1949).
6. Lehnert, G., Kade, Ch., Szadkowski, D., Schaller, Kh.: Praktikabilität, Zuverlässigkeit und Dignität der Hämvorläuferbestimmung bei der Überwachung Bleiexponierter. Int. Arch. Gewerbepath. Gewerbehyg. **25**, 267 (1969).
7. Mauzerall, D., Granick, S.: The occurence and determination of δ-aminolaevulinic acid and porphobilinogen in urine. J. biol. Chem. **219**, 435 (1956).
8. Müller, W., Holzapfel, G.: Erfahrungen mit der Bestimmungsmethode der Delta-Aminolävulinsäure im Harn nach Grabecki u. Mitarb. im Rahmen der Bleiprophylaxe. Int. Arch. Gewerbepath. Gewerbehyg. **25**, 287 (1969).
9. Schlegel, H.: Bericht über die „Conference on Inorganic Lead", Amsterdam, 28. und 29. Nov. 1968. Arbeitsmed. Sozialmed. Arbeitshyg. **4**, 56 (1969).
10. Selander, S., Cramer, K., Hallberg, L.: Studies in lead poisoning. Oral therapy with penicillamine. Relationship between lead in blood and other laboratory tests. Brit. J. industr. Med. **23**, 282 (1966).
11. Weber, E.: Grundriß der biologischen Statistik, 5. Aufl., S. 282. Jena 1964.
12. Weichardt, H., Bardodej, Z., Schlegel, H.: Zum Thema der Vorbeugungsuntersuchungen im Labor bei Bleiarbeitern. (Mitt. III). Zbl. Arbeitsmed. **19**, 241 (1969).
13. Williams, M. K., King, E., Walford, J.: An investigation of lead absorption in an electric accumulator factory with the use of personal samplers. Brit. J. industr. Med. **26**, 202 (1969).

Dr. med. W. Müller
Dipl.-Chem. G. Holzapfel
Institut für Arbeitshygiene
der Universität Jena
DDR-69 Jena, Jahnstraße 3
Deutschland

Int. Arch. Arbeitsmed. 27, 338—348 (1971)

Grenzwertbestimmung der akuten NO_2-Wirkung auf den respiratorischen Gasaustausch und die Atemwegswiderstände des chronisch lungenkranken Menschen *

G. von Nieding und M. Wagner
Institut für Wasser-, Boden- und Lufthygiene im Bundesgesundheitsamt, Berlin
H. Krekeler und U. Smidt
Krankenhaus Bethanien für die Grafschaft Moers, Moers
K. Muysers
Physiologisches Institut der Universität Bonn

Eingegangen am 19. Dezember 1970

Minimum Concentrations of NO_2 Causing Acute Effects on the Respiratory Gas Exchange and Airway-Resistance in Patients with Chronic Bronchitis

Summary. 88 patients with chronic bronchitis breathed an NO_2-air mixture containing 0,5 to 5.0 ppm NO_2 for 15 minutes or a total of 30 breaths. Before and after the inhalation the following measurements were performed:

1. tidal volume (V_T), minute-volume ($\dot{V}_E$), frequency (f) and O_2-uptake ($\dot{V}_{O_2}$).
2. arterial gas pressures (Pa_{O_2} and Pa_{CO_2}) and pHa.
3. the endexpiratory gas pressures ($P_{A_{O_2}}$ and $P_{A_{CO_2}}$) and the endexpiratory-arterial pressure differences (AaD-O_2 and aAD-CO_2).
4. airway-resistance (R_t).

The most important findings were:

1. while $P_{A_{O_2}}$ remained nearly constant during inhalation of 5 and 4 ppm NO_2, a significant decrease of the Pa_{O_2} and accordingly an increase of AaD-O_2 occured. After inhalation of 2 ppm NO_2 there was no decrease of Pa_{O_2}.
2. After inhalation of NO_2-concentrations down to 1.5 ppm, the airway resistance still increased significantly. Lower concentrations had no significant effect.

Zusammenfassung. Von 88 Kranken mit einer chronischen Bronchitis atmeten 25 für 15 min und 63 für 30 Atemzüge ein NO_2-Luft-Gemisch mit NO_2-Konzentrationen zwischen 0,5 und 5,0 ppm. Vor und nach der Inhalation wurden folgende Größen untersucht:

1. Atemfrequenz (f), Atemminutenvolumen ($\dot{V}_E$), Atemvolumen (V_T) und Sauerstoffaufnahme ($\dot{V}_{O_2}$).

---

* Die Arbeit wurde durchgeführt im Rahmen des „US-German Cooperative Program in Natural Resources, Environmental Pollution and Urban Development".

2. Arterieller Sauerstoff- und Kohlensäurepartialdruck (Pa_{O_2} und Pa_{CO_2}) und die Wasserstoffionenkonzentration im arteriellen Blut (pHa).

3. Die endexspiratorischen Gasdrucke von Sauerstoff und Kohlensäure ($P_{A_{O_2}}$ und $P_{A_{CO_2}}$) und die endexspiratorisch-arterielle Sauerstoff- und Kohlensäuredruckdifferenz (AaD-O_2 und aAD-CO_2).

4. Die Strömungswiderstände in den Atemwegen (R_t).

Als wesentliches Ergebnis stellte sich heraus, daß

1. bei unverändertem $P_{A_{O_2}}$ nach Inhalation von 5 und 4 ppm NO_2 Pa_{O_2} signifikant abnahm und die AaD-O_2 entsprechend zunahm. Nach Inhalation von 2 ppm NO_2 ließ sich ein Abfall des Pa_{O_2} nicht mehr nachweisen.

2. Die Strömungswiderstände in den Atemwegen nahmen nach Inhalation von NO_2-Konzentrationen zwischen 1,5 und 2,0 ppm noch signifikant zu.

Über die Wirkung von NO_2 auf die Lungenfunktion des Menschen lagen bisher nur wenige Befunde vor, die überwiegend aus dem Bereich der Arbeitsmedizin stammen [1, 7, 17, 25]. Möglicherweise spielt das NO_2 auch für den Menschen, der es in geringerer Konzentration über längere Zeit inhaliert, als Teilfaktor z. B. bei der Pathogenese der chronischen Bronchitis und des Emphysems eine Rolle, so wie es im Tierversuch wahrscheinlich gemacht werden konnte [2, 4, 6, 7] und auch für den Menschen schon vermutet wurde [1, 25].

NO_2 kommt als Schadgas in Kraftfahrzeugabgasen, in den Emissionen der Industrie und des Hausbrandes in Großstadt- und Industriegebieten in geringen Konzentrationen (unter 0,2 mg NO_2/m^3) nahezu ubiquitär vor [13, 16], kann gelegentlich auch in der Umweltluft Konzentrationen von über 1,0 ppm erreichen [21] und wird vielfach mit dem Zigarettenrauch in Konzentrationen inhaliert, die je nach Zigarettentyp zwischen 80 und 120 ppm liegen können [3, 12].

In vorausgehenden Arbeiten [18, 24] konnte nach akuter Inhalation von NO_2 in MAK-Wert-Konzentration (5,0 ppm) nachgewiesen werden, daß beim gesunden Menschen der Atemwegswiderstand (R_t) und der Druck in der a. pulmonalis (Pa pulm sy) signifikant zunahmen, während das Belüftungs-/Volumenverhältnis ($\dot{V}_A/V_A$) der Lungen und der arterielle Sauerstoffpartialdruck (Pa_{O_2}) bei gleichbleibendem endexspiratorischem Sauerstoffpartialdruck signifikant abnahmen. Dabei konnte bisher eine unterschiedliche Reagibilität einzelner Partialfunktionen auf die NO_2-Inhalation bei Rauchern und Nichtrauchern nicht festgestellt werden.

Da nachgewiesen wurde, daß Menschen mit einem vorgeschädigten Bronchialsystem durch Luftverunreinigungen besonders gefährdet sind [14], ist es von großem Interesse, bei chronischen Bronchitikern die Grenzkonzentration von NO_2 zu ermitteln, die zu noch nachweisbaren Veränderungen der Lungenfunktion führt.

Methodik

Verwendete Symbole und Dimensionen

AaD-O_2 = endexspiratorisch-arterielle Sauerstoffdruckdifferenz (Torr)
aAD-CO_2 = arteriell-endexspiratorische Kohlensäuredruckdifferenz (Torr)
f = Atemfrequenz (min^{-1})
$P_{A_{CO_2}}$ = endexspiratorischer Kohlensäuredruck (Torr)
$P_{A_{O_2}}$ = endexspiratorischer Sauerstoffdruck (Torr)
Pa_{CO_2} = arterieller Kohlensäuredruck (Torr)
Pa_{O_2} = arterieller Sauerstoffdruck (Torr)
Pa pulm sy = systolischer Blutdruck in der A. pulmonalis (mmHg)
pHa = Wasserstoffionenkonzentration im arteriellen Blut
R_t = Atemwegswiderstand (cm $H_2O \cdot l^{-1} \cdot sec$)
V_A = Alveolarvolumen (ml)
$\dot{V}_A$ = alveolare Ventilation ($ml \cdot sec^{-1}$)
$\dot{V}_A/V_A$ = Belüftungsquotient (sec^{-1})
$\dot{V}_E$ = Atemminutenvolumen ($l \cdot min^{-1}$)
$\dot{V}_{O_2}$ = Sauerstoffaufnahme ($ml \cdot min^{-1}$)
V_T = Atemvolumen (ml)

Untersucht wurden 88 stationäre oder ambulante Patienten (86 ♂, 2 ♀) im Alter von 34—72 Jahren mit einer chronischen Bronchitis. Die meisten der Patienten sind uns seit Jahren bekannt. Sie wurden wegen einer akuten Exacerbation ambulant behandelt oder stationär aufgenommen; der überwiegende Teil stand zum Zeitpunkt der Untersuchung kurz vor der Entlassung aus der Behandlung. 45 der Probanden waren Zigarettenraucher, die gewohnheitsmäßig den Rauch inhalierten, jedoch mindestens 2 Std vor der Untersuchung nicht geraucht hatten.

Folgender Untersuchungsmodus wurde eingeschlagen:

I. Von 25 der 88 Patienten mit chronischer Bronchitis atmeten aus vorbereiteten PVC-Säcken über ein Klappventil (50 ml Totraum) im Liegen 15 min lang
7 Raumluft mit 5 ppm NO_2
9 „ „ 4 „ „
9 „ „ 2 „ „

Vor Beginn der NO_2-Atmung, 10 min nach Beginn der NO_2-Atmung und 10 min nach Ende der NO_2-Atmung wurden folgende Größen bestimmt:

1. Atemfrequenz (f), Atemminutenvolumen ($\dot{V}_E$), Atemvolumen (V_T) und Sauerstoffaufnahme ($\dot{V}_{O_2}$).

2. Arterieller Sauerstoff- und Kohlensäurepartialdruck (Pa_{O_2} und Pa_{CO_2}) und Wasserstoffionenkonzentration im arteriellen Blut (pHa) (Eschweiler-Elektroden).

3. Die endexspiratorischen Gasdrucke von Sauerstoff und Kohlensäure ($P_{A_{O_2}}$ und $P_{A_{CO_2}}$) (Massenspektrometer 150 GM, Varian Mat, Kompensationsschreiber Rika-Denki) und die endexspiratorisch-arterielle Sauerstoff- und Kohlensäuredruckdifferenz (AaD-O_2 bzw. aAD-CO_2).

II. Die restlichen 63 Probanden atmeten über ein Klappventil aus vorbereiteten PVC-Säcken 30 Atemzüge Raumluft mit NO_2-Konzentrationen zwischen 0,5 und 5,0 ppm:

14 30 Atemzüge Raumluft mit NO_2-Konz. unter/gleich 1,0 ppm

10	„	„	„	„	„	zwischen 1,1 und 1,5 ppm	
15	„	„	„	„	„	„ 1,6 „ 2,0 „	
10	„	„	„	„	„	„ 2,1 „ 2,5 „	
14	„	„	„	„	„	über 2,5 „	

Bei diesen Probanden wurden die Strömungswiderstände in den Atemwegen (R_t) vor und unmittelbar nach der NO_2-Inhalation ganzkörperplethysmographisch bestimmt.

Die Analyse von NO_2 erfolgte nach manueller Probenentnahme im Saltzman-Verfahren [20].

Die statistische Berechnung der Signifikanzen erfolgte durch Vergleich von Paardifferenzen nach Wilcoxon [27].

Ergebnisse

Die Ergebnisse sind in den Tabellen 1 und 2 und den Abb. 1 und 2 zusammengefaßt. Die Tabellen enthalten die Einzelwerte der Größen, die bei der Untersuchung eine signifikante Änderung erfahren haben, die Abbildungen die entsprechenden Mittelwerte und die Standardabweichungen der Mittelwerte. Die Ergebnisse der statistischen Prüfung sind in den Abbildungen als Irrtumswahrscheinlichkeit (p) für die Signifikanz des Unterschiedes zwischen zwei aufeinanderfolgenden Messungen angegeben.

Nach Abb. 1 haben sich bei der Untersuchung des respiratorischen Gasaustausches für den arteriellen Sauerstoffpartialdruck und die AaD-O_2 nach der Inhalation von 5 und 4 ppm NO_2 über 10 min signifikante Unterschiede ergeben. Der Pa_{O_2} fiel nach Inhalation von 5 ppm NO_2 im Mittel von 75,0 auf 68,9 ($p = 0{,}02$), nach der Inhalation von 4 ppm NO_2 von 76,3 auf 70,1 Torr ($p < 0{,}001$), während bei unverändertem $P_{A_{O_2}}$ ($p > 0{,}1$ für 5 und 4 ppm NO_2) die AaD-O_2 von 29,1 auf 35,3 ($p = 0{,}02$) bzw. 29,3 auf 35,7 Torr ($0{,}01 > p > 0{,}001$) zunahm.

Bei der Inhalation von 2 ppm NO_2 konnte für den Pa_{O_2} und die AaD-O_2 beim Vergleich der Werte vor und nach Inhalation kein signifikanter Unterschied mehr festgestellt werden ($p > 0{,}1$).

Der statistische Vergleich der Ausgangswerte von Pa_{O_2}, $P_{A_{O_2}}$ und AaD-O_2 mit den Werten der Nachphase erbrachte für alle Konzentrationen keinen signifikanten Unterschied ($p > 0{,}1$).

Bei dem Vergleich der Einzelwerte (Tabelle 1) von Rauchern und Nichtrauchern konnte bezüglich der NO_2-Wirkung kein signifikant unterschiedliches Verhalten festgestellt werden.

In der Abb. 2 sind die Mittelwerte der Strömungswiderstände in den Atemwegen (R_t, Mittelwert aus 3 Kontrollwerten) mit ihren Standardabweichungen vor und nach Inhalation von 30 Atemzügen NO_2-Luft-

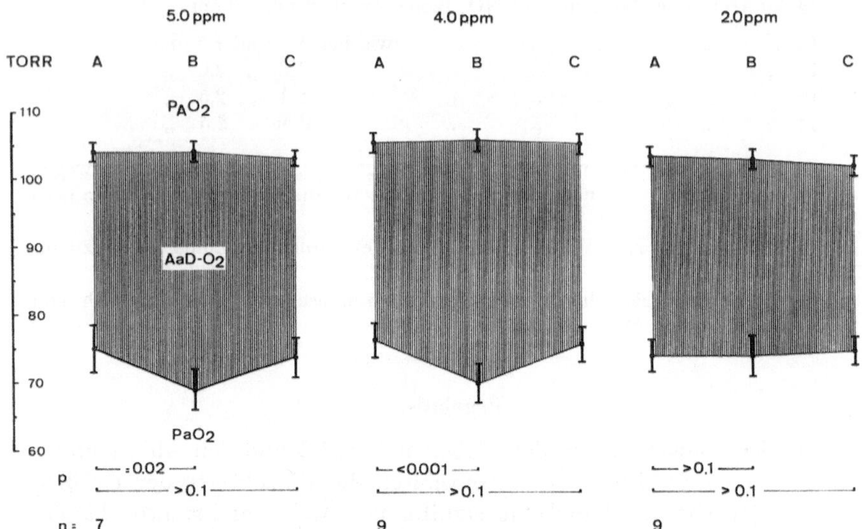

Abb. 1. Mittelwerte und ihre Standardabweichungen von $P_{A_{O_2}}$, Pa_{O_2} und AaD-O_2 vor (*A*), während (*B*) und nach (*C*) Inhalation von 5, 4 und 2 ppm NO_2

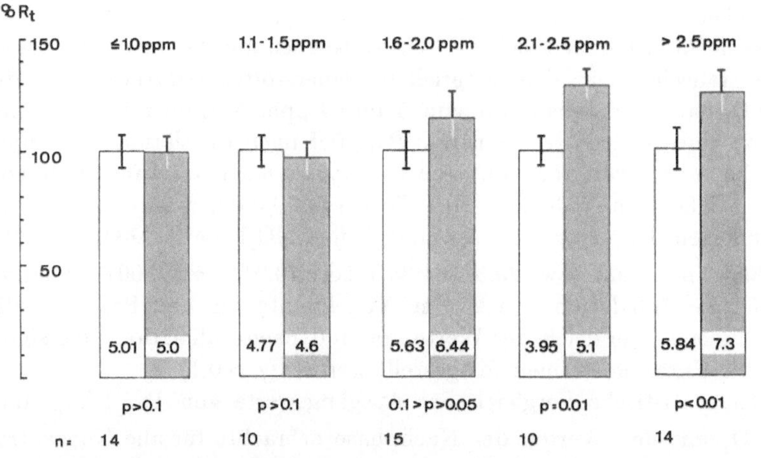

Abb. 2. Strömungswiderstände in den Atemwegen (Mittelwerte und Standardabweichungen) vor und nach (graue Säule) Inhalation von NO_2 in verschiedenen Konzentrationen (Ausgangswert = 100%)

gemisch in Form von Säulendiagrammen dargestellt. Dabei wurde der Mittelwert des Ausgangswertes = 100 % gesetzt, die Mittelwerte nach NO_2-Inhalation werden in Prozent des Ausgangswertes angegeben.

Tabelle 1. *Einzelwerte des endexspiratorischen und arteriellen Sauerstoffpartialdruckes (P_AO_2 und Pa_{O_2}) und der endexspiratorisch-arteriellen Sauerstoffdruckdifferenz ($AaD\text{-}O_2$) (in Torr) vor (A), während (B) und nach (C) Inhalation von 5, 4 und 2 ppm NO_2*

Proband Nr.	R/NR[a]	5 ppm NO_2			Proband Nr.	R/NR[a]	4 ppm NO_2			Proband Nr.	R/NR[a]	2 ppm NO_2		
		A	B	C			A	B	C			A	B	C
1	R	102	100	99	8	R	105	106	106	17	R	103	103	102
2	NR	105	104	104	9	R	104	106	104	18	NR	102	98	98
3	NR	100	102	101	10	R	99	98	95	19	NR	106	110	108
4	NR	108	108	107	11	R	107	106	107	20	R	105	103	104
5	NR	104	103	103	12	R	104	104	105	21	NR	108	110	111
6	R	111	112	108	13	R	105	105	103	22	NR	102	102	99
7	R	99	100	99	14	R	111	110	111	23	R	99	99	96
					15	R	114	116	116	24	NR	98	95	97
P_AO_2					16	R	102	103	101	25	R	109	108	105
1		65	60	65	8		90	81	87	17		68	65	68
2		75	69	75	9		79	74	77	18		76	78	78
3		77	72	76	10		55	51	56	19		83	83	84
4		83	77	80	11		78	70	76	20		68	65	67
5		68	58	68	12		66	61	67	21		85	84	85
6		85	81	84	13		76	71	80	22		69	68	72
7		72	65	69	14		77	71	76	23		89	91	87
					15		86	78	84	24		75	77	78
PaO_2					16		80	74	79	25		55	57	55
1		37	40	34	8		15	25	19	17		35	38	34
2		30	35	29	9		25	32	27	18		26	20	20
3		23	30	25	10		44	47	39	19		23	27	24
4		25	31	27	11		29	36	31	20		37	38	37
5		36	45	35	12		38	43	38	21		23	26	26
6		26	31	24	13		29	34	23	22		33	34	27
7		27	35	30	14		34	39	35	23		10	8	9
					15		28	38	32	24		23	18	19
$AaD\text{-}O_2$					16		22	29	22	25		54	51	50

[a] R = Raucher, NR = Nichtraucher.

Tabelle 2. *Einzelwerte der Strömungswiderstände in den Atemwegen [cm $H_2O \cdot l^{-1} \cdot sec$] vor (1) und nach (2) Inhalation von NO_2 in verschiedenen Konzentrationen und Differenz der Einzelwerte (2—1)*

Proband Nr.	R[a] NR	1	2	2—1
	= 1,0 ppm NO_2			
1	NR	11,6	11,0	−0,6
2	R	3,6	3,6	0
3	NR	3,8	3,9	+0,1
4	NR	7,0	6,8	−0,2
5	R	4,2	4,2	0
6	NR	5,0	5,3	+0,3
7	R	1,3	1,2	−0,1
8	NR	9,1	9,3	+0,2
9	R	3,4	3,1	−0,3
10	R	6,6	6,8	+0,2
11	R	6,8	6,9	+0,1
12	NR	2,2	2,4	+0,2
13	NR	3,2	3,1	−0,1
14	NR	2,4	2,4	0
	1,1 − 1,5 ppm NO_2			
15	R	3,6	3,6	0
16	NR	1,8	1,4	−0,4
17	R	4,0	3,6	−0,4
18	R	4,0	4,2	+0,2
19	NR	9.8	9,6	−0,2
20	R	4,0	4,0	0
21	R	7,0	6,0	−1,0
22	NR	3,8	3,7	−0,1
23	NR	5,0	5,2	+0,2
24	R	4,7	4,7	0
	1,6−2,0 ppm NO_2			
25	R	7,6	9,2	+1,6
26	NR	7,8	11,4	+3,6
27	R	6,8	7,8	+1,0
28	R	7,4	5,0	−2,4
29	R	3,8	4,0	+0,2
30	R	2,4	2,4	0
31	NR	9,6	12,6	+3,0
32	NR	13,4	17,4	+4,0
33	R	3,1	2,6	−0,5
34	R	2,6	2,3	−0,3
35	R	2,2	3,0	+0,8
36	NR	3,4	4,7	+1,3
37	NR	2,2	2,4	+0,2
38	NR	3,8	2,8	−1,0
39	R	8,4	9,0	+0,6
	2,1 − 2,5 ppm NO_2			
40	R	4,4	5,6	+1,2
41	R	5,5	7,0	+1,5
42	NR	2,0	4,0	+2,0
43	R	4,4	5,6	+1,2
44	NR	1,6	2,3	+0,7
45	NR	5,4	8,4	+3,0
46	NR	3,4	3,4	0
47	NR	2,4	2,4	0
48	R	2,0	3,5	+1,5
49	R	8,4	8,8	+0,4
	> 2,5 ppm NO_2			
50	R	1,6	2,2	+0,6
51	NR	5,4	7,0	+1,6
52	R	2,0	2,9	+0,9
53	NR	2,4	3,0	+0,6
54	NR	4,8	5,8	+1,0
55	NR	4,2	6,2	+2,0
56	NR	13,2	15,6	+2,4
57	NR	7,8	9,2	+1,4
58	R	10,8	11,4	+0,6
59	NR	10,2	12,4	+2,2
60	NR	6,0	8,8	+2,8
61	NR	4,5	6,0	+1,5
62	NR	2,6	3,5	+0,9
63	NR	6,3	8,2	+1,9

[a] R = Raucher, NR = Nichtraucher.

Nach der Inhalation von NO_2-Konzentrationen unter 1 ppm und bis 1,5 ppm trat im Mittel bei der Bestimmung der Strömungswiderstände (R_t) vor und nach NO_2-Inhalation kein signifikanter Unterschied auf ($p > 0,1$) (Abb. 2).

Nach der Einatmung von NO_2-Konzentrationen zwischen 1,6 und 2,0 ppm (Abb. 2) läßt sich eine schwach signifikante ($0,1 > p > 0,05$) NO_2-Wirkung auf die Strömungswiderstände in den Atemwegen nachweisen, die für Konzentrationen zwischen 2,1 und 2,5 ppm und über 2,5 ppm stärker signifikant und größer wird ($p > 0,01$). Auch hier zeigt der Vergleich der Einzelwerte von Rauchern und Nichtrauchern vor und nach NO_2-Inhalation keine signifikant unterschiedliche Reagibilität des Bronchialsystems gegenüber NO_2 (Tabelle 2).

Für alle anderen untersuchten Größen ließ sich kein signifikanter Unterschied vor und nach NO_2-Inhalation nachweisen ($p > 0,1$).

Diskussion

Kranke mit einer chronischen Bronchitis zeigen bei der NO_2-Atmung ähnliche Veränderungen ihrer Lungenfunktion wie Gesunde. Der Abfall des arteriellen Sauerstoffpartialdruckes liegt in der gleichen Größenordnung wie bei Gesunden. Da der Ausgangswert bei Gesunden im Mittel 93,4 Torr [18], bei den kranken Probanden aber nur 76,3 bzw. 74,2 Torr betrug, entspricht dem gleich großen Abfall des Pa_{O_2} eine stärkere Erniedrigung der Sauerstoffsättigung als bei Gesunden (2 % gegenüber 1 %). Die Inhalation von 5 bzw. 4 ppm NO_2 könnte sich hiernach gerade bei Ateminsuffizienz mit niedrigem Pa_{O_2} nachteilig für die O_2-Versorgung der Gewebe auswirken.

Nach akuter NO_2-Atmung konnte bei NO_2-Konzentrationen von etwa 2 ppm keine nachteilige Wirkung auf den respiratorischen Gasaustausch festgestellt werden. Dieser Befund ist insofern interessant, als sich bei dieser Konzentration für die Atemwegswiderstände noch deutlich negative Wirkungen nachweisen ließen. Nach unseren Befunden scheint eine Abhängigkeit der NO_2-Konzentration und Zunahme der Strömungswiderstände in den Atemwegen zu bestehen; es ist möglich, daß die durch NO_2-Konzentrationen von ca 2 ppm hervorgerufene Erhöhung der Atemwegswiderstände noch nicht zu einer nennenswerten Störung des Ventilations-Perfusions-Verhältnisses führt, die Perfusion also unter dieser NO_2-Belastung noch an die gestörte Ventilation angepaßt ist, so daß es nicht zu einem Abfall des Pa_{O_2} kommt.

Die Abnahme des Pa_{O_2} bei höheren NO_2-Konzentrationen (hier 5 und 4 ppm) ist z.T. wahrscheinlich Folge einer inhomogenen Obstruktion oder bei den hier untersuchten Bronchitikern Folge der Verstärkung schon vorhandener Obstruktionen nach der NO_2-Atmung und der damit verbundenen inhomogenen Belüftung der Lunge. Die Zunahme von Inhomogenitäten des Ventilations-/Perfusions-Verhältnisses [19] führt zur Abnahme des Pa_{O_2} und zu einer Zunahme des alveolo-arteriellen O_2-Gradienten.

Die beobachteten Steigerungen der Atemwegswiderstände nach Inhalation von NO_2 im MAK-Wert-Bereich (hier zwischen 0,5 und 5,0 ppm) sind vergleichbar den nach Inhalation von anderen chemisch oder physikalisch reizenden Abgaskomponenten auftretenden Beeinträchtigungen der Lungenfunktion Gesunder [6, 9, 23]. Dabei ist bisher noch nicht geklärt, ob es nach der NO_2-Inhalation, bei der das NO_2 vom Bronchialsystem bis zu 90 % absorbiert wird [26], zu einer Bronchokonstriktion und/oder unter Freisetzung von biogenem Aminen zu einem Ödem der Schleimhaut des Bronchialsystems und der Alveolen oder des Interstitiums und damit zu einer Diffusionsstörung für O_2 kommt [8, 15]. Der letzte Mechanismus scheint nicht unwahrscheinlich, da sich nach Gabe eines Antihistaminicums die NO_2-Wirkungen auf den respiratorischen Gasaustausch und die Strömungswiderstände in den Atemwegen unterdrücken oder abschwächen lassen [17a]. Unklar ist in diesem Zusammenhang auch, ob NO_2 als Säure, als Nitrat bzw. Nitrit oder als sehr reagibles Radikal die beobachteten Veränderungen auslöst.

In dieser Untersuchung wurde mit NO_2-Konzentrationen gearbeitet, die z.T. niedriger als der für die 8-Stunden-Belastung am Arbeitsplatz zulässige Höchstwert lagen. Außerdem entsprachen diese Konzentrationen nur einem Bruchteil derjenigen, die vielfach freiwillig in Form von Zigarettenrauch inhaliert werden. Nach den vorliegenden Befunden ist bei Inhalation von NO_2-Konzentrationen über 1,5 ppm nahezu immer mit einer akuten Beeinträchtigung der Lungenfunktion zu rechnen, die gerade bei Lungenkranken zu einer vielleicht entscheidenden Verschlechterung führen kann. Wir halten es nicht für ausgeschlossen, daß geringere NO_2-Konzentrationen als 1,5 ppm, wenn sie lange genug geatmet werden, auch beim Menschen zu irreversiblen Veränderungen der Lungenfunktion und Destruktion des Lungengewebes führen können.

Literatur

1. Becklage, M. R., Goldman, H. I., Bosman, A. R., Fred, C. C.: Long-term effects of exposure to nitrous fumes. Amer. Rev. Tuberc. **76**, 398 (1957).
2. Blair, W. H., Henry, M. C., Ehrlich, R.: Chronic toxicity of nitrogen dioxide. II. Effect on histopathology of lung tissue. Arch. environm. Hlth. **18**, 186 (1969).
3. Bokhoven, C., Niessen, H. J.: Amounts of oxides of nitrogen and carbon monoxide in cigarette smoke, with and without inhalation. Nature (Lond.) **192**, 458 (1961).
4. Buckley, R. D., Loosli, C. G.: Effects of nitrogen dioxide on germ-free mouse lung. Arch. environm. Hlth. **18**, 588 (1969).
5. Buell, G. C., Tokiwa, Y., Mueller, P. K.: Lung collagen and elastin denaturation in vivo following inhalation of nitrogen dioxide. 59th Annual Air Pollution Control Association Meeting, San Francisco, California, June, 1966.
6. Burton, G. C., Corn, M., Gee, J. B. L., Vasallo, C., Thomas, A. P.: Response of gas-aerosol mixtures. Arch. environm. Hlth **18**, 681 (1969).

7. Darke, C. S., Warrack, A. J. N.: Bronchiolitis from nitrous fumes. Thorax **13**, 327 (1958).
8. Dillmann, G., Henschler, D., Thoenes, W.: Stickstoffdioxidwirkungen an der Lungenalveole der Maus. Arch. Toxikol. **23**, 55 (1967).
9. Frank, N. R., Amdur, M. O., Whittenberger, J. L.: A comparison of the acute effects of SO_2 administered alone or in combination with NaCl particles on the respiratory mechanics of healthy adults. Int. J. Air Wat. Pollut. **8**, 125 (1964).
10. Freeman, G., Haydorn, G. B.: Covert pathogenesis of NO_2 induced emphysema in the rat. Arch. environm. Hlth **11**, 776 (1965).
11. — Crane, S. C., Stephens, R. J., Furiosi, N. J.: Environmental factors in emphysema and a model system with NO_2. Yale J. Biol. Med. **40**, 566 (1968).
12. Haagen-Smit, A. J., Brunelle, M. F., Hara, J.: Nitrogen oxide content of smokes from different types of tobacco. Amer. Med. Ass. Arch. Ind. Hlth **20**, 399 (1959).
13. Hartkamp, H., Stratman, H.: Untersuchungen über Stickstoffdioxid-Immissionen in einigen ausgewählten Bezirken des Landes Nordrhein-Westfalen. Schriftenreihe der Landesanstalt für Immissions- und Bodennutzungsschutz des Landes Nordrhein-Westfalen **14**, 70 (1969).
14. Heimann, H.: In: Air pollution. Wld Hlth Org. Monogr. Ser. No 46, p. 173 (1961).
15. Henschler, D., Ross, W.: Prüfung ödem- und entzündungshemmender Stoffe am Modell toxischer Lungenödeme. Naunyn-Schmiedebergs Arch. exp. Path. Pharmak. **241**, 159 (1961).
16. Lahmann, E.: Untersuchungen über Luftverunreinigungen durch den Kraftverkehr. Schriftenreihe des Vereins für Wasser-, Boden- u. Lufthyg. **28**, 1 (1969).
17. Lowry, T., Schumann, L. M.: Silo-Filler's disease — a syndrom caused by nitrogen dioxide. J. Amer. med. Ass. **162**, 153 (1956).
17a. Nieding, G. v., Krekeler, H.: In Vorbereitung.
18. — Smidt, U., Muysers, K.: Akute Wirkung von 5 ppm NO_2 auf die Lungen- und Kreislauffunktion des gesunden Menschen. Int. Arch. Arbeitsmed. **27**, 234—243 (1970).
19. Rahn, H., Farhi, L. E.: Ventilation, perfusion, and gas exchange — the $\dot{V}_A/\dot{Q}$ concept. Handbook of physiology, respiration, vol. I, p. 735. Washington 1964.
20. Saltzmann, B. E.: Colorimetric microdetermination of nitrogen dioxide in the atmosphere. Analyt. Chem. **26**, 1949 (1954).
21. Stern, A. C.: Air pollution, vol. I, p. 41. New York and London: Academic Press 1968.
22. Smith, G. A. L., Sullivan, P. J., Irvine, W. J.: The determination of the oxidisable nitrogen oxides present in cigarette smoke. Analyst **92**, 456 (1967).
23. Snell, R. E., Luchsinger, P. C.: Effects of sulfur dioxide on expiratory flow rates and total respiratory resistance in normal human subjects. Arch. environm. Hlth **18**, 693 (1969).
24. Stresemann, E., Nieding, G. v.: Akute Wirkung von 5 ppm NO_2 auf den Atemwegswiderstand des Menschen. Staub **30**, 259 (1970).
25. Vigdortschik, N. A., Adreeva, E. C., Mattusswitch, I. L., Nikulina, M. M., Frumina, L. M., Striter, V. A.: Symptomatology of chronic poisoning with oxides of nitrogen. J. industr. Hyg. **19**, 469 (1937).

26. Wagner, H. M.: Absorption von NO und NO_2 in MIK- und MAK-Konzentrationen bei der Inhalation. Staub **30**, 380 (1970).
27. Wilcoxon, F.: Individual comparison by ranking methods. Biomet. Bull. **1**, 80 (1945).

Dr. med. G. von Nieding
Laboratorium für Atmung und Kreislauf
BRD-4130 Moers
Krankenhaus Bethanien
Deutschland

Int. Arch. Arbeitsmed. 27, 349—360 (1971)

Histamin, Serotonin und Kininogen im Schock nach intravenöser Quarzstaubinjektion bei Ratten

H. ANTWEILER und C. GHO

Medizinisches Institut für Lufthygiene und Silikoseforschung an der Universität Düsseldorf (Direktor: Prof. Dr. med. H.-W. Schlipköter)

Eingegangen am 21. Dezember 1970

Histamin, Serotonin and Kininogen in Shock Produced by Intravenous Injection of Quartz Particles in Rats

Summary. The importance of biogenic amines (histamine and serotonin) and of polypeptides (kinins) in producing acute shock after i. v. injection of quartz particles was studied in rats.

The concentrations of histamine and serotonin in the whole blood and the concentration of kininogen in the blood plasma were estimated biologically 2–5min after the injection of suspensions of various quantities of quartz particles. Corundum particles were used in a similar manner as a model for the action of non-silicon particles. The values obtained were compared with those obtained after the injection of the suspension medium alone.

After injection of shock-causing doses of quartz (120 mg/rat) or corundum (200 mg/rat) the blood histamine level decreased about 28% or 16%, respectively. The proportional decrease is related to the quantity of histamine possibly adsorbed on the particle surfaces when compared with the results of in-vitro-adsorption in physiological solutions.

The blood serotonin level in quartz-shock surpassed the control level almost by 83% and in corundum shock by 79%, although serotonin, too, is adsorbed on particles surfaces. The increase of the blood serotonin level is assumed to be caused by the destruction of thrombocytes (containing high quantity of serotonin) while coagulation proceeds during shock.

No variation of the kininogen content of plasma was found in these shock reactions.

Immediately developing intravascular and intracardiac coagulation and thrombus formation are the primary causes of death by suffocation, resulting from oxygen-deficiency. The secondary release of serotonin from platelets may contribute to the constriction of smooth muscles in the bronchioles and in the vascular system of the lung.

Zusammenfassung. An Ratten wurde die Frage untersucht, ob biogene Amine (Histamin und Serotonin) und Polypeptide (Kinine) an der Auslösung des akuten Schocks nach i. v. Quarzinjektion beteiligt sind.

2—5 min nach Injektion verschieden großer Quarzstaubdosen (30—120 mg/Tier) als Suspension in physiologischer Kochsalzlösung wurde von den Ratten durch Herzpunktion oder nach Dekapitation Blut gewonnen und die Histamin- bzw. Serotoninkonzentration im Blut bzw. die Kininogenkonzentration im Plasma bestimmt. Als Kontrollwerte dienten Bestimmungen nach Injektion des entsprechenden Volumens an reinem Suspensionsmedium. In einigen Versuchen wurde zum Vergleich Korundstaub injiziert, wobei die Dosis so gewählt wurde (200 mg/Tier), daß die Oberfläche derjenigen der höchsten benutzten Quarzdosis von 120 mg/Tier entsprach.

Die Versuche ergaben nach Injektion schockauslösender Quarz- oder Korunddosen ein Absinken des Histaminspiegels im Blute um etwa 28% bzw. 16% der Kontrollwerte. Nach Berechnung der an die injizierte Quarzmenge adsorbierbaren Histaminmenge beruht die Erniedrigung des Bluthistamins wahrscheinlich auf einer Adsorption an die Partikeloberflächen.

Der Serotoninspiegel im Blut dagegen übertraf im Quarzschock die Kontrollwerte um rund 80% und im Korundschock um 79%, obwohl auch Serotonin an die Partikeloberflächen adsorbiert wird. Die Zunahme des Blutspiegels an Serotonin wird auf die Zerstörung der serotoninreichen Thrombocyten bei den im Schock nachgewiesenen Gerinnungsprozessen zurückgeführt.

Eine Veränderung des Kininogengehalts im Plasma nach i.v. Quarzinjektion konnte nicht nachgewiesen werden.

Primäre Ursache des Schocks und des Todes nach i.v. Injektion höherer Quarz- oder Korundstaubdosen ist nach unseren Untersuchungen die momentan einsetzende intravasale Blutgerinnung und Thrombenbildung, die zu einer inneren Erstickung der Ratten führt. Die sekundär erfolgende Serotoninfreisetzung aus den Thrombocyten dürfte zu einer pulmonalen Gefäß- und Bronchialconstriction beitragen.

Wenn man Versuchstieren intravenös kristalline Kieselsäure (SiO_2) als feinteiligen Quarzstaub oder als Tridymitstaub in physiologischer Salzlösung suspendiert in einer Dosierung über 400 mg/kg injiziert, entwickelt sich akut ein Schockzustand, dem die meisten Tiere nach einigen Minuten oder innerhalb von wenigen Stunden erliegen.

Dieser Schock nach intravenöser Quarzinjektion wurde erstmals von Gardner et al. (1944) beim Kaninchen beschrieben, später von Schepers und Delahant (1961) sowie Webster et al. (1967) auch beim Meerschweinchen, von Schlipköter et al. (1967) sowie Pott und Dolgner (1969) bei der Ratte. Marks et al. (1958) und Vigliani et al. (1961) beobachteten gleichartige Schockphänomene nach intravenöser Injektion von Tridymit bei Mäusen.

Ein im äußeren Erscheinungsbild nicht vom Quarzschock zu unterscheidender Schock wird durch die intravenöse Injektion gelöster kolloidaler Kieselsäure ausgelöst. Dieser zuerst von Gye und Purdy (1922) an verschiedenen Tierarten genauer untersuchte und dann von verschiedenen Autoren wiederholt festgestellte Schock durch kolloidale Kieselsäure wurde oft, zuletzt noch von Webster et al. (1967), gemeinsam mit dem Quarzschock als „silica shock" bezeichnet und hinsichtlich der Ursachen des Schocks als einheitliches Phänomen behandelt. Da kolloidale Kieselsäure zu einer akuten Denaturierung von Proteinen führt, Quarzstaub diese Wirkung aber nicht hat, ist anzunehmen, daß die Genese des Schocks in beiden Fällen unterschiedlich ist.

Als Ursache des akuten Schocks nach i.v. Injektion von Suspensionen kristalliner Kieselsäure sind von früheren Untersuchern verschiedene Effekte angenommen worden.

Simson und Strachan (1940) sowie Harington und Sutton (1940) nahmen an, daß eine Embolisierung von Lungengefäßen zum Schock führt. Gross (1955) dachte an anaphylaktoide Vorgänge. Webster et al. (1967) vermuteten in der Freisetzung eines Kinins einen wesentlichen Faktor der Schockgenese. Pott und Dolgner (1969) stellten eine Beziehung zwischen dem Ausmaß der Teilchenoberfläche und dem Auftreten eines Schocks fest, nahmen aber keine Stellung zu den letztlich schockauslösenden Wirkungen.

Beim anaphylaktischen wie auch beim anaphylaktoiden Schock verschiedener Tierspecies ist die ursächliche Beteiligung von biogenen Aminen (Histamin, Serotonin) und von Polypeptiden (Kininen) als Mediatoren der Schockauslösung seit langem bewiesen (s. Übersicht von Giertz, 1963). Da die Erscheinungen des akuten Kieselsäureschocks bei Beobachtung der Versuchstiere den Phänomenen des anaphylaktischen oder anaphylaktoiden Schocks gleichen, könnte auf eine gleichartige oder ähnliche Schockgenese geschlossen werden, es könnten also Histamin, Serotonin und Kinine oder andere bekannte Mediatoren als Auslöser des Schocks in Frage kommen. Die Tatsache aber, daß der Kieselsäureschock außer bei Meerschweinchen und Kaninchen auch bei Ratten auftritt, läßt an der alleinigen Bedeutung dieser Mediatoren zweifeln, weil die Freisetzung bzw. Entstehung dieser Substanzen bei der Antigen-Antikörper-Reaktion der Ratte im allgemeinen nicht zu einem akuten Schock führt. Bei dieser Tierspecies besteht eine so geringe Sensibilität gegenüber den im Antigen- oder Anaphylatoxinschock liberierten bzw. neu gebildeten Substanzen, daß es nur zu einer protrahierten Schockreaktion kommt.

Um einen Einblick in die Bedeutung bekannter Schockmediatoren auch für die Auslösung des Schocks durch kristalline Kieselsäure zu erhalten, haben wir untersucht, ob es nach i.v. Injektion von Quarzsuspensionen bei der Ratte zu einem gegenüber der Norm vermehrten Auftreten von Histamin, von Serotonin und von Kinin im Blute kommt. Wir gingen dabei von der Vorstellung aus, daß es nach i.v. Quarzinjektion vielleicht durch Einwirkung der Quarzteilchen auf aminhaltige Zellen des Blutes — wie Thrombocyten und basophile Leukocyten — und auf Mastzellen der durchströmten Gewebe zu einer Freisetzung gebundener Amine und kininogener Enzyme kommen kann.

Histamin und Serotonin wurden als solche im Blute nach Enteiweißung bzw. Extraktion bestimmt. Da Kinine im Blut sehr schnell durch Enzyme (Kininasen) zu inaktiven Bruckstücken abgebaut werden, ist eine exakte quantitative Bestimmung der Kinine kaum möglich. Deshalb haben wir statt der Kinine selbst deren Vorstufen, die Kininogene, im Plasma bestimmt. Dabei setzten wir voraus, daß eine vermehrte Kininbildung einen verringerten Kininogengehalt zur Folge hat. Die Kininogene des Plasmas werden nach Säurebehandlung durch Trypsineinwirkung zu Bradykinin umgebaut. Die glattmuskuläre Aktivität des Bradykinins wird dann, ebenso wie die von Histamin und Serotonin, am isolierten Meerschweinchendarm im Vergleich zu definierten Konzentrationen der Reinsubstanzen getestet.

Um die spezifische Rolle des Quarzes zu prüfen, verwendeten wir in einigen Vergleichsversuchen Korund als einen nicht-SiO_2-haltigen Staub (Al_2O_3) etwa gleicher maximaler Teilchengröße, allerdings geringerer spezifischer Oberfläche. Der Vergleich basierte auf Dosen mit gleich großen Oberflächen.

Methodik

Als *Versuchstiere* benutzten wir weibliche Wistar-Ratten im Gewicht zwischen 150 und 230 g (Zucht: Ivanovas, Kisslegg/Allgäu). Die Darmstücke zur Testung entstammten weiblichen Meerschweinchen im Gewicht von 320—540 g. Die Tiere lebten in Gemeinschaftskäfigen. Ratten und Meerschweinchen wurden mit Standardfutter (Fa. Hoeveler, Langenfeld/Rhld.) ernährt. Trinkwasser stand ad libitum zur Verfügung.

Bei dem injizierten *Quarzstaub* handelte es sich um Dörentruper Kristallquarzmehl Nr. 12, das auf eine maximale Teilchengröße von 3 μm gesichtet war. Die spezifische Oberfläche betrug bei Bestimmung mit der BAT-Methode 9,1 m^2/g Staub. Der zu Vergleichsversuchen angewendete Korundstaub (123e) hatte ebenfalls eine Teilchengröße von maximal 3 μm, aber eine spezifische Oberfläche von 5,34 m^2/g.

Die *Stäube* wurden mit einem Homogenisator (Ultraturrax) in 0,9%iger NaCl-Lösung aufgeschwemmt und bis zur Injektion mit einem Magnetrührer bewegt, um eine gleichmäßige Suspension zu erhalten.

Die *i.v. Injektionen* erfolgten in die V. jugularis oder in die Schwanzvene. Die Ratten wurden zur Jugularinjektion mit Nembutal (50 mg/kg i.p.) narkotisiert; die Injektionen in die Schwanzvene erfolgten am wachen Tier. Die Blutentnahmen wurden durch Punktion des linken Herzventrikels in situ mit einer Polypropylen-Spritze ausgeführt. Das Blut wurde in eiswassergekühlte PVC-Röhrchen gegeben.

Die *Histaminextraktion* erfolgte nach den Angaben von May, Holler und Westermann (1967):

1 Vol.-Teil Blut wird mit 3 Vol.-Teilen Aqua dest. hämolysiert. Dann wird 1 Vol.-Teil 2,4 N $HClO_4$ zugegeben. Nach 10 min Stehenlassen der Mischung wird während 15 min bei 2000 U/min zentrifugiert. Nach Neutralisierung des Überstandes mit NaOH erfolgte die Histaminbestimmung biologisch als Kontraktionsaktivität am isolierten Meerschweinchendarm.

Die *Serotoninextraktion* wurde in Anlehnung an West (1967) durchgeführt:

1 Vol.-Teil Blut wird mit 5 Vol.-Teilen Aceton (100%) versetzt. Nach 24 h Stehenlassen wird der Überstand entnommen und der Bodensatz mit Aceton (80%) geschüttelt. Nach 12 h Stehenlassen wird wieder der Überstand entnommen und mit dem erstgewonnenen Überstand gemischt. Die Extraktmischung wird dann bei 30° C abgedampft. Der Rückstand wird mit 5 ml 0,9%iger NaCl-Lösung aufgenommen und ebenfalls biologisch als glattmuskuläre Kontraktionsaktivität getestet.

Die *Bestimmung des Kininogens im Plasma* wurde nach dem Prinzip von Diniz und Carvalho (1963) durchgeführt:

0,4 ml Plasma wurden mit 3,6 ml 0,2%iger Trichloressigsäure versetzt und 30 min bei 98° C erhitzt. Dann wurde das Gemisch durch Zugabe einiger Tropfen von n/10 NaOH und 0,05 M Trispuffer pH 7,6 neutralisiert (ad 5,0 ml) und mit Trypsin (0,8 mg ad 6,0 ml) während 30 min bei 37° C inkubiert. Vom Inkubat wurden 3 ml durch Eingießen in 5 ml siedendes Äthanol (96%ig) denaturiert und dann bei 35° C im Vakuum getrocknet. Der Rückstand wurde in 3 ml 0,9%iger NaCl-Lösung aufgenommen und die Kontraktionsaktivität am isolierten Meerschweinchenileum gemessen. Zum Vergleich benutzten wir synthetisches Bradykinin (BRS 640). Als Organbadlösung diente Tyrodelösung mit einem Gehalt von je 10^{-7} g/ml an Atropinsulfat und an Mepyraminmaleat.

Die Bestimmung der *Histamin-*, *Serotonin-* bzw. *Kininaktivität* wurde am isolierten Meerschweinchenileum (20—25 mm-Stücke) im Tyrodebad bei 36° C durchgeführt. Das Bad enthielt 6 ml und wurde mit Carbogen (95% O_2 und 5% CO_2) durchperlt. Die Registrierung erfolgte isotonisch mit einem Hebelverhältnis 1:5 bei einer Belastung von 0,5 g in Frontalschreibung an einem Russkymographen. Die Kymogeschwindigkeit betrug 5 mm/min. Die Testsubstanzen wirkten jeweils bis zum Erreichen des Kontraktionsmaximums, mindestens jedoch 30 sec ein, nach Spülung des Darms blieben 2 min Erholungszeit bis zur nächsten Testung.

Die benutzte Tyrodelösung enthielt in 1 Liter: 8,0 g NaCl, 0,2 g KCl, 0,2 g $CaCl_2$, 0,1 g $MgCl_2$, 1,0 g $NaHCO_3$, 0,05 g NaH_2PO_4, 1,0 g Glucose. Die Salze zur Herstellung der Tyrodelösung hatten analytische Qualität (E. Merck). Weiter wurden verwendet: Histamindihydrochlorid (E. Merck), Serotoninkreatininsulfat (Dr. Schuchardt) und Bradykinin (BRS 640, Sandoz).

Als Antagonist des Acetylcholins wurde Atropinsulfat (E. Merck), als Antagonist des Histamins wurde Mepyraminmaleat (Antallergan-Specia), beide in einer Konzentration von 10^{-7} g/ml gebraucht; als Antagonist des Serotonins diente das Dihydroergotamin (Dihydergot-Sandoz) in einer Konzentration von 10^{-4} g/ml.

Die Aktivität der Blutextrakte wurde durch Vergleich mit der Wirkung definierter Histamin- bzw. Serotoninkonzentrationen gemessen, und der Gehalt der Blutproben dann errechnet. Alle angegebenen Dosen bzw. Konzentrationen beziehen sich auf die benutzten Salze der Substanzen.

Ergebnisse

1. Schockbild und Schockdosen von Quarz

Nach i. v. Injektion höherer Dosen von Quarzstaub (80—120 mg/Tier) kommt es bei der Ratte innerhalb von 2—20 min zu einem Schockzustand, der dem Bild des anaphylaktoiden Schocks gleicht. Die Tiere krampfen mehr oder weniger stark, taumeln und liegen dann mit unregelmäßigen, vertieften Atemzügen am Boden. Schnauze und Gliedmaßen sind livide verfärbt.

Die meisten Tiere sterben im Verlaufe des Schocks, nur wenige überlebten die erste Stunde nach der Injektion. Bei einer Dosis von 100 bis 120 mg/Tier starben alle Ratten innerhalb von 20 min. Tabelle 1 faßt die entsprechenden Versuchsergebnisse zusammen.

Wenn die Quarzinjektion an der narkotisierten Ratte bei eröffnetem Abdomen erfolgt, ist zu sehen, wie einige Sekunden nach der Injektion

Tabelle 1

Quarz-dosis mg/Tier	Tier-zahl	Tod nach min	Zahl der überlebenden Tiere nach 60 min
80	6	3-8-11-23	2
100	6	2-3-5-6-10-13	0
120	6	2-2-2-8-19-20	0

eine rotbläuliche Verfärbung des Magen-Darm-Traktes einsetzt (Abb. 1). Die Leber ist dunkler als bei quarzfreien Kontrolltieren und zeigt eine feine tüpfelige Fleckung.

Die Lunge ist bei Thoraxeröffnung im Vergleich zu den Lungen von Normaltieren deutlich in ihrer Farbe verändert. Sie ist rosa-grau im Gegensatz zur helleren weißlich-gelblichen Farbe bei quarzfreien Ratten. Ihr Volumen erscheint geringgradig vermehrt, und ihre Konsistenz ist fester als bei normalen kollabierten Lungen.

Die Herzaktion ist verlangsamt und unregelmäßig. Nach der Herzform zu urteilen wird das Herz wenig oder gar nicht gefüllt, es scheint leer zu pumpen. Die A. pulmonalis tritt im Quarzschock stärker hervor als bei Normaltieren. Bei Eröffnung des rechten Ventrikels von insgesamt 12 Ratten (5 Tiere nach 100 mg Quarz i.v., weitere 7 nach 120 mg Quarz i.v.) fanden sich, mit Ausnahme von 2 Tieren der höheren Dosierung, bei allen übrigen Ratten vor allem im Bereich der Klappen sowie zwischen den Muskeltrabekeln und an diesen festsitzend strangförmige Quarzagglutinationen im Verband mit Blutgerinnseln. Im blutleeren linken Ventrikel wurde kein Quarz festgestellt.

Die Sterbezeiten nach der Injektion wurden durch eine Nembutalnarkose nicht verändert: sie betrugen bei einer Dosis von 100 mg/Ratte 2,5—15 min.

2. Histamingehalt des Blutes

Der Histamingehalt des Blutes wurde zunächst bei 10 unbehandelten Ratten bestimmt, um einen für die von uns verwendeten Tiere und die benutzte Bestimmungsmethode gültigen Normalwert zu erhalten. Er betrug $0{,}12 \pm 0{,}05$ µg/ml.

Dann wurde der Histamingehalt im Blute nach i.v. Injektion verschiedener Quarz- bzw. Korunddosen und unterschiedlichen Intervallzeiten zwischen der Injektion und der Blutentnahme untersucht. Als Kontrolle dienten Ratten, die unter sonst gleichen Versuchsbedingungen statt einer Staubsuspension die entsprechende Menge des Suspensionsmediums (0,9%ige NaCl-Lösung) injiziert erhielten. Bei den meisten

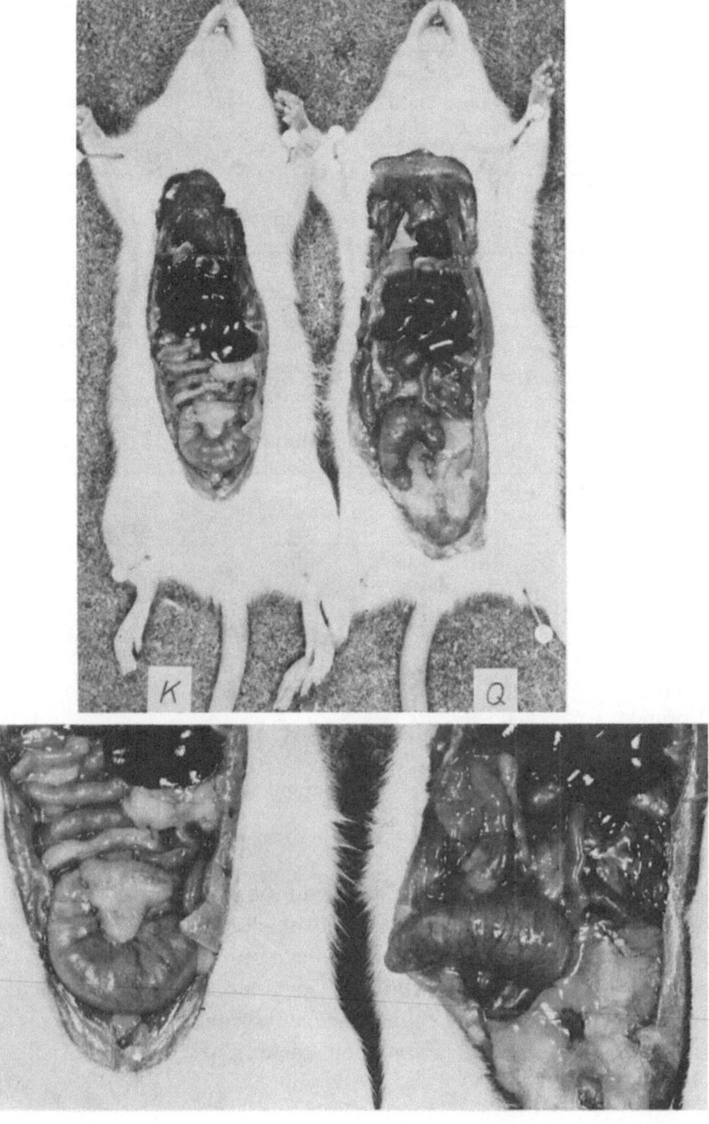

Abb. 1. *K* Ratten nach Injektion von Kochsalzlösung. *Q* Ratten nach Injektion von 100 mg Quarz in Kochsalzlösung

Versuchen erfolgte die Blutgewinnung 2 min nach der Injektion, bei einzelnen Versuchen nach 5 min. Die gefundenen Histaminwerte sind in Tabelle 2 wiedergegeben.

Tabelle 2. *Histamingehalt im Blut nach i.v. Injektion von Kochsalzlösung, Quarz- und Korundsuspension*

Versuch-Nr.	Injektionsmaterial	Injektionsdosis (mg/Tier)	Tierzahl (Pool)	Art der Blutentnahme	Blutentnahme nach min	Blut-Histamin (µg/ml)
1	NaCl 0,9%		5	Herzpunktion	5	0,12
	Quarz	40	5			0,07
2	NaCl 0,9%		5	Dekapitation	2	0,15
	Quarz	30	5			0,10
3	NaCl 0,9%		5	Dekapitation	5	0,90
	Quarz	100	5			0,65
4	NaCl 0,9%		5	Dekapitation	2	0,12
	Quarz	120	5			0,12
5	NaCl 0,9%		2	Dekapitation	2	0,195
	Quarz	120	2			0,175
6	NaCl 0,9%		2	Herzpunktion	2	0,15
	Quarz	120	3			0,12
	Korund	200	4			0,09
7	NaCl 0,9%		5	Herzpunktion	2	0,15
	Quarz	120	5			0,09
	Korund	200	5			0,14
8	NaCl 0,9%		5	Herzpunktion	2	0,10
	Quarz	120	5			0,05
	Korund	200	4			0,08

Wie aus Tabelle 2 zu ersehen ist, liegen die Histaminkonzentrationen des Blutes nach Quarzinjektion bei den meisten Versuchen niedriger als bei den Kontrolltieren: im Mittel sind sie um 28% verringert. Nach Injektion einer Korundmenge (200 mg/Tier), deren Oberfläche derjenigen der benutzten Quarzmenge (120 mg/Tier) entsprach, waren die Histaminkonzentrationen in diesen Versuchen gegenüber den Kontrollen im Mittel um 16% niedriger.

3. Serotoningehalt des Blutes

Die Bestimmung des Serotoningehaltes im Blut bei 10 normalen, unbehandelten Ratten ergab einen Wert von $0{,}8 \pm 0{,}2$ µg/ml.

Nach i.v. Injektion verschiedener Quarz- oder Korunddosen bzw. entsprechender Volumina des Suspensionsmittels (0,9%ige Kochsalzlösung) wurden bei Blutentnahme 2 min nach der Injektion die in Tabelle 3 aufgeführten Werte bestimmt.

Tabelle 3. *Serotoningehalt im Blut nach i.v. Injektion von Kochsalzlösung, Quarz- oder Korundsuspension*

Versuch-Nr.	Injektionsmaterial	Injektionsdosis (mg/Tier)	Tierzahl (Pool)	Art der Blutentnahme	Blutentnahme nach min	Blut-Serotonin (μg/ml)
1	NaCl 0,9%		7			0,6
	Quarz	120	4	Dekapitation	2	1,0
	Korund	200	7			1,0
2	NaCl 0,9%		8			0,75
	Quarz	120	8	Dekapitation	2	1,00
	Korund	200	8			1,00
3	NaCl 0,9%		7			1,5
	Quarz	120	8	Dekapitation	2	1,8
	Korund	200	9			1,7
4	NaCl 0,9%		2			0,6
	Quarz	120	4	Dekapitation	2	1,0
	Korund	200	4			1,5
5	NaCl 0,9%		2			0,8
	Quarz	120	2	Dekapitation	2	2,5
	Korund	200	5			2,0
6	NaCl 0,9%		2			1,0
	Quarz	120	3	Herzpunktion	2	2,0
	Korund	200	4			1,6

Die Serotoninwerte in Tabelle 3 lassen erkennen, daß die Konzentration im Blut nach Quarzinjektion bei der Mehrzahl der Versuche größer ist als bei den Kontrollratten, die nur 0,9%ige NaCl-Lösung injiziert erhielten: im Mittel liegen die Werte um 83% höher. Auch nach einer Korundinjektion sind die Serotoninkonzentrationen höher als die Kontrollwerte: der mittlere Anstieg beträgt hierbei 79%.

4. Kininogengehalt des Blutes

Der Kininogengehalt des Blutes wurde bei 12 unbehandelten Ratten nach Umwandlung in Kinin als Bradykininäquivalent bestimmt. Dieses hatte einen Wert von 10,8 $\pm$ 1,2 mg/ml.

Die Kininogenkonzentrationen bzw. Bradykininäquivalenzen nach i.v. Injektion von 0,9%iger NaCl-Lösung bzw. von Quarzsuspensionen bei Blutentnahme 2—5 min nach der Injektion sind in Tabelle 4 zusammengestellt.

Tabelle 4. *Kininogengehalt im Plasma nach i.v. Injektion von Kochsalzlösung oder Quarzsuspension*

Versuch-Nr.	Injektionsmaterial	Injektionsdosis (mg/Tier)	Tierzahl (Pool)	Art der Blutentnahme	Blutentnahme nach min	Kininogen bzw. Bradykinin-Äquivalent (μg/ml)
1	NaCl 0,9%		3	Herzpunktion	3	7,5
	Quarz	20	5			12,0
	NaCl 0,9%		3	Herzpunktion	5	3,0
	Quarz	20	5			3,0
2	NaCl 0,9%		5	Herzpunktion	3	12,0
	Quarz	20	5			12,0
3	NaCl 0,9%		5	Herzpunktion	2	5,2
	Quarz	30	5			5,0
4	NaCl 0,9%		5	Herzpunktion	2	7,5
	Quarz	50	5			10,0
5	NaCl 0,9%		4	Herzpunktion	2	12,0
	Quarz	100	5			11,0

Die Kininogenkonzentrationen in diesen Versuchen lassen keine einheitliche Tendenz erkennen. Die Werte nach Quarzinjektion sind teilweise höher und zum Teil niedriger als die Kontrollwerte nach Injektion von Kochsalzlösung.

Besprechung der Versuchsergebnisse

Unsere Versuche haben ergeben, daß im Schockzustand nach i.v. Quarzinjektion der Histamingehalt im Blute verringert, der Serotoningehalt vermehrt und der Kininogengehalt nicht einheitlich verändert ist.

Der zunächst überraschende Befund einer Abnahme des Histamingehaltes im Blut dürfte seine Erklärung darin finden, daß Histamin an die Oberfläche der injizierten Quarzteilchen adsorbiert wird (Antweiler, 1959) und damit der Bestimmung mit der angewandten Methode entzogen ist.

Nach eigenen Messungen vermögen 100 mg des benutzten Quarzstaubes in serumhaltigem Milieu 0,3—0,5 μg Histamindihydrochlorid zu binden. Bei der in den meisten Versuchen injizierten Dosis von 120 mg Quarz können also 0,36—0,6 μg Histamin 2 HCl von Quarz adsorbiert sein. Bei einer Normalkonzentration von 0,12 μg/ml Histamin und einem Blutvolumen von etwa 10 ml/Ratte würde dies eine Erniedrigung des

Histamingehalts im Blut auf ca. 0,08 µg/ml, also um etwa 33% bedingen. Die gefundenen Histaminverminderungen finden sich in diesem Größenbereich. Danach könnte wirklich eine Histaminadsorption an Quarzteilchen die Ursache für die erniedrigten Blutwerte sein.

Obwohl Serotonin unter gleichen Bedingungen wie Histamin ebenfalls an Quarz adsorbiert wird, und zwar nach unseren Versuchen mit rund 3,0—5,0 µg/100 mg Quarz, sind die Blutkonzentrationen an Serotonin nach Quarzinjektion erhöht. Danach muß es im Quarzschock zu einer beträchtlichen Vermehrung des Serotonins im Blut gekommen sein. Als Quelle dieser Zunahme sind die besonders bei der Ratte serotoninreichen Thrombocyten anzusehen, aus denen bei Gerinnungsprozessen das Amin freigesetzt wird. Für eine Thrombocytenzerstörung und einen Verbrauch von Gerinnungsfermenten im Quarzschock kann auch unsere Feststellung sprechen, daß nach i.v. Injektion von 60 mg/Ratte oder von noch höheren Quarzdosen eine Verlängerung der Gerinnungszeit von sonst 4—5 min auf über 10 min eintrat.

Bei der Sektion der Ratten im Quarzschock wurden von uns, ebenso wie von Pott (1969), häufig Thromben in der rechten Herzkammer festgestellt. Es ist anzunehmen, daß es nach Quarzinjektion auch in anderen Gefäßgebieten (vor allem in der Lunge) zu Thrombenbildung und Embolisierung kommt. Damit ist die Zunahme des Serotonins im Blut zwanglos zu erklären.

Über eine Beteiligung von Kininen am Quarzschock können bei den wechselnden Werten in unseren Versuchen keine sicheren Aussagen gemacht werden. Anscheinend spielen sie für die Pathogenese dieser Schockform keine wesentliche Rolle.

Überblickt man die Ergebnisse unserer Versuche, so können daraus folgende Schlüsse gezogen werden: Nach i.v. Injektion höherer Dosen von Quarzstaub (80—120 mg/Ratte) oder Korundstaub (200 mg/Tier), die in physiologischer Salzlösung suspendiert sind, kommt es innerhalb weniger Minuten zu intravasaler und intrakardialer Thrombenbildung und zur Gefäßdilatation in der Peripherie des großen Kreislaufs. Die Lungenpassage wird durch Thrombosierung für das Blut zunehmend blockiert. Bei fehlender Sauerstoffversorgung ersticken die Tiere.

Eine für die Schockauslösung kausale Beteiligung von biogenen Aminen wie Histamin oder Serotonin sowie von Kininen scheint nicht vorzuliegen. Die festgestellte Erhöhung des Serotoningehaltes im Blute ist vermutlich auf eine Zerstörung von Thrombocyten bei den Gerinnungsprozessen zurückzuführen. Der vermehrte Serotoningehalt dürfte an einer pulmonalen Gefäß- und Bronchialconstriction beteiligt sein. Die gegenüber der Norm erniedrigten Histaminkonzentrationen des Blutes erklären sich aus einer Histaminadsorption an die Oberfläche der injizierten Quarzpartikel.

Literatur

Antweiler, H.: Mastzellen und Histamin nach Injektion von Staubsuspensionen. Arch. Gewerbepath. Gewerbehyg. **16**, 607—619 (1959).

Diniz, C.R., Carvalho, J.F.: A micromethod for determination of bradykininogen under several conditions. Ann. N.Y. Acad. Sci. **104**, 77—89 (1963).

Gardner, L.U., Dworski, M., Delahant, A.B.: Aluminium therapy in silicosis. An experimental study. J. industr. Hyg. **26**, 211—223 (1944).

Giertz, H.: Wirkstoffbeteiligung an allergischen Reaktionen. Int. Arch. Allergy **22**, 170—186 (1963).

Gross, P.: RE: „Prevention of ‚silica shock' by aluminium." Arch. environm. Hlth **3**, 103 (1961).

Gye, W.E., Purdy, W.J.: The poisonous properties of colloidal silica. I: The effect of the parenteral administration of large doses. Brit. J. exp. Path. **3**, 75—85 (1922).

— — The poisonous properties of colloidal silica. III. Brit. J. exp. Path. **5**, 238—250 (1924).

Harington, J.S., Sutton, D.A.: Studies on silica shock in the rabbit. I. The phenomena, the apparent specifity of colloidal silica in producing it, and protection against shock by various agents. Med. d. Lavoro **54**, 701—714 (1963).

Marks, J., James, D.M., Morris, T.G.: The treatment of experimental silicosis with compound 48/80. Brit. J. industr. Med. **15**, 1—7 (1958).

May, B., Holler, C., Westermann, E.: Über die Bedeutung der Phospholipase A für die histaminfreisetzende Wirkung des Cobragiftes. Naunyn-Schmiedebergs Arch. Pharmak. exp. Path. **256**, 237—256 (1967).

Pott, F.: Persönliche Mitteilung.

— Dolgner, R.: Die akute Wirkung von Stäuben im Tierversuch nach intravenöser Injektion und ihre Beeinflussung durch Polyvinylpyridin-N-oxid und Polyvinylpyrrolidon. Silikosebericht Nordrhein-Westfalen, Bd. 7, S. 155—168. Detmold: Bösmann 1969.

Schepers, G.W.H., Delanhant, A.B.: Prevention of „Silica shock" by aluminium. Arch. environm. Hlth **2**, 9—15 (1961).

Schlipköter, H.-W., Pott, F., Beck, E.G.: Vergleichende Untersuchungen über den Einfluß von hoch- und niedermolekularem Polyvinylpyrrolidon (PVP) und Polyvinylpyridin-N-oxid (P 204) auf die experimentelle Silikose. Silikosebericht Nordrhein-Westfalen, Bd. 6, S. 163—166. Detmold: Bösemann 1967.

Simson, F.W., Strachan, A.S.: A study of experimental tissue reactions following intravenous injections of silica and other dust. Publ. S. Afr. Inst. med. Res. **9**, 95—122 (1940).

Vigliani, E.C., Pernis, B., Bolis, L.: The acute toxic effect of intravenously injected tridimite dust. Med. d. Lavoro **51**, 575—578 (1960).

Webster, I., Henderson, C.I., Marasas, L.W., Keegan, D.J.: Some biologically active substances produced by the action of silica and their possible significance. In: Inhaled particles and vapours, vol. 2, ed. C. N. Davies, p. 111—119. Oxford: Pergamon Press 1967.

West, G.B.: 5-Hydroxytryptamine, tissue mast cells and skin oedema. Int. Arch. Allergy **10**, 257—275 (1957).

Priv.-Doz. Dr. med. H. Antweiler
Leiter der Pharmakologischen Abteilung
Medizinisches Institut für Lufthygiene
und Silikoseforschung
BRD-4000 Düsseldorf, Gurlittstr. 53
Deutschland